Leitfaden zur medizinischen Trainingsberatung

Paul Haber

Leitfaden zur medizinischen Trainingsberatung

Rehabilitation bis Leistungssport

4. Auflage

Mit 60 Abbildungen und 39 Tabellen

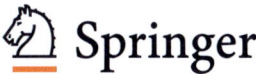

Paul Haber
Wien
Österreich

ISBN 978-3-662-54320-7   ISBN 978-3-662-54321-4 (eBook)
https://doi.org/10.1007/978-3-662-54321-4

Die Deutsche Nationalbibliothek verzeichnet diese Publikation in der Deutschen Nationalbibliografie; detaillierte bibliografische Daten sind im Internet über http://dnb.d-nb.de abrufbar.

© Springer-Verlag GmbH Deutschland, 2001, 2005, 2009, 2018
Das Werk einschließlich aller seiner Teile ist urheberrechtlich geschützt. Jede Verwertung, die nicht ausdrücklich vom Urheberrechtsgesetz zugelassen ist, bedarf der vorherigen Zustimmung des Verlags. Das gilt insbesondere für Vervielfältigungen, Bearbeitungen, Übersetzungen, Mikroverfilmungen und die Einspeicherung und Verarbeitung in elektronischen Systemen.
Die Wiedergabe von Gebrauchsnamen, Handelsnamen, Warenbezeichnungen usw. in diesem Werk berechtigt auch ohne besondere Kennzeichnung nicht zu der Annahme, dass solche Namen im Sinne der Warenzeichen- und Markenschutz-Gesetzgebung als frei zu betrachten wären und daher von jedermann benutzt werden dürften.
Der Verlag, die Autoren und die Herausgeber gehen davon aus, dass die Angaben und Informationen in diesem Werk zum Zeitpunkt der Veröffentlichung vollständig und korrekt sind. Weder der Verlag, noch die Autoren oder die Herausgeber übernehmen, ausdrücklich oder implizit, Gewähr für den Inhalt des Werkes, etwaige Fehler oder Äußerungen. Der Verlag bleibt im Hinblick auf geografische Zuordnungen und Gebietsbezeichnungen in veröffentlichten Karten und Institutionsadressen neutral.

Umschlaggestaltung: deblik Berlin
Fotonachweis Umschlag: © ogergo / Getty Images / iStock

Gedruckt auf säurefreiem und chlorfrei gebleichtem Papier

Springer ist Teil von Springer Nature
Die eingetragene Gesellschaft ist Springer-Verlag GmbH Deutschland
Die Anschrift der Gesellschaft ist: Heidelberger Platz 3, 14197 Berlin, Germany

Vorwort zur 4. Auflage

Erfreulicherweise hat das Interesse an medizinischer Trainingsberatung, sei es im Leistungssport oder im gesundheitsorientierten oder therapeutischen Training, in den letzten Jahren durchaus zugenommen, was auch an der unverändert guten Nachfrage nach dem „Leitfaden" erkennbar ist. Dies hat nun zur Herausgabe einer 4. Auflage geführt. Sie ist auf Grund der technischen Entwicklung im Interesse der elektronischen Verfügbarkeit neu gestaltet. Inhaltlich wurde das bewährte Konzept der systematischen Aufbereitung beibehalten. Es wurden neue Erkenntnisse und Erfahrungen der letzten Jahre berücksichtigt und im ▶ Kap. 10 Übungsbeispiele zum therapeutischen Krafttraining eingearbeitet. Ich hoffe, dass damit der Leitfaden auch in den nächsten Jahren dazu beiträgt, die qualifizierte medizinische Trainingsberatung auch im ärztlichen Alltag zu befördern.

Paul Haber,
Wien, im Jänner 2017

Inhaltsverzeichnis

I Leistungsphysiologische Grundlagen

1 Energiestoffwechsel ... 3
1.1 **Physikalische und physiologische Grundbegriffe** ... 4
1.1.1 Kraft ... 4
1.1.2 Arbeit ... 4
1.1.3 Energie ... 5
1.1.4 Leistung ... 5
1.1.5 Sauerstoffverbrauch ... 7
1.2 **Biologische Energie** ... 9
1.3 **Energiebereitstellung** ... 11
1.3.1 Energiebereitstellung aus Kohlenhydraten ... 11
1.3.2 Energiebereitstellung aus Fetten ... 13
1.3.3 Energiebereitstellung aus Protein ... 16
1.4 **Energieumsatz** ... 18
1.4.1 Grundumsatz ... 18
1.4.2 Energieumsatz unter Belastung ... 21
1.5 **Anpassung des Energiestoffwechsels an Training** ... 33
1.5.1 Kreatinphosphatspaltung ... 33
1.5.2 Glykolyse ... 34
1.5.3 Oxidative ATP-Resynthese ... 35
Literatur ... 40

2 Muskulatur ... 43
2.1 **Elektromechanische Koppelung** ... 44
2.2 **Arbeitsweise der Muskelzelle** ... 46
2.3 **Kontraktionsformen des Muskels** ... 47
2.3.1 Isometrische Kontraktion ... 47
2.3.2 Isotonische Kontraktion ... 47
2.3.3 Unterstützungszuckung ... 47
2.3.4 Anschlagszuckung ... 48
2.3.5 Auxotonische Kontraktion ... 48
2.4 **Rote und weiße Muskelfasern** ... 49
2.4.1 Rote Muskelfasern ... 49
2.4.2 Weiße Muskelfasern ... 49
2.5 **Anpassung an unterschiedlichen Kraftbedarf** ... 52
2.5.1 Motorische Einheiten ... 52
2.5.2 Intramuskuläre Synchronisation ... 52
2.5.3 Intramuskuläre Koordination ... 53
2.6 **Langfristige Anpassung der Muskelkraft an Training** ... 54
2.6.1 Synchronisation ... 54
2.6.2 Hyperplasie ... 54
2.6.3 Die Hypertrophie ... 55
Literatur ... 56

3 Kreislauf ... 57
- 3.1 **Blut** ... 58
- 3.1.1 Fließeigenschaften des Blutes (Hämo-Rheologie) ... 59
- 3.1.2 Sauerstofftransport ... 61
- 3.1.3 Kohlendioxid (CO_2)-Transport ... 62
- 3.1.4 Pufferung ... 62
- 3.1.5 Langfristige Anpassungen des Blutes ... 63
- 3.2 **Das Gefäßsystem** ... 64
- 3.2.1 Reaktion auf Muskeltätigkeit ... 64
- 3.2.2 Anpassung an Ausdauertraining ... 64
- 3.3 **Das Herz** ... 65
- 3.3.1 Reaktion auf Muskeltätigkeit ... 65
- 3.3.2 Langfristige Anpassung an Ausdauertraining ... 68
- Literatur ... 69

4 Was limitiert die aktuelle maximale O_2-Aufnahme ($\dot{V}O_{2max}$)? ... 71
- Literatur ... 74

5 Lunge ... 75
- 5.1 **Ventilation** ... 76
- 5.2 **Diffusion** ... 77
- 5.3 **Perfusion** ... 79
- 5.4 **Langfristige Anpassung an Ausdauertraining** ... 79
- Literatur ... 80

6 Weitere organische Effekte von Muskelaktivität ... 81
- 6.1 **Leber** ... 82
- 6.2 **Nebenniere** ... 82
- 6.3 **Zentrales Nervensystem** ... 82
- 6.4 **Knochen** ... 82
- 6.5 **Endokrine Funktion der Muskelaktivität** ... 83
- Literatur ... 83

II Die medizinische Trainingslehre

7 Stresstheorie des Trainings ... 89
- 7.1 **Begriffsbestimmung** ... 91
- 7.2 **Was ist Stress?** ... 93
- 7.3 **Stressreaktion** ... 94
- 7.4 **Ablauf der Stressreaktion in vier Phasen** ... 95
- 7.4.1 Alarmphase ... 95
- 7.4.2 Phase der Anpassung ... 97
- 7.4.3 Phase der Ermüdung und/oder Erschöpfung ... 98
- 7.4.4 Phase der Wiederherstellung und Erholung ... 100
- 7.5 **Gesundheit und Leistungsfähigkeit als ausgewogenes Verhältnis von Gegensätzen** ... 101

Inhaltsverzeichnis

7.5.1	**Gegensätze**	101
7.5.2	Verhältnismäßigkeit	102
7.5.3	Missverhältnis	102
7.6	**Zyklus als Grundmuster für die Gestaltung des Lebens**	105
7.6.1	Zyklische Gestaltung der physischen Belastung	105
7.6.2	Zyklische Gestaltung der psycho-emotionellen Belastungen	105
7.6.3	Berücksichtigung der zirkadianen Rhythmik	106
7.6.4	Berücksichtigung des Monatszyklus der Frau	106
7.7	**Exkurs: Stressmanagement**	106
7.7.1	Verminderung der Belastung	107
7.7.2	Vermehrung der Erholung	108
7.7.3	Steigerung der Pauseneffizienz	108
7.7.4	Steigerung der Erholungsfähigkeit	109
7.8	**Phase der Überkompensation**	109
7.8.1	Einige Anmerkungen zum Überkompensationszyklus	110
7.8.2	Einige Anmerkungen zum Trainingsprozess	110
7.8.3	Einige Anmerkungen zur Trainingsbelastung	112
	Literatur	112
8	**Motorische Grundfähigkeiten**	115
8.1	**Ausdauer**	116
8.1.1	Aerobe Ausdauer	117
8.1.2	Anaerobe Ausdauer	120
8.2	**Kraft**	122
8.3	**Koordination**	125
8.4	**Schnelligkeit**	126
8.5	**Flexibilität**	126
	Literatur	127
9	**Zehn allgemeine Grundregeln des Trainings**	129
9.1	**Quantifizierung der Trainingsbelastung**	131
9.1.1	Intensität	132
9.1.2	Dauer	132
9.1.3	Häufigkeit	132
9.1.4	Wöchentliche Netto-Trainingsbelastung (WNTB)	132
9.2	**Beachtung von Minimalbelastungen**	134
9.2.1	Für das aerobe Ausdauertraining	135
9.2.2	Für das Krafttraining	138
9.3	**Angemessenheit der Trainingsbelastung**	141
9.3.1	Zu niedrige Trainingsbelastung	141
9.3.2	Zu hohe Trainingsbelastung	142
9.4	**Ganzjährigkeit des Trainings**	142
9.5	**Systematische Steigerung der Trainingsbelastung**	143
9.5.1	Systematische Steigerung im Ausdauertraining	144
9.5.2	Systematische Steigerung im Krafttraining	149
9.6	**Zyklische Gestaltung des Trainings**	150
9.6.1	Hierarchie der Zyklen	150

9.6.2	Terminplanung des Trainingsjahres	155
9.6.3	Typische Beispiele der Terminplanung bei Ein- und Mehrfachperiodisierung	156
9.7	**Auswahl der richtigen Bewegungsform**	160
9.8	**Definieren von Trainingszielen**	161
9.8.1	Leistungssportliche Ziele	161
9.8.2	Nicht-leistungssportliche Ziele	162
9.9	**Individualisieren des Trainings**	163
9.10	**Information der Trainierenden**	163
	Literatur	163
10	**Trainingsmethoden**	**165**
10.1	**Trainingsmethoden der Ausdauer**	166
10.1.1	Aerobe Ausdauer	166
10.1.2	Anaerobe Ausdauer	169
10.2	**Trainingsmethoden der Kraft**	171
10.2.1	Maximalkraft	171
10.2.2	Kraftausdauer	172
10.3	**Übungen zum Krafttraining in der medizinischen Trainingstherapie (MTT)**	173
10.3.1	Auswahl der Trainingsgeräte	174
10.3.2	Einige ausgewählte Übungsbeispiele	175
	Literatur	192
11	**Planung des mehrjährigen Trainings von Kraft und Ausdauer in Ausdauersportarten**	**193**
11.1	**Österreichischer Ruderlehrplan**	195
11.1.1	Das 1. Trainingsjahr (14. Lebensjahr)	196
11.1.2	Das 2. Trainingsjahr (15. Lebensjahr)	197
11.1.3	Das 3. Trainingsjahr (16. Lebensjahr)	199
11.1.4	Das 4. Trainingsjahr (17. Lebensjahr)	201
11.1.5	Das 5. Trainingsjahr (18. Lebensjahr)	204
11.1.6	Das 6. Trainingsjahr (19. Lebensjahr)	206
11.1.7	Das 7. Trainingsjahr (20. Lebensjahr)	206
11.1.8	Das 8. Trainingsjahr (21. Lebensjahr)	209
11.2	**Das 4-Jahres-Projekt „Susanne Pumper Sydney 2000"**	212
11.2.1	Entwicklung der Jahres-Nettotrainingszeit (JNTZ)	212
11.2.2	Entwicklung der mittleren und schnellen Dauerläufe	214
11.2.3	Entwicklung des intensiven Trainings	215
11.2.4	Leistungsentwicklung	215
11.2.5	Kontrolle und Regelung des Trainings	217
12	**Die Grenzen der menschlichen Leistungsfähigkeit**	**221**
12.1	**Kraft**	222
12.2	**Ausdauer**	223
12.3	**Passiver Bewegungsapparat**	223
	Literatur	223

III Leistungsdiagnostik

13 Trainingsanamnese ... 229
13.1   Angaben zur Person ... 230
13.2   Allgemeine Angaben zum Training ... 230
13.2.1 Trainingsalter ... 230
13.2.2 Gegenwärtige Trainingsperiode ... 230
13.2.3 Summe aller Trainingseinheiten pro Woche ... 231
13.3   Angaben zum Ausdauertraining ... 231
13.3.1 Trainingsumfang des Vorjahres ... 231
13.3.2 Training vor 10 Wochen und vorher ... 231
13.3.3 Training der letzten 10 Wochen vor dem Test ... 231
13.3.4 Struktur des Trainings ... 232
13.4   Angaben zum Krafttraining ... 232
13.5   Sportliches Ziel ... 232
13.6   Momentane sportliche Leistung ... 232
13.7   Kurzfristige Einflussfaktoren ... 232
13.8   Persönlichkeit des Sportlers ... 233
       Literatur ... 233

14 Leistungsdiagnostische Untersuchung (Test) ... 235
14.1   Absolute Leistungsfähigkeit ... 236
14.2   Relative Leistungsfähigkeit ... 236
14.2.1 Körpermasse ... 236
14.2.2 Körperoberfläche ... 239
14.3   Der Bezug auf einen Referenzwert (Trainingszustand) ... 239
14.4   Beurteilung des Trainingszustandes ... 240
14.4.1 Relation zum Trainingsaufwand ... 240
14.4.2 Relation zum angestrebten sportlichen Ziel ... 240
14.4.3 Trainingscontrolling ... 240
14.4.4 Trainingsmittelüberprüfung ... 241
       Literatur ... 241

15 Qualitätskriterien eines Tests ... 243
15.1   Gültigkeit, Validität ... 244
15.2   Zuverlässigkeit, Reliabilität ... 244
15.3   Objektivität ... 244
15.4   Standardisierung ... 244

16 Einige Leistungsdiagnostische Tests ... 247
16.1   Ruhepuls und Körpermasse ... 248
16.2   Sportartspezifisches Testsystem ... 248
16.3   Standardisiertes Testtraining ... 249
16.4   Feldtest ... 249
16.4.1 Annahme 1 ... 250
16.4.2 Annahme 2 ... 250

16.5	**Maximalkrafttest**	252
16.5.1	Sportarten für die Beine	253
16.5.2	Sportarten für die Arme	254
16.5.3	Krafttest in Prävention und Rehabilitation	255
16.6	**Kraftausdauertest**	255
	Literatur	257
17	**Ergometrie**	259
17.1	**Ergometrieprinzip**	260
17.2	**Ergometrieformen**	260
17.2.1	Sportartunspezifische Fahrradergometrie	261
17.2.2	Sportartspezifische Ergometrie	261
17.3	**Belastungsverfahren (Ergometrieprotokolle)**	262
17.3.1	Rektanguläre Rechteckbelastung, Einstufentest	262
17.3.2	Trianguläre, kontinuierlich ansteigende Belastung, Rampentest	262
17.3.3	Stufenförmig ansteigende, rektangulär-trianguläre Belastung, Stufentest	262
17.3.4	Steady-State-Belastung	262
17.3.5	Symptomlimitierte, maximale Ergometrie	263
17.3.6	Submaximale Ergometrie	264
17.4	**Ergometrische leistungsdiagnostische Messwerte**	265
17.4.1	Maximale, symptomlimitierte Leistungsfähigkeit	265
17.4.2	EKG, Herzfrequenz (HF)	267
17.4.3	Blutdruck (RR)	268
17.4.4	Maximale Laktatkonzentration	270
17.4.5	Anaerobe Schwelle	270
17.4.6	Herzgrößenleistungsquotient (HGLQ)	270
	Literatur	271

IV Leistungsmedizinische Trainingsberatung

18	**Leistungsmedizinische Trainingsberatung in Ausdauersportarten**	275
18.1	**Das Wesen der Trainingsberatung**	277
18.2	**Systematische Trainingsberatung**	278
18.2.1	Gibt es eine Trainingsanamnese?	278
18.2.2	Sind die Angaben der Trainingsanamnese plausibel?	278
18.2.3	Prüfung auf Einhaltung der Grundregeln des Trainings	279
18.2.4	Beurteilung der Effektivität des gesamten aeroben Ausdauertrainings	280
18.2.5	Beurteilung der Erreichbarkeit des sportlichen Zieles auf Grund des Ausdauertrainingszustandes	285
18.2.6	Beurteilung der Effektivität des laktazid-anaeroben Ausdauertrainings (Wiederholungstraining)	285
18.2.7	Beurteilung der Effektivität des alaktazid-anaeroben Ausdauertrainings (= Schnelligkeit)	286
18.2.8	Beurteilung der Effektivität des Trainings der Maximalkraft	287

18.2.9	Beurteilung der Effektivität des Trainings der Kraftausdauer	287
18.2.10	Beurteilung der Erreichbarkeit des sportlichen Zieles auf Basis der Kraftfähigkeiten	288
18.2.11	Beurteilung der Effektivität des gesamten Trainings	288
	Literatur	289

19	**Beratung von Sporttreibenden mit erhöhtem Risiko und/oder chronischen Erkrankungen**	**291**
19.1	Fünf allgemeine Regeln, die bei der sportärztlichen Beratung zu beachten sind	293
19.1.1	Chronische Erkrankung	293
19.1.2	Patientenschulung	293
19.1.3	Notfall	293
19.1.4	Planung	294
19.1.5	Körperliche Voraussetzungen	294
19.2	**Ablauf der Beratung**	294
19.2.1	Anamnese	294
19.2.2	Festlegen des Zielwertes für die LF%Ref	295
19.2.3	Feststellung des Ist-Zustandes	295
19.2.4	Abgleichung des Zielwertes mit dem Ist-Zustand	296
	Literatur	298

20	**Medizinische Trainingstherapie (MTT)**	**299**
20.1	**Indikationen für die medizinische Trainingstherapie**	**300**
20.1.1	Verminderte Leistungsfähigkeit	300
20.1.2	Hypertonie	303
20.1.3	Fettstoffwechselstörungen	303
20.1.4	Diabetes mellitus II	303
20.1.5	Adipositas	304
20.1.6	Arteriosklerose, koronare Herzkrankheit	305
20.1.7	Chronische Lungenerkrankungen	305
20.1.8	Neurologische Indikationen	306
20.1.9	Rheumatischer Formenkreis	307
20.2	**Zur Sicherheit der Trainingstherapie**	308
20.2.1	Verletzungsrisiko	308
20.2.2	Gefahr der Überforderung	308
20.3	**Kontraindikationen**	310
20.4	**Kontrollen**	310
20.5	**Verschiedene Fragen**	311
20.5.1	Sport und Spiel?	311
20.5.2	Wie viel und wie lange Trainingstherapie?	312
20.5.3	Wann soll trainiert werden?	312
20.5.4	Ist das Training bei verschiedenen Erkrankungen verschieden?	313
	Literatur	313

21	**Training bei alten Menschen**	**317**
21.1	**Altersgang der körperlichen Leistungsfähigkeit**	320

21.2	Altersgang der Trainierbarkeit.	321
21.3	Einfluss von regelmäßigem Training auf die Lebenserwartung	322
21.4	Beachtenswertes beim Training alter Menschen	327
21.4.1	Wasserhaushalt	327
21.4.2	Motorische Lernfähigkeit	327
21.4.3	Abnahme der Konzentrations- und Reaktionsfähigkeit	327
	Literatur.	328
22	**Frauen betreiben Sport**	329
22.1	Leistungsrelevante Unterschiede zwischen Mann und Frau.	330
22.1.1	Körperzusammensetzung.	331
22.1.2	Fettverteilungsmuster	332
22.2	Spezielle Probleme des Frauensports.	332
22.2.1	Menstruation	332
22.2.2	Schwangerschaft.	333
22.2.3	Anderes Training	334
	Literatur.	334
23	**Kinder betreiben Sport**.	335
23.1	Entwicklungsphasen	336
23.2	Drei Hauptentwicklungslinien.	337
23.2.1	Wachstum des Gehirns	337
23.2.2	Längenwachstum	339
23.2.3	Trainierbarkeit	339
23.3	**Talent**	340

V Ernährung

24	**Stellenwert der richtigen Ernährung.**	345
24.1	Stellenwert der Ernährung für Leistungssportler	346
24.2	Stellenwert der Ernährung für Hobbysportler und alle, die etwas leisten müssen	346
24.3	Was ist eine richtige Ernährung?.	346
24.4	Was ist eine Ernährungsbilanz?.	347
24.4.1	Positive Bilanz.	347
24.4.2	Negative Bilanz.	348
24.4.3	Ausgeglichene Bilanz.	348
	Literatur.	348
25	**Ernährungsbilanzen für eine ausgewogene Ernährung**	349
25.1	Energiebilanz	350
25.1.1	Grundumsatz (GU).	350
25.1.2	Leistungsumsatz (LU)	352
25.1.3	Zunehmen und Abnehmen	354
25.1.4	Trainingumsatz (TRU).	361

25.1.5	Gesamter Tagesumsatz (TEU) des Sportlers	363
25.2	**Die Bilanzen der energietragenden Nährstoffe**	364
25.2.1	Proteine	364
25.2.2	Fette	369
25.2.3	Kohlenhydrate (KH)	371
25.3	**Bilanz der nicht energietragenden Nährstoffe**	375
25.3.1	Wasser	375
25.3.2	Elektrolyte	377
25.3.3	Bilanz der Vitamine und Spurenelemente	379
	Literatur	379
26	**Nahrungsergänzungsstoffe**	381
26.1	**Kreatin**	382
26.2	**L-Karnitin**	382
26.3	**Koffein**	383
	Literatur	383
	Serviceteil	385
	Stichwortverzeichnis	386

Leistungsphysiologische Grundlagen

Kapitel 1   Energiestoffwechsel – 3

Kapitel 2   Muskulatur – 43

Kapitel 3   Kreislauf – 57

Kapitel 4   Was limitiert die aktuelle maximale O_2-Aufnahme? – 71

Kapitel 5   Lunge – 75

Kapitel 6   Weitere organische Effekte von Muskelaktivität – 81

Die Physiologie und auch die Leistungsphysiologie ist eine Naturwissenschaft und die einschlägige Forschung ist primär auf Erkenntnisgewinn ausgerichtet. Das schließt nicht aus, dass eine Erkenntnis auch von Bedeutung für die praktische Anwendung z. B. von Training ist. Dass dies der Fall ist, kann sich auch durchaus erst längere Zeit nach der Entdeckung des wissenschaftlichen Zusammenhangs ergeben. Auf jeden Fall kann die Kenntnis von leistungsphysiologischen Grundlagen in manchen Fällen helfen, sinnvolle von nicht sinnvollen Trainingsmaßnahmen zu unterscheiden. Generell kann man davon ausgehen, dass Behauptungen oder auch Trainingsmaßnahmen, die im Widerspruch zu physiologischen Grundlagen stehen, wahrscheinlich falsch sind. Da der Schwerpunkt dieses Leitfadens die Anwendung von Training ist, werden im Folgenden nur jene Organe und Organsysteme besprochen, die an der Erbringung von körperlicher Leistung unmittelbar beteiligt sind und die durch Training morphologisch und funktionell verändert werden.

In diesem Sinne hoffe ich, dass die folgende Sektion nicht nur mit Vergnügen, sondern auch mit Gewinn gelesen wird.

Energiestoffwechsel

1.1	Physikalische und physiologische Grundbegriffe	– 4
1.1.1	Kraft	– 4
1.1.2	Arbeit	– 4
1.1.3	Energie	– 5
1.1.4	Leistung	– 5
1.1.5	Sauerstoffverbrauch	– 7
1.2	Biologische Energie	– 9
1.3	Energiebereitstellung	– 11
1.3.1	Energiebereitstellung aus Kohlenhydraten	– 11
1.3.2	Energiebereitstellung aus Fetten	– 13
1.3.3	Energiebereitstellung aus Protein	– 16
1.4	Energieumsatz	– 18
1.4.1	Grundumsatz	– 18
1.4.2	Energieumsatz unter Belastung	– 21
1.5	Anpassung des Energiestoffwechsels an Training	– 33
1.5.1	Kreatinphosphatspaltung	– 33
1.5.2	Glykolyse	– 34
1.5.3	Oxidative ATP-Resynthese	– 35
	Literatur	40

© Springer-Verlag GmbH Deutschland 2018
P. Haber, *Leitfaden zur medizinischen Trainingsberatung*,
https://doi.org/10.1007/978-3-662-54321-4_1

1.1 Physikalische und physiologische Grundbegriffe

Bevor umfassend auf leistungsphysiologische und -medizinische Zusammenhänge eingegangen wird, ist es sinnvoll, einige häufig gebrauchte physikalische und physiologische Grundbegriffe genau zu definieren.

1.1.1 Kraft

> **Physikalische Definition von Kraft**
> Kraft ist die Fähigkeit, eine Masse, die in Kilogramm (kg) angegeben wird, zu beschleunigen. Beschleunigung ist die Zunahme von Geschwindigkeit (Meter/Sekunde: m/sec) pro sec: msec^{-2}.
>
> $$\text{Kraft} = \text{Masse} \times \text{Beschleunigung} \qquad \text{Gl. 1.1}$$

Die klassische Einheit der Kraft ist das **Kilopond (kp)**. Das ist jene Kraft, die 1 kg Masse eine Beschleunigung von 9,81 msec^{-2} verleiht (im Schwerefeld der Erde).

Diese Kraft übt 1 kg nur auf der Erde aus; am Mond würde 1 kg, auf Grund der geringeren Schwerkraft, nur 1/6 dieser Kraft ausüben. Die **SI-Einheit** (systèm international d'unités) für die Kraft ist das **Newton (N)**, dessen Definition von Schwerefeldern unabhängig ist. Es ist die Kraft, die 1 kg Masse die Beschleunigung von 1 msec^{-2} verleiht:

> **Umrechnung von kp auf N**
> 1 kp = 9,81 N (näherungsweise: 10)

1.1.2 Arbeit

> **Physikalische Definition von Arbeit**
> $$\text{Arbeit} = \text{Kraft} \times \text{Weg} \qquad \text{Gl. 1.2}$$

Die Einheit ist daher das **Kilopondmeter (kpm)**. Das ist jene Arbeit die erbracht wird, wenn 1 kp um einen Meter gehoben wird (im Schwerefeld der Erde). Die gleiche Arbeit von 1 kpm ist es aber auch, wenn 0,5 kp 2 m gehoben werden. Dabei spielt die Zeit, in der die Arbeit erbracht wird, keine Rolle. Die Arbeit ist immer gleich, egal ob das Kilopond in einer Sekunde oder in einer Minute (min) um einen Meter gehoben wird.

Die SI-Einheit der Arbeit ist das **Newtonmeter (Nm)**, das **Joule (J)** genannt wird und natürlich in kpm umgerechnet werden kann:

> **Umrechnung von kpm in J**
> 1 kpm = 9,81 J

1.1.3 Energie

Energie bedeutet so viel wie **gespeicherte Arbeit** oder **Arbeitsfähigkeit**. Daraus geht hervor, dass Energie und Arbeit physikalisch gleich sind, obwohl sie in verschiedenen Maßeinheiten angegeben werden können und auch verschieden definiert worden sind. Die traditionelle Einheit der Energie ist die **Kalorie (cal)**, die als Wärmeenergie definiert ist.

> **Einheit der Wärmeenergie**
> 1 cal ist jene Wärmemenge, die 1 cm^3 Wasser von 14,5°C auf 15,5°C erwärmt.

In der Physiologie wird die vom Organismus umgesetzte Energie, ebenso wie die in den Nährstoffen enthaltene, üblicherweise in Kilokalorien angegeben (kcal). In SI-Einheiten wird die Energie konsequenterweise ebenfalls in Joule bzw. **Kilojoule (kJ)** angegeben. Da Energie und Arbeit im Wesen das Gleiche sind, können sie auch über das **mechanische Wärmeäquivalent** ineinander umgerechnet werden:

$$1\,\text{cal} = 0{,}426\,\text{kpm}$$

Die Umrechnung von kpm auf J ergibt dann den Umrechnungsfaktor von Kalorien auf Joul:

> **Umrechnung von cal auf kpm**
> $1\,\text{cal} = 0{,}426\,\text{kpm}$
> $0{,}426 \times 9{,}81 = \mathbf{4{,}189}\,\mathbf{J}$

1.1.4 Leistung

Ein weiterer wesentlicher Begriff aus der Physik, der in der Leistungsphysiologie häufig verwendet wird, ist die **Leistung**. Sie ist ebenfalls physikalisch definiert:

> **Definition von Leistung**
> Leistung = Arbeit / Zeit   Gl. 1.3
> Beispiel: ein Kilopondmeter pro Minute (kpm/min)

Das bedeutet, dass das Heben von einem Kilopond um einen Meter während einer Minute erfolgt. Meter pro Minute, also Weg durch Zeit, ist die Definition der **Geschwindigkeit**. Während also die Arbeit als Kraft mal Weg definiert ist, ist die Leistung Kraft mal Geschwindigkeit. Im Gegensatz zur Arbeit ist also für die Leistung nicht nur das gehobene Gewicht von Bedeutung, sondern auch die Geschwindigkeit, mit der das Gewicht gehoben wird. Daher kann durchaus beim raschen Heben eines kleinen Gewichtes in sehr kurzer Zeit eine größere Leistung erbracht werden als beim langsamen Bewegen eines größeren Gewichtes. Werden z. B. 0,25 kp in 1 Sekunde um einen Meter gehoben, so sind das:

$$1\,m \times 0{,}25\,kp/1\,sek = 0{,}25\,kpm/sec$$

$$0{,}25\,kpm/sec = 15\,kpm/min$$

Eine bekannte technische Einheit der Leistung sind übrigens 75 kpm/sec, das ist die **Pferdestärke** (1 PS). Die SI-Einheit der Leistung ist das **Watt (W)**, das heute, unter anderem, auch zur Angabe der mechanischen Leistung bei der Fahrradergometrie verwendet wird:

Definition der Einheit der Leistung Watt

$1\,Watt = 1\,J/sec$

Natürlich können kpm/min und kpm/sek in Watt umgerechnet werden und umgekehrt:

$$kpm/min \times 0{,}163\,[9{,}81/60] = Watt$$

$$Watt/0{,}163 = kpm/min$$

$$kpm/sek \times 9{,}81 = Watt$$

$$Watt/9{,}81 = kpm/sek$$

Daher ist 1 PS: 75 × 9,81 = 736 W (0,736 kW)

Physiologische Definition von Leistung

In der Leistungsphysiologie spielt nicht nur die mechanische Leistung eine Rolle, sondern auch die im Organismus umgesetzte Energie. Daher kann Leistung physiologisch auch folgendermaßen angegeben werden:

$$\text{Leistung} = \text{Energieumsatz/Zeit (kcal/min oder kJ/min)} \qquad \text{Gl. 1.4}$$

Aus der erwähnten Definition der Leistung als Kraft × Geschwindigkeit ergibt sich, dass bei gleicher Leistung das Produkt aus Kraft mal Geschwindigkeit konstant ist. Dieses reziproke Verhältnis von Kraft und Geschwindigkeit bei gleicher Leistung ist z. B. wesentlich für das Verständnis eines Aspektes der Fahrradergometrie, nämlich der optimalen **Trittfrequenz** (= Umdrehungszahl/min), die die Geschwindigkeit repräsentiert. In vielen einschlägigen Lehrbüchern zur Ergometrie wird als Trittfrequenz 50–60/min empfohlen. Die Begründung ist unklar, insbesondere da bekannt ist, dass Radrennfahrer, die sicherlich besonders wirkungsvoll fahren, erheblich höhere Trittfrequenzen, nämlich 90–120/min, anwenden. Möglicherweise beruht diese Empfehlung auf dem Umstand, dass bei einer Trittfrequenz von ca. 50/min der biologische Wirkungsgrad der eingesetzten Energie am größten ist. Das heißt, dass von allen möglichen Varianten von Trittfrequenz und Bremskraft für die gleiche Leistung bei einer Trittfrequenz von ca. 50/min die Herzfrequenz und die O_2-Aufnahme am geringsten sind und beide sowohl bei geringerer als auch vor allem bei höherer Drehzahl in nicht linearer Weise zunehmen (Mellerowicz 1979; Londeree, Moffitt-Gerstenberger et al. 1997).

Ist die Bremskraft eine Konstante, wie das bei den meisten mechanisch gebremsten Fahrradergometern der Fall ist, dann ist die erbrachte Leistung **drehzahlabhängig**. Das heißt, die Leistung nimmt mit der Trittfrequenz (das ist die Geschwindigkeit) linear zu. Eine bestimmte Leistung, also z. B. 100 W, kann aber sehr variabel erbracht werden. Entsprechend der Formel: „Kraft × Geschwindigkeit" kann dies entweder mit niedriger (Brems)kraft und hoher Trittfrequenz oder, umgekehrt, mit hoher Bremskraft und niedriger Trittfrequenz geschehen. Wie die Erfahrungen der Radrennfahrer zeigen, ist es für das Erbringen einer hohen Leistung vorteilhafter, eine hohe Trittfrequenz mit geringerem Krafteinsatz zu wählen, da dabei die Leistung weniger durch lokale muskuläre Komponenten, sondern mehr durch die allgemeine Kapazität von Kreislauf und Stoffwechsel limitiert ist. Für die ergometrische Leistungsprüfung sollte daher immer eine hohe Trittfrequenz, etwa um 80/min, gewählt werden. Bei einem modernen elektrischen Ergometer geschieht die entsprechende Regelung der Bremskraft, in Abhängigkeit von der Umdrehungszahl, automatisch **(drehzahlunabhängig)**. Da sich aber, wie erwähnt, sowohl Herzfrequenz als auch die O_2-Aufnahme mit der Drehzahl ändern, sollte auch bei drehzahlunabhängigen Ergometern immer die gleiche Trittfrequenz gewählt werden.

1.1.5 Sauerstoffverbrauch

Im menschlichen Organismus wird die für die Lebensvorgänge und die Muskeltätigkeit erforderliche Energie durch die biologische Verbrennung der Nährstoffe Fett, Kohlenhydrat und Eiweiß (Protein) mit Sauerstoff bereitgestellt **(Oxidation)**. Je nach dem verwendeten Nährstoff wird dabei pro Liter Sauerstoff eine ganz bestimmte Energiemenge gewonnen, das **energetische Äquivalent**:
- bei Eiweiß 4,5 kcal/Liter O_2,
- bei Fetten 4,7 kcal/Liter O_2,
- bei Kohlenhydraten 5,0 kcal/Liter O_2.

Leistungsphysiologisch kann Leistung daher auch so angegeben werden:

> **Leistungsphysiologische Definition von Leistung**
> Leistung = O_2 – Verbrauch/Zeit   Gl. 1.5

Das physiologische Kürzel ist $\dot{V}O_2$ und wird in Liter (l) oder Milliliter (ml)/min angegeben. Man kann daher durch Messung der mit der Atmung aufgenommenen O_2-Menge (mit der spirometrischen Atemgasanalyse) exakt auf die im Körper umgesetzte Energiemenge und somit auf die erbrachte Leistung schließen **(indirekte Kalorimetrie)**. Bei sportlichen Belastungen kann zur Berechnung von Energieumsätzen mit guter Näherung das kalorische Äquivalent für Kohlenhydrat angenommen werden.

Da mit einem Teil der oxidativ bereitgestellten Energie auch die mechanische Leistung erbracht wird, besteht eine enge Beziehung zwischen der jeweiligen Leistung, z. B. Lauftempo (km/h oder m/sec) oder Leistung am Ergometer (W), und der $\dot{V}O_2$ die, für die fahrradergometrische Belastung, mit folgender Regressionsgleichung beschrieben werden kann, unabhängig von Alter und Geschlecht, aber, wie erwähnt, nicht unabhängig von der Trittfrequenz (Wasserman, Hansen et al. 2012):

> **Schätzung der $\dot{V}O_2$ nach fahrradergometrischer Leistung (W)**
>
> $$\dot{V}O_2 = 6,3 \times KM + 10,2 \times W \, (KM = \text{Körpermasse}[kg])$$ Gl. 1.6

Wie hoch ist daher die geschätzte $\dot{V}O_2$ bei einem Menschen mit 80 kg bei einer Belastung von 100 W?

$$\dot{V}O_2 = 6,3 \times 80 + 10,2 \times 100 = 1524 \text{ ml/min}$$

Diese Formel liefert die Schätzung eines statistischen Mittelwertes für die $\dot{V}O_2$ mit einer Streuung um den Schätzwert von ca. ± 10%. Diese Streuung beruht vor allem auf der unterschiedlichen Geschicklickkeit des Radfahrens und auf den Messfehlern der Messung des Atemminutenvolumens und der O_2-Konzentration. Es ist eine Vielzahl ähnlicher Formeln publiziert worden, die im Detail leicht unterschiedliche Werte, insbesondere bei sehr niedriger und bei sehr hoher Leistung, ergeben. In diesem Buch wird durchgehend diese zitierte Formel verwendet.

Aufmerksame Rechner werden anhand dieser Formel feststellen, dass eine zusätzliche $\dot{V}O_2$ von 1 l eine zusätzliche Leistung von 98 W ermöglicht. Andererseits entspricht eine $\dot{V}O_2$ von 1 l/min rein physikalisch einer Leistung von 349 W (= 1 × 5 × 4,19 × 1000/60). Die erhebliche Differenz erklärt sich damit, dass, wie später noch besprochen wird, ca. 60% der aus der Oxidation bereitgestellten Energie als Wärme frei wird, und von der verbleibenden, chemisch als ATP gebundenen Energie noch einmal fast die Hälfte für vitale Basisfunktionen, wie zelluläre Ionenpumpen, Herz- und Atemtätigkeit, aufgewendet wird, somit also für die mechanische Leistungserbringung nicht zur Verfügung steht.

Mit diesen Kenntnissen können wir bereits jetzt die für viele Gesundheitssportler so wichtige Frage beantworten:

Wie viele Kalorien verbrauche ich bei einer Stunde Joggen?

Dazu brauchen wir eine individuelle Angabe, nämlich die maximale O_2-Aufnahmefähigkeit in Litern pro Minute (= $\dot{V}O_{2max}$), wie sie bei der Spiroergometrie gemessen wird. Nehmen wir an, dies wären 3 l/min (das ist ein Durchschnittswert für einen 20–30-jährigen Mann) und nehmen wir weiter an, dass beim Joggen davon 60% genutzt werden (das ist ein eher gemütliches Joggen), dann können wir folgende kleine Rechnung anstellen (der Einfachheit halber nehmen wir das energetische Äquivalent für Kohlenhydrate):

$$3 \text{ l/min} \times 0,6 \times 5 \times 60 \text{ (min)} = 540 \text{ kcal/Stunde}$$

Von diesem Gesamtumsatz muss noch der Grundumsatz für eine Stunde abgezogen werden (ca. 70 kcal), da dieser ja auf jeden Fall, auch bei körperlicher Ruhe, umgesetzt wird. Es verbleiben „netto" 470 kcal. Das ist leider nicht mehr als der Nährwert von einem 3/4 Liter Fruchtsaft (der vielleicht nach dem Joggen konsumiert wird) und zeigt, dass der Energieumsatz beim Joggen, und damit die Möglichkeit damit Gewicht abzunehmen, in der Regel überschätzt wird.

Eine andere Frage aus der praktischen Beratung, die wir bereits jetzt beantworten können, betrifft das folgende alpinistische Beratungsproblem:

Eine von einem Reisebüro organisierte Fernfahrt nach Afrika enthält die Besteigung eines 5000 m hohen Gipfels ausgehend von einem Basislager in 3000 m Höhe. Allerdings müssen die Gipfelbesteigung und die Rückkehr ins Lager an einem Tag bewältigt werden, da es in der Wildnis zwischen Basislager und Gipfel keinerlei sichere Übernachtungsmöglichkeiten gibt. Die Frage des etwa 55-jährigen Mannes war: Kann ich mir diese Tour zutrauen? Dazu noch einige nähere Angaben:

- Der Tag dauert in Äquatornähe ziemlich genau 12 Stunden, von denen zwei Stunden für Rasten verbraucht werden, so dass 10 Stunden, das sind 36.000 Sekunden, für den Auf- und Abstieg zur Verfügung stehen.
- Der Höhenunterschied ist 2-mal 2000 m; allerdings wird beim bergab Gehen 1/3 weniger Energie verbraucht als beim gleich schnellen bergauf Gehen. Deshalb rechnen wir für die Rückkehr nur 1300 m Höhenunterschied. In summa: 3300 m.
- Der Mann wiegt 75 kg, inklusive Kleidung und leichtem Gepäck 85 kg. Die normale, altersentsprechende Leistungsfähigkeit ist 2,4 W/kg Körpermasse.
- Der über 10 Stunden nutzbare Anteil der maximalen Leistungsfähigkeit ist höchstens 40%.
- In 3000–5000 m Höhe ist die Leistungsfähigkeit, wegen des schon deutlich niedrigeren O_2-Drucks, etwa 15% niedriger als auf Meeresniveau.

Jetzt können wir folgende Rechnung ansetzen:

$$3300 \times 85 \times 9{,}81/36.000 = 76 \text{ Watt, das sind } 40\% \text{ von } 190 \text{ Watt.}$$

Wegen des höhenbedingten Leistungsabfalls: 190 × 1,18 = 223 Watt.

$$223/75 = 2{,}98 \text{ Watt/kg}$$

Die leistungsmäßige Voraussetzung, um diese Tour bewältigen zu können, sind 223 W bzw. 2,98 Watt/kg. Das ist übrigens vom Alter unabhängig und entspricht der normalen Leistungsfähigkeit eines ca. 30-jährigen Mannes. Für unseren Mann mit 55 Jahren bedeutet das allerdings eine Leistungsfähigkeit, die 24% über dem altersentsprechenden Durchschnitt untrainierter Männer liegt und nur durch entsprechendes Training erworben werden kann. Je mehr diese Leistungsfähigkeit unterschritten wird, desto größer wird das Risiko eines erschöpfungsbedingten Zusammenbruchs (bei dieser speziellen Tour heißt das: mitten im Urwald). Das ist eine etwas grobe Kalkulation, die z. B. nicht berücksichtigt, dass zwischen dem Basislager und dem Gipfel auch eine horizontale Entfernung liegt. Das Ergebnis entspricht also eher einem unteren Grenzwert.

1.2 Biologische Energie

Der Ursprung aller biologisch verwertbaren Energie sowohl im Tier- als auch im Pflanzenreich ist zunächst die Sonne. Allerdings kann diese in Form von elektromagnetischen Wellen vorliegende **Strahlungsenergie** von Pflanzen nur teilweise und vom tierischen und damit auch dem menschlichen Organismus überhaupt nicht direkt genutzt werden. Pflanzen können die Sonnenenergie verwenden, um eine ganz bestimmte chemische Verbindung aufzubauen, wobei die Strahlungsenergie in den Atombindungen als **Bindungsenergie** gespeichert wird. Die chemische Substanz, die dabei durch Bindung von Phosphorsäureresten an Adenosin entsteht, ist das **Adenosin-Tri-Phosphat (ATP)**, wobei als Zwischenstufen Adenosin-Mono-Phosphat und Adenosin-Di-Phosphat (AMP und ADP) entstehen. Dieser Vorgang ist als **Photosynthese** bekannt und findet mit Hilfe des grünen Blattfarbstoffs **Chlorophyll** in den **Chloroplasten** in den Zellen der Blätter der grünen Pflanzen statt. Das ATP ist also ein chemischer Energiespeicher, so wie eine gespannte Feder ein physikalischer Energiespeicher ist. Das ATP seinerseits stellt die Energie für ausnahmslos alle zellspezifischen Funktionen und Syntheseleistungen zur Verfügung, indem Phosphorsäure wieder hydrolytisch abgespalten wird. Die dabei freiwerdende Bindungsenergie wird für die eigentlichen Lebensvorgänge genutzt. Das bei der Spaltung von ATP entstehende ADP und die freie Phosphorsäure werden in den Chloroplasten wieder zu ATP resynthetisiert. Die Pflanze nutzt diese Energien, um aus Kohlendioxid (CO_2 aus der Luft) und Wasser (aus dem Boden) **Kohlenhydrate** (Zucker, Stärke, Zellulose), **Fette** und, zusätzlich mit Stickstoff, **Aminosäuren** und **Proteine** zu synthetisieren. Dabei wird der für die Synthese überflüssige Sauerstoff aus dem Wasser an die Luft abgegeben. Grundsätzlich besteht die Synthese im Aufbau von Ketten oder Ringen aus Kohlenstoffatomen, die das chemische Grundgerüst aller dieser Verbindungen bilden, und dem zusätzlichen Einbau von substanzspezifischen Molekülgruppen, wie z. B. der Aminogruppe bei der Synthese von Aminosäuren. In diesen Stoffen ist daher ebenfalls sehr viel Bindungsenergie gespeichert, die indirekt, nämlich auf dem Umweg über die ATP-Synthese in den Chloroplasten, von der Sonne stammt.

Diese von den Pflanzen synthetisierten Stoffe mit ihrer gespeicherten Energie sind die Grundlage des Energiestoffwechsels der tierischen Organismen, inklusive des aus dem Tierreich stammenden Menschen. Die Pflanzenfresser nutzen die von den Pflanzen zur Verfügung gestellten Stoffe direkt als Nährstoffe. Dabei wird der Synthesevorgang der Pflanzen umgekehrt: Die Kohlenstoffketten werden aufgespalten. Die Endprodukte sind wieder CO_2 und Wasser, die an die Umgebung (Luft oder Wasser) abgegeben werden. Dafür müssen tierische Organismen zur Bildung des Wassers jene Menge an O_2 aufnehmen, die zuvor von den Pflanzen abgegeben wurde. Dieser Vorgang, der chemisch eine **Oxidation** ist, läuft in jeder tierischen Zelle in den **Mitochondrien** ab und wird als **Gewebeatmung** bezeichnet. Da die Oxidation nur bei ausreichender Verfügbarkeit von O_2 ablaufen kann, wird sie **aerob** genannt. Die dabei freiwerdende Bindungsenergie wird auch von den tierischen Zellen zur Bildung von ATP verwendet, das dann der eigentliche universelle Energielieferant für alle energieumsetzenden Prozesse ist (darunter auch so exotische wie das Leuchten eines Glühwürmchens). Der menschliche Körper enthält insgesamt ca. 85 g ATP, das entspricht einer Energiemenge von maximal 2 kcal, die aber keinesfalls total aufgebraucht werden kann. Ein Mensch, der pro Tag 2500 kcal umsetzt, produziert und verbraucht rund 100 kg ATP. Das Leben ist unmittelbar von der ausreichenden Verfügbarkeit von ATP abhängig. Dabei wird bei aktiver Muskeltätigkeit nur etwa die Hälfte des ATP-Umsatzes für die Erbringung der mechanischen Leistung verbraucht. Die andere Hälfte dient der Erhaltung der Zellstrukturen, der Aktivität von Ionenpumpen und anderen vitalen Lebensvorgängen. Bereits ein Mangel an ATP, das heißt ein Abfall der Konzentration unter 40% des Ruhewertes, würde zum Zusammenbruch dieser Funktionen und damit zum Tod der Zelle führen. Um nun bei raschem Anstieg des Energiebedarfs ein kritisches Absinken des ATP-Gehaltes zu verhindern, gibt es in der Zelle noch einen weiteren Energiespeicher auf der Basis einer energiereichen Phosphatverbindung, das **Kreatinphosphat (KP)**. Der Gehalt an KP in den Zellen beträgt das 3- bis 5-Fache des Gehaltes an ATP und repräsentiert damit einen Energievorrat von ca. 8 kcal. Es kann, ebenfalls durch Abspaltung von Phosphorsäure, augenblicklich und mit annähernd gleicher Geschwindigkeit Energie freisetzen und ATP resynthetisieren, wie Letzteres zu ADP abgebaut wird. Damit wird bei einer raschen Steigerung des Energieumsatzes und damit des ATP-Verbrauchs ein kritischer Abfall verhindert. Nach der Belastung wird dann das KP, unter ATP-Verbrauch, das dann aber aus der Oxidation von Nährstoffen stammt, wiederaufgebaut. Da diese Form der ATP-Resynthese unmittelbar ohne Mitwirkung von Sauerstoff erfolgt, wird sie **anaerob** genannt.

1.3 Energiebereitstellung

Die Quellen der Energie für tierische Organismen sind die schon erwähnten Nährstoffe, Kohlenhydrate, Fette und Proteine. Sie werden, in Umkehrung des die Sonnenenergie nutzenden Assimilationsprozesses in den Pflanzenzellen, mittels der **biologischen Oxidation** wieder zu CO_2 und Wasser abgebaut. Für den Bedarf der Energiebereitstellung werden ganz überwiegend Kohlenhydrate und Fette herangezogen. Die Aminosäuren dienen vorwiegend zur Synthese körpereigener Proteine, die das beständig im Strukturstoffwechsel abgebaute Eiweiß ersetzen.

1.3.1 Energiebereitstellung aus Kohlenhydraten

Kohlenhydrate werden in Form von Zucker oder Stärke aufgenommen. Von den Körperzellen kann von allen Zuckerarten nur **Glukose** (Traubenzucker) verarbeitet werden. Daher werden alle anderen Zuckerarten, z. B. Fruktose oder Sorbit, in der Leber in Glukose umgewandelt. Auf dem Blutweg gelangt die Glukose dann weiter in die Muskelzellen, wo sie entweder direkt zur Energiebereitstellung herangezogen wird oder, mit Hilfe der **Glykogensynthetase** (und ATP), zu **Glykogen** synthetisiert und gespeichert wird. Dabei muss für jedes Molekül Glukose, das an die Glykogenkette angehängt wird, ein ATP für die Bindungsenergie investiert werden. Normalerweise enthält 1 kg Muskel etwa 15 g Glykogen. Zur unmittelbaren Energiebereitstellung werden vom Glykogen wieder die einzelnen Glukosemoleküle abgespalten (**Glykogenolyse**). Dabei wird auf jedes Glukosemolekül, mit Hilfe des Enzyms **Phosphorylase**, eine Phosphatgruppe (vom ATP) übertragen, so dass die Glukose phosphoryliert als **Glukose-6-Phosphat** vorliegt. Insgesamt sind die Synthese und der Abbau von Glykogen energetisch neutral. Das Glukose-6-Phosphat kann nicht durch die Muskelzellmembran transportiert werden und kann daher die Muskelzelle nicht verlassen. Erst nach Entfernung der Phosphatgruppe könnte die Glukose wieder die Zellmembran passieren. Das Enzym Phosphatase, das die Phosphatgruppe entfernen kann, kommt aber in der Muskelzelle nicht vor. Es ist daher nicht möglich, dass die nicht verbrauchten Glykogenvorräte aus der nicht arbeitenden Muskulatur via Kreislauf an die möglicherweise schon unter Glukosemangel leidende arbeitende Muskulatur transferiert werden. Allerdings ist die Phosphatase in den Leberzellen vorhanden. Daher kann die Leber durchaus aus ihren Glykogenvorräten Glukose ins Blut abgeben und so den Blutzuckerspiegel aufrechterhalten und die Basisversorgung der Gehirn- und Nervenzellen sicherstellen, die für ihren Energiestoffwechsel ausschließlich auf Glukose angewiesen sind. Neuere Untersuchungen zeigen, dass jedoch auf der Ebene der Laktatbildung ein Transfer von der nicht arbeitenden zur arbeitenden Muskulatur möglich ist. Auch in den nicht arbeitenden Muskelzellen wird kontinuierlich Laktat gebildet, das mit Hilfe von Monocarboxylat-Transportproteinen (MCT) die Muskelzelle verlassen kann und dann an benachbarte Muskelzellen oder via Kreislauf auch an Herz oder Leber gehen kann. Wenn in den arbeitenden Muskelzellen die Kohlenhydratdepots erschöpft sind, dann können sie direkt oder aus dem Blut Laktat aufnehmen, ebenfalls mit Hilfe von MCT. Das Laktat kann dann, mit Hilfe der Laktatdehydrogenase, in Pyruvat umgewandelt werden, das dann, wie unten geschildert, weiter verarbeitet wird (Brooks, Brooks et al. 2008). Je besser die oxidative Kapazität von Muskelzellen ausgebildet ist, desto besser ist auch diese Fähigkeit der Muskelzelle (Juel und Halestrap 1999). Bei gut trainierten Muskelzellen kann diese Quelle bis zu 30% der gesamten Kohlenhydratoxidation ausmachen (Van Hall, Jensen-Urstad et al. 2003). Die Glukose hat unter den Nährstoffen insofern eine Sonderstellung, als sie als einziger der drei Nährstoffe nicht nur durch Oxidation mit O_2, also aerob, Energie liefern kann, sondern, in einem ersten Schritt, auch ohne Mitwirkung von O_2, also anaerob.

Glykolyse

Dieser erste Schritt ist die **Glykolyse**. Sie besteht im Prinzip darin, dass das phosphorylierte Glukosemolekül, das auf einer Kette aus 6 Kohlenstoffatomen (C) basiert, in zwei Moleküle mit je 3 C-Atomen gespalten wird. Als Zwischenprodukte fallen dabei **glyzerinähnliche** Substanzen an, als Endprodukt **Pyruvat (Brenztraubensäure)**. Netto werden bei der Glykolyse 2 Moleküle ATP (aus ADP und Phosphorsäure) pro Molekül Glukose gebildet. Netto deswegen, weil bei der Glykolyse eigentlich 4 Moleküle ATP gebildet, durch Phosphorylierung aber zunächst 2 Moleküle ATP verbraucht werden. Die Glykolyse läuft im Sarkoplasma, also außerhalb der Mitochondrien ab. Die anaerobe Glykolyse läuft immer ohne O_2 ab, unabhängig davon, ob O_2 vorhanden ist oder nicht. Die Aktivität der anaeroben Glykolyse ist also kein Hinweis oder gar Beweis für einen O_2-Mangel.

Für das Pyruvat gibt es drei weitere Verwertungsmöglichkeiten. Davon laufen die beiden ersten in den Mitochondrien ab, nachdem Pyruvat vom Sarkoplasma in die Mitochondrien diffundiert ist.

Drei Verarbeitungswege für das Pyruvat
— Der Regelfall ist, dass Pyruvat durch Abspaltung eines Moleküls CO_2 (mit Hilfe des Enzyms Pyruvat-Dehydrogenase) in aktivierte Essigsäure (Azetyl-Coenzym A) mit 2 C-Atomen, umgewandelt wird, die dann im Zitratzyklus weiter verarbeitet wird (Azetyl-CoA ist aber auch ein metabolisches Ausgangsprodukt für viele Synthesevorgänge, z. B. Fettsäuren oder Cholesterin),
— oder Pyruvat wird in Oxalessigsäure (Oxalazetat) umgewandelt, die eine Schlüsselsubstanz für den Zitratzyklus darstellt,
— und schließlich kann es durch Aufnahme von Wasserstoffionen (H^+) mit Hilfe des Enzyms Laktatdehydrogenase (LDH) in Milchsäure (Laktat) umgewandelt werden, die dann mit MCT aus der Zelle gebracht und mit dem Blut abtransportiert wird.

Die Phosphorylase, und damit auch die Glykogenolyse und die Glykolyse, werden durch die Substanzen des Zitratzyklus gehemmt. Dieser Effekt wird nach seinem Entdecker **Pasteur-Effekt** genannt. Sowohl durch Adrenalin als auch durch freies ADP, die beide bei zunehmender Belastung vermehrt auftreten, werden hingegen die Phosphorylase und damit die Glykolyse stimuliert.

Zitratzyklus und Atmungskette

Aus Azetyl-CoA und Oxalazetat wird Zitronensäure gebildet, die für den Zitratzyklus Namen gebende Substanz, der auch nach seinem Entdecker, dem Nobelpreisträger Krebs, **Krebszyklus** genannt wird. Zyklus deswegen, weil nach vielen chemischen Umwandlungen und Zwischensubstanzen ein Molekül Essigsäure vollständig zu 2 Molekülen CO_2 abgebaut worden ist und wieder Oxalazetat für einen weiteren Zyklus zur Verfügung steht. Im Verlauf des Zitratzyklus werden auch H^+-Ionen freigesetzt, die über die **Atmungskette**, eine Kaskade von speziellen **Atmungsenzymen**, an O_2 zur Bildung von Wasser weiter gegeben werden. Die Atmungskette ist jene biochemische Reaktionskette, wo die oxidative Energiefreisetzung und die damit gekoppelte Bildung von ATP bewerkstelligt werden. Die Enzymsysteme des Zitratzyklus sind in der Matrix und die der Atmungskette an den inneren Membranen der Mitochondrien lokalisiert.

Bei vollständiger Oxidation von Kohlenhydraten wird für jedes Molekül O_2, das mit der Atmung aufgenommen wird, ein Molekül CO_2 gebildet und über die Lunge ausgeschieden.

1.3 · Energiebereitstellung

> **Energetische Eigenschaften von Glukose**
> - Der respiratorische Quotient (RQ = ausgeatmetes CO_2/eingeatmetes O_2) beträgt für Kohlenhydrate daher 1.
> - 1 g Glukose ergibt bei vollständiger Verbrennung 4,1 kcal.
> - 1 Mol Glukose, das sind 180 g, ergibt bei vollständiger Verbrennung 774 kcal.
> - Mit 1 l O_2 werden 5 kcal (20,9 kJ) bereitgestellt.
> - Davon können 38% chemisch als ATP gebunden werden.

Da die Synthese von 1 Mol ATP (= 507 g) 7,3 kcal erfordert, ergibt dies eine theoretische Gesamtmenge von 40 Mol ATP pro Mol Glukose, davon zwei Mol durch die Glykolyse (774 × 0,38/7,3 = 40,3). Tatsächlich, unter biologischen Realbedingungen, ist die Atmungskette nicht ganz so effizient und liefert netto nur 33 Mol ATP statt der theoretisch zu erwartenden 38, da einige Moleküle ATP verbraucht werden, um die restlichen aus dem Mitochondrieninneren durch die Membranen ins Sarkoplasma zu transportieren (Weibel 2000). Die restlichen 62% der in der Glukose enthaltenen Energie werden als Wärme freigesetzt.

Die Gesamtmenge des im Körper eines untrainierten, 70 kg schweren Mannes gespeicherten Glykogens lässt sich berechnen, wenn man weiß, dass die gesamte Muskelmasse etwa 40% der Körpermasse ausmacht und, wie erwähnt, 1 kg Muskel 15 g Glykogen enthält:

$$70 \times 0{,}4 \times 15 = 420 \text{ g Muskelglykogen}$$

Dazu kommen etwa 80 g Leberglykogen, somit insgesamt ca. 500 g Glykogen. Dies entspricht einem energetischen Potenzial von 2150 kcal. Unter normalen Umständen steht aber nicht diese gesamte Menge für körperliche Tätigkeit zur Verfügung, da, wie erwähnt, überwiegend das in der arbeitenden Muskulatur vorhandene Glykogen genutzt werden kann. Das Leberglykogen bildet eine autonom geschützte Reserve, die nur unter abnormen Bedingungen mobilisiert werden kann, wie z. B. besondere emotionelle Stimulierung oder die Aufhebung des Müdigkeitsgefühles durch Doping.

1.3.2 Energiebereitstellung aus Fetten

Der Fettabbau beginnt in den Fettzellen, den **Adipozyten**, die das gespeicherte Neutralfett enthalten. Das Enzym **Lipase** spaltet durch Hydrolyse ein Fettmolekül in je drei **Fettsäuren** und **Glyzerin** auf. Dieser Vorgang wird **Lipolyse** genannt und wird durch Adrenalin stimuliert. Das Glyzerin wird in die Glykolyse eingeschleust, wo ja, wie erwähnt, durch die Spaltung des Glukosemoleküls zunächst glyzerinähnliche Substanzen anfallen. Der weitere Abbau erfolgt dann über Pyruvat und den Zitratzyklus. Die Gesamtausbeute eines Moleküls Glyzerin ergibt 19 Moleküle ATP.

Die Fettsäuren gelangen auf dem Blutweg zu den Muskelzellen, werden durch die Zellmembran ins Sarkoplasma aufgenommen und von dort mit Hilfe von **L-Karnitin** durch die Mitochondrienmembran in die Mitochondrien transportiert. Dort werden sie in einer biochemischen Reaktionskette, der **Betaoxidation**, jeweils sukzessive in mehrere Moleküle Azetyl-CoA aufgespalten. Azetyl-CoA bildet mit Oxalazetat Zitrat und wird anschließend im Zitratzyklus und in der Atmungskette weiterverarbeitet. Das Oxalazetat stammt vom Pyruvat und somit aus dem glykolytischen Kohlenhydratabbau. Dies bedeutet, dass ohne Kohlenhydratabbau auch der Fettabbau auf der Stufe des Azetyl-CoA blockiert ist, ein Umstand, der z. B. bei der Zuckerkrankheit, dem Diabetes mellitus, aber auch bei einem schweren Erschöpfungszustand zu einer lebensbedrohenden Stoffwechselsituation führen kann. Die Bedeutung der Kohlenhydrate auch für den Fettabbau wird durch den folgenden Merkspruch betont:

> **Merke: Die Fette verbrennen im Feuer der Kohlenhydrate.**

Bemerkenswert ist auch, dass zwar aus Pyruvat Azetyl-CoA gebildet werden kann, dieser Reaktionsschritt aber nicht reversibel ist. Über die metabolische Zwischensubstanz Azetyl-CoA können daher wohl aus Glukose Fettsäuren aufgebaut werden; nicht aber aus Fettsäuren Glukose. Eine Neubildung von Glukose, eine **Glukoneogenese**, ist aus Glyzerin möglich. Wie erwähnt, wird das Glyzerin in die Glykolyse eingeschleust. Bei Bedarf kann dann aber nicht nur der Abbau zu Pyruvat, sondern auch der Aufbau zu Glukose erfolgen.

Energetische Eigenschaften von Fett
— Der RQ beträgt für Fett 0,7.
— Pro Fettsäure mit 18 C Atomen werden insgesamt 147 Moleküle ATP gewonnen,
— das ergibt pro Molekül Neutralfett, das ja 3 Fettsäuren enthält, 441 Moleküle ATP.
— Zusammen mit dem Abbau des Glyzerins ergibt das eine Gesamtausbeute von 460 Molekülen ATP pro Molekül Neutralfett.
— 1 g Fett ergibt bei vollständiger Oxidation 9,3 kcal.
— Mit 1 l O_2 werden 4,7 kcal (19,7 kJ) bereitgestellt.

Die bereitgestellte Energiemenge pro Mol ist erheblich größer als beim Abbau von Glukose, aber natürlich ist das Fett auch ein erheblich größeres Molekül. Aber auch bezogen auf ein Gramm ergibt die Verbrennung von Fett mehr als die doppelte Energiemenge. Da bei normalgewichtigen schlanken Männern und Frauen je 10% der Körpermasse leicht mobilisierbares Depotfett sind, bedeutet das ein Energiedepot von rund 70.000 kcal (zusätzlich sind je 5% der Körpermasse bei Männern und 15% bei Frauen Baufett, das nur bei extremen Hungerperioden zur Deckung des Energiebedarfs herangezogen wird und normalerweise Stützfunktionen erfüllt, wie z. B. das Nieren- oder Wangenfett). Weniger günstig im Vergleich zu Kohlenhydraten ist die Energieausbeute, wenn man den verbrauchten O_2 berücksichtigt: Bei Verbrauch von 1 l O_2 werden aus Fett 4,7 kcal gewonnen, aus Kohlenhydraten 5,0 kcal, das sind um 6,4% mehr. Bei der Verbrennung von Fetten wird nicht für jedes eingeatmete O_2-Molekül ein CO_2 ausgeatmet, da ein Teil des O_2 für die Wasserbildung verbraucht wird. (Kohlenhydrate bestehen aus einer Anzahl von C-Atomen und der gleichen Menge Wassermolekülen [$C_nH_{2n}O_n$]. Der O_2 wird, rein rechnerisch, nur zur CO_2-Bildung benötigt.) Bei ausschließlicher Verbrennung von Fetten beträgt der RQ daher 0,7. Allerdings muss hier noch einmal erwähnt werden, dass die ausschließliche Verbrennung von Fetten nur theoretisch ist, da ja tatsächlich der Fettabbau ohne das aus der Glykolyse stammende Pyruvat blockiert ist. Der Vergleich der beiden Hauptnährstoffe für die Energiebereitstellung zeigt, dass Fett wegen seiner hohen Energiedichte ein hervorragender Energiespeicher ist. Pro Gramm ist in Fett um mehr als 100% mehr Energie enthalten als in Kohlenhydraten und sie stehen, zumindest kurzfristig, in unbegrenzter Menge zur Verfügung. Kohlenhydrate sind dann günstiger, wenn es, wie zuvor beschrieben, um die

Energieausbeute pro verbrauchten Liter O_2 geht. Daraus ergibt sich auch das jeweilige Haupteinsatzgebiet der beiden Nährstoffe:
- Fett zur Grundsicherung des Energiebedarfs in Ruhe und bei mäßiger Belastung.
- Kohlenhydrat bei intensiver Belastung, wenn die O_2-Versorgung der Muskelzellen sehr aufwändig wird.

Bei zunehmender Belastung erfolgt die Regelung, in welchem Verhältnis die beiden Nährstoffe zur ATP-Synthese beitragen, über mehrere Mechanismen, z. B. den Pasteureffekt, der hemmend auf die Glykolyse wirkt und daher den Fettsäurenabbau forciert, oder die intrazelluläre Konzentration an ADP und freier Phosphorsäure, die bei zunehmender Belastung ansteigen und auf die Glykolyse stimulierend wirken, oder die Wirkung des zunehmenden Laktatspiegels. Ab einer Konzentration von 4 mmol/l hemmt er die Lipolyse in den Adipozyten und bringt damit den Nachschub an freien Fettsäuren weitgehend zum Erliegen. Es kann daher unter diesen Bedingungen zwangsläufig nur mehr Azetyl-CoA in den Zitratzyklus eingeschleust werden, das aus der Glykolyse stammt. Der jeweilige Anteil von Fett und Kohlenhydraten an der Energiebereitstellung unter Belastung kann am RQ abgelesen werden.

Übrigens beruht die Annahme, dass man am schnellsten Körperfett abnimmt, wenn im Training bei niedriger Trainingsherzfrequenz und niedrigem Tempo überwiegend Fette oxidiert werden (so genanntes **fat-burning-Training),** auf physiologischer Unkenntnis. Um Körperfett abzunehmen, muss die Energiebilanz langfristig negativ sein (siehe Sektion V). Das Energiedefizit muss dann aus den Fettdepots zugeschossen werden! Das erfolgt aber nach dem Training (z. B. auch während des Schlafs). Was dabei während des Trainings verbrannt wird, ist wirklich egal. Im Übrigen wird die absolut größte Menge Fett pro Minute bei einer Intensität zwischen 50 und 70% verbrannt, das ist eine normale Intensität für extensives Ausdauertraining. Bei niedrigerer Intensität ist zwar der relative Anteil von Fett an der Energiebereitstellung größer; weil aber der gesamte Energieumsatz geringer ist, wird auch die abgebaute Fettmenge kleiner (Achten, Gleeson et al. 2002).

> **Es gibt kein spezielles körperfettreduzierendes fat-burning-Training**

Ein anderer weit verbreiteter Irrtum ist, dass es ein spezielles Fettstoffwechseltraining gäbe, das noch dazu durch einen bestimmten Laktatspiegel im Blut definiert werden könnte. Wie geschildert und in ◻ Abb. 1.1 dargestellt, produzieren sowohl die Glykolyse als auch die Beta-Oxidation der Fettsäuren zunächst Azetyl-CoA und erst dieses wird in den Zitratzyklus zum weiteren oxidativen Abbau eingeschleust.

> **Im Zitratzyklus wird nicht nach der Quelle des Azetyl-CoA unterschieden.**

Ausdauertraining, das in der Muskelzelle die mitochondriale Enzymmasse für Zitratzyklus und Atmungskette vermehrt (▶ Abschn. 1.5.3), verbessert daher immer gleichzeitig sowohl den aeroben Glukose- als auch den aeroben Fettsäurenabbau! Und solange die Atmungskette ausreichend ATP resynthetisieren kann, bleibt die ADP-Konzentration niedrig und die Glykolyse gehemmt. Die Zunahme der Oxidation von Fettsäuren bei höherer Belastung bei Trainierten ist daher eine Folge der allgemeinen Vermehrung der mitochondrialen Enzymmasse durch Ausdauertraining und nicht eine Folge eines speziellen Fettstoffwechseltrainings. Eine Limitierung für den Fettsäurenabbau könnte der von L-Karnitin abhängige Transport durch die Mitochondrienmembran sein.

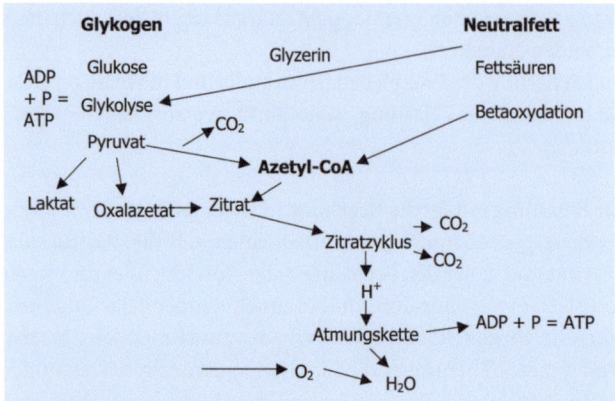

◘ **Abb. 1.1** Schematische Darstellung der Energiebereitstellung aus Kohlenhydrat und Fetten

Der ist aber nicht speziell trainierbar, sondern nimmt mit dem Wachstum der mitochondrialen Oberfläche zu, was ebenfalls ein unmittelbarer Effekt des Ausdauertrainings ist. Die zusätzliche Zufuhr von L-Karnitin als Nahrungsergänzungsstoff verbessert die Fettsäurenoxidation nicht, woraus geschlossen werden kann, dass auch die Verfügbarkeit von L-Karnitin und damit der Transport von Fettsäuren durch die Mitochondrienmembran kein limitierender Faktor für den oxidativen Fettabbau ist. Daraus folgt:

> Es gibt kein spezielles Fettstoffwechseltraining.

1.3.3 Energiebereitstellung aus Protein

Die Nahrungsproteine werden im Darm zunächst in ihre Bestandteile, die **Aminosäuren**, zerlegt, die in erster Linie für die Synthese körpereigener Proteine zur Verfügung stehen. Nur ein sehr kleiner Anteil von maximal 5% geht direkt in die Energiebereitstellung.

Die Synthese körpereigener Proteine aus Aminosäuren wird **Anabolismus** genannt. Das betrifft vor allem Funktionsproteine, wie z. B. den Proteinanteil von Enzymen **(Apo-Enzym)**, das Globin im Hämo- oder Myoglobin oder Strukturproteine, wie z. B. kollagene Fasern. Die Notwendigkeit eines beständigen, ununterbrochenen Anabolismus ergibt sich durch den Umstand, dass alle Proteinstrukturen des Körpers einem ununterbrochenen Abbau unterliegen, der **Katabolismus** genannt wird. Trotz dieses beständigen Umbaus bleiben die Form und auch die Funktion des Körpers, zumindest mittelfristig, gleich. Dies ist dem Umstand zu verdanken, dass Katabolismus und Anabolismus im Normalfall ausgewogen ablaufen. Zwischen beiden gibt es allerdings einen gravierenden Unterschied: Katabole Vorgänge laufen von ganz alleine ab, also auch und besonders bei vollkommener Untätigkeit, wie z. B. der Abbau von Myofibrillen oder der Knochenmatrix. Anabole Prozesse bedürfen hingegen eines adäquaten Stimulus, wie z. B. die funktionell angemessene Belastung der Muskulatur oder die mechanische Beanspruchung der Knochen. Gehen z. B. durch Bewegungsmangel diese Stimuli zurück, dann gehen auch die anabolen Prozesse zurück und es überwiegt der Katabolismus. Es kommt zur **Atrophie**, was sich als Muskelschwund **(Sarkopenie)** oder Knochenschwund **(Osteoporose)** manifestiert. Durch die alleinige Zufuhr von Protein, ohne gleichzeitige adäquate Belastungen wird, weder der Anabolismus gefördert, noch der Katabolismus verhindert.

Bei den durch die katabolen Prozesse anfallenden Aminosäuren wird (in der Leber) zunächst die Aminogruppe durch **Desaminierung** abgespalten. Die Aminogruppen werden letztendlich in Form von **Harnstoff** mit dem Urin ausgeschieden. Der Harnstoff wird in der Leber synthetisiert, wofür ATP erforderlich ist (das aus der oxidativen ATP-Synthese stammt). Die energieaufwändige Synthese von Harnstoff ist ein Grund, dass die biologische Energieausbeute aus Proteinen geringer ist als theoretisch möglich.

Nach der Desaminierung verbleibt der Aminosäurenrest, der ein Kohlenstoffskelett aufweist und zu Azetyl-CoA und weiter über den Zitratzyklus oxidativ abgebaut werden kann.

Protein hat außerdem eine sogenannte **spezifisch-dynamische Stoffwechselwirkung (nahrungsmittelinduzierte Thermogenese).** Das bedeutet, dass nach einer Proteinmahlzeit die Ruhe-Wärmeproduktion (ohne Muskeltätigkeit), vor allem in der biochemisch aktiven Leber, deutlich ansteigt, was bis zu 25% der im Eiweiß enthaltenen Energie kostet. (Eine gewisse nahrungsmittelinduzierte Thermogenese haben auch Kohlenhydrat und Fett. Sie ist aber mit einer Größenordnung von 3–5% vernachlässigbar klein.) Dies ist ein zweiter Grund, dass die biologische Energieausbeute aus Proteinen geringer ist als theoretisch möglich. Insgesamt sind von der im Protein gebundenen Energie etwa 30% für den Organismus biologisch nicht verfügbar.

Da im Normalfall also nur das im Proteinmetabolismus abgebaute Eiweiß oxidativ „entsorgt" wird, ist der Anteil der Aminosäuren am Energiestoffwechsel insgesamt gering und beträgt etwa 10% des gesamten Energieumsatzes. Bei körperlicher Belastung und ausreichender Versorgung mit Kohlenhydraten (Fett ist normalerweise immer im Überfluss vorhanden) wird der gesamte belastungsbedingte Mehrbedarf an Energie durch die Oxidation von Fetten und/oder Kohlenhydraten gewonnen, so dass die Energiebereitstellung aus Eiweiß unter Belastung praktisch keine Rolle spielt. Bei Ausdauersportarten, die dominierend den Energiestoffwechsel und nur wenig die Muskelkraft beanspruchen, steigt daher der Eiweißbedarf, gemessen als Anteil der aus Eiweiß bereitgestellten Kalorien in Prozent des gesamten Energieumsatzes (En%), nicht wesentlich auf etwa 12% an. Da jedoch der Energieumsatz mit dem Trainingsumfang ansteigt, steigt in gleichem Maß auch die absolute Menge des täglich benötigten Proteins an. Sehr umfangreich trainierende Ausdauersportler haben daher trotz geringem En% einen beträchtlichen absoluten Proteinbedarf (in g/Tag). Wird dies nicht ausreichend berücksichtigt, dann kann ein ansonsten nicht erklärlicher Leistungsverlust die Folge sein.

Wird allerdings die Muskulatur mechanisch stark beansprucht, wie das bei den Kraftsportarten der Fall ist, dann muss, zum Ausgleich des verstärkten Proteinkatabolismus, auch der En% von Eiweiß erhöht werden, der bei derartigen Sportarten bis auf 20% und mehr ansteigen kann. Allerdings ist es durchaus möglich, dass der absolute Eiweißbedarf eines umfangreich trainierenden Ausdauersportlers in Gramm/Tag trotz eines En% an Protein von nur 12% größer ist als der eines Kraftsportlers mit einem En% von 20%, aber geringem Trainingsumfang.

Nur bei einem Mangel an Kohlenhydraten werden Proteine zu einem größeren Anteil zur Energiebereitstellung herangezogen. Die Aminosäuren werden dabei, wie geschildert, oxidativ abgebaut. Valin, Leucin, Isoleucin und Alanin, sogenannte verzweigtkettige Aminosäuren, können aber auch, über die Glukoneogenese, die basale Versorgung mit Glukose gewährleisten, die für die Sicherstellung des Fettsäureabbaus, die Versorgung der Nervenzellen und die Aufrechterhaltung des Blutzuckerspiegels erforderlich ist. Allerdings geht dieser Zustand zu Lasten der aeroben Leistungsfähigkeit.

Eine derartige Situation tritt nicht nur bei absolutem Nahrungsmangel auf, sondern auch bei umfangreich trainierenden Ausdauersportlern bei an sich ausreichender Energiezufuhr, aber relativem Mangel an Kohlenhydraten. Eine ausreichende Kohlenhydratzufuhr hat daher auch einen proteinsparenden Effekt. Bei Ultraausdauer-Wettkämpfen über mehrere Tage, wie z. B. das Race across America oder ein 5x-Triathlon, sind die Teilnehmer 20–23 Stunden pro Tag aktiv und setzen dabei bis zu 15.000 kcal um. Obwohl es nicht möglich ist, diese Energiemenge täglich mit der Nahrung aufzunehmen, ist die Energie nicht das Hauptproblem, da auch bei schlanken Sportlern in den Fettdepots ausreichend Energie gespeichert ist. Es ist allerdings auch nicht möglich, die für den Fettabbau erforderlichen Kohlenhydratmengen aufzunehmen, weshalb in größerem Umfang Aminosäuren zur Glukoneogenese herangezogen werden müssen. Da das einzige nennenswerte Aminosäurendepot im Körper die Muskulatur ist, kann es bei derartigen Wettkämpfen auch zu einem beträchtlichen Muskelabbau kommen.

Energetische Eigenschaften von Protein
- 1 g Protein erzeugt bei vollständiger Verbrennung 4,1 kcal (davon stehen allerdings nur ca. 70% biologisch zur Verfügung).
- Mit 1 l O_2 können 4,5 kcal bereitgestellt werden.
- Der RQ bei Verbrennung von Eiweiß ist 0,82.

1.4 Energieumsatz

Umsatz bedeutet immer den Verbrauch (dieser Ausdruck ist zwar umgangssprachlich üblich, aber physikalisch nicht korrekt, da Energie nicht verbraucht, sondern nur umgewandelt oder umgesetzt werden kann), jedoch nicht die Zufuhr von Energie. Unterschieden wird der Energieumsatz in Ruhe von jenem bei Belastung.

1.4.1 Grundumsatz

Auch bei vollständiger Ruhe hat der Körper bereits einen beträchtlichen Energieumsatz. Der Grund ist die Erhaltung der komplexen zelleigenen Strukturen, die Tätigkeit von Membran-Ionenpumpen, die Erhaltung der Körpertemperatur, die Tätigkeit des Gehirns, des Herzens, der Atmung, des Darms und anderer vitaler Funktionen. Auch im vollkommenen Ruhezustand, wie z. B. im Tiefschlaf, ist daher ein basaler Energiebedarf gegeben, der Grundumsatz (GU) genannt wird. Er ist in erster Linie von der aktiven (schlanken oder fettfreien) Körpermasse abhängig, da das Körperfett keinen eigenen Energiebedarf hat. Bei schlanken Frauen ist der Fettanteil an der Körpermasse um ca.10% höher als bei schlanken Männern (zu Lasten der Muskelmasse) und beträgt im Mittel 25% (15% bei Männern). Daher ist auch der Grundumsatz bei Frauen bei gleichem Gewicht um etwa 10% geringer. Näherungsweise beträgt der Grundumsatz bei normalgewichtigen Menschen:

Schätzung des Grundumsatzes
Grundumsatz (Mann/Frau) = 1/0,9 kcal/kg/Stunde
Bei 70 kg sind das 1680/1512 kcal pro Tag oder 1,17/1,05 kcal/min.

Da kcal/min die Dimension der Leistung ist, kann man auch sagen: Ein 70 kg schwerer Mann erbringt im Tiefschlaf eine Leistung von:

$$1{,}17 \times 4{,}19 \times 1000/60 = 82 \text{ W}$$

1.4 · Energieumsatz

Der Normalwert für den RQ bei körperlicher Ruhe ist 0,85, das entspricht der Mitte zwischen dem RQ von Fett und dem RQ von Kohlenhydrat. Die energetische Ausbeute von 1 l O_2 entspricht dann ebenfalls der Mitte, das sind 4,85 kcal. Mit diesen Angaben kann man den Grundumsatz für 70 kg von Energie auf O_2-Aufnahme ($\dot{V}O_2$) umrechnen:

$$\dot{V}O_2 \, (\text{ml/min}) = (1{,}17 \text{ kcal}/4{,}85) \times 1000 = 241 \text{ ml/min} \, (3{,}45 \text{ ml/kg})$$

Für eine normalgewichtige Frau gilt:

Grundumsatz = 0,9 kcal/kg/Stunde,

bei 65 kg sind das 1404 kcal pro Tag oder 0,98 kcal/min

$$\dot{V}O_2 = 3{,}1 \text{ ml/min/kg bzw. } 196 \text{ ml/min}$$

Dies gilt tatsächlich nur für normalgewichtige Männer und Frauen, mit einem normalen geschlechtsspezifischen Körperfettanteil. Ist der Körperfettanteil höher, dann sind die angeführten, auf die Körpermasse bezogenen Werte für den Grundumsatz zu hoch, da der Grundumsatz nur durch die metabolisch aktive Körpermasse bestimmt wird. Nimmt nun die Körpermasse nur durch mehr Fett zu, dann bleibt der Grundumsatz insgesamt gleich, der Grundumsatz pro kg wird aber niedriger (Byrne, Hills et al. 2005). Bei übergewichtigen Personen erscheint es daher sinnvoll, den Grundumsatz nicht vom tatsächlichen Körpergewicht abzuleiten, um nicht das stoffwechselinaktive zusätzliche Körperfett mit zu berücksichtigen. Stattdessen bietet sich das Normalgewicht nach Broca an (Paul Broca: ein französischer Chirurg des 19. Jhdt.):

Normalgewicht nach Broca

Normalgewicht [kg] = Körperlänge [cm] − 100   Gl. 1.7

Ist der Körperfettanteil hingegen niedriger, was bei Sportlern nicht selten der Fall ist, dann sind auch die oben errechneten Werte zu niedrig.

Ein weiterer wesentlicher Einflussfaktor auf den Grundumsatz ist die Körpermasse: Mit dem Wachstum (ab der Geburt) nimmt der Grundumsatz (GU) insgesamt mit der Körpermasse zu und zwar nach folgender Formel (Kleiber 1932):

Kleiber'sche Formel zur Schätzung des GU

GU [$\dot{V}O_2$ ml/min] = 11,3 × KM$^{0{,}75}$ [kg]   Gl. 1.8

Diese Formel gilt übrigens für alle Säugetiere, von wenigen Gramm Körpermasse bis zu mehreren 100 kg. Für einen 75 kg schweren Menschen errechnet sich mit dieser Formel ein GU von 288 ml/kg, (3,8 ml/kg), was den tatsächlichen Verhältnissen sehr nahe kommt.

Der Exponent zur KM von 0,75 ist der sogenannte **scaling factor**, der zeigt, dass der Zuwachs des Grundumsatzes geringer ist als der Zuwachs an Körpermasse. Die Hauptursache dafür ist die Massenzunahme: Die – Wärme abstrahlende – Körperoberfläche nimmt etwa proportional zum Quadrat der Körperlänge zu. Das – Wärme produzierende – Körpervolumen hingegen proportional zur 3. Potenz der Körperlänge.

Zur Aufrechterhaltung der Körpertemperatur ist daher bei großen – erwachsenen – Individuen eine geringere basale Wärmeproduktion erforderlich als bei kleinen.

Von der Geburt bis zum endgültigen Abschluss des Körperwachstums um das 25. Lebensjahr nimmt daher der Grundumsatz pro kg Körpermasse um ca. 30% ab (etwa 10% pro Dekade). Nach dem 30. Lebensjahr beginnt dann der Absolutwert des Grundumsatzes langsam abzunehmen, ca. 3% pro Dekade. Das entspricht, je nach Körpergröße, 45–60 kcal. Der Grund ist vor allem die altersbedingte Abnahme der Wärme produzierenden Muskelmasse und die Zunahme der Wärme isolierenden und daher Wärme sparenden Körperfettmasse.

Mit der Definition des Grundumsatzes kann nun, zusätzlich zum physikalischen Begriff „Leistung", auch der physiologische Begriff „Leistungsfähigkeit" definiert werden:

Leistungsfähigkeit

Leistungsfähigkeit ist die Fähigkeit, den Energieumsatz über den Grundumsatz hinaus zu steigern.

Auf der Basis dieser Definition wird der Grundumsatz in der Leistungsphysiologie, aber auch in der Arbeitsmedizin gerne als Einheit des Energieumsatzes verwendet: Der Energieumsatz während körperlicher Aktivität wird als ein Vielfaches des Grundumsatzes angegeben. Wird der Grundumsatz auf diese Weise verwendet, dann wird er als **metabolisches Äquivalent (MET)** bezeichnet. Die Angabe in MET hat den Vorteil, dass die anthropometrischen Variablen sowie Geschlecht und Alter bereits berücksichtigt sind. Der Energieumsatz während Belastung von Personen verschiedener Größe, verschiedenen Alters und Geschlechts wird dadurch leichter vergleichbar (allerdings sollte, wie oben erwähnt, als Bezugsgewicht für die Schätzung des GU das Normalgewicht nach Broca herangezogen werden). So entspricht die maximal mögliche oxidative Energiebereitstellung eines untrainierten Mannes mit 90 kg einer O_2-Aufnahme von 3,7 l, die eines 60 kg schweren Mannes einer $\dot{V}O_2$ von 2,6 l. In beiden Fällen handelt es sich aber um eine Leistung von etwa 12 MET.

Auch in der Arbeitsmedizin kann man davon ausgehen, dass eine metabolische Beanspruchung von 3 MET für alle Körpergrößen in etwa gleich ist, im Gegensatz zu absoluten Angaben von Leistung, wie z. B. 50 Watt oder 3 kcal/min, die für kleine Menschen relativ schwerer sind als für große. Anders ist dies bei unterschiedlicher Leistungsfähigkeit: Entspricht die $\dot{V}O_{2max}$ 6 MET, dann sind 3 MET 50% Auslastung, bei 9 MET hingegen nur 33%, mit entsprechend geringerer subjektiver Anstrengung und Änderung des inneren Milieus.

Wird die Leistung in MET angegeben, dann kann der gesamte Energieumsatz in MET-Stunden (MET-h) angegeben werden: Wird eine Leistung mit 3 MET 4 Stunden lang erbracht, dann entspricht der gesamte Energieumsatz 12 MET-h (aber auch 6 MET über 2 Stunden ergeben den gleichen Umsatz). Will man diese Energie in kcal wissen, dann multipliziert man die MET-h mit dem GU für 1 Stunde (siehe oben).

Der Anteil der aus dem Eiweißabbau stammenden Energie ist (insbesondere bei körperlicher Belastung) so gering, dass er im Weiteren vernachlässigt werden kann. Für den Energiestoffwechsel sind daher ganz überwiegend Fette und Kohlenhydrate zuständig. Aus dem aktuellen RQ kann daher jeweils abgeleitet werden, in welchem Verhältnis Fette und Kohlenhydrate am Energieumsatz beteiligt sind, wie das in ◘ Abb. 1.2 dargestellt ist.

Im Ruhezustand beträgt der RQ 0,82–0,85 (je nach Quelle), was auf ein Verhältnis von 40–50% Kohlenhydrat und 50–60% Fett hindeutet. Allerdings verbraucht alleine das ca. 1,5 kg schwere Gehirn 25% der gesamten $\dot{V}O_2$, das sind bei unserem 70 kg schweren „Normalmann"

1.4 · Energieumsatz

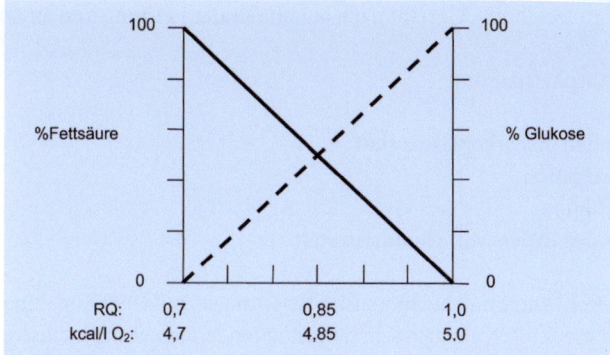

Abb. 1.2 RQ und energetisches Äquivalent (kcal/l O$_2$) beim Übergang von Fettsäuren- zur Glukoseoxidation (Fettsäuren: ——— Glukose:- - - - - - - -).

60 ml/min oder 40 ml/kg Gehirn. Das sind über 11 MET, also ein ausgesprochener Hochleistungsstoffwechsel, der allerdings ununterbrochen, das ganze Leben lang aufrechterhalten wird. Es verwundert daher nicht, dass die Nervenzellen die Besonderheit haben, ausschließlich Glukose abzubauen (also immer einen RQ von 1 haben). Für die restlichen Gewebe, inklusive der Muskulatur, errechnet sich ein RQ von 0,76, was auf einen Fettanteil von 80% schließen lässt. Im Ruhezustand wird also in den meisten Körpergeweben ganz überwiegend das im Überfluss vorhandene Fett abgebaut, während die Kohlenhydratvorräte geschont werden.

1.4.2 Energieumsatz unter Belastung

Jegliche biologische Aktivität, die über die Aufrechterhaltung eines gleichförmigen Ruhezustandes hinausgeht, und insbesondere die Muskelaktivität sind nur durch eine Steigerung des Energieumsatzes über den Grundumsatz hinaus möglich. Die physiologische Leistung des Körpers wird in kcal/min oder $\dot{V}O_2$ angegeben und die nach außen abgegebene mechanische Leistung in Watt oder kpm/min. Die physiologische Leistung kann auch in MET angegeben werden. Mit MET können Tätigkeiten unabhängig von den Körpermaßen beschrieben werden, was besonders für die Arbeitsmedizin von Bedeutung ist: So ist z. B. leichte körperliche Arbeit mit einem Energieumsatz bis 2 MET, mittelschwere Arbeit mit einem von 2–3 MET und Schwerarbeit mit > 3 MET definiert (auch das schwankt ein wenig, je nach Quelle).

Bei Muskeltätigkeit wird auch die Durchblutung des Gehirns etwas gesteigert. Das ist aber erst in den letzten Jahren mit den modernen bildgebenden Verfahren festgestellt worden (die längste Zeit war man der Meinung, dass sich das Gehirn seine Durchblutung selbst regelt und auf Belastung nicht extra reagiert). Die Durchblutung anderer Organsysteme, z. B. des Verdauungstraktes, wird eher gedrosselt, so dass praktisch der gesamte Mehraufwand an Energie und Durchblutung unter Belastung auf die Muskulatur, inklusive Herz- und Atemmuskulatur, zurückzuführen ist. Daher ist auch der RQ unter Belastung praktisch identisch mit dem der arbeitenden Muskulatur.

Die Aufrechterhaltung einer ausreichenden ATP-Konzentration in der Muskelzelle von mindestens 40% des Ruhewertes ist von vitaler Bedeutung, da bei einem Unterschreiten dieses Wertes die Funktion der ATP-abhängigen Membranionenpumpen und damit die Aufrechterhaltung von Konzentrationsunterschieden und Membranpotenzialen und anderer vitaler Funktionen nicht mehr gewährleistet ist. Die ATP-Konzentration ist daher durch mehrere gestaffelte

Erzeugungssysteme geschützt. Gereiht nach abnehmender Leistung und zunehmender Kapazität ist dies:
1. die Kreatinphosphatspaltung,
2. die Glykolyse,
    — 1 und 2 finden im Sarkoplasma statt
3. die Glukoseoxidation,
4. die Fettoxidation.
    — 3 und 4 finden in den Mitochondrien statt

Damit können sowohl kurze und hochintensive Belastungen, mit einer Zunahme des Energieumsatzes um 30 oder mehr MET, als auch sehr langanhaltende, aber wenig intensive Beanspruchungen der ATP-Konzentration, mit einem kumulativen Energieumsatz von einigen tausend kcal, ohne kritischen Abfall ausgeglichen werden. Insgesamt muss die ATP-Produktion **immer** dem Verbrauch entsprechen, weil eine negative ATP-Bilanz mit dem Leben nicht vereinbar ist. Und insgesamt wird die gesamte Energie **immer** oxidativ bereitgestellt. Dies gilt auch, obwohl kurzfristig eine anaerobe ATP-Synthese, z. B. mit Kreatinphosphatspaltung, stattfinden kann. Nach der Belastung muss das Kreatinphosphatdepot unter Verbrauch von ATP wieder aufgefüllt werden. Da dieser Kreatinphosphataufbau eine Leistung zusätzlich zum Grundumsatz darstellt, ist dafür auch eine über den Grundumsatz hinausgehende oxidative ATP-Synthese und eine entsprechend erhöhte O_2-Aufnahme erforderlich. Im Grunde sind alle Systeme der Kette Stoffwechsel, Kreislauf und Atmung mit ihren vielfältigen Subsystemen nur Hilfssysteme zur Aufrechterhaltung eines ausreichenden ATP-Gehaltes der Muskelzellen. Der wichtigste Faktor, der die Systeme zur Energiebereitstellung kontrolliert, ist die ADP-Konzentration in der Muskelzelle. Ein niedriger ADP-Gehalt signalisiert einen geringen ATP-Verbrauch bzw. Energieumsatz, bzw. eine ausreichende Syntheseleistung der Atmungskette. Eine höhere ADP-Konzentration entsteht bei erhöhtem ATP-Abbau bzw. erhöhtem Energieumsatz, wenn die Kapazitäten des Zitratzyklus und der Atmungskette nicht mehr ausreichen, um eine vollständige ATP-Homöostase zu gewährleisten. ADP stimuliert sowohl die Atmungskette und den Zitratzyklus als auch die Betaoxidation und die Glykolyse. Dies geschieht nach dem Prinzip eines **negativ rückgekoppelten Regelkreises.** Das heißt, dass die ausgelöste Änderung der ATP-Produktion der primären Veränderung entgegenwirkt. Konkret bedeutet dies, dass die Steigerung der ATP-Produktion dem Anstieg des ADP in der Zelle entgegenwirkt. Da ADP zu den Enzymen der Atmungskette eine höhere Affinität hat als zu jenen der Glykolyse, erfolgt in Ruhe und bei niedriger Belastung die gesamte ATP-Bildung durch die Atmungskette. Daher wird die Glykolyse, und damit im Weiteren auch die oxidative ATP-Synthese aus Glukose, nicht nur durch den Pasteur-Effekt, sondern auch durch den Substratmangel an freiem ADP gehemmt. Der Nachschub an Azetyl-CoA erfolgt deshalb zwangsläufig durch die Betaoxidation. Bei niedriger Belastung, bis etwa 3 MET, wird auf diese Weise sichergestellt, dass der belastungsbedingte Mehrbedarf an Energie zu etwa 80% aus dem Fettabbau gedeckt wird, kenntlich an einem RQ von 0,75. Wenn bei zunehmendem ATP-Verbrauch die ADP-Konzentration ansteigt, dann wird die Glykolyse immer stärker stimuliert und es steht dann auch ADP als Substrat der Glykolyse zur Verfügung. Der Anteil der Glukose an der ATP-Produktion wird damit erhöht. Dies ist an einem Anstieg des RQ erkennbar (z. B. bei einem Ergometertest mit ansteigender Belastung).

- **Submaximale Belastung**

Bei Beginn einer gleichförmigen Belastung besteht vom ersten Moment an jener ATP-Verbrauch, welcher der Belastung entspricht. Die oxidative ATP-Resynthese nimmt zunächst rasch und dann immer langsamer zu, bis sie nach 1,5–3 Minuten soweit hochgefahren ist, dass die Produktion wieder dem Verbrauch entspricht und ein neuer, dynamischer Gleichgewichtszustand zwischen ATP-Verbrauch und ATP-Produktion entstanden ist. In diesen ersten Minuten ist die O_2-Aufnahme tatsächlich geringer, als es der erbrachten Leistung entspricht. Diese Differenz zwischen der tatsächlichen und der eigentlich erforderlichen O_2-Aufnahme wird **O_2-Defizit** genannt. Ein kritischer Abfall der ATP-Konzentration wird allerdings durch das praktisch trägheitsfreie Anspringen der Kreatinphosphatspaltung verhindert, deren ATP-Produktion in Bruchteilen von Sekunden auf das erforderliche Maß hochgeregelt wird. Ebenfalls augenblicklich, wenn auch deutlich langsamer, beginnt die Glykolyse anzulaufen, die nach ca. 3 Sekunden hochgefahren ist und die ATP-Resynthese übernimmt. Dann wird die Kreatinphosphatspaltung zurückgeregelt und nach längstens 10–15 Sekunden eingestellt. Durch die glykolytische Aktivität entsteht etwas Milchsäure. Sobald dann der oxidative Abbau auf das erforderliche Niveau hochgefahren ist, wird die Glykolyse durch den Pasteur-Effekt wieder auf das für die Weiterverarbeitung von Azetyl-CoA im Zitratzyklus absolut erforderliche Minimum gedrosselt. Wenn der erforderliche Energieumsatz nicht mehr als 50–70% der maximalen oxidativen Kapazität beansprucht, dann kann die Belastung über längere Zeit durchgehalten werden, ohne dass sich dabei das innere Milieu durch Laktatbildung wesentlich verändert. Bei geringer Belastung ist dies auch über Stunden möglich. Dieser Zustand entspricht einer **Homöostase**, einem Fließgleichgewicht, und wird in der Leistungsphysiologie auch **steady state** genannt.

Einzelne Funktionen und physiologische Werte brauchen unterschiedlich lange, um endlich das Niveau des steady states zu erreichen, wobei die Dauer auch von der Intensität der Belastung abhängt. Nach ca. 1,5 Minuten erreichen die Herzfrequenz und der Blutdruck ein steady state, nach 1,5–3 Minuten die $\dot{V}O_2$ und nach bis zu 12 Minuten das Laktat und die Muskeltemperatur, die z. B. die Geschwindigkeit biochemischer Prozesse beeinflusst.

Zeitlich limitiert wird das steady state durch den begrenzten Vorrat an Kohlenhydraten, Wasser und auch durch die allgemeine Ermüdung. Die während der Phase des O_2-Defizits entstandene Milchsäure kann in anderen Organen, vor allem im Herzmuskel oder in der Niere, oxidativ abgebaut (eliminiert) werden. Wenn während einer Steady-State-Belastung kein weiteres Laktat mehr gebildet wird bzw. wenn die Laktatelimination die Laktatproduktion überwiegt, kann der Laktatspiegel im Blut noch über mehrere Minuten, bis zum Erreichen des endgültigen Niveaus, wieder abfallen. Die Relation von Glukose- und Fettabbau während des steady states kann am RQ abgelesen werden. Je höher die Belastung (z. B. das Lauftempo) in Relation zur maximalen oxidativen Kapazität ist, desto höher ist das zu Anfang eingegangene O_2-Defizit, desto höher ist der zu Anfang produzierte Laktatspiegel, desto höher ist auch der Glukoseanteil an der Energiebereitstellung also auch der RQ und desto kürzer ist auch die Zeit, die dieses steady state aufrecht erhalten werden kann. Bei einem Laktatspiegel von ca. 4 mmol/l zu Beginn einer Belastung beträgt die mögliche Dauer einer gleichbleibenden Belastung nur mehr etwa 30 Minuten. Eine derartige Belastung entspricht auch in etwa dem Übergang von gemischtem Glukose-Fettabbau zu reinem Glukoseabbau (RQ = 1). Dieser Übergang wird dadurch bewerkstelligt, dass ab einem Laktatspiegel im Blut von etwa 4 mmol/l die Lipolyse in den Adipozyten gehemmt wird, so dass die Konzentration der freien Fettsäuren im Blut stark abnimmt. Ab ca. 6 mmol/l ist diese Hemmung vollständig. Zur oxidativen Energiebereitstellung ist dann nur mehr Glukose verfügbar (Neumann, Pfützner et al. 1999).

Zwischen der Leistung, z. B. der Laufgeschwindigkeit oder der eingestellten Leistung am Ergometer, und dem Energieumsatz, in kcal/min oder als $\dot{V}O_2$, besteht eine lineare Beziehung, da es sich in allen Fällen physikalisch um Leistung handelt. Anders ist dies, wenn die Geschwindigkeit bzw. die Zeit, in der Energie verbraucht wird, keine Rolle spielt, denn dann handelt es sich physikalisch um Arbeit. Dies betrifft z. B. die Frage:

- Wie viel Energie wird beim Laufen über 1 km umgesetzt?

Dabei handelt es sich physikalisch nicht mehr um Leistung, sondern um Arbeit. Daher ergibt sich erstaunlicherweise, dass der Energieumsatz pro km Strecke vom Lauftempo unabhängig ist und nur vom Gesamtgewicht, also Körpermasse inklusive Fremdgewichte, wie Kleidung u. a., abhängt (Margaria 1982). Für den **Netto-Energiebedarf** (das ist der Energiebedarf während des Laufens abzüglich des Grundumsatzes) kann man näherungsweise Folgendes angeben:
— Netto-Energiebedarf beim Laufen = 1 kcal/kg/km

Das heißt, dass ein insgesamt 65 kg schwerer Mensch pro km Lauf ca. 65 kcal umsetzt, zuzüglich des Grundumsatzes für die tatsächlich aufgewendete Zeit. Dieser Netto-Energieumsatz ist unabhängig vom Lauftempo, vom Geschlecht, vom Alter und sogar vom Trainingszustand. Diese Angabe gilt allerdings nur für Laufen und nicht für Gehen oder andere Sportarten. Dabei sind die Verhältnisse zwar prinzipiell ähnlich, jedoch ist der Energieumsatz pro km anders. Bei Sportarten mit hohem Tempo, z. B. Radfahren, oder im Wasser, z. B. Schwimmen, werden die Verhältnisse noch durch den Luft- bzw. Wasserwiderstand verkompliziert.

Beeinflusst wird diese Zahl allerdings nicht unwesentlich von der **Laufökonomie**. Die Laufökonomie kann durch den Energieaufwand für ein bestimmtes Lauftempo definiert werden. Je geringer die $\dot{V}O_2$ für ein bestimmtes Lauftempo ist, desto besser ist die Laufökonomie. Maßgeblich für die Ökonomie ist die Lauftechnik. Gute und schlechte Lauftechnik können Unterschiede im Energieumsatz für die gleiche Geschwindigkeit von 10–15% ausmachen.

Wiegt ein Mensch samt Kleidung 65 kg, dann verbraucht er für die Marathondistanz von 42,2 km ca. 2743 kcal zusätzlich zum Grundumsatz, egal ob die Strecke in 2:10 oder in 4:00 Stunden zurückgelegt wird.

Jetzt können wir bereits die Frage beantworten, ob ein männlicher Läufer, der mit Sportkleidung 65 kg wiegt, den Marathon z. B. unter 3 Stunden zurücklegen können wird (◘ Tab. 1.1).

Die 14,8 MET für eine Zeit von 3 Stunden für den Marathon sind übrigens ebenfalls unabhängig von der Körpermasse, da diese in der Einheit MET bereits enthalten ist. Nehmen wir an, dass der Marathon mit einem nutzbaren Anteil von 75% der $\dot{V}O_{2max}$ absolviert werden kann, so ist für eine Zeit von ungefähr 3 Stunden eine $\dot{V}O_{2max}$ von 19,7 MET erforderlich. Da 1 MET beim Mann einer $\dot{V}O_2$ von 3,5 ml/kg/min entspricht, errechnen sich 69,0 ml/kg. Das sind ca. 170% des normalen Referenzwertes von 40 ml/kg für einen untrainierten Mann.

Bei einer Frau entspricht eine MET einer $\dot{V}O_2$ von 3,1 ml/kg. Für den Grundumsatz während des Laufens müssen daher nur 1,0 kcal/min in Rechnung gestellt werden, was 21,4 MET als notwendige $\dot{V}O_{2max}$ ergibt. Das bedeutet 66,3 ml/kg, was 207% des Referenzwertes von 32 ml/kg für eine untrainierte Frau entspricht. Für die gleiche sportliche Leistung brauchen also Frauen, wegen des etwas größeren Körperfettanteils, einen höheren Trainingszustand als Männer. Diese Werte sind das Ergebnis einer plausiblen Schätzung und keine exakte Berechnung und werden durch das Niveau des nutzbaren Anteils der $\dot{V}O_{2max}$, von der die mögliche Laufintensität abhängt, und durch

◘ **Tab. 1.1** Metabolisches Erfordernis für eine Marathonzeit von 3 Stunden

2743 kcal in 180 Min.	15,2 kcal/min,
+ Grundumsatz (65 kcal/h)	1,1 kcal/min,
Erfordernis	16,3 kcal/min,
das sind MET	14,8.

die Laufökonomie erheblich beeinflusst. Aber sicherlich kann man sagen, dass es sehr unwahrscheinlich ist, dass ein Läufer oder eine Läuferin mit einer $\dot{V}O_{2max}$ von weniger als 60 ml/kg unter 3 Stunden laufen wird.

Interessant ist auch der **mechanische Wirkungsgrad** einer körperlichen Leistung im steady state. Der mechanische Wirkungsgrad gibt an, wie viel Prozent der insgesamt im Körper durch Oxidation erzeugten Energie tatsächlich auch als physikalische Arbeit genutzt werden können. Durch die Erfassung des gesamten Energieumsatzes während einer Leistung, z. B. durch die Messung der $\dot{V}O_2$ bei einer Ergometrie, kann der Wirkungsgrad (MWG) berechnet werden:

Definition: mechanischer Wirkungsgrad (MWG)

$$\text{MWG (\%)} = \text{geleistete mechanische Arbeit} / \text{eingesetzte Netto} - \text{Energie} (\times 100) \quad \text{Gl. 1.9}$$

Bei einer Belastung von 100 W über 10 Minuten werden insgesamt 15 l O_2 aufgenommen (entsprechend einer $\dot{V}O_2$ von 1,5 l/min). Abzüglich des Grundumsatzes für 10 Minuten von 2,5 l O_2 verbleibt eine Netto-O_2-Aufnahme von 12,5 l entsprechend 62,5 kcal, das sind 261.875 J. 100 W über 10 Minuten entsprechen 60.000 J. Daher berechnet sich:

$$\text{MWG} = 60.000/261.875 \, (\times 100) = 22{,}9\%$$

Dieser überraschend geringe mechanische Wirkungsgrad der in den Nährstoffen enthaltenen Energie ist in erster Linie darauf zurückzuführen, dass ja gut 60% der freigesetzten Energie in Form von Wärme frei werden und nur etwa 40% als ATP gebunden werden. Davon gehen bei Muskeltätigkeit nahezu die Hälfte auf den Betrieb von Ionenpumpen sowie die Tätigkeit von Herz und Atemmuskeln und die Überwindung von inneren Reibungen auf (z. B. der Gelenke oder beim Dehnen von Muskeln).

Nach Beendigung der Belastung fällt die O_2-Aufnahme nicht augenblicklich auf den Ausgangswert zurück, sondern nähert sich zuerst rasch, dann langsamer dem Ruhewert, der meist nach einigen Minuten erreicht ist. Nach sehr umfangreichen und intensiven Belastungen kann dies allerdings auch mehrere Stunden dauern, da in der Erholungsphase vermehrt O_2 für die anabolen Regenerationsvorgänge benötigt wird. Die auf diese Weise über dem Ruhebedarf aufgenommene O_2-Menge wird als **O_2-Schuld** bezeichnet. Die O_2-Schuld ist immer größer als das O_2-Defizit und setzt sich aus mehreren Komponenten zusammen (siehe später).

■ Die anaerobe Schwelle (AS)

Die anaerobe Schwelle ist ein Begriff, für den es in der Literatur keine einheitliche Definition und auch kein einheitliches Konzept gibt. Es gibt auch kaum einen Begriff, der derart häufig über- und auch fehlinterpretiert wird, insbesondere im Rahmen der leistungsmedizinischen Beratung. Die Entwicklung des Schwellenkonzeptes basiert auf der Ergometrie mit stufenförmig ansteigender Belastung und der Registrierung verschiedener leistungsabhängiger respiratorischer, metabolischer und hämodynamischer Messwerte. Die Messwerte werden in einem Koordinatensystem dargestellt, wobei die Leistung, als W oder $\dot{V}O_2$, auf der Abszisse (der x-Achse) und die Messwerte auf der Ordinate (der y-Achse) aufgetragen werden. Zu betonen ist allerdings, dass diese bei der Ergometrie angewandte Belastungsform experimentell ist und weder im Training noch im Wettkampf natürlicherweise jemals vorkommt. Es existiert eine Vielzahl von im Detail sehr unterschiedlichen Bestimmungsmethoden für die AS, die aber alle die gleiche physiologische Grundsituation widerspiegeln:

Die $\dot{V}O_{2max}$ ist im Wesentlichen durch die Mitochondrienmasse der peripheren Muskulatur determiniert (Mathieu, Krauer et al. 1981). Die Komponenten des Kreislaufs (z. B. Kapillardichte, Blutmenge oder Herzgröße) sind immer dimensional mit der Mitochondrienmasse korreliert (Hoppeler und Lindstedt 1985; Weibel, Bacigalupe et al. 2004) und wachsen oder atrophieren mit dieser. Die $\dot{V}O_{2max}$ ist daher das primäre Maß für jegliche aerobe Leistungsfähigkeit. Allerdings steht sie für die meisten Belastungen in Training oder Wettkampf, aber auch im Alltag nicht zur Verfügung. Nur bei Maximalbelastungen (z. B. bei Wettkämpfen) zwischen 1 und 3 Minuten Dauer wird sie tatsächlich erreicht. Bei kürzerer Dauer reicht die Zeit nicht, um sie zu erreichen, und bei längeren Maximalbelastungen muss wegen Erschöpfung abgebrochen werden, ohne dass die $\dot{V}O_{2max}$ erreicht worden wäre. Für alle längeren Belastungen steht nur ein bestimmter Prozentsatz der $\dot{V}O_{2max}$, der **nutzbare Anteil** (NA), zur Verfügung. Dieser Prozentsatz kann sowohl bei verschiedenen Menschen als auch bei ein- und demselben Menschen zu verschiedenen Zeiten stark schwanken (vor allem durch den Einfluss von Training) und hängt auch maßgeblich von der Belastungsdauer ab: Je länger die Belastungsdauer, desto niedriger wird dieser Prozentsatz. Grundsätzlich ist aber die Höhe dieses Prozentsatzes durch die **Kapillarisierung** der beanspruchten Skelettmuskulatur definiert, weil durch diese die Diffusionsbedingungen für O_2 von den Kapillaren zu den Mitochondrien bestimmt werden. Eine geringere Kapillarisierung bedeutet eine längere mittlere Diffusionsstrecke. Zur Unterstützung der Diffusion wird durch Absenkung des pO_2 in den Mitochondrien gegen 0 der Diffusionsgradient erhöht. Unter diesen Bedingungen wird aber, bei ansteigender Belastung, wie das vor allem bei der Ergometrie der Fall ist, der aerobe Energiestoffwechsel früher auf O_2-sparende Glukose umgestellt, was auch zu einem früheren Anstieg der Laktatproduktion führt. Das Laktat erscheint im Blut und wird von Herz, Leber und Niere eliminiert und verstoffwechselt, wobei sich ein Gleichgewicht zwischen Produktion und Elimination einstellen kann. Übersteigt die Laktat-Bildungsrate die Elimination, dann kommt es zu einem **Netto-Laktatanstieg** im Blut, der dort abgepuffert wird. Dabei wird aus dem Bikarbonatpuffer CO_2 frei, das zu der oxidativ gebildeten Menge dazukommt. Das bedeutet, dass die Gesamtmenge des gebildeten CO_2 größer wird als die Menge des aufgenommenen O_2, da diese nach wie vor nur metabolisch bestimmt ist. Die Ventilation der Lunge ist auf die Konstanthaltung des arteriellen pCO_2 ausgerichtet und steigt daher proportional mit der auszuscheidenden CO_2-Gesamtmenge an. Das ist stärker als der $\dot{V}O_2$ entspricht, die weiter proportional zu der zu erbringenden Leistung ansteigt. Die Ventilation (das **Atemminutenvolumen**) steigt bei zunehmender Belastung daher stärker an, als es der Zunahme der $\dot{V}O_2$ entspricht.

Jede beliebige Methode zur Bestimmung der AS spiegelt auf irgendeine Weise diese physiologische Grundsituation wieder.

Die AS entspricht einer ganz bestimmten, ergometrisch festgestellten Leistung und ist nicht mit dem NA der $\dot{V}O_{2max}$ identisch, der ja mit zunehmender Belastungsdauer abnimmt. Es besteht allerdings eine Korrelation zwischen NA und AS. Bei untrainierten Personen beträgt der NA für eine 1-stündige Belastung nur ca. 50% der $\dot{V}O_{2max}$. Für gut trainierte Ausdauersportler kann der NA in% der $\dot{V}O_{2max}$ mit folgender Formel geschätzt werden (Saltin 1973):

Schätzung des nutzbaren Anteils der $\dot{V}O_{2max}$

$$\dot{V}O_{2max}\% = 92 - 0{,}1 \times t \qquad \text{Gl. 1.10}$$

t = Belastungsdauer in Minuten

1.4 · Energieumsatz

Die AS ist daher weder für das Training noch für einen Wettkampf eine Richtgröße für ein optimales Tempo (Röcker 2008).

Alle Bestimmungsmethoden ergeben daher auch für die AS Normalwerte zwischen 40 und 60% der $\dot{V}O_{2max}$. Die Bestimmungsmethoden der AS waren ursprünglich respiratorisch, wobei bei der Spiroergometrie erhobene Messwerte zur Bestimmung der AS herangezogen werden. Zunächst wurde von Hollmann (Hollmann 1961) jene Belastung bei stufenförmig ansteigender Ergometrie, bei der das geringste **Atemäquivalent** für O_2 gemessen wird, als Punkt des **optimalen Wirkungsgrades** (der Atmung: POW) bezeichnet. (Das Atemäquivalent ist jene Luftmenge, die geatmet werden muss, um 1 l O_2 aufzunehmen.) Diese Methode erfasst indirekt den Beginn des stärkeren Anstiegs der Ventilation gegenüber der $\dot{V}O_2$.

Eine weitere respiratorische Definition von Wasserman (Wasserman, Hansen et al. 2012) verwendet das Atemminutenvolumen selbst und benennt jene Belastung als AS (ventilatoric anaerobic treshhold, VAT), ab der das Atemminutenvolumen nicht mehr parallel zur $\dot{V}O_2$, sondern parallel zur CO_2-Abgabe, ansteigt. Eine weitere Möglichkeit zur respiratorischen Bestimmung der AS ist der Beginn des nichtlinearen Anstiegs der CO_2-Abgabe gegenüber der $\dot{V}O_2$ (ähnlich wie die Bestimmung aus dem Atemminutenvolumen). Die Leistung, die dem POW entspricht, scheint die engste Korrelation zu einer sportlichen Ausdauerleistung zu haben (40 km Zeitfahren mit dem Rennrad; Amann, Subudhi et al. 2004).

Metabolische Bestimmungsmethoden beruhen auf der direkten Messung der Blutlaktatkonzentration. Die erste metabolische Definition der AS bezog sich auf jene Belastungsstufe, bei der zu Beginn, zur Abdeckung des O_2-Defizits, eine Blutlaktatkonzentration von **4 mmol/l** erreicht wird (Mader, Liesen et al. 1976). Es folgte eine größere Anzahl so genannter individueller Schwellen mit jeweils unterschiedlichen und auch unterschiedlich aufwändigen Berechnungsverfahren, die aber alle auf der mathematischen Analyse der (immer gleichen) Laktat-Leistungskurve beruhen, die, bei stufenförmig linear ansteigender Belastung, eine in etwa exponentielle Form hat. Es wird auf diese Weise eine Laktatkonzentration zwischen 3 und 5 mmol/l ermittelt und dieser eine entsprechende Leistung und auch Herzfrequenz zugeordnet.

Ein mehr physiologisch-rationales Konzept ist die Bestimmung jener Belastung, bei der die Laktatproduktion in der Muskulatur die Laktatelimination (in Herz, Niere und Leber) zu überwiegen beginnt und somit eine **Netto-Laktatproduktion** einsetzt. Wird diese Belastung überschritten, beginnt ein kontinuierlicher Anstieg des Blutlaktatspiegels, was als **Onset of Blood-Lactat-Accumulation (OBLA)** bezeichnet wird. Der Anstieg des Blutlaktats ist umso schneller, je höher die Belastung über dem OBLA liegt, wodurch die exponentielle Form der Kurve zustande kommt. Ein weiterer Begriff, der auf der Bestimmung des Gleichgewichts zwischen Laktatproduktion und -elimination beruht, ist das **maximale Laktat-Steady-State (MaxLaSS)**. Dies meint die höchste Leistung, die auch nach der 10. Minute noch ohne weiteren Laktatanstieg toleriert wird. Die Bestimmung des wirklichen MaxLaSS setzt aber Belastungsstufen von mindestens 10 Minuten Dauer voraus, da es, wie erwähnt, solange dauert, bis sich ein Laktat-Steady-State eingestellt hat.

Die Bestimmung von metabolisch definierten AS ist weit verbreitet, da die Laktatbestimmung mit kleinen Messgeräten auch an den Trainingsstätten möglich ist. Die entsprechenden Tests sind in der Regel mit stufenförmig ansteigender Belastung konzipiert, wobei für die einzelnen Belastungsstufen meist eine Dauer von 4–6 Minuten vorgesehen ist. Allen auf diese Weise metabolisch bestimmten Schwellen ist gemeinsam, dass ihre Höhe stark vom Belastungsprotokoll abhängt. Grundsätzlich gilt: Je länger die Dauer einer Belastungsstufe ist, desto höher wird der Laktatspiegel, da dieser bis zur 10. Minute ansteigt. Die Leistung und auch die zugeordnete Herzfrequenz (HF) wird daher mit zunehmender Stufendauer niedriger, sowohl absolut als auch in % der $\dot{V}O_{2max}$. Bei Belastungsprotokollen mit kurzer Stufendauer und raschem Leistungsanstieg wird daher die Leistung und auch die HF an der AS immer zu hoch bestimmt. Außerdem wird die AS auch vom Glykogengehalt der Muskulatur beeinflusst, da bei Fehlen von Muskelglykogen die Laktatbildung bei gleicher Leistung deutlich geringer ist, was eine hohe AS vortäuschen kann (Maassen und Schneider 2011). Das bedeutet, dass selbst bei Belastungsstufen von 10 Minuten Dauer das Ergebnis immer noch vom unterschiedlichen Glykogengehalt der Muskulatur abhängt, der nicht messbar und schwer standardisierbar ist. Der Unterschied kann bis zu 20% ausmachen. Es ist daher nicht zulässig, aus derartigen Schwellenbestimmungen mit Belastungsstufen von 4 Minuten Dauer Vorgaben für ein Trainingstempo oder eine Trainingsherzfrequenz für das Einhalten bestimmter Laktatspiegel abzuleiten. Bei einem Ausdauertraining über 20 oder 30 Minuten ist der Laktatspiegel im Blut bei höheren Belastungen fast immer höher als auf Grund eines derartigen Stufentests angenommen wird (um bis zu 100%) und bei geringeren Belastungen niedriger.

Es ist aber bislang von fast jeder Schwelle auch behauptet worden, dass sie die ideale Intensität für Ausdauertraining repräsentiere. Leider sind derartige Behauptungen allesamt spekulativ geblieben, da sie nicht durch umfassende Trainingsstudien mit unterschiedlichen Laktatspiegeln und Vergleich der Trainingseffekte belegt sind. Tatsächlich gibt es bis heute keine einzige schlüssige wissenschaftliche Arbeit, die nachweist, dass für einen Ausdauertrainingseffekt das Einhalten irgendwelcher AS oder bestimmter Blutlaktatspiegel überhaupt erforderlich ist. Der langfristige Trainingseffekt auf die $\dot{V}O_{2max}$ hat mit der Höhe des Laktatspiegels im Blut nichts zu tun. Für die Planung und Gestaltung eines systematischen Ausdauertrainings, vor allem in der mehrjährigen Aufbauphase von Ausdauersportlern, aber besonders auch im Rehabilitationstraining mit Patienten, sind daher häufige Laktatmessungen zur Bestimmung der anaeroben Schwelle durchaus entbehrlich.

Das maximale Laktat-Steady-State und auch die jeweilige Leistung sind in Training und Wettkampf keineswegs an einen einzigen bestimmten Laktatspiegel gebunden. Bei praktisch jedem physiologisch möglichen Laktatspiegel ist auch ein Laktat-Steady-State möglich. Allerdings: je höher der Laktatspiegel im steady state ist, desto kürzer ist die mögliche Belastungsdauer, über die dieses steady state gehalten werden kann. Je länger die Belastungsdauer ist, desto niedriger sind die mögliche Leistung und das mögliche maximale Laktat-Steady-State und umgekehrt; je kürzer die Belastungsdauer ist, desto höher sind die mögliche Leistung und das Laktat-Steady-State, wie die folgenden Beispiele zeigen (Mader und Hollmann 1977):

> **Mögliche Belastungsdauer bei verschiedenen Niveaus des Laktat-Steady-States**
> - Bei einem Laktat-Steady-State von 4 mmol/l ist eine Belastungsdauer von ca. 30–50 Minuten möglich.
> - Bei einem Laktat-Steady-State von 6–10 mmol/l verkürzt sich die mögliche Belastungsdauer auf etwa 15 Minuten (z. B. 5000-m-Lauf).
> - Bei einer einem Laktat-Steady-State von 10–14 mmol/l ist nur mehr eine Belastungsdauer von 6 Minuten möglich.

Es hängt vor allem vom aeroben Trainingszustand ab, ob es überhaupt zu einem Laktat-Steady-State kommt, und, wenn ja, bei welchem Laktatspiegel und über welche Belastungsdauer. Je besser der Trainingszustand ist, desto höher kann der Laktatspiegel über eine bestimmte Belastungsdauer sein, bzw. desto länger kann die Belastungsdauer sein, die mit einem bestimmten Laktatspiegel bewältigt werden kann (im Vergleich zu den obigen Angaben).

1.4 · Energieumsatz

In jedem Fall eines Gleichgewichts von Laktatproduktion und -elimination ist auch bei hohem Laktatspiegel (mehr als 4 mmol/l) der Stoffwechsel insgesamt zu 100% aerob, da es bei gleichbleibendem Laktatspiegel keine Netto-Laktatproduktion gibt. Für den Organismus ist es egal, ob der O_2 für die Oxidation im Skelettmuskel oder z.B. auch im Herzmuskel verbraucht wird. Die oft gebrauchte unkritische Bezeichnung „anaerobe Phase" für alle Belastungen mit einem Laktatspiegel von mehr als 4 mmol/l, insbesondere für solche im Laktat-Steady-State, ist daher physiologisch betrachtet falsch.

▪ Maximale Belastung

Auch bei maximaler Beanspruchung, die in kurzer Zeit zur vollständigen Erschöpfung führt, werden die drei Systeme zur ATP-Resynthese, die zwei anaeroben Systeme Kreatinphosphatspaltung und Glykolyse und der aerobe oxidative Nährstoffabbau, in derselben Reihenfolge eingesetzt. In Abhängigkeit von der Dauer der maximalen Belastung kann aber eines von diesen dreien dominieren, d. h. den größten Teil der gesamten eingesetzten Energie liefern, wobei es allerdings zu breiten Überlappungen kommt. So sind nach 10 Sekunden einer auf 1 Minute angelegten erschöpfenden Belastung alle drei Systeme in unterschiedlichem Ausmaß aktiv.

▪▪ Die Kreatinphosphatspaltung

Dieses System der ATP-Resynthese, das im Sarkoplasma stattfindet, steht praktisch augenblicklich zur Verfügung, erreicht in kürzester Zeit das Aktivitätsmaximum und kann mit großer Geschwindigkeit, die der des ATP-Zerfalls entspricht, anaerob Energie zur ATP-Resynthese bereitstellen. Da hierbei, im Gegensatz zur ebenfalls anaeroben Glykolyse, keine Milchsäure entsteht, wird dieser Stoffwechselweg auch als **alaktazid-anaerob** bezeichnet. ATP und Kreatinphosphat werden auch häufig unter dem Sammelbegriff **energiereiche Phosphate** zusammengefasst.

Die maximale Leistung der Kreatinphosphatspaltung kann auf dem Fahrradergometer mit dem **Wingate-Test** gemessen werden (Bar-Or 1987). Dabei muss der Proband mit hoher Drehzahl (120–130/min) gegen einen fixen Bremswiderstand arbeiten (ca. 8 W/kg) und die Leistung wird drehzahlabhängig gemessen. Die mittlere Leistung über die ersten 5 Sekunden ist repräsentativ für die alaktazid-anaerobe Leistung. Als Durchschnittswert für junge Männer werden 10–12 W/kg angegeben. (Nach 5–6 Sekunden fällt die Leistung wegen Erschöpfung der Kreatinphosphatspeicher bereits deutlich ab.)

Eine andere Möglichkeit, die alaktazid-anaerobe Leistung zu schätzen, ist der **„Stufen-Sprinttest"**, der auch in einer Sporthalle durchgeführt werden kann. Dabei sprintet der Proband, nach 2 m Anlauf, über vier 33,3 cm hohe Stufen, so dass mit 3 Stufen genau 1 m Höhendifferenz bewältigt wird. Auf der ersten und der vierten Stufe befindet sich eine Kontaktmatte, die mit einer Stoppuhr verbunden ist. So kann die Zeit gemessen werden, die man für den Sprint von der ersten zur vierten Stufe benötigt. Für ein Beispiel gehen wir von folgenden Angaben aus:

Die alaktazid-anaerobe Leistung
- Körpermasse: 80 kg
- Gemessene Zeit für 1 m Höhendifferenz: 0,8 sec

Damit errechnet sich folgende Leistung, die ausschließlich durch Nutzung der energiereichen Phosphate erbracht worden ist:

$$\text{Leistung} = 80\,[\text{kp}] \times 9{,}81 \times 1\,[\text{m}] / 0{,}8\,[\text{sec}] = 981\,\text{W} = 12{,}3\,\text{W/kg}$$

Das entspricht einer (theoretischen) $\dot{V}O_2$ von:
- 131 ml/kg oder
- 38 MET oder
- 52,5 kcal/min.

Bemerkenswert ist, dass bei beiden Messverfahren ähnliche Werte für die Leistung ermittelt werden, obwohl die Methoden sehr unterschiedlich sind. Dies ist erklärlich, weil die enzymatisch katalysierte ATP- und Kreatinphosphatspaltung eben nur eine bestimmte maximale Geschwindigkeit der Energiefreisetzung (= Leistung) zulässt. Bei einer maximalen Inanspruchnahme der Leistung (z. B. 100 m Lauf) sind die alaktazid-anaeroben Reserven nach ca. 7 Sekunden weitgehend erschöpft, was eine Abnahme der Laufgeschwindigkeit bewirkt. Der alaktazid-anaerobe Anteil des O_2-Defizits beträgt daher im Höchstfall etwa 7 kcal oder 1,4 l O_2. Nach Beendigung der Belastung wird der Kreatinphosphatspeicher unter Verbrauch von oxidativ gebildeten ATP wieder aufgefüllt, was mit einer Halbwertszeit von ca. 30 Sekunden geschieht. Ist der Kreatinphosphatspeicher also entleert, so sind für eine weitgehende Restitution mindestens 5 Halbwertszeiten (je 30 Sekunden) zu veranschlagen, also mindestens 2,5 Minuten. Mit der Restitution des Kreatinphosphatspeichers ist der alaktazid-anaerobe Teil der O_2-Schuld abgetragen.

■ ■ **Die Glykolyse**
Die glykolytische Form der ATP-Resynthese, die ebenfalls im Sarkoplasma stattfindet, wird wegen der dabei anfallenden Milchsäure auch **laktazid-anaerob** genannt. Bei einer kurzfristigen Maximalbelastung wird durch den raschen Anfall von ADP auch die Glykolyse praktisch von Beginn an kräftig stimuliert. Das Aktivitätsmaximum wird später erreicht als bei der Kreatinphosphatspaltung, nämlich nach 3 Sekunden. Ab diesem Zeitpunkt besteht eine konstante glykolytische und daher laktazide Energiebereitstellung. Wenige Sekunden nach Belastungsbeginn beginnt daher die Laktatkonzentration, zunächst in den Muskelzellen, dann auch im Blut, linear zur Dauer der Belastung anzusteigen. Dabei entspricht die Laktatanstiegsgeschwindigkeit der erbrachten Leistung. Die maximale **Laktatanstiegsgeschwindigkeit**, entsprechend der maximal möglichen laktazid-anaeroben Leistung, beträgt (bei Untrainierten) 21 mmol/l/min (Di Prampero 1981). Sie ist nicht durch den Vorrat an Glykogen begrenzt, sondern durch die Masse der glykolytischen Enzyme. Bei maximaler Nutzung der glykolytischen Aktivität wird aber bereits nach ca. 40 Sekunden ein so hoher Laktatspiegel erreicht, dass die Belastung wegen der hohen Azidose abgebrochen werden muss. Der Umstand, dass der maximale Laktatspiegel bereits nach 40 Sekunden erreicht sein kann, bedeutet nicht, dass die Aktivität der Glykolyse erst nach 40 Sekunden ihr Maximum erreicht; das geschieht, wie erwähnt, bereits nach 3 Sekunden. Er bedeutet, dass nach 40 Sekunden maximaler Aktivität die Laktatkonzentration kumulativ auf den tolerierbaren Maximalwert angestiegen ist und die Muskeltätigkeit eingestellt werden muss. Der maximale Laktatanstieg, der nach 40 Sekunden erreicht wird, beträgt 14 mmol/l (die maximale Laktatkonzentration beträgt dann, inklusive des Ruhewertes, 15 mmol/l).

Pro 1 mmol/l gebildetem Laktat wird eine mechanische Arbeit von etwa 1,6 kpm/kg (15,7 J/kg) erbracht bzw. ein O_2-Defizit von 3,33 ml/kg eingegangen (Hollmann, Liesen et al. 1989). Die Leistung der Glykolyse, d. h. die pro Minute bereitgestellte Energiemenge, hängt ausschließlich von der Laktatanstiegsgeschwindigkeit ab.

Für die Berechnung der maximalen glykolytischen Leistung verwenden wir als Beispiel folgende Angaben:

> **Die laktazid-anaerobe Leistung**
> — Ein Mann mit einer Körpermasse von 80 kg,
> — maximaler Laktatanstieg 14 mmol/l in 40 Sekunden.
>
> Die Leistung errechnet sich dann folgendermaßen:
> $$15{,}7 \times 14 \times 80 = 17.584/40 = 440 \text{ W} = 5{,}5 \text{ W/kg}$$
>
> — Das entspricht einer (theoretischen) $\dot{V}O_2$ von 62,4 ml/min/kg,
> — das sind 18,1 MET oder 25 kcal/min.
> — Die gesamte glykolytisch verfügbare Energie, das ist die laktazid-anaerobe Kapazität, beträgt 17 kcal;
> — dies entspricht einem laktazid-anaeroben Anteil des gesamten O_2-Defizits von 3,5 l.

Die tatsächliche Leistung über 40 Sekunden ist etwas höher, da in diesen 40 Sekunden auch O_2 aufgenommen und Energie auch oxidativ bereitgestellt wird. Nehmen wir an, es sind 1,3 l bzw. 6,5 kcal. Die tatsächliche Gesamtleistung ist dann:

$$518 \text{ W}, 6{,}5 \text{ W/kg}, 72{,}3 \text{ ml/kg/min}, 20{,}7 \text{ MET oder } 28 \text{ kcal/min}.$$

Die laktazid-anaerobe Kapazität kann bei maximaler Leistung binnen 40 Sekunden einmal vollständig genutzt werden. Bei geringerer Leistung und daher langsamerem Laktatanstieg kann die gleiche Energiemenge bis etwa 3 Minuten gestreckt werden, ist aber ebenfalls nur einmal nutzbar. Nach längstens 3 Minuten ist entweder der maximale Laktatspiegel erreicht und die Belastung muss wegen der starken Azidose eingestellt oder stark reduziert werden oder die Glykolyse wird durch den Pasteur-Effekt heruntergefahren, wenn die Belastung bei geringerer Intensität und submaximalem Laktatspiegel weiter fortgesetzt wird. Die Kapazität der laktazid-anaeroben Energiebereitstellung (d. h. die Gesamtmenge der auf diese Weise bereitgestellten Energie) ist in jedem Fall gleich groß, nämlich 17 kcal, egal ob sie in 40 Sekunden oder in 3 Minuten umgesetzt wird. Sie ist auch nicht durch den Glukosevorrat der Muskulatur limitiert, der weit größer ist als 17 kcal, sondern durch das Erreichen der leistungslimitierenden Azidose, was durch den Laktatspiegel von 15 mmol/l im Blut angezeigt wird.

Eine allgemeine Voraussetzung für eine hohe glykolytische Kapazität und Leistung sind normale Glykogendepots in der belasteten Muskulatur, was durch eine entsprechende kohlenhydratreiche Kost sichergestellt werden muss. Nur dann ist die glykolytische ATP-Resynthese nicht durch den Kohlenhydratvorrat, sondern durch die Laktatazidose begrenzt. Fehlen die Glykogendepots in der Muskulatur, was entweder durch unzweckmäßige Ernährung oder durch umfangreiche Belastungen oder durch eine Kombination von beiden verursacht sein kann, können keine nennenswerten Laktatmengen gebildet werden. Dies führt, wenn in solch einem Zustand ein Leistungstest mit Erstellung einer Laktat-Leistungskurve durchgeführt wird, zu einer geringen Laktatbildung und kann eine hohe anaerobe Schwelle, und damit einen hohen Trainingszustand, vortäuschen!

Nach Beendigung einer stärkeren Belastung, bei der das Laktat über 4 mmol/l liegt, steigt die Laktatkonzentration im Blut noch bis zu 5 Minuten weiter an, bis die Konzentration in der Arbeitsmuskulatur und im Blut ausgeglichen ist. Erst dann beginnt der Laktatspiegel im Blut wieder abzufallen und zwar mit einer Geschwindigkeit von ca. 1/2 mmol/l/min. Der vollständige Abbau einer

Tab. 1.2 Die maximale O_2-Aufnahme ($\dot{V}O_{2max}$) bei Männern/Frauen mit 75 kg. Bei Frauen mit gleicher Körpermasse ist sie ca. 15–20% niedriger.

Die $\dot{V}O_{2max}$	40/33 ml/kg
mit 75 kg	3,0/2,47 l/min
das sind	15/12,4 kcal/min
oder	11,6/10,6 MET

Laktatbildung von 14 mmol/l dauert also 28 Minuten, allerdings nur bei aktiver Erholung. Bei vollständiger Ruhe dauert die Erholung noch länger. Etwa 75% des angefallenen Laktats werden in der Leber, im Herz und in den Nieren oxidiert, der Rest wird in der Leber, unter Verbrauch von O_2, zu Glukose und weiter zu Glykogen wiederaufgebaut. Das gesamte anaerobe O_2-Defizit, also die alaktazide und laktazide Kapazität zusammen, beträgt etwa 5 l, entsprechend 25 kcal. 1 mmol/l Laktat entspricht einem gesamten O_2-Defizit von 4,5 ml/kg. Das gesamte O_2-Defizit von 5 l macht etwa ein Drittel bis die Hälfte der gesamten O_2-Schuld aus, die 10–15 l betragen kann. Der größte Teil des Rests wird für die Wiederaufsättigung des stark entsättigten Hämoglobins im venösen Blut sowie des Myoglobins verwendet. Der kleinere Teil der O_2-Schuld fällt deswegen an, weil der Stoffwechsel in der Erholungsphase, bedingt z. B. durch erhöhte Körpertemperatur, erhöhte Adrenalinspiegel oder Regenerationsvorgänge, noch einige Zeit über dem Grundumsatz liegt.

Die oxidative ATP-Resynthese

Sie ist in den Mitochondrien lokalisiert (die Enzyme des Zitratzyklus in der inneren Matrix und die Enzyme der Atmungskette in der inneren Membran der Mitochondrien). Bei einer Maximalbelastung bis zu einer Dauer von 3 Minuten kommt es auf Grund des raschen Anstiegs der ADP-Konzentration in der Zelle auch zu einem raschen Anstieg der Aktivität der Oxidation, die unter diesen Bedingungen ausschließlich Kohlenhydrate verarbeitet. Die $\dot{V}O_2$ steigt ohne Erreichen eines steady states bis zum erschöpfungsbedingten Belastungsabbruch und bis zur $\dot{V}O_{2max}$ an (Tab. 1.2), in der Regel ohne jemals das dem Energieumsatz entsprechende Niveau zu erreichen. Der gesamte Energieumsatz ist unter diesen Bedingungen immer größer als die $\dot{V}O_{2max}$ und das O_2-Defizit nimmt daher über die ganze Zeit der Belastung zu.

Tab. 1.3 zeigt den Anteil von aerober und anaerober Energiebereitstellung am gesamten Energieumsatz bei verschieden langen Maximalbelastungen für untrainierte Personen.

Tab. 1.3 Anteil von aerober und anaerober Energiebereitstellung am gesamten Energieumsatz (angegeben in O_2) bei verschieden langen Maximalbelastungen.

	10 sec	1 min	2 min	3 min	4 min	8 min	20 min
O_2 gesamt, Liter	2,4	7,0	9,5	12,0	14,5	24,5	45,0
Davon anaerob%	98	70	53	42	35	20	11
Davon aerob%	2	30	47	58	65	80	89

1.5 Anpassung des Energiestoffwechsels an Training

Sowohl die aeroben als auch die anaeroben Systeme zur ATP-Synthese haben die fundamentale Eigenschaft, auf eine regelmäßig wiederkehrende adäquate Beanspruchung, die die jeweiligen Möglichkeiten des Systems angemessen ausnützt, zu reagieren, indem sie ihre Leistungsfähigkeit dauerhaft, d.h. solange die regelmäßige Beanspruchung fortgesetzt wird, erhöhen. Dies geschieht grundsätzlich, indem in den beanspruchten Muskeln die für die energiebereitstellenden biochemischen Reaktionsketten zuständigen Enzyme vermehrt gebildet werden, so dass die maximal mögliche Geschwindigkeit des Substrat- und damit Energieumsatzes in gleichem Ausmaß ansteigt wie die Zunahme der Enzymmasse.

Das allgemeine Prinzip der Trainingsanpassung lautet also:

> **Das Prinzip der Trainingsanpassung**
> Quantitative Vermehrung von qualitativ gleichartigen Strukturen: „Mehr vom Gleichen"

Das betrifft z. B. die Mitochondriengröße und -anzahl oder oxidative oder glykolytische Enzymmasse. Prinzipiell vorstellbar wäre auch, dass unter dem Einfluss von Training qualitativ hochwertigere Enzyme gebildet werden, was bedeuten würde, dass der maximale Substratumsatz pro ml Enzymmasse zunähme. Das ist nicht der Fall: So ist z. B. die $\dot{V}O_{2max}$ pro ml Mitochondrienmasse nicht nur bei untrainierten und trainierten Personen, sondern im gesamten Säugetierbereich unabhängig von der Körpergröße gleich! Es sind dies 4,9 ml/ml Mitochondrienmasse (Weibel, Bacigalupe et al. 2004).

Es handelt sich bei diesen langfristigen Anpassungsvorgängen prinzipiell um Wachstumsvorgänge, die unter dem Einfluss von anabolen Hormonen ablaufen. Bei hochtrainierten Personen kann diese Zunahme der Enzymmasse und damit der Leistungsfähigkeit gegenüber dem untrainierten Zustand bis zu etwa 100% betragen.

Wie alle nicht benötigten Strukturen bilden sich auch diese trainingsbedingten Veränderungen zurück, wenn die regelmäßige adäquate Beanspruchung nicht mehr erfolgt. Bei langfristigem Fehlen adäquater Beanspruchungen, also bei chronischem Bewegungsmangel, kann dieser Abbau auch bis weit unter den Normalzustand erfolgen.

Eine Erhöhung der Enzymmasse um bis zu 100% ist allerdings keineswegs die automatische Folge von Training an sich, sondern die Grenze des überhaupt möglichen und wird nur von vergleichsweise wenigen Athleten nach langjährigem, systematischem und umfangreichem Ausdauertraining erreicht. Das tatsächliche Ausmaß der Zunahme hängt letztlich vom aktuellen Umfang eines richtig konzipierten, adäquaten Trainings ab und kann daher irgendwo zwischen 0 und 100% liegen.

1.5.1 Kreatinphosphatspaltung

Die Angabe, dass die Leistung der Kreatinphosphatspaltung durch ein entsprechendes, meist langjähriges Training bis zu 100% verbessert werden kann, lässt sich durch die Kalkulation der Leistung eines hochtrainierten Gewichthebers, beim Aufstehen aus der Hocke, überprüfen:

> **Die Leistung eines hochtrainierten Gewichthebers**
> - Körpermasse: 100 kg
> - Gewicht der Scheibenhantel: 250 kg
> - Mit zu hebender Anteil der Körpermasse: 70 kg
> - Zu heben insgesamt: 320 kg
> - Höhe beim Aufstehen aus der Hocke: 1 m
> - Zeit für das Aufstehen aus der Hocke: 1,3 Sekunden
> - Leistung = 320 × 9,81 × 1/1,3 = 2415 W = 24,1 W/kg
>   Also tatsächlich etwa 100% mehr als die erwähnten 12 W/kg für eine Normalperson. Auch die physiologischen Angaben für die Leistung sind etwa doppelt so hoch wie für einen untrainierten Mann:
> - $\dot{V}O_2$ (theoretisch): 252,6 ml/kg, entsprechend ca. 72,2 MET oder 120 kcal/min

Die Grundlage für diese Leistungsverbesserung ist die trainingsbedingte Vermehrung der Kreatinphosphokinase und auch eine entsprechende Vergrößerung des Kreatinphosphatspeichers. Der erhöhte Energiegehalt des Kreatinphosphatspeichers kann daher in der gleichen Zeit von 7–8 Sekunden freigesetzt werden, woraus die höhere Leistung resultiert. Da das maximale alaktazide O_2-Defizit gleich der verfügbaren Energie ist, kann es ebenfalls um bis zu 100% zunehmen (auf etwa 3 l).

Eine Voraussetzung zur mechanischen Umsetzung des energetischen Potenzials ist übrigens auch eine angemessene Vermehrung der Myofibrillen und damit eine Vergrößerung des Muskelquerschnitts durch ein entsprechendes Krafttraining.

1.5.2 Glykolyse

Durch ein spezielles, hochintensives Training kommt es auch zu einer Vermehrung der glykolytischen Enzymmasse, im äußersten Fall um bis zu 100% im Vergleich zu untrainierten Personen. Tatsächlich sind die weltbesten 400-m-Läufer in der Lage, binnen 40 Sekunden einen Laktatspiegel von 28 bis 30 mmol/l zu bilden. Die Laktatanstiegsgeschwindigkeit ist also 46 mmol/l/min. Da es sich um eine Neubildung qualitativ gleichartiger Enzyme handelt, ist die Arbeit pro 1 mmol/l Laktat mit 1,6 kpm/kg (15,7 J/kg) bzw. das O_2-Defizit mit 3,3 ml/kg gleich; daher ist die durch die Glykolyse ermöglichte Leistung bei solchen Sportlern doppelt so hoch wie bei Untrainierten. Nehmen wir an, so ein Spitzenathlet ist 70 kg schwer, dann errechnet sich folgende Leistung:

> **Maximale glykolytische Leistung**
>
> $$\text{Leistung} = 15{,}7 \times 28 \times 70/40 = 769 \text{ W} = 11{,}0 \text{ W/kg}$$
>
> $\dot{V}O_{2max}$ (theoretisch) = 118,3 ml/kg/min oder 33,8 MET oder 39 kcal/min
> Die laktazid-anaerobe Kapazität beträgt für diesen Athleten 26 kcal, entsprechend einem maximalen laktaziden O_2-Defizit von 5,2 l.

Auch hier ist bei den weltbesten Athleten sowohl die Leistung als auch die Kapazität der Glykolyse rund 100% höher als bei Untrainierten. Eine derart hohe Laktatkonzentration bewirkt eine extreme metabolische Azidose, mit intrazellulären pH-Werten von unter 7,0, die der Sportler physisch und psychisch tolerieren können muss. Da es sich um einen gesunden Stoffwechsel handelt, setzt sofort nach Beendigung der Belastung die „Heilung" mit der Rückkehr zum Normalzustand ein. Die Geschwindigkeit des Abbaues des Laktats nach der Belastung ist nicht wesentlich höher als bei Untrainierten: 0,5 mmol/l/min.

Das gesamte anaerobe O_2-Defizit kann daher bei Hochtrainierten 8–10 l betragen, dies entspricht einer anaeroben Kapazität von 40–50 kcal. Das O_2-Defizit pro 1 mmol/l Laktat von ca. 4,5 ml/kg ändert sich durch den Trainingseffekt nicht.

1.5.3 Oxidative ATP-Resynthese

Die organische Basis der Anpassung des oxidativen Energiestoffwechsels ist die Vergrößerung der einzelnen Mitochondrien in den beanspruchten Muskelzellen, wobei durch die Vergrößerung des Volumens der Matrix und der Fläche der inneren Membranen der Mitochondrien der Platz für die Enzyme des aeroben Stoffwechsels zunimmt. Des Weiteren steigt auch die Anzahl der Mitochondrien in jeder Muskelzelle, wodurch das Mitochondrienprotein insgesamt erheblich zunimmt. Dieser Zuwachs kann bei hochtrainierten Ausdauerathleten bis zu 100% betragen, während die Menge der anderen Proteine der Muskelzelle im Wesentlichen gleich bleibt. Der normale Gehalt eines menschlichen Skelettmuskels an Mitochondrienvolumen beträgt etwa 0,03–0,05 ml pro ml Muskel (3–5 V%) und kann durch Training äußerstenfalls auf 0,06–0,1 ml/ml zunehmen. Der Herzmuskel hat übrigens von vornherein eine 3- bis 4-mal so hohe Mitochondriendichte, also 0,12–0,16 ml/ml. Daher ist auch seine oxidative Kapazität entsprechend hoch, da die Fähigkeit des Substratumsatzes und der O_2-Utilisation proportional zur Zunahme des Enzymproteins ansteigt. Die $\dot{V}O_{2max}$ pro ml Mitochondrienmasse ist eine Konstante, die durch chemische Gesetzmäßigkeiten und die biochemischen Eigenschaften der Enzyme definiert ist und die sich durch Training nicht ändert. Wie erwähnt, beträgt sie 4,9 ml/ml Mitochondrienmasse. Unterschiede in der aeroben Kapazität verschiedener Säugetierspezies ungefähr gleicher Körpermasse, z. B. zwischen Pferd und Rind oder zwischen Hund und Ziege, beruhen daher in erster Linie auf entsprechenden Unterschieden im Mitochondrienvolumen (in ml pro ml Muskel) (Weibel, Bacigalupe et al. 2004). Die auffallendste Anpassungsreaktion des oxidativen Stoffwechsels des Skelettmuskels ist daher die mit der Zunahme der Mitochondrienmasse einhergehende Zunahme der maximalen aeroben Energiebereitstellung, wobei auch hier im Extremfall ein Anstieg um gut 100% gegenüber untrainierten Personen möglich ist. Tatsächlich werden bei Weltklasseathleten in Ausdauersportarten folgende Werte gemessen:

$\dot{V}O_{2max}$ bei hochtrainierten Ausdauersportlern
- $\dot{V}O_{2max}$: 6–7 l
- $\dot{V}O_{2max}$ /kg: 80–90 ml
- W_{max}/kg: 6–7 W
- Energieumsatz: 30–35 kcal/min oder 23–26 MET

Die höchsten Absolutwerte ($\dot{V}O_{2max}$ und kcal/min) werden nur von Sportlern mit einer höheren Körpermasse (ca. 90 kg oder mehr), die höchsten Relativwerte ($\dot{V}O_{2max}$/kg) nur von solchen mit einer niedrigeren Körpermasse (70 kg oder weniger) erreicht (Israel und Brenke 1966; Szögy und Lacarescu 1977). Lance Armstrong erbrachte bei der Tour de France 2004 beim Bergzeitfahren am Alp d'Huez eine mittlere Leistung von 406 W entsprechend 5,97 W/kg. Wenn man von einem nutzbaren Anteil der maximalen Leistung von 90% ausgeht, so ergäbe das eine W_{max} von 6,63 W/kg. (Die Berechnung verdanke ich Herrn Alexander Duftner aus Innsbruck.)

Eine interessante Frage ist natürlich, wodurch die Anpassungsreaktion des aeroben Stoffwechsels ausgelöst wird. Eines steht mit ziemlicher Sicherheit fest:

Laktatspiegel und Trainingsanpassung

Es gibt keinen bestimmten Laktatspiegel, weder irgendeine Schwelle, noch sonst irgendeinen Wert, der eine Voraussetzung für die Auslösung von Anpassungsprozessen der aeroben Ausdauer ist (Casaburi, Storer et al. 1995).

Es gibt keine einzige wissenschaftliche Arbeit, durch die eine durch einen bestimmten Laktatspiegel definierte Minimalbelastung für die Auslösung von Anpassungsprozessen belegt würde. Wohl aber gibt es viele Arbeiten, die in der Zwischenzeit auch durch Metaanalysen zusammengefasst sind, die zeigen, dass das System der aeroben Ausdauer dann mit Wachstum der zu Grunde liegenden organischen Strukturen reagiert, wenn seine maximale Funktionsreserve (= $\dot{V}O_{2max} - \dot{V}O_{2Ruhe}$) bei leistungsschwachen Menschen zu mindestens 30% ausgelastet ist und bei normal leistungsfähigen zu mindestens 45% (Asikainen, Miilunpalo et al. 2002; Swain und Franklin 2002). Die Auslastung der Funktionsreserve in% ist eine Definition der Intensität (siehe Sektion II). Eine einer bestimmten Intensität X% entsprechende Belastungsherzfrequenz ($HF_{X\%}$) kann mit der **Karvonen-Formel** bestimmt werden (Karvonen 1959):

Berechnung der einer Belastungsintensität entsprechenden Herzfrequenz

$$HF_{X\%} = HF_{Ruhe} + (HF_{max} - HF_{Ruhe}) \times 0,X \qquad \text{Gl. 1.11}$$

$HF_{X\%}$: Belastungsherzfrequenz zur Intensität X%
HF_{Ruhe}: Ruheherzfrequenz
HF_{max}: maximale Herzfrequenz

Bei geringerer Intensität reagiert das System nicht mit Wachstum, auch dann nicht, wenn der gesamte Energieumsatz durch eine lange Belastungsdauer hoch ist. Nach etwa 4–6 Wochen ist die Anpassung an einen bestimmten wirksamen Trainingsumfang abgeschlossen und es erfolgt bei Fortsetzung des gleichen Trainingsumfanges keine weitere Verbesserung der $\dot{V}O_{2max}$. Eine Intensität von mehr als 70–80% bringt langfristig keinen zusätzlichen Effekt auf die $\dot{V}O_{2max}$ (Hickson, Hagberg et al. 1981).

■ Tab. 1.4 zeigt die Ergebnisse eigener Untersuchungen zum Ausmaß des Trainingseffektes nach 4 Wochen Ergometertraining mit gleicher wöchentlicher Trainingszeit von 3 x 40 Minuten aber unterschiedlicher Intensität (Corazza 1989; Ehrendorfer und Haber 1995).

Es ist daher, z. B. in leistungsmedizinischen Experimenten, problematisch, Ausdauertraining mit hoher Intensität und kürzerer Dauer mit Training mit einer Intensität von weniger als 35%, aber längerer Dauer zu vergleichen, auch dann nicht, wenn der gesamte Energieumsatz

Tab. 1.4 Zunahme der maximalen Ergometerleistung in % des Ausgangswertes nach 4 Wochen Ergometertraining mit gleicher wöchentlicher Trainingszeit, aber unterschiedlicher Intensität

Intensität%	Trainingseffekt in % des Ausgangswertes
25	1,3
30	6,7
40	7,3
50	16,3

beider Trainingsvarianten, gerechnet in kcal/Woche oder in MET-Stunden/Woche, gleich ist (z. B. 25 MET-Stunden: 10 Stunden mit einem Energieumsatz von 2,5 MET oder 5 Stunden mit 5 MET oder 3 Stunden mit 8,3 MET). Die Variante mit einer Intensität von weniger als 35% ist für die Verbesserung der $\dot{V}O_{2max}$ auf jeden Fall unwirksam. Die funktionell richtige beschreibende Größe für Ausdauertraining ist daher nicht der gesamte Energieumsatz, sondern die Belastungszeit mit der optimalen Intensität von ≥ 50% in Stunden pro Trainingseinheit, pro Woche oder pro Jahr.

Bei zunehmender Intensität nimmt, wie beschrieben, der Effekt zu, bis bei einer Intensität von 70–80% der optimale Effekt auf das aerobe System erreicht ist. Noch höhere Belastungen erhöhen zwar die Geschwindigkeit der Anpassungsreaktion, so dass der entsprechende Trainingseffekt einige Wochen früher erreicht wird, nicht aber das endgültige, langfristige Ausmaß der Anpassungsreaktion, das praktisch ausschließlich durch den Umfang des qualitativ ausreichenden Ausdauertrainings (in Stunden) bestimmt wird. Trainingsexperimente, die nur über wenige Wochen gehen, können daher durchaus für eine hohe Intensität von 80–90% der $\dot{V}O_{2max}$ höhere Trainingseffekte ausweisen. Bei geringem Trainingsumfang würden sich die Unterschiede allerdings nach mehreren Monaten ausgleichen. Bei hohem Trainingsumfang käme es zum Übertraining und dadurch ausgelöstem Leistungsabfall. Die Ergebnisse derartiger kurzfristiger Trainingsexperimente dürfen daher nicht auf „wirkliches" langfristig konzipiertes Training übertragen werden.

Was ist nun aber das Signal, das das mitochondriale Wachstum auslöst, wenn es nicht das Laktat ist? Eine Möglichkeit ist die intrazelluläre ADP-Konzentration, die bei zunehmender Intensität ansteigt. Eine andere Möglichkeit ist die während der Muskeltätigkeit erhöhte intrazelluläre Kalziumkonzentration, wenn sie länger, d. h. mehrere Minuten bis Stunden, erhöht bleibt. Dadurch wird ein Protein aktiviert, das **Calzineurin**, das eine bis in den Zellkern reichende Signalkette auslöst. In jedem Fall werden in den Zellkernen der Muskelzelle dann jene Gene aktiviert, die Wachstumsfaktoren kodieren, die die Synthese für die Enzymproteine der oxidativen Energiebereitstellung regeln (Goldspink 2003; Williams und Kraus 2005). Die erwähnten Spitzenwerte der $\dot{V}O_{2max}$ haben sich seit den 50er-Jahren, seit derartige Messungen bei Hochleistungssportlern durchgeführt werden, nicht verbessert (z. B. sind zu dieser Zeit von dem damals legendären skandinavischen Skilangläufer und Olympiasieger Sixten Jernberg schon 90 ml/kg/min publiziert worden). Der Unterschied zu heute ist, dass derartige Werte heute bei viel mehr Sportarten und bei sehr viel mehr Sportlern als früher gemessen werden. Diese Konstanz der Spitzenwerte seit 60 Jahren trotz der unglaublichen Zunahme der Trainingsumfänge und der sportlichen Leistungen ist ein deutliches Indiz, dass diese Spitzenwerte ein physiologisches Limit der Spezies homo sapiens darstellen und dass es daher prinzipiell nicht möglich ist, diese Werte jemals nennenswert zu übertreffen.

Ein weiteres Merkmal des trainierten oxidativen Stoffwechsels ist, dass die Fähigkeit, Fett zu verbrennen, verbessert wird. Das bedeutet, dass bei gleicher Leistung, z. B. 100 Watt, bei gleichem Energieumsatz anteilsmäßig mehr Fett und weniger Glukose genutzt wird. Dies ist vor allem an einem niedrigeren RQ und an einem niedrigerem Laktat-Steady-State kenntlich.

Es gibt aber auch eine relativ gleiche Leistung. Darunter ist zu verstehen, dass die Leistung jeweils den gleichen Prozentsatz der $\dot{V}O_{2max}$ ausmacht. Bei zwei Sportlern kann daher bei gleichem Prozentsatz die erbrachte Leistung unterschiedlich sein, wenn die $\dot{V}O_{2max}$ unterschiedlich ist. Auch bei relativ gleicher Leistung wird durch den Trainingseffekt das Verhältnis der Fette zu Glukose bei der aeroben Energiebereitstellung zugunsten der Fette verändert, was sich ebenfalls in einem niedrigeren RQ und einem niedrigeren Laktat-Steady-State äußert. In diesem Fall steigt der Prozentsatz des nutzbaren Anteils an der $\dot{V}O_{2max}$ an. Dies hat aber nichts mit dem Effekt eines besonderen Fettstoffwechseltrainings zu tun, sondern ist eine allgemeine Anpassungsreaktion des Energiestoffwechsels an Ausdauertraining auf der Grundlage der Vermehrung der Mitochondrienmasse und damit der Enzymmasse von Zitratzyklus und Atmungskette.

Die Zunahme der Mitochondrienmasse ist die primäre Adaptation der Muskelzelle an die erhöhte Beanspruchung des Energiestoffwechsels und die $\dot{V}O_{2max}$ wird auch in erster Linie durch die Mitochondrienmasse definiert. Bei Fortdauer des Trainings reagieren in der Folge auch, etwas langsamer, die vorgeschalteten Strukturen, zunächst das Kapillarbett der beanspruchten Muskeln. Durch die Neubildung von Kapillaren kommt es zu einer Zunahme des Kapillarvolumens, das der Zunahme der Mitochondrienmasse adäquat ist (Weibel, Taylor et al. 1991). Dadurch werden die Diffusionsbedingungen für O_2 von den Kapillaren zu den Mitochondrien verbessert, da die mittlere Diffusionsstrecke von den Kapillaren zu den Mitochondrien abnimmt (Walsh 2000). Damit nimmt auch der O_2-Druck in den Mitochondrien, vor allem unter Belastung, etwas zu, wodurch die Glykolyse gehemmt und daher mehr Azetyl-CoA aus der Betaoxidation utilisiert wird. Das ermöglicht der Muskelzelle, bei gleichen absoluten und relativen Belastungen mehr den O_2-aufwändigeren Fettabbau zu aktivieren und den Glukoseabbau einzuschränken. Die anaerobe Schwelle, egal auf welche Weise sie bestimmt wird, repräsentiert daher physiologisch die Kapillarisierung bzw. die mittlere Diffusionsstrecke in der peripheren Muskulatur. Die Entwicklung der anaeroben Schwelle als Prozentsatz der $\dot{V}O_{2max}$ folgt daher zeitlich immer nach der Anpassung der $\dot{V}O_{2max}$ an das Training (Astrand, Rodahl et al. 2003). Diese Entwicklung kann durch intensiveres Training, also eine stärkere Ausnutzung der $\dot{V}O_{2max}$, beschleunigt werden.

Die für den Menschen spezifische Verbesserungsmöglichkeit der $\dot{V}O_{2max}$ um etwa 100% gegenüber dem Normalwert kann aber, wie schon erwähnt, nicht überschritten werden. Die Ursache dafür ist nicht, dass die Mitochondriendichte in der quergestreiften Skelettmuskulatur nicht gesteigert werden könnte: Die Mitochondriendichte kann in Skelettmuskeln kleiner Säugetiere bis zu 20 V% und im (quergestreiften) Herzmuskel der etruskischen Spitzmaus sogar 40 V% betragen (Hoppeler und Lindstedt 1985). Der Grund ist, dass die Diffusionskapazität der Lunge durch Training nicht verbessert werden kann, weil die der Alveolarfläche der Lunge entsprechende Diffusionsfläche nur von der (aktiven) Körpermasse bzw. der Körperlänge abhängt. Bei einer $\dot{V}O_{2max}$ von 90 ml/kg bzw. 6–7 l/min ist die Diffusionskapazität des Menschen vollständig ausgeschöpft. Mehr O_2 kann durch die menschliche Lunge nicht diffundieren (Bachofen 1979)! Das bedeutet, dass auch bei den höchsttrainierten Ausdauerleistungssportlern ein Energieumsatz von 24–26 MET das absolute Maximum darstellt. Für sportliche Ausdauerbewerbe steht davon nur der nutzbare Anteil zur Verfügung, der von der Wettkampfdauer und vom Trainingszustand abhängt und mit der anaeroben Schwelle korreliert. Mit zunehmender Belastungsdauer nimmt dieser Prozentsatz aber deutlich ab. Bei einem 100-km-Lauf können auch hochtrainierte Sportler durchschnittlich nur etwa 50% der $\dot{V}O_{2max}$ nutzen. Bei weniger gut trainierten Sportlern ist

1.5 · Anpassung des Energiestoffwechsels an Training

Tab. 1.5 Kann der Marathon unter 2 Stunden gelaufen werden?

Netto-Energieumsatz für 42,2 km:	2743 kcal
In 120 Min.:	22,9 kcal/min
+ Grundumsatz:	1,1 kcal/min
Erfordernis:	24,0 kcal/min
Das sind MET:	21,8
Erforderliche maximale aerobe Kapazität (× 1,18):	25,7 MET
Das ist eine $\dot{V}O_{2max}$ von:	90,0 ml/kg

der Prozentsatz bei gleicher Laufzeit von vornherein erheblich geringer. Mit der schon erwähnten Formel von Saltin (Gl. 1.10) kann der nutzbare Anteil der $\dot{V}O_{2max}$ von trainierten Sportlern über eine bestimmte Belastungszeit von bis zu 7 Stunden geschätzt werden.

Nun können wir die interessante Frage untersuchen, ob es möglich ist, den Marathon unter 2 Stunden zu laufen; wir gehen von einem hochtrainierten 65 kg schweren Läufer aus (samt Kleidung und Schuhen), der einen nutzbaren Anteil über 2 Stunden von 85% hat (Tab. 1.5).

Das energetische Erfordernis liegt also bereits an der Grenze des biologisch überhaupt möglichen. Die 2 Stunden sind daher aus leistungsphysiologischer Sicht eine Grenze, die nur sehr schwer und mit Sicherheit nicht erheblich unterboten werden wird.

Tab. 1.6 gibt geschätzte Richtwerte für den Energieumsatz und den erforderlichen Trainingszustand für einige Marathonzeiten für Männer an (Trainingszustand ist definiert als die Abweichung der individuellen $\dot{V}O_{2max}$ vom Referenzwert untrainierter Personen gleichen Geschlechts, Körpergröße und Alters). Werden die Richtwerte für den erforderlichen Trainingszustand erheblich (mehr als 10%) unterschritten, wird das Erreichen der entsprechenden Marathonzeit zunehmend unwahrscheinlich. Der Trainingszustand gilt bis zu einem Alter von ca. 35 Jahren. Dann wird, wegen des Altersganges der Leistungsfähigkeit, für die gleiche Zeit ein immer höherer Trainingszustand erforderlich. Mit 70 Jahren wäre für 4 Stunden ein Trainingszustand (als Abweichung vom Referenzwert) von ca. 200% nötig.

Frauen haben bei gleicher Körpermasse und gleicher Geschwindigkeit zwar den gleichen Energieumsatz, brauchen dafür aber mehr MET, da der Grundumsatz etwas geringer ist. Daher

Tab. 1.6 Leistungsphysiologische Voraussetzungen für verschiedene Marathonzeiten (Stunden). Nutzbarer Anteil in % der $\dot{V}O_{2max}$; TZ ist der Trainingszustand, der die individuelle Leistungsfähigkeit in Prozent des Referenzwertes untrainierter Personen angibt.

Zeit, h	kcal/min	MET	Nutzbarer Anteil%	MET$_{max}$	$\dot{V}O_{2max}$, ml/kg	TZ%
4:00	12,5	11,4	65	17,5	60,4	151
3:00	16,3	14,8	75	19,7	68,1	170
2:00	24,0	21,8	85	25,7	89,5	224

brauchen sie für die gleiche Leistung einen etwas höheren Trainingszustand. Bei gleichem Trainingszustand sind die Laufleistungen etwas geringer.

Wird der Energiestoffwechsel im Falle eines chronischen Bewegungsmangels nicht adäquat beansprucht, was auch als **Detraining** bezeichnet wird, so wird die nicht benötigte Enzymmasse wieder abgebaut. Bereits eine Woche nach Beendigung eines Ausdauertrainings kann eine Verringerung der Mitochondrienmasse der trainierten Muskulatur festgestellt werden. Dieser Abbau führt nicht nur bei trainierten Personen wieder zurück bis zum Normalzustand; durch langjährigen chronischen Bewegungsmangel kann die oxidative Kapazität und damit die Ausdauerleistungsfähigkeit ($\dot{V}O_{2max}$) auch bis weit unter den Normalzustand abfallen. Dies ist ein typischer Befund bei an sich gesunden Menschen, die sich lange Zeit körperlich kaum bewegen. Er ist aber auch eine typische Begleiterscheinung bei chronisch kranken Menschen ganz unterschiedlicher Organbetroffenheit; er findet sich sowohl bei Patienten mit chronischen Lungenerkrankungen als auch bei chronischen Herz- oder Nierenerkrankungen und wird häufig als eine krankheitsbedingte Schädigung der peripheren Muskulatur interpretiert. Vom Verlust der Mitochondrienmasse und der $\dot{V}O_{2max}$ sind also sowohl Menschen mit verschiedenen chronischen Erkrankungen betroffen, die nur das Faktum des krankheitsbedingten Bewegungsmangels gemeinsam haben, als auch an sich gesunde Menschen, die sich lange Zeit nicht ausreichend bewegt haben. Dies lässt vermuten, dass die übliche Interpretation, dass nämlich der Verlust der Mitochondrienmasse und der $\dot{V}O_{2max}$ eine direkte Folge der Erkrankung sei, im Wesentlichen falsch ist: Generell ist der Bewegungsmangel die Hauptursache der geringen oxidativen Kapazität der Muskelzellen sowohl bei Gesunden als auch bei chronisch Kranken. Tatsächlich zeigt sich auch, dass die oxidative Kapazität der peripheren Muskulatur durch angemessenes Training zu verbessern ist, bei welcher chronischen Erkrankung auch immer derartige Versuche unternommen werden.

Literatur

Achten J, Gleeson M et al. (2002) Determination of exercise intensity that elicits maximal fat oxidation. Med Sci Sports Exerc 34: 92–97
Amann M, Subudhi AW et al. (2004) An evaluation of the predictive validity and reliability of ventilatory threshold. Med Sci Sports Exerc 36: 1716–1722
Asikainen TM, Miilunpalo S et al. (2002) Randomised, controlled walking trials in postmenopausal women: the minimum dose to improve aerobic fitness? Br J Sports Med 36: 189–194
Astrand PO, Rodahl K et al. (2003) Textbook of work physiology, Human Kinetics
Bachofen H (1979) Atemphysiologie. Bronchitis, Asthma, Emphysem. W. T. Ulmer. Berlin, Heidelberg, New York, Springer. 4/2: 27–98
Bar-Or O (1987) The Wingate anaerobic Test. An update on Methodology, Reliability and validity. Sports Medicine 4: 381–394
Brooks GA, Brooks TG et al. (2008) Laktat als metabolisches Signal der Genexpression. Dtsch Z Sportmed 59(12): 280–286
Byrne NM, Hills AP et al. (2005) Metabolic equivalent: one size does not fit all. J Appl Physiol 99: 1112–1119
Casaburi R, Storer TW et al. (1995) Evaluation of blood lactate elevation as an intensity criterion for exercise training. Med Sci Sports Exerc 27: 852–862
Corazza N (1989) Die Mindestintensität von Trainingsbelastungen, Universität Wien
Di Prampero PE (1981) Energetics of muscular exercise. Rev. Physiol. Biochem. Pharmacol. 89: 143–222
Ehrendorfer S, Haber P (1995) Effekte eines vierwöchigen Ergometertrainings mit einer Intensität von 30% versus 50% der maximalen Leistungsfähigkeit unter stationären Bedingungen. Wien Klin Wochenschr 107: 195–201
Goldspink G (2003) Gene expression in muscle in response to exercise. J Muscle Res Cell Motil 24: 121–126
Hickson RC, Hagberg JM et al. (1981) Time course of the adaptive responses of aerobic power and heart rate to training. Med Sci Sports Exerc 13: 17–20
Hollmann W (1961) Zur Frage der Dauerleistungsfähigkeit. Fortschr. Med. 17: 439

Literatur

Hollmann W, Liesen H et al. (1989) Stoffwechsel. Olympiabuch der Sportmedizin. A. Dirix, H. G. Knuttgen and K. Tittel. Köln, Deutscher Ärzte-Verlag

Hoppeler H, Lindstedt SL (1985) Malleability of skeletal muscle tissue in overcoming limitations: Structural elements. J. exp. biol. 115: 355–364

Israel S, Brenke H (1966) Die Beziehung zwischen Körpergewicht und absoluter sowie relativer körpergewichtsbezogener Leistung auf dem Fahrradergometer. Medizin und Sport 6: 190

Juel C, Halestrap AP (1999) Lactate transport in skeletal muscle - role and regulation of the monocarboxylate transporter. J Physiol. 517: 633–642

Karvonen MJ (1959) Effects of vigorous exercise on the heart. Work on the heart. Rotenbaum. New York, Hoeber

Kleiber M (1932) Body size and metabolism. Hilgardia 6: 315–353

Londeree BR, Moffitt-Gerstenberger J et al. (1997) Oxygen consumption of cycle ergometry is nonlinearly related to work rate and pedal rate. 29: 775–780

Maassen N, Schneider G (2011) Die kapilläre Laktatkonzentration als Maß für die Belastungsreaktion. Dtsch Z Sportmed 62: 92–97

Mader A, Hollmann W (1977) Überlegungen zu den anthropometrischen und physiologischen Grundlagen hoher sportlicher Leistungen im Rudern. Handlungsmuster Leistungssport. H. Lenk. Schorndorf bei Stuttgart, Karl Hoffmann: 322–330

Mader A, Liesen H et al. (1976) Zur Beurteilung der sportarztspezifischen Ausdauerleistungsfähigkeit im Labor. Sportarzt und Sportmedizin 27: 80–88; 109–112

Margaria R (1982) Energiequellen der Muskelarbeit. Leipzig, Johann Ambrosius Barth

Mathieu O, Krauer R et al. (1981) Design of the mammalian respiratory system. VII. Scaling mitochondrial volume in skeletal muscle to body mass. Respir Physiol 44: 113–128

Mellerowicz H (1979) Ergometrie. München, Berlin, Urban und Schwarzenberg

Neumann G, Pfützner A et al. (1999) Optimiertes Ausdauertraining. Aachen, Meyer und Meyer

Röcker K (2008) Steit um des Kaisers Bart: welche Laktatschwelle ist die beste? Dtsch Z Sportmed 59: 303–304

Saltin B (1973) Oxygen transport by the circulatory system during exercise in man. Limiting factors of physical performance. J. Keul. Stuttgart, Thieme: 235–252

Swain DP, Franklin BA (2002) VO(2) reserve and the minimal intensity for improving cardiorespiratory fitness. Med Sci Sports Exerc 34: 152–157

Szögy A, Lacarescu D (1977) Zur Beurteilung der maximalen O2-Aufnahme bei Hochleistungssportlern unter besonderer Berücksichtigung des Körpergewichts. Sportarzt und Sportmedizin 28: 163–165

Van Hall G, Jensen-Urstad M et al. (2003) Leg and arm lactate and substrate kinetics during exercise. Am J Physiol Endocrinol Metab 284 E193–205

Walsh ML (2000) Whole Body Fatigue and Critical Power: A Physiological Interpretation. Sports Medicine 29: 153–166

Wasserman K, Hansen JE et al. (2012) Principles of exercise testing and interpretation: including pathophysiology- and clinical applications. Philadelphia, Baltimore, Hong Kong, London, Buenos Aires, Sydney, Tokyo, Wolters Kluwer Health/Lippincot Williams & Wilkins

Weibel ER (2000) Symmorphosis; On form and function in shaping life. Cambridge Massachusetts, Havard university press

Weibel ER, Bacigalupe LD et al. (2004) Allometric scaling of maximal metabolic rate in mammals: muscle aerobic capacity as determinant factor. Respiratory Physiology & Neurobiology 140: 115–132

Weibel ER, Taylor RC et al. (1991) The concept of symmorphosis: A testable hypothesis of structure-function relationship. Proc Nation Acad Sci USA 88: 10357–10361

Williams RS, Kraus WE (2005) Exercise and Health: Can Biotechnology Confer Similar Benefits? PLoS Med 2, e68 DOI: 10.1371/journal.pmed.0020068

Muskulatur

2.1	Elektromechanische Koppelung – 44	
2.2	Arbeitsweise der Muskelzelle – 46	
2.3	Kontraktionsformen des Muskels – 47	
2.3.1	Isometrische Kontraktion – 47	
2.3.2	Isotonische Kontraktion – 47	
2.3.3	Unterstützungszuckung – 47	
2.3.4	Anschlagszuckung – 48	
2.3.5	Auxotonische Kontraktion – 48	
2.4	Rote und weiße Muskelfasern – 49	
2.4.1	Rote Muskelfasern – 49	
2.4.2	Weiße Muskelfasern – 49	
2.5	Anpassung an unterschiedlichen Kraftbedarf – 52	
2.5.1	Motorische Einheiten – 52	
2.5.2	Intramuskuläre Synchronisation – 52	
2.5.3	Intramuskuläre Koordination – 53	
2.6	Langfristige Anpassung der Muskelkraft an Training – 54	
2.6.1	Synchronisation – 54	
2.6.2	Hyperplasie – 54	
2.6.3	Die Hypertrophie – 55	
	Literatur – 56	

© Springer-Verlag GmbH Deutschland 2018
P. Haber, *Leitfaden zur medizinischen Trainingsberatung*,
https://doi.org/10.1007/978-3-662-54321-4_2

Die im Stoffwechsel bereitgestellte Energie ist nicht nur das Fundament für die Aufrechterhaltung der komplexen Strukturen des Lebens, sondern auch für die Kontraktion der **Myofibrillen**, der besonderen kontraktilen Elemente der quergestreiften Skelettmuskelzellen. Sie bestehen im Wesentlichen aus zwei fadenförmigen Proteinen, den Aktin- und den Myosinfilamenten. Durch deren spezifische Aktion, die Verkürzung, wird es möglich, mechanische Arbeit zu leisten, was unter anderem auch die aktive Ortsveränderung (**Lokomotion**) ermöglicht. Aber auch während der Muskeltätigkeit wird annähernd die Hälfte der dafür eingesetzten Energie nicht unmittelbar für die mechanische Verkürzung eingesetzt, sondern für die Funktion von Ionenpumpen, z. B. für Kalium, Natrium oder Kalzium, die die Funktionsfähigkeit der Zelle aufrecht erhalten.

Die Myofibrillen bedingen durch ihre Struktur die im Mikroskop sichtbare Querstreifung der Muskelzellen in dunkle und helle Zonen, die für die Skelettmuskulatur auch namengebend ist: **quergestreifte** Muskulatur (im Gegensatz zur glatten Muskulatur der Eingeweide). Die hellen Zonen heißen **I-Banden** und in ihnen sind in der Längsrichtung der Muskelzelle die dünnen Aktinfilamente parallel angeordnet. Die dunklen Zonen heißen **A-Banden** und hier sind die dickeren Myosinfilamente angeordnet. Die beiden verschiedenen Proteinfilamente sind in den Überschneidungszonen ineinandergeschoben wie die Spielkarten zweier Pakete. Im Ruhezustand sind Aktin und Myosin getrennt. Erst die chemische Verbindung beider Proteine, das **Aktomyosin**, ergibt das kontraktile Protein, das die Verkürzung der Muskelzelle ermöglicht. In der Mitte der hellen I-Banden befinden sich die quer verlaufenden, dünnen **Z-Linien**, bei denen es sich, räumlich gesehen, um Z-Scheiben handelt. Sie trennen die funktionellen Einheiten der Muskelzelle, die **Sarkomere**, voneinander. Ein Sarkomer ist also an beiden Seiten von je einer Z-Scheibe begrenzt. An beiden Seiten der Z-Scheibe sind die Aktinfilamente befestigt, die aber zu zwei benachbarten Sarkomeren gehören. Jeweils eine I-Bande erstreckt sich daher immer über zwei Sarkomere. Die ganze Muskelzelle ist aus einer Vielzahl von hintereinander geschalteten, jeweils gleichartigen Sarkomeren aufgebaut. Bei der Kontraktion gleiten die Aktin- und Myosinfilamente aneinander vorbei, ohne dass die Filamente selbst sich verkürzen, bis die Aktinfilamente in der Mitte des Sarkomers, das ist die Mitte der dunklen A-Bande, zusammenstoßen. Die I-Bande wird bei der Kontraktion daher beträchtlich schmäler. Das Sarkomer wird um etwa 1/3 kürzer und die Muskelzelle, als Summe aller Sarkomere, desgleichen.

Ein weiterer wesentlicher Bestandteil der Muskelzelle sind die Mitochondrien, die sich, wegen der Nähe zu den Blutkapillaren vor allem in der Nähe der Muskelzellmembran befinden und in denen der oxidative Stoffwechsel stattfindet. Der anaerobe Energiestoffwechsel findet im Sarkoplasma statt. Schließlich ist auch das **sarkoplasmatische Retikulum** unmittelbar an der Muskelkontraktion beteiligt. Es handelt sich dabei um ein Röhrensystem, das das Sarkoplasma in Längsrichtung durchzieht. Eine eingehende Darstellung des Aufbaus der Muskelzelle, insbesondere auch des molekularen Aufbaus der Aktin- und Myosinfilamente und deren Funktion kann den Lehrbüchern der Leistungsphysiologie entnommen werden (Hollmann und Hettinger 2000; Astrand, Rodahl et al. 2003).

2.1 Elektromechanische Koppelung

Der Impuls zur Muskelkontraktion entsteht in den Nervenzellen der motorischen Großhirnrinde und wird über Nervenfasern als elektrischer Impuls weitergeleitet. Zunächst kommt er ins Rückenmark, wo er auf eine motorische Nervenzelle übertragen wird. Diese leitet den elektrischen Impuls über die periphere motorische Nervenfaser zu ihrer **motorischen Endplatte** weiter, die direkt einer Muskelzelle anliegt. In der motorischen Endplatte ist in Speicherbläschen (Vesikeln)

Azetylcholin gespeichert, das in den Spalt zwischen Endplatte und Muskelzellmembran freigesetzt wird und an der Membran eine Verminderung des normalen elektrischen Ruhepotenzials bewirkt, die **Depolarisation** (Kalium- und Natriumionen strömen durch geöffnete Ionenkanäle auf Grund großer intra- und extrazellulärer Konzentrationsunterschiede durch die Zellmembran; Kalium von innen nach außen und Natrium von außen nach innen). Azetylcholin wird dann blitzartig durch eine **Azetylcholinesterase** wieder abgebaut. Das Ausmaß der Depolarisation ist von der Menge des freigesetzten Azetylcholins abhängig und diese von der Stärke des eintreffenden Nervenimpulses. Ist dieser schwach, dann ist auch die Menge des freigesetzten Azetylcholins gering und damit auch die Depolarisation. Bleibt die Depolarisation unter einem bestimmten Schwellenwert, dann wird, nach Abbau des Azetylcholins, das Ruhepotenzial wiederhergestellt, die **Repolarisation** (Rücktransport der Kalium- und Natriumionen durch ATP-abhängige Membranionenpumpen), ohne dass sich Weiteres ereignet. Überschreitet die Depolarisation jedoch diesen Schwellenwert, dann breitet sie sich wellenförmig von der motorischen Endplatte nach beiden Seiten der Muskelzelle weiter aus, bis die gesamte Zellmembran depolarisiert ist. In diesem Zustand der Depolarisation ist die Membran für einen weiteren Reiz nicht empfänglich, was **refraktär** genannt wird. Ein nächster Reiz kann erst nach Abbau des Azetylcholins und Repolarisation der Membran empfangen werden, was 1–2 Tausendstelsekunden in Anspruch nimmt, die **Refraktärzeit**.

Die Zellmembran besitzt viele, querab ins Zellinnere reichende röhrenförmige Einstülpungen, die **Tubuli** genannt werden. Über dieses tubuläre System gelangt die Depolarisation ins Zellinnere, wo sie auf das sarkoplasmatische Retikulum übertragen wird. Das sarkoplasmatische Retikulum enthält Kalziumionen, während das Sarkoplasma normalerweise fast kalziumfrei ist, da Ionenpumpen das Kalzium beständig aus dem Plasma in das sarkoplasmatische Retikulum transportieren. Die Depolarisation bewirkt, dass Kalziumionen aus dem sarkoplasmatischen Retikulum ins Sarkoplasma einströmen. Die Kalziumionen ermöglichen dann ihrerseits die chemische Bindung von speziellen Strukturen der Myosinfilamente (Myosinköpfchen) an die entsprechenden Bindungsstellen der Aktinfilamente zu Aktomyosinkomplexen, welche die eigentliche kontraktile Form der Myofibrillen darstellen und, unter Verbrauch von Adenosin-Tri-Phosphat (ATP), die Verkürzung des Sarkomers bewirken. Ein Myosinfilament ähnelt, sehr aus der Nähe betrachtet, einem starken Strang, von dem seitlich nach sechs Richtungen ovaloide, Köpfchen genannte Strukturen abstehen. Jeder Myosinstrang ist ringsum von jeweils sechs parallel verlaufenden dünneren Aktinfäden umgeben, die an den Z-Scheiben befestigt sind. Unter dem Einfluss des Kalziums binden die Myosinköpfchen an bestimmte Stellen der benachbarten Aktinfäden chemisch an. Diese Bindung bewirkt nun, dass die Myosinköpfchen durch starke intramolekulare Kräfte an den Myosinstrang herangezogen werden, etwa so, wie ein Ruder an den Bootskörper herangezogen wird. Der an der Spitze des Myosinköpfchens angebundene Aktinfaden wird dabei mitgenommen und am Myosinstrang vorbei gezogen, wodurch das Vorbeigleiten zustande kommt. Die Aktinfäden werden also von beiden Seiten des Sarkomers zwischen die Myosinfäden gezogen, bis sie äußerstenfalls in der Mitte des Sarkomers (das ist die Mitte der A-Bande) zusammenstoßen. Nach Ausführung eines dem Ruderschlag vergleichbaren „Köpfchenschlages" wird die chemische Bindung gelöst und das Köpfchen gegen die intramolekularen Kräfte wieder aufgerichtet, also sozusagen vorgespannt, worauf ein nächster Verkürzungszyklus erfolgen kann. Die Lösung der Aktomyosinbindung und das Aufrichten erfordert pro Köpfchen und Schlag ein Molekül ATP. Die Energie wird also nicht für den verkürzenden „Ruderschlag", sondern für das Lösen und Aufrichten des Myosinköpfchens gebraucht. Eine maximale Kontraktion erfordert etwa 50 derartige „Ruderschläge".

Die enzymatische Aktivität zur ATP-Spaltung erbringt das Aktomyosin selbst, das die Eigenschaft einer ATPase, also eines ATP-spaltenden Enzyms hat. Die ATPase-Eigenschaft ist am

Myosinköpfchen lokalisiert und wird durch die Bindung an das Aktin aktiviert. Dadurch wird umso mehr Energie frei, je mehr Aktomyosinkomplexe gebildet werden. Für diese, wie für alle anderen ATPase-Aktivitäten ist die Anwesenheit von Magnesiumionen (als Ko-Enzym) erforderlich.

Geregelt wird die Kontraktilität vom freien Kalzium im Sarkoplasma. Nach der Repolarisation der Membran wird die Freisetzung von Kalzium gestoppt und durch die Arbeit der Kalziumionenpumpe wird das freie Kalzium wieder in das sarkoplasmatische Retikulum zurückbefördert. Dadurch wird das Sarkoplasma wieder kalziumarm. Durch den Wegfall des Kalziums fällt auch die Voraussetzung für die aktive Kontraktion weg, nämlich die Möglichkeit der Bindung von Myosin an Aktin. Damit wird die Kontraktion gestoppt. Das ATP bewirkt dann, dass durch Lösung der chemischen Bindungen die Aktomyosinkomplexe wieder zu Aktin und Myosin zerfallen, wodurch die beiden Filamente passiv auseinandergleiten können und die Muskelzelle wieder erschlaffen und ihre Ausgangslänge annehmen kann. Dies wird als Weichmacherwirkung des ATP bezeichnet. Die Muskelzelle bleibt also solange verkürzt, wie freie Kalziumionen im Sarkoplasma vorhanden sind.

2.2 Arbeitsweise der Muskelzelle

Eine Muskelzelle antwortet auf einen Reiz also entweder gar nicht, wenn die Depolarisation unterschwellig bleibt, oder mit einer vollen Kontraktion, wenn die Depolarisation ausreichend ist, das heißt, die Reaktion folgt dem **Alles-oder-Nichts-Gesetz**. Nach ausreichender Depolarisation folgt auf eine wenige Millisekunden lange **Latenzzeit**, in der die elektromechanische Koppelung und auch die Repolarisation abläuft, eine rasche Kontraktion, die sich als Zuckung der Muskelzelle manifestiert. Mit der Entfernung der Kalziumionen erfolgt dann die wesentlich langsamere Erschlaffung bis zur Ausgangslänge. Kommt dann ein nächster Reiz in einem Abstand von mindestens 0,2 Sekunden (Frequenz < 5 Hertz [Hz]), erfolgt eine nächste Zuckung in gleicher Weise. Erfolgt allerdings der nächste Reiz zu einem Zeitpunkt, bevor das Rückpumpen der Kalziumionen in das sarkoplasmatische Retikulum und damit die Erschlaffung abgeschlossen ist, dann setzt die nächste Depolarisation wieder Kalziumionen frei, was bewirkt, dass die intrazelluläre Kalziumionenkonzentration höher ist als beim ersten Reiz. Damit wird auch die gesamte Verkürzung stärker als bei der ersten Zuckung. Kommen über den peripheren Nerv an die Muskelzelle viele Reize mit einer höheren Frequenz, dann steigt die intrazelluläre Kalziumionenkonzentration weiter an. Die Leistung der Kalziumpumpe erreicht nämlich, wie alle ATP-abhängigen Prozesse, ein maximales Niveau, während die Rate der Freisetzung mit der Frequenz der einlangenden Impulse zunimmt. Die Kalziumionenkonzentration wieder bestimmt das Ausmaß der Verkürzung. Ist die Frequenz der Impulse hoch genug, größer als 20 Hz, dann verschmelzen die Einzelzuckungen zu einer glatten bis zu 3 Sekunden währenden Dauerkontraktion, die **Tetanus** genannt wird. Bei einer Frequenz zwischen 5 und 20 Hz ist die Verschmelzung unvollständig, wodurch eine Klonus genannte Schüttelkontraktion zustande kommt.

> **Arbeitsweise der Skelettmuskelzelle**
> Die tetanische Dauerkontraktion ist die normale Arbeitsweise der Skelettmuskelzelle

Die maximale Frequenz der Depolarisationen, durch die es auch zur maximalen Verkürzung kommt, ist durch die Refraktärzeit limitiert. Bei zu hoher Reizfrequenz fällt der nächste Reiz in die Refraktärzeit und wird daher nicht mit einer Depolarisation und Verkürzung beantwortet, sondern erst der übernächste. Deshalb ist das maximale Ausmaß der Verkürzung mit etwa 1/3 der Ausgangslänge begrenzt. Das tatsächliche Ausmaß der Verkürzung der einzelnen Muskelzelle hängt von der Frequenz der Nervenimpulse ab, kann also zentralnervös geregelt werden.

2.3 Kontraktionsformen des Muskels

Wird die Muskelzelle, und damit der ganze Muskel, passiv gedehnt, dann gleiten die Aktin- und Myosinfilamente auseinander und es entsteht eine Spannung, ähnlich wie bei einer Spiralfeder. Ein Muskel hat also nicht nur kontraktile, sondern auch elastische Eigenschaften. Man kann daher einen Muskel auch modellhaft darstellen als je ein in Serie geschaltetes kontraktiles Element, das sich aktiv verkürzen kann, und ein elastisches Element, das passiv gedehnt werden kann und dabei Spannung entwickelt. Bei jeder aktiven Verkürzung des Muskels kann sich im Prinzip daher sowohl die Länge ändern, durch Verkürzung des kontraktilen Elementes, als auch die Spannung, durch Dehnung des elastischen Elementes. Grundsätzlich können daher fünf prototypische Kontraktionsformen beschrieben werden.

2.3.1 Isometrische Kontraktion

Hier denkt man sich den Muskel zwischen zwei unüberwindlichen Widerständen ausgespannt. Bei einer Kontraktion verkürzt sich das kontraktile Element. Da aber die Widerstände unüberwindlich sind, kommt es zu keiner Verkürzung des Muskels, d. h. die Länge bleibt gleich (= isometrisch). Dafür kommt es zu einer Dehnung des elastischen Elementes, somit zu einer Zunahme der Spannung.

Die isometrische Kontraktion kommt auch physiologischerweise nicht selten vor, entweder beim Versuch, einen unüberwindlichen Widerstand zu überwinden oder bei statischer Haltearbeit z. B. der Antigravitationsmuskeln, welche die aufrechte Haltung im Schwerefeld der Erde sichern.

2.3.2 Isotonische Kontraktion

Die Ausgangslage der isotonischen Kontraktion ist ein an einem Ende hängend fixierter Muskel, an dem am anderen Ende ein frei hängendes Gewicht angebracht ist. Dadurch besteht, schon bei Ruhelänge des kontraktilen Elementes, eine Vorspannung des elastischen Elementes. Bei der nun folgenden Verkürzung des kontraktilen Elementes ändert der Muskel die Länge, während die Spannung gleich bleibt (= isoton). Die isotonische Kontraktion kommt in dieser „reinen" Form physiologischerweise praktisch nicht vor.

2.3.3 Unterstützungszuckung

Bei dieser Kontraktionsform ist die Ausgangslage derart, dass der Muskel mit Ruhelänge und Ruhespannung an einem Ende hängend fixiert ist. Am unteren Ende ist ein Gewicht angebracht, das auf einer Unterlage ruht und kleiner ist, als der Muskel mit maximal möglicher Spannung anheben könnte. Wenn sich nun das kontraktile Element verkürzt, entsteht zunächst, wie bei einer isometrischen Kontraktion, zunehmend eine Spannung ohne Änderung der Länge; und zwar solange, bis die Spannung dem Gewicht entspricht. Ab dem Moment, bei dem die Spannung so groß ist, dass das Gewicht angehoben werden kann, erfolgt die weitere Kontraktion bis zur maximal möglichen Verkürzung des kontraktilen Elementes isotonisch. Die Unterstützungszuckung ist also eine Aufeinanderfolge von isometrischer und isotonischer Kontraktion. Je schwerer das Gewicht ist, desto mehr Kontraktion wird verbraucht, um die notwendige Spannung zu erzeugen, und desto weniger bleibt für die Verkürzung und die Bewegung des Gewichtes über, bis zum Extrem des unüberwindlichen Widerstandes bei der isometrischen Kontraktion.

Die Unterstützungszuckung ist die physiologische Kontraktionsform des Herzmuskels, mit einer isometrischen Druckanstiegsphase und einer isotonischen Austreibungsphase. Auch der Kraftverlauf bei Kontraktionen gegen den Widerstand des Mediums Wasser, beim Rudern oder Schwimmen, entspricht in etwa einer Unterstützungszuckung.

2.3.4 Anschlagszuckung

Die Ausgangssituation der Anschlagszuckung entspricht jener der isotonischen Kontraktion. Nach einem Teil der Verkürzung stößt aber das Gewicht auf ein unüberwindliches Hindernis und die Kontraktion wird isometrisch, mit zunehmender Spannung fortgesetzt. Die Anschlagszuckung ist also in etwa die Umkehrung der Unterstützungszuckung. Auch diese Kontraktionsform kann physiologischerweise vorkommen (allenfalls ist die erste Phase nicht isotonisch, sondern auxotonisch).

2.3.5 Auxotonische Kontraktion

Dabei ändern sich sowohl die Spannung als auch die Länge des Muskels ununterbrochen und gleichzeitig. Es ist dies die normale, häufigste Kontraktionsform, z. B. beim Bewegen von Gewichten im Schwerefeld der Erde oder bei der Überwindung des Widerstandes eines Gummiseiles.

Unter einer sogenannten **isokinetischen Kontraktion** versteht man eine Verkürzung mit konstanter Geschwindigkeit, unabhängig vom jeweiligen Krafteinsatz. Es ist dies keine natürlicherweise vorkommende Kontraktionsform, sondern sie ist nur mit aufwändigen Krafttrainingsmaschinen erzielbar. Mit einer kurzen Kraftanstiegsphase und einem längerem Kraftplateau ähnelt diese Kontraktionsform am ehesten der Unterstützungszuckung.

Unter mehr funktionellen Gesichtspunkten unterscheidet man noch eine **konzentrische Kontraktion**, wenn sich der Muskel während der Aktion verkürzt, weil die entwickelte Kraft größer ist als der Widerstand und eine **exzentrische Kontraktion**, wenn der Muskel trotz Kraftentwicklung gedehnt wird, weil die entwickelte Kraft geringer ist als der Widerstand.

Die **Elektromyostimulation (EMS)** ist hingegen keine eigene Kontraktionsform, sondern eine andere Art der Aktivierung des Muskels. Während physiologischerweise die Aktivierung ausgehend von der Großhirnrinde über Rückenmark und periphere Nerven bis zur motorischen Endplatte erfolgt, wird durch die EMS die Endstrecke der peripheren Nerven direkt stimuliert, so dass die Muskelkontraktion ohne Beteiligung des zentralen Nervensystems erfolgt.

2.4 Rote und weiße Muskelfasern

Jede Muskelzelle enthält alle für die Funktion spezifischen Strukturelemente:

Muskelfasertypische Strukturelemente
– Die Enzymsysteme für den aeroben Energiestoffwechsel in den Mitochondrien,
– die Enzymsysteme für den laktaziden und alaktaziden anaeroben Energiestoffwechsel im Sarkoplasma,
– die Myofibrillen, die kontraktilen Elemente der Muskelzelle.

Allerdings gibt es unterschiedliche funktionelle und morphologische Spezialisierungen.

2.4.1 Rote Muskelfasern

Sie sind besonders gut für den aeroben Energiestoffwechsel ausgerüstet, d. h. sie sind besonders gut mit Mitochondrien ausgestattet und enthalten außerdem im Sarkoplasma einen roten Farbstoff, der chemisch und funktionell dem Hämoglobin ähnelt und für diesen Fasertyp namensgebend ist: das **Myoglobin**. Es ist ebenfalls in der Lage, O_2 reversibel zu binden, und stellt dem aeroben Stoffwechsel daher eine schnell verfügbare O_2-Reserve zur Verfügung. Da die Ausstattung an Myofibrillen geringer ist, ist die Kontraktionsgeschwindigkeit niedriger, weshalb diese Fasern auch langsam zuckende oder **Typ-I-Fasern** oder – mit einem englischen Ausdruck – slow twitch (ST)-Fasern genannt werden. Sie sprechen schon auf eine geringe nervale Reizintensität an, weshalb sie bei geringer Intensität bevorzugt eingesetzt werden. Ihre Stärke sind oftmalige Kontraktionen mit jeweils geringer Kraftentwicklung und mit möglichst vollständiger aerober Energiebereitstellung und somit geringer Ermüdung.

2.4.2 Weiße Muskelfasern

Der andere Muskelfasertyp ist besser mit Myofibrillen sowie mit den Enzymen des anaeroben Stoffwechsels ausgestattet und daher besonders gut für die kräftige und schnelle Kontraktion ausgerüstet. Da er kein Myoglobin enthält, ist er im Farbton heller (deshalb auch weiße Muskelfaser). Nach der funktionellen Spezialisierung heißen die weißen Fasern auch schnell zuckende oder **Typ-II-Fasern** bzw. fast twitch (FT)-Fasern. Sie brauchen höhere nervale Reizintensitäten, um aktiviert zu werden, und werden daher erst bei höherer Belastungsintensität eingesetzt.

Innerhalb der weißen Fasern gibt es noch drei Untergruppen: FT_a-, FT_b- und FT_c-Fasern (bzw.: Typ II_a, Typ II_b und Typ II_c). Dabei tendieren die FT_a-Fasern in ihrer funktionellen Charakteristik etwas in Richtung roter Fasern, während bei den FT_b-Fasern die Eigenschaften der schnellen Zuckung am ausgeprägtesten sind. Die FT_c-Fasern liegen mit ihren Eigenschaften dazwischen, können aber, bei entsprechender Beanspruchung, in die eine oder andere Richtung ausdifferenziert werden.

In der sportmedizinischen Literatur herrscht vielfach die Meinung vor, dass die Verteilung von FT- und ST-Fasern bei jedem Menschen genetisch vorgegeben ist und durch Training nicht verändert werden kann, dass es also keine Umwandlung von roten in weiße Fasern und umgekehrt gibt. Dem steht aber zunächst entgegen, dass es eindeutige experimentelle Belege dafür gibt, dass sowohl einzelne Fasern von einem in den anderen Typ umgewandelt werden können, als auch in einzelnen Muskeln die vorherrschende Faserverteilung verändert werden kann (Buller, Eccles et al. 1960; Pette und Staron 1997; Mujika und Padilla 2001; Steinacker, Wang et al. 2002). Dabei stellt sich als entscheidend für die Determinierung als rote oder weiße Muskelfaser die Art der Innervation bzw. die Art der Beanspruchung heraus. Wird eine Muskelfaser regelmäßig, z. B. einmal pro Sekunde, mit geringer Intensität gereizt, dann genügen schon relativ kurze Belastungsphasen von 10–20 Minuten pro Tag, um nach einer Woche eine rote Faser entstehen zu lassen. Wird ein Skelettmuskel auf diese Weise durch drei Wochen mittels Schrittmacher behandelt, dann nimmt er sogar die physiologischen und biochemischen Charakteristika eines Herzmuskels an, dessen aerobe Kapazität die des Skelettmuskels um das 4- bis 5-fache übertrifft. Diese Möglichkeit wurde früher bei der chirurgischen Behandlung von großen Herzwandaneurysmen mittels der **Kardiomyoplastie** klinisch genutzt. Dabei wird der M. latissimus dorsi, nach einer mehrwöchigen Behandlung mit einem Schrittmacher, in den Thorax verlegt und zur Verstärkung des geschwächten Herzmuskels verwendet (Schmid, Hengstenberg et al. 2004).

Diese experimentellen und klinischen Erfahrungen werden durch molekularbiologische Untersuchungen bestätigt. Demnach hat Muskulatur an sich die inhärente Fähigkeit, sich an verschiedene Arten von Belastungen anzupassen, indem sowohl der Fasertyp als auch die Muskelmasse verändert werden kann (Williams und Kraus 2005). Dies geschieht, indem unterschiedliche Belastungen über die Aktivierung unterschiedlicher Signalketten in der Zelle die Expression unterschiedlicher Gene im Zellkern bewirken. Die jeweils exprimierten Gene steuern entweder die Synthese von Myofibrillenprotein, im Fall einer hohen mechanischen Kraftbeanspruchung mit hohem Proteinkatabolismus, oder von metabolischen Proteinen, im Fall einer längeren Belastung mit einer geringen mechanischen Kraftbeanspruchung und daher geringem Proteinkatabolismus, aber höherem Energieumsatz (Goldspink 2003). Bemerkenswert ist auch die molekularbiologische Bestätigung des Umstandes, dass die Proteinsynthese im Muskel und damit die Entwicklung des Trainingseffektes erst nach der Belastung in der Erholungsphase abläuft (Pilegaard, Ordway et al. 2000).

Das typische Ausdauertraining, nämlich zyklische Bewegungsformen mit geringem Krafteinsatz über längere Zeit, kann also die Umbildung von weißen in rote Fasern auslösen. Dies lässt sich z. B. bei einem Gewichtheber beobachten, der nach Beendigung seiner aktiven Laufbahn auf Radfahren umsattelt. Die wichtigste Bedingung, um weiße Fasern auszubilden, ist zunächst die Nichtbeanspruchung, da unter diesen Bedingungen kein Myoglobin gebildet wird. Daher weisen überraschenderweise Patienten mit chronischen Erkrankungen, z. B. der Lunge, die sich über viele Jahre nur wenig bewegen, einen gegenüber gesunden Personen erhöhten Anteil an weißen Fasern in der Muskulatur der Beine auf (Whittom, Jobin et al. 1998). Natürlich sind die weißen Fasern dieser Patienten schwach, d. h. sie enthalten weniger Myofibrillen. Um weiße kräftige Fasern mit reichlich Myofibrillen zu erhalten, bedarf es dazu noch eines adäquaten Belastungsreizes in Form eines Krafttrainings. Dies sind kurze, 40–60 Sekunden dauernde, hoch intensive Aktivierungen mit Kontraktion bis zur Erschöpfung, und langen nachfolgenden Pausen. Der aerobe Stoffwechsel wird dabei nur wenig beansprucht.

Zusätzliche Ausdauerbelastungen der oben geschilderten Art verhindern trotz der intensiven Aktivierungen die Ausbildung von weißen Fasern und prägen trotz der kräftigen Kontraktionen den roten Fasertypus. Für die Praxis bedeutet das, dass die Ausbildung von weißen Fasern trotz eines an sich geeigneten Trainings durch ein begleitendes Ausdauertraining mindestens be-, wenn nicht gänzlich verhindert wird. Hingegen wird die Ausbildung von roten Fasern durch ein begleitendes Krafttraining nicht behindert. Bei parallel durchgeführtem Ausdauer- und Krafttraining, wie das für viele Ausdauersportarten typisch ist, ist also der Ausdauerreiz der dominierende. Es kann trotz des begleitenden Krafttrainings die maximal mögliche Ausdauer entwickelt werden und die erworbene Kraft wirkt sich positiv auf die sportliche Ausdauerleistung aus (Hoff, Gran et al. 2002; Paavolainen, Hakkinen et al. 2003). Für Kraftsport, aber auch z. B. Sprint (100-m-Lauf), ist hingegen ein begleitendes umfangreiches Ausdauertraining für die Entwicklung der maximalen Kraft oder Schnelligkeit hinderlich.

Richtig ist sicher, dass es innerhalb bestimmter Bandbreiten auch für das Faserverteilungsmuster, ebenso wie für andere Eigenschaften, individuelle genetische Vorgaben gibt. Unhaltbar ist allerdings die Annahme der Unveränderlichkeit. Die Fasern können sich innerhalb bestimmter Bandbreiten entsprechend der Art der Beanspruchung ausprägen und auch verändern. Die vorherrschende Art der Beanspruchung ist Ausdruck von individuellen psychischen Eigenschaften, wie Charaktereigenschaften und Vorlieben, auf denen z. B. die Wahl einer Sportart beruht. Da die psychischen Eigenschaften ziemlich konstant und wesentlich stärker genetisch determiniert sind als morphologische oder funktionelle Muskeleigenschaften, ist auch das Faserverteilungsmuster individuell über längere Zeit konstant. Ändert sich allerdings die vorherrschende Art der Beanspruchung radikal, wird z. B. aus einem Gewichtheber ein Straßenradfahrer, dann ändern sich sowohl die äußere Erscheinungsform des Sportlers als auch das Faserverteilungsmuster. Bei untrainierten Individuen kann die Faserzusammensetzung zwischen den Extremen 90 : 10 und 10 : 90 für rote und weiße Fasern variieren. Bei Sportlern in verschiedenen Sportarten ist diese Varianz in für die Sportart typischer Weise erheblich eingeschränkt. Eine plausible Schätzung nimmt an, dass ca. 40% der gesamten Varianz genetisch vorgegeben ist, während 60% durch Umwelteinflüsse modifizierbar ist, in erster Linie durch Training, aber auch durch andere über längere Zeit gleichbleibende körperliche Beanspruchung (Astrand, Rodahl et al. 2003). Es scheinen daher folgende Feststellungen zulässig:

> **Faserzusammensetzung**
> — Jeder Mensch ist in der Lage, seine persönliche Faserzusammensetzung zu verändern und zwar durch die langfristige Art der Beanspruchung.
> — Ein Individuum ist nicht schnell, weil es viele FT-Fasern hat, sondern das Individuum hat viele FT-Fasern, weil es „schnell ist", nämlich schnell als allgemeine Charaktereigenschaft, und weil es sich deshalb entsprechend bewegt und sich passende Sportarten aussucht.

Daher hat es sich seit der Zeit der pränatalen, intrauterinen Lebensphase, sozusagen „gewohnheitsmäßig", schnell bewegt, bei allem was es tut. Diese gewohnheitsmäßige schnelle Art sich zu bewegen, hat dann nach 10 oder mehr Jahren, wenn das Kind mit Leistungssport beginnen will und für die Talentsucher interessant geworden ist, bewirkt, dass ein höherer Anteil weißer Fasern ausgebildet worden ist. Für die Suche nach Talenten für den Sprint oder andere schnelligkeitsdominierte Sportarten sind daher nicht in erster Linie Muskelbiopsien zur Bestimmung der Faserzusammensetzung erforderlich, sondern erfahrene Trainer, die durch Beobachtung von Kindern bei der Bewegung jene suchen und finden, die sich „wie Sprinter bewegen". Würde man sich auf Muskelbiopsien verlassen, dann könnte es passieren, dass ein an sich „geborener" Sprinter fälschlicherweise, wegen eines tatsächlichen hohen Anteiles an roten Fasern, den Ausdauersportlern zugeordnet wird. In Wirklichkeit musste das Kind seit einigen Jahren mit dem marathonbegeisterten Vater mitlaufen, was den Befund erklärt. Bei neigungsgemäßem Sprint- und Sprungtraining würde sich die Dominanz der roten Fasern in wenigen Monaten zurückbilden.

2.5 Anpassung an unterschiedlichen Kraftbedarf

Wie bereits erwähnt, funktioniert die einzelne Muskelzelle nach dem Alles-oder-Nichts-Prinzip. Es ist klar, dass der ganze Skelettmuskel, als die Summe aller Muskelzellen, nicht so arbeiten kann, da sonst fein abgestimmte Bewegungen nicht möglich wären.

2.5.1 Motorische Einheiten

Das Problem wurde gelöst, indem jede einzelne Muskelzelle direkt über die motorische Endplatte und eine Nervenfaser an eine motorische Nervenzelle im Vorderhorn des Rückenmarks angebunden ist. Eine Nervenzelle bildet aber nicht nur eine, sondern mehrere Nervenfasern aus, deren jede an einer Muskelzelle eine motorische Endplatte bildet. Wenn eine Nervenzelle einen Impuls abgibt, wird daher nicht nur eine einzige Muskelzelle depolarisiert und in der Folge aktiviert, sondern alle mit ihr über Nervenfasern in Verbindung stehenden Muskelzellen. Ein derartiger Komplex bestehend aus einer Nervenzelle, die über Nervenfasern mit mehreren Muskelzellen verbunden ist, ist eine **motorische Einheit**. Die Zahl der Muskelzellen pro motorischer Einheit ist das **Innervationsverhältnis**. Es kann zwischen sechs und mehreren tausend Muskelzellen pro Nervenzelle variieren, und hängt davon ab, welche Ansprüche an die Feinbeweglichkeit der betreffenden Muskeln gestellt werden: Augen- und Fingermuskeln sind solche mit dem kleinsten Innervationsverhältnis (1:6), Rücken- oder Oberschenkelmuskeln, die viel grobe Haltearbeit verrichten müssen, sind solche mit dem größten (1:6000). Die Muskelzellen einer motorischen Einheit liegen übrigens nicht nebeneinander in einem Block, sondern sind weiträumig im Muskel verstreut, so dass sich verschiedene motorische Einheiten großräumig ineinander verschränken. Alle Muskelzellen einer motorischen Einheit sind immer vom gleichen roten oder weißen Fasertypus, ja sogar Untertyp, da ja alle von der gleichen Nervenzelle aktiviert werden und, wie oben ausführlich beschrieben, die Art der Innervation auch den Fasertypus prägt. Es kommen daher auch rote und weiße Fasern überall im Muskel gleichmäßig vermischt vor.

2.5.2 Intramuskuläre Synchronisation

Die tatsächliche Kraft, die ein ganzer Muskel letztlich entwickelt, wird über die Anzahl der aktivierten motorischen Einheiten geregelt, die jede für sich nach dem Alles-oder-Nichts-Gesetz funktioniert und das Ausmaß der Verkürzung der kontraktilen Elemente über die Frequenz der elektrischen Nervenimpulse regeln kann. Je mehr motorische Einheiten gleichzeitig erregt werden, desto mehr Kraft wird entfaltet. Diese Gleichzeitigkeit der Aktivierung wird als intramuskuläre Synchronisation bezeichnet; das Ausmaß wird in Prozent aller motorischen Einheiten angegeben und ist eine Leistung des zentralen Nervensystems. Die maximale Synchronisation ist bei völlig ungeübten Menschen mit ca. 35–40% limitiert, d. h., dass auch bei maximaler Kraftentfaltung, z. B. bei einer isometrischen Kontraktion, normalerweise nur etwas mehr als 1/3 aller motorischen Einheiten aktiviert ist. Nach ca. 2–3 Sekunden tetanischer Kontraktion, das ist, wie beschrieben, die normale Arbeitsweise der Muskelzelle, ist das Kreatinphosphat einer motorischen Einheit verbraucht und sie wird daraufhin abgeschaltet. Wird die maximale

Kontraktion fortgesetzt, dann wird aus der bis dahin ruhenden Reserve an motorischen Einheiten dafür eine andere angeschaltet, die wieder bis zu ihrer Ermüdung tetanisch kontrahiert. Bei einer maximalen isometrischen Kraftanstrengung, mit einer Synchronisation von ca. 35%, sind auf diese Weise knapp 3 Zyklen à 2–3 Sekunden möglich, so dass nach 6–8 Sekunden einer maximalen, willkürlichen, isometrischen Kontraktion der gesamte Muskel ermüdet ist. Das heißt, dass die auf der Kreatinphosphatspaltung beruhende Maximalkraft nicht mehr länger aufrechterhalten werden kann. Wird der Versuch der maximalen Kraft fortgesetzt, kommt es zu einem erheblichen Abfall der Kraft, da dann nur mehr die Leistung der Glykolyse zur Verfügung steht. Bei geringerer als maximaler (= submaximaler) Kraftanstrengung, z. B. mit 70% der Maximalkraft, ist auch eine längere Belastungszeit als 6–8 Sekunden möglich, da nicht nur die alaktazid-anaerobe Kapazität bis ca. 15 Sekunden gestreckt werden kann, sondern, bei längerer Kontraktionszeit und submaximaler Kraftentfaltung, auch die laktazid-anaerobe Kapazität zur Verfügung steht. Im auf Muskelhypertrophie ausgerichteten Krafttraining (siehe ▶ Abschn. 2.6.3 und Sektion II) wird die Belastung so gewählt, dass die gesamte anaerobe Kapazität der trainierten Muskelgruppe bis zum erschöpfungsbedingten Abbruch der Belastung binnen 40–60 Sekunden aufgebraucht wird.

2.5.3 Intramuskuläre Koordination

Für die tatsächliche Maximalkraft eines Muskels ist also, neben dem Querschnitt, auch ganz entscheidend das Ausmaß der Synchronisation verantwortlich. Daher kann, bei gleichen Dimensionen eines Muskels, die tatsächlich verfügbare Maximalkraft sehr unterschiedlich sein. Allerdings spielt, wenn es nur um die Erzielung größtmöglicher Kraft geht, die Geschwindigkeit der Rekrutierung der motorischen Einheiten, d. h. ob die maximale Synchronisation einige Zehntelsekunden früher oder später erreicht wird, keine entscheidende Rolle, z. B. bei einer Kraftübung wie Bankdrücken oder Kreuzheben (die beide zur schwerathletischen Disziplin des Kraftdreikampfs gehören). Anders ist es, wenn es um die Erzielung einer größtmöglichen Beschleunigung geht, wenn also die Endgeschwindigkeit der Bewegung leistungsbestimmend ist, also z. B. bei Wurf-, Stoß- oder Sprungdisziplinen. Dabei muss die maximale Synchronisation in möglichst kurzer Zeit erreicht werden, damit die maximale Kraft (zur Erinnerung: Kraft = Masse × Beschleunigung) über einen möglichst großen Teil des Bewegungsablaufes zur Verfügung steht.

Diese Fähigkeit der raschen Rekrutierung und das Erreichen der maximalen Synchronisation in möglichst kurzer Zeit wird intramuskuläre Koordination genannt. (Es gibt auch eine intermuskuläre Koordination; das ist das Zusammenwirken mehrerer Muskeln zu sinnvollen, zielgerichteten Bewegungen.) Auch die intramuskuläre Koordination ist eine Leistung des zentralen Nervensystems. Die Fähigkeit zur intramuskulären Koordination ist für Disziplinen entscheidend, bei denen die erzielte Leistung von der Endgeschwindigkeit der Bewegung abhängt, also z. B. beim Speerwurf in der Leichtathletik oder bei der beliebten Übung des Durchschlagens von Ziegeln mit der bloßen Hand in Kampfsportarten. Ist die intramuskuläre Koordination gut entwickelt, dann kann ein Individuum mit geringerem Muskelquerschnitt (und damit Maximalkraft) in der Frühphase des Bewegungsablaufes kurzfristig höhere Kräfte (und damit Beschleunigung) entwickeln als ein langsameres Individuum mit an sich höherer Maximalkraft, wie dies in ◘ Abb. 2.1 dargestellt ist.

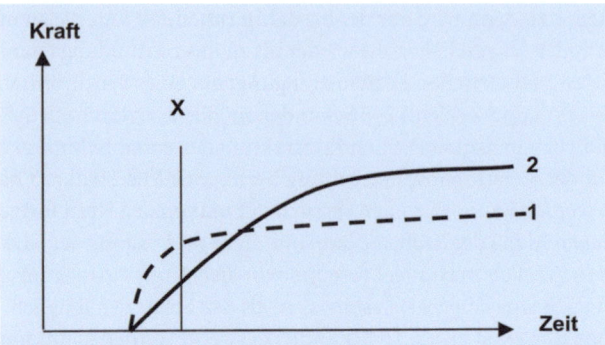

Abb. 2.1 Kraftentfaltung eines Individuums mit geringerer Maximalkraft, aber besserer intramuskulärer Koordination (1) und eines Individuums mit größerer Maximalkraft, aber schlechterer intramuskulärer Koordination (2). Zum Zeitpunkt X sind die Kraft und die Beschleunigung des schwächeren Individuums größer.

2.6 Langfristige Anpassung der Muskelkraft an Training

Zur Verbesserung der Muskelkraft sind grundsätzlich drei Wege vorstellbar:

2.6.1 Synchronisation

Die verfügbare Muskelkraft kann ohne morphologische Veränderungen des Muskels oder der einzelnen Muskelzellen erhöht werden, indem die Fähigkeit zur maximalen Synchronisation verbessert wird, wenn also statt maximal 40%, wie bei ungeübten Individuen, ≥ 50% aller motorischen Einheiten synchronisiert werden können. Hierbei handelt es sich um das Ergebnis von Lernprozessen des zentralen Nervensystems. Bei jedem Krafttraining kommt es vor allem zu Beginn, in den ersten Wochen, auch zu einem derartigen Effekt, wodurch die maximale Synchronisation auf 60–70% verbessert werden kann. Durch spezielle Formen des Krafttrainings – z. B. kurzzeitige bis eine Sekunde dauernde Belastungen mit maximaler Intensität – kann diese Fähigkeit besonders geübt werden. Es handelt sich dabei in der Regel um die Wettkampfübung in einschlägigen Sportarten, wie z. B. Gewichtheben, Kugelstoßen oder Hochsprung. Bei hochtrainierten Sportlern in derartigen Disziplinen wird eine maximale Synchronisationsfähigkeit von bis zu 90% beschrieben (Güllich und Schmidtbleicher 1999). Bei derart hohem Synchronisierungsgrad ist die mögliche Zeit der maximalen Kraftentfaltung kürzer als 6–8 Sekunden. Wird eine Teilnahme an Wettkämpfen in derartigen Sportarten nicht angestrebt, dann ist auch dieses spezielle Krafttraining zur Verbesserung der Synchronisation nicht sinnvoll bzw. überflüssig. Das betrifft z. B. den gesamten Fitnessbereich und auch das Krafttraining in Ausdauersportarten. Wegen der höheren Verletzungsgefahr ist diese Art Krafttraining in der Rehabilitation generell kontraindiziert.

2.6.2 Hyperplasie

Unter Hyperplasie ist grundsätzlich das Wachstum eines Organs durch Vermehrung der gewebetypischen Zellen durch Zellteilung zu verstehen. Die Größe des Organs nimmt dabei zu, weil es mehr Zellen gibt, die sich aber größenmäßig nicht vom Ausgangszustand unterscheiden. Zellteilungen in einem Muskel im Sinne einer Hyperplasie sind nur sehr vereinzelt bei extrem krafttrainierten und beanspruchten Muskeln beschrieben worden. Für den Normalfall, inklusive des Hochleistungssports, gilt, dass die Trainingsanpassung nicht durch Hyperplasie erfolgt, so dass auch im Verlauf eines umfangreichen langjährigen Krafttrainings die Anzahl der Muskelzellen pro Muskel unverändert bleibt.

2.6.3 Die Hypertrophie

Bei einer Hypertrophie betrifft das Wachstum die einzelnen Zellen. Auch hier kommt es zu einer Größenzunahme des Organs, weil jede einzelne Zelle an Größe zunimmt, ohne dass sich aber die Gesamtzahl der Zellen verändert. Die Hypertrophie ist der Normalfall der Anpassung des Muskels an Krafttraining. Das Wachstum besteht in der Neubildung von zusätzlichen Myofibrillen, die sich in ihrer morphologischen und funktionellen Charakteristik nicht von den schon vorhandenen unterscheiden. Es gilt also hier das gleiche Prinzip, wie es schon beim Trainingseffekt auf den Energiestoffwechsel geschildert worden ist: mehr vom Gleichen. Da jede Myofibrille gleich viel Platz einnimmt, kommt es durch das Wachstum zu einer Dickenzunahme der einzelnen Muskelzelle und daher auch des ganzen Muskels. Da 1 cm^2 des Muskelquerschnittes immer gleich viele, gleichartige Myofibrillen enthält, wenn auch nicht immer gleich viele Zellquerschnitte, ist auch die mögliche Kraft pro cm^2 Muskelquerschnitt immer gleich, egal wie dick der Muskel ist und unabhängig vom Geschlecht und Alter des Individuums (ca. 60 N oder 6 kp). Für eine bestimmte Kraftentfaltung, z. B. das Armbeugen mit 10 kg, müssen bei einem trainierten und somit dickeren Muskel weniger motorische Einheiten, allerdings mit dickeren Muskelzellen, aktiviert werden als bei einem untrainierten. Der Querschnitt aller aktivierten Muskelzellen ist in beiden Fällen gleich. Der Grad der erforderlichen Synchronisation und damit auch die notwendige Impulsgebung aus dem Gehirn sind aber beim Trainierten geringer. Das heißt, dass die Bewältigung von 10 kg subjektiv leichter fällt! Dies ist ein wichtiger Grund, das Krafttraining auch in den Fitnessbereich und in die Rehabilitation einzubauen. In der medizinischen Trainingstherapie ist Krafttraining daher immer auf Hypertrophie ausgerichtet (Muskelhypertrophietraining).

Bei Immobilität werden die nicht benötigten Myofibrillen sehr rasch wieder abgebaut: Muss ein Bein, z. B. nach einer Verletzung, ruhig gestellt werden, ist die Atrophie des M. vastus medialis bereits nach wenigen Tagen mit freiem Auge erkennbar.

Auch bei der Hypertrophie ist natürlich die Frage interessant, wodurch das Myofibrillenwachstum ausgelöst wird. Eines ist hier gewiss: Die Größe des Energieumsatzes oder die Dauer der Belastung spielen keine dem Ausdauertraining vergleichbare Rolle. Es ist bei dem Versuch, die Effekte von Ausdauer- und Krafttraining miteinander zu vergleichen, daher nicht zulässig, diese beiden völlig verschiedenen Trainingsformen auf einen gleichen Energieumsatz zu standardisieren. Pro Stunde Training hat Krafttraining immer etwa nur den halben Energieumsatz wie ein Ausdauertraining. Letzteres löst aber gar keine Hypertrophie aus.

Eine plausible Theorie bietet Zatsiorsky an (Zatsiorsky 2000), ein russischer (ehemals sowjetischer) Trainingswissenschaftler, der seit den 60er Jahren des vorigen Jahrhunderts das Training der erfolgreichen sowjetischen und bulgarischen Gewichtheber analysiert, und dessen Arbeiten, wie die der meisten Autoren der ehemaligen Sowjetunion und der DDR, im Westen, und insbesondere in der Sportmedizin, leider weitgehend unbekannt sind:

> **Muskelhypertrophie**
> Der Auslöser für die Hypertrophie ist das Ausmaß des Proteinkatabolismus während der Muskelkontraktion.

Bei hoher Spannung wird durch die Kontraktion derartig viel Energie absorbiert, dass für die Proteinsynthese zu wenig zur Verfügung steht und es daher zu einem Proteinkatabolismus kommt, der dann in der Regeneration den Anabolismus auslöst. Nach dieser Theorie können drei Krafttrainingsbereiche definiert werden:

Intensitätsbereiche im Krafttraining
1. Sehr hohe, fast maximale Spannung (2–6 Wiederholungen bis zur Muskelerschöpfung): höchste Leistung, hohe Proteinabbaurate, aber kurze Einwirkzeit, somit nur mittlerer Gesamtkatabolismus und mittlerer Hypertrophieeffekt.
2. Mittlere, submaximale Spannung (7–15 Wiederholungen bis zur Muskelerschöpfung): mittlere Leistung, mittlere Proteinabbaurate, aber längere Einwirkzeit, somit hoher Gesamtkatabolismus und hoher Hypertrophieeffekt.
3. Geringe submaximale Spannung (mehr als 15 Wiederholungen bis zur Muskelerschöpfung): geringe Leistung, kein Proteinabbau, da genügend Energie sowohl für die Kontraktion als auch für die Proteinsynthese verfügbar ist. Daher keine Hypertrophie trotz langer Einwirkzeit und auch insgesamt hohem Energieumsatz.

Durch die geeigneten Kraftbelastungen werden, durch eine andere Signalkette als beim Ausdauertraining, in den Zellkernen der Muskelzelle jene Gene aktiviert, die die Synthese von Myofibrillenprotein regeln (Goldspink 1999).

Literatur

Astrand PO, Rodahl K et al. (2003) Textbook of work physiology, Human Kinetics
Buller A., Eccles C et al. (1960) Differentiation of fast and slow muscles in the cat hind limb. J. Physiol. 150: 399–416
Goldspink G (1999) Changes in muscle mass and phenotype and the expression of autocrine and systemic growth factors by muscle in response to stretch and overload. J Anat 194: 323–334
Goldspink G (2003) Gene expression in muscle in response to exercise. J Muscle Res Cell Motil 24: 121–126
Güllich A, Schmidtbleicher D (1999) Struktur der Kraftfähigkeit und ihrer Trainingsmethoden. Dtsch Z Sportmed 50: 223–234
Hoff J, Gran A et al. (2002) Maximal strength training improves aerobic endurance performance. Scand J Med Sci Sports 12(5): 288–295
Hollmann W, Hettinger T (2000) Sportmedizin. Grundlagen für Arbeit, Training und Präventivmedizin. Stuttgart New York, Schattauer Verlagsgesellschaft
Mujika I, Padilla S (2001) Muscular characteristics of detraining in humans. Med Sci Sports Exerc 33: 1297–1303
Paavolainen L, Hakkinen K et al. (2003) Explosive-strength training improves 5-km running time by improving running economy and muscle power. Scand J Med Sci Sports 13(4): 272–279
Pette D, Staron RS (1997) Mammalian skeletal muscle fiber type transitions. Int Rev Cytol 170: 143–223
Pilegaard H, Ordway GA et al. (2000) Transcriptional regulation of gene expression in human skeletal muscle during recovery from exercise. Am J Physiol Endocrinol Metab 279: E806–E814
Schmid FX, Hengstenberg C et al. (2004) Chirurgische Therapieoptionen bei schwerer Herzinsuffizienz. Dtsch Ärztebl 101: A429–435
Steinacker JM, L. Wang L et al. (2002) Strukturanpassungen des Skelettmuskels auf Training. Dtsch Z Sportmed 53(12): 354–360
Whittom F, Jobin J et al. (1998) Histochemical and morphological characteristics of the vastus lateralis muscle in patients with chronic obstructive pulmonary disease. Med Sci Sports Exerc 30: 1467–1474
Williams RS, Kraus WE (2005) Exercise and Health: Can Biotechnology Confer Similar Benefits?. PLoS Med 2, e68 https://doi.org/10.1371/journal.pmed.0020068
Zatsiorsky VL (2000) Krafttraining. Praxis und Wissenschaft. Aachen, Meyer & Meyer

Kreislauf

3.1 Blut – 58
3.1.1 Fließeigenschaften des Blutes (Hämo-Rheologie) – 59
3.1.2 Sauerstofftransport – 61
3.1.3 Kohlendioxid (CO_2)-Transport – 62
3.1.4 Pufferung – 62
3.1.5 Langfristige Anpassungen des Blutes – 63

3.2 Das Gefäßsystem – 64
3.2.1 Reaktion auf Muskeltätigkeit – 64
3.2.2 Anpassung an Ausdauertraining – 64

3.3 Das Herz – 65
3.3.1 Reaktion auf Muskeltätigkeit – 65
3.3.2 Langfristige Anpassung an Ausdauertraining – 68

Literatur – 69

© Springer-Verlag GmbH Deutschland 2018
P. Haber, *Leitfaden zur medizinischen Trainingsberatung*,
https://doi.org/10.1007/978-3-662-54321-4_3

Der Kreislauf ist ein funktionell zusammengehöriges Organsystem und besteht aus drei Einzelorganen:

> **Die drei Einzelorgane des Kreislaufs**
> — Blut
> — Gefäßsystem
> — Herz

Die Hauptaufgabe des Kreislaufs sind der Transport und die Verteilung innerhalb des Körpers. Das bezieht sich nicht nur auf die Atemgase, Nährstoffe oder Stoffwechselendprodukte, sondern auch auf Hormone, Antikörper oder Medikamente, aber auch Wärme etc.

Der unmittelbare Austausch der Atemgase zwischen einer Zelle und ihrer Umgebung durch die Zellmembran vollzieht sich hauptsächlich durch Diffusion, also ohne zusätzlichen Energiebedarf, jeweils entlang eines Konzentrations- oder Druckgefälles. (Größere Moleküle sind auf eigene Transportmechanismen angewiesen.) Das funktioniert auch sehr gut, solange die zu überwindenden Wegstrecken sehr klein sind (< 0,1 mm), also z. B. bei einzelligen Lebewesen. Über größere Diffusionswege nimmt die erforderliche Zeit aber enorm zu: Um z. B. von der Hautoberfläche 10 mm tief einzudringen, braucht ein O_2-Molekül ca. 4 Stunden. Bei großen Tieren kann die Distanz zwischen Hautoberfläche und einer Körperzelle auch in der Größenordnung von Metern liegen. Bei 2 m Distanz würde der rein diffusive Transport 50 Jahre dauern! Der Kreislauf verbindet Organe, welche über innere Oberflächen mit der Außenwelt in Kontakt stehen, mit der Zellmembran jeder einzelnen Zelle des Körpers. Der Transport erfolgt im Kreislauf nicht diffusiv, sondern konvektiv, durch Strömung. Derartige Organe mit inneren Oberflächen sind für den Stoffaustausch zwischen der Umwelt und dem eigentlichen Körperinneren zuständig. Es sind dies der Darm, der auf die Nährstoffaufnahme aus der Umwelt spezialisiert ist, die Lunge, die den Gasaustausch mit der Luft der Atmosphäre bewerkstelligt, und die Niere, deren Aufgabe die Ausscheidung in die Umwelt ist. Der Stoffaustausch zwischen der Umwelt und dem eigentlichen Körperinneren erfolgt an diesen inneren Oberflächen durch Diffusion oder einen anderen Transportvorgang, der nur auf sehr kurze Distanzen funktioniert. Im Körperinneren werden dann die Stoffe durch den Kreislauf aktiv und sehr rasch (10–20 Sekunden) mittels **Konvektion** (= Strömung) über größere Distanzen an die Körperzellen transportiert, wo der Stoffaustausch wieder durch Diffusion oder andere Transportvorgänge durch die Membran stattfindet.

Die Haut, als die äußere Oberfläche, ist natürlich auch für den Stoffaustausch zuständig. Sie ist aber mit einer Fläche von ca. 2 m^2 viel zu klein, um der Summe der Oberflächen aller Körperzellen zu entsprechen, die im Körper für den Stoffaustausch zur Verfügung stehen.

Die evolutionäre Entwicklung des Kreislaufs war die Voraussetzung für die Evolution intensiver Lebensvorgänge und großer, komplexer Organismen mit der Fähigkeit der aktiven Ortsveränderung, was die Möglichkeit zur kurzfristigen Vervielfachung des Energieumsatzes voraussetzt.

3.1 Blut

Das Blut ist, obwohl flüssig, das zentrale Organ des Kreislaufsystems. Es ist, physikalisch, eine **Suspension**: Seine Zellen, die **Erythrozyten, Leukozyten** und **Thrombozyten**, sind in Flüssigkeit, dem **Blutplasma**, suspendiert und es kann nur fließend funktionieren. Die Gesamtmenge beträgt 70–75 ml/kg, also etwa 5 Liter. 40–45% davon machen die zellulären Anteile aus (**Hämatokrit**), in der Hauptsache die Erythrozyten (5 Millionen/mm^3) und nur 1 Promille Leukozyten (5000/mm^3). Das Blut ist das funktionelle Bindeglied zwischen dem diffusiven Stoffaustausch an den Zellmembranen und den inneren Körperoberflächen der auf Stoffaustausch mit der Umwelt spezialisierten Organe (Lunge, Darm, Niere). Weitere wichtige Funktionen des Blutes sind die **Pufferung**, die besonders bei körperlicher Belastung durch die anfallende Milchsäure beansprucht wird, der Transport von Wärme zur **Thermoregulation**, die eine wesentliche Aufgabe des Kreislaufs ist, die Gerinnung und weitere Transportaufgaben, wie z. B. von Hormonen, Antikörpern u. a.

3.1.1 Fließeigenschaften des Blutes (Hämo-Rheologie)

Die Eigenschaften einer Flüssigkeit können durch das Verhältnis von **Schubspannung** und **Scherrate** beschrieben werden.

> **Schubspannung**
> Die Schubspannung ist jene Kraft, welche die Flüssigkeit zum Fließen bringt. Sie hat die Dimension des Druckes und wird in N/m^2 angegeben.

Die Strömung in einem Rohr hat ein **Strömungsprofil**: Dieser Ausdruck bedeutet, dass die Strömungsgeschwindigkeit in einem durchströmten Rohr nicht über den gesamten Querschnitt gleich schnell ist. Der Wand eines durchströmten Rohres haftet ein molekularer Flüssigkeitsfilm an, der sich, wegen der Wandhaftung, trotz der Strömung nicht bewegt und die Strömungsgeschwindigkeit 0 hat. Erst ab der nächsten Flüssigkeitsschicht gibt es tatsächlich eine Strömung, deren Geschwindigkeit gegen die Rohrmitte hin stetig zunimmt.

In der Mitte des Rohres befindet sich der zentrale **Axialfaden** der Strömung, der immer am schnellsten ist.

> **Scherrate und Viskosität**
> — DieScherrate gibt nun an, wie rasch die Geschwindigkeit vom Rand zur Mitte, also quer zur Strömung, zunimmt; daher ist ihre Dimension: Geschwindigkeit pro Weg (also m/sec/m). Da aus diesem Bruch m herausgekürzt werden kann, bleibt als Einheit der Scherrate: sec^{-1}.
> — DieViskosität ist das Verhältnis von Schubspannung und Scherrate. Sie gibt an, wie viel Schubspannung für eine Einheit Scherrate aufgebracht werden muss (also Nm^{-2} × sec).

Geringe Viskosität bedeutet, dass bereits bei geringer Schubspannung eine hohe Scherrate, d. h. eine hohe Strömungsgeschwindigkeit, auftritt, wie das für Wasser typisch ist. Eine Flüssigkeit mit hoher Viskosität ist z. B. Honig. Bei beiden handelt es sich um ideale Flüssigkeiten, die auch **Newton'sche Flüssigkeiten** genannt werden. Bei einer solchen ist die Viskosität eine konstante Größe und die Scherrate daher immer einfach proportional zur Schubspannung. Auch das Plasma ist eine derartige Newton'sche Flüssigkeit mit einer Viskosität, die nur um ein Geringes größer ist als die von Wasser. Das Vollblut hingegen ist, wie erwähnt, eine **Suspension**. Eine solche wird auch **nicht-Newton'sche** Flüssigkeit genannt, weil die Viskosität nicht konstant ist, sondern von der Scherrate abhängt. Blut ist auch **thixotrop** oder **viskoelastisch**, was heißt, dass in Abhängigkeit von der Scherrate Blut entweder viskose Eigenschaften hat, sich also wie eine Flüssigkeit verhält und bei Einwirken einer Schubspannung fließt, oder elastische Eigenschaften, was heißt, dass es sich auch wie ein fester, elastischer Körper verhält. Ein solcher reagiert auf eine Schubspannung nicht mit Fließen, sondern mit einer elastischen Verformung, und kehrt nach Wegfall der Schubspannung wieder in seine Ausgangsform zurück. Das Ausmaß der Verformung entspricht dabei der Schubspannung (Hook'sches Gesetz). Der Wechsel zwischen dem flüssigen, **Sol,** und dem festen, **Gel** genannten Zustand ist die **Thixotropie.**

Diese thixotrope Eigenschaft hat folgende Konsequenz: Wenn die Schubspannung und damit auch die Scherrate abnehmen, dann wird die Strömung nicht einfach proportional langsamer bis sie 0 wird, sondern bei Unterschreiten einer bestimmten Scherrate geht das Blut ziemlich plötzlich in den Gelzustand über und bleibt daher – ebenso plötzlich – stehen: ein Zustand, der **Stase** genannt wird. Wenn sich eine derartige Stase in einem Blutgefäß ereignet, dann kann das stehende Blut leicht gerinnen und es kommt zur Thrombenbildung. Die klinischen Folgen hängen von der Lokalisation ab, z. B. Beinvenenthrombose mit der Gefahr der Lungenembolie, des Herzinfarkts oder des Schlaganfalls.

Wenn – umgekehrt – stehendes Blut ins Fließen gebracht werden soll, dann muss zunächst eine überproportionale Schubspannung aufgebracht werden, der sogenannte **Yield pressure**, um die – eigentlich unendlich große – Viskosität des festen Zustandes zu überwinden. Blut bleibt also bei Verlangsamung der Strömung leicht stehen, kommt aber nur schwer wieder ins Fließen. Ist dies aber einmal geschehen, dann hat Blut die besondere Eigenschaft, dass, mit zunehmender Scherrate und Strömungsgeschwindigkeit, die Viskosität immer geringer wird und sich der des Plasmas annähert (Gauer 1972). Das beruht auf folgendem Phänomen: Im strömenden Blut kommt es zu einer **Phasentrennung** zwischen Plasma und Erythrozyten; die Erythrozyten sammeln sich um den schneller strömenden Axialfaden und fließen daher vorwiegend in der Mitte des Gefäßes, was als **Axialmigration** bezeichnet wird. Das Plasma fließt vorwiegend in den langsamer strömenden Randschichten. Diese Phasentrennung ist umso ausgeprägter, je schneller die Strömung und je größer die Scherrate ist mit folgenden Effekten:

> **Effekte der Phasentrennung**
> - Die dünnflüssige, erythrozytenfreie Plasmarandschicht hat die Wirkung eines Schmierfilmes, was die Strömung der Erythrozyten begünstigt.
> - Durch die Phasentrennung und die Axialmigration der Erythrozyten haben diese eine durchschnittlich höhere Geschwindigkeit als das Plasma.
> - Je schneller das Blut strömt, desto stärker wird diese Phasentrennung
> - Je schneller das Blut strömt, desto weniger Erythrozyten und desto mehr Plasma befindet sich im Blutgefäß: Der Hämatokrit nimmt ab!

85% des gesamten Blutvolumens befindet sich ständig im venösen Niederdrucksystem und nur 15% im arteriellen Hochdrucksystem. Da durch beide Anteile des Gefäßsystems pro Minute die gleiche Blutmenge fließt, muss das Blut im arteriellen Schenkel ca. 5- bis 6-mal schneller fließen als im venösen. Die Arterien sind daher deutlich weniger thromboseanfällig als die Venen.

Der Hämatokrit nimmt also umso mehr ab, je schneller das Blut fließt. Die Viskosität des Blutes nimmt proportional zum Hämatokrit zu oder ab. Das Blut ist daher auf Grund seiner rheologischen Eigenschaften in der Lage, sich **rheologisch** an eine erhöhte Fließgeschwindigkeit bei körperlicher Belastung anzupassen, indem der Hämatokrit und damit die Viskosität abnehmen. Die Anpassung des Blutes an Belastung ist also keine aktive Leistung, sondern beruht auf den immanenten rheologischen Eigenschaften einer Suspension.

Ab einem Hämatokrit von 50% steigt die Zunahme der Viskosität mit dem Hämatokrit überproportional an. Ab einem Hämatokrit von 55% wird die Viskosität so hoch, dass, wegen der erforderlichen höheren Schubspannung, die vom Herz aufgebracht werden muss, das maximale Herzminutenvolumen und damit die $\dot{V}O_{2max}$ wieder abnimmt (Böning und Maassen 2008). Vor allen bei alten Menschen kann bei erhöhten Hämatokritwerten wegen der konstant erforderlichen höheren Herzkraft ein Herzversagen drohen. (Es hat dies eine gewisse Ähnlichkeit mit dem Herzversagen als Folge einer Hypertonie.) Hochtrainierte Ausdauersportler haben eine ausgeprägte Bradykardie, die insbesondere im Schlaf auf Werte um 30/min abfallen kann. Unter diesen Bedingungen kann es, vor allem in Kapillargebieten, wo die Strömung am langsamsten ist, bei einem Hämatokrit von > 55% leichter zur Stase kommen, was einen akuten Strömungsstillstand (= Infarkt) verursachen kann.

Andererseits bedeutet ein höherer Hämatokrit, bzw. die davon abhängende Hämoglobinkonzentration, auch eine höhere O_2-Transportkapazität des Blutes. Tatsächlich besteht zwischen der Hämoglobinkonzentration und der maximalen O_2-Aufnahme ($\dot{V}O_{2max}$) (also der Ausdauerleistungsfähigkeit) ein hoher korrelativer Zusammenhang, vor allem bei verminderten Hämatokritwerten, weniger bei gesunden Personen (Böning, Christancho et al. 2004). Der optimale Kompromiss zwischen der Fließfähigkeit, die bei einem Hämatokrit von 0 am größten ist, und der O_2-Transportkapazität, die bei einem Hämatokrit von 100% am größten wäre, liegt bei einem Hämatokrit von 35%. Der normale Hämatokrit von 45% ist also bereits eine Reserve für die Belastung, da bei schneller strömendem Blut der Hämatokrit abnimmt.

3.1.2 Sauerstofftransport

Die Richtung dieses Transportes geht von der Lunge zu den Körperzellen. Der O_2 gelangt vom Alveolarraum der Lunge durch Diffusion durch die alveolokapilläre Membran in die Lungenkapillaren, wo er mit dem **Hämoglobin** der Erythrozyten eine reversible chemische Verbindung, das **Oxyhämoglobin,** eingeht.

> **Der O_2-Transport im Blut**
> - 1 g Hämoglobin, das im Erythrozyten in einer 35% wässrigen Lösung vorliegt, kann 1,33 ml O_2 binden.
> - Blut hat einen normalen Hämoglobingehalt von 15g% (das sind Gramm pro 100 ml Blut).
> - Daher kann Blut maximal 20 V% O_2 enthalten (V% = Volumen%, das sind ml pro 100 ml). 1 l arterielles Blut transportiert daher 200 ml O_2.
> - Zu einem kleinen Teil wird O_2 im Blut auch physikalisch gelöst und zwar 0,3 V% pro 100 mmHg Partialdruck (pO_2).

Der Anteil des Oxyhämoglobins am Gesamthämoglobin wird als **O_2-Sättigung** bezeichnet und in Prozent angegeben. Die O_2-Sättigung ist eine Funktion des Sauerstoffdrucks (pO_2) und bildet, graphisch dargestellt, die annähernd S-förmige **O_2-Dissoziationskurve.**

In körperlicher Ruhe entnehmen die Gewebe dem Blut für den oxidativen Stoffwechsel 5 V%, das ist die **arterio-venöse O_2-Sättigungsdifferenz (AVDO$_2$)**. Unter Belastung kann die AVDO$_2$ auf maximal 15 V% gesteigert werden. Der Hauptgrund für die Abgabe des O_2 an das Gewebe ist der niedrigere pO_2 der Zellen gegenüber dem Kapillarblut, wodurch der diffusive Gastransport ermöglicht wird. Die Notwendigkeit eines ausreichenden Diffusionsgradienten zwischen den Kapillaren und den Mitochondrien ist auch der Grund, dass der venöse pO_2 einen diesem Gradienten entsprechenden Wert nicht unterschreiten kann. Je besser aber die Diffusionsbedingungen im Muskelgewebe sind, also je höher die Kapillardichte einerseits und die Mitochondriendichte andererseits ist, desto niedriger kann auch der Diffusionsgradient sein. Damit kann auch der venöse (postkapilläre) pO_2 niedriger, aber niemals Null werden. Derartige, durch Ausdauertraining bewirkte Veränderungen äußern sich daher durch eine Zunahme der maximal möglichen AVDO$_2$ bis auf äußerstenfalls 18 V%.

Unterstützt wird die Freisetzung des O_2 aus Oxyhämoglobin durch den **Bohr-Effekt**, welcher eine Erleichterung der O_2-Abgabe aus dem Hämoglobin durch Ansäuerung bedeutet. Einen ähnlichen Effekt hat die Zunahme der Temperatur und des CO_2-Partialdrucks (pCO_2); alle drei Effekte kommen vor allem bei körperlicher Belastung zum Tragen.

3.1.3 Kohlendioxid (CO_2)-Transport

Die Richtung dieses Transports geht von den Körperzellen zur Lunge. Im Gegensatz zum O_2, der in Wasser nur schlecht löslich ist, wird das CO_2 vor allem im Plasma gelöst befördert, wo es mit Wasser zu Kohlensäure reagiert. Das aus der Kohlensäure entstehende Bikarbonat (HCO_3^-) ist das für die Belastungsazidose maßgebliche Puffersystem des Blutes. In der Lunge diffundiert CO_2 in den Alveolarraum und wird abgeatmet. Die Atmung (das Atemminutenvolumen) wird durch den arteriellen pCO_2 geregelt, so dass dieser auch bei Belastung bei etwa 40 mmHg konstant bleibt. Bei höherer Belastung wird durch den Einstrom von Laktat ins Blut zusätzlich zum metabolisch gebildeten auch CO_2 aus dem Bikarbonat freigesetzt, wodurch eine stärkere Reaktion der Atmung ausgelöst wird. Der Beginn dieser Reaktion ist einer der Markierungspunkte für die anaerobe Schwelle.

3.1.4 Pufferung

Eine Flüssigkeit ist gepuffert, wenn sich ihr pH-Wert bei Zugabe einer bestimmten Menge Säure oder Lauge (H^+- oder OH^--Ionen) weniger ändert als bei reinem Wasser. Die bei Belastung entstehende Milchsäure wird vor allem durch das Bikarbonat abgepuffert. Die H^+-Ionen bilden mit dem Bikarbonat Kohlensäure, die in CO_2 und H_2O zerfällt. Das CO_2 wird über die Lunge abgeatmet. Die Menge des bei der Pufferung verbrauchten Bikarbonats kann mit der arteriellen Blutgasanalyse bestimmt werden. Das Basendefizit (die Differenz zwischen dem BaseExess unter Belastung und dem Ruhewert) entspricht in etwa der Laktatkonzentration. Die Blutgasanalyse kann daher auch alternativ zur direkten Messung der Laktatkonzentration zur Beurteilung der Belastungsazidose herangezogen werden (zur arteriellen Blutgasanalyse siehe auch: Haber 2013).

Die übrigen Puffersysteme (Hämoglobin-, Protein- und Phosphatpuffer) spielen bei der für die körperliche Belastung typischen metabolischen Azidose nur eine geringere Rolle.

3.1.5 Langfristige Anpassungen des Blutes

- **Der Trainingseffekt**

Der Trainingseffekt besteht in einer Vermehrung des Blutvolumens, das normalerweise ca. 4–5 l beträgt, auf maximal 7–8 l, ohne Änderung der Zusammensetzung, d. h. der Hämatokrit und die Hämoglobinkonzentration bleiben gleich, so dass sich an der pro Liter Blut transportierten O_2-Menge nichts ändert. Ebenso bleiben auch die Protein- und die Bikarbonatkonzentration gleich. Aber die Gesamtmengen, und damit auch die entsprechenden Transport- und Pufferkapazitäten, nehmen entsprechend dem Blutvolumen um bis zu 100% zu. Einen leistungssteigernden Effekt hat daher auch die Vermehrung des Blutvolumens durch Bluttransfusionen (Blutdoping). Die Vermehrung des Blutvolumens hat auch eine Verringerung der durchschnittlichen Strömungsgeschwindigkeit bei hohen Herzminutenvolumina zur Folge: Bei einem Herzminutenvolumen von 20 l/min müssen 5 l Blut 4-mal umgewälzt werden, 7 l Blut hingegen nur 3-mal. Auch die einfache Vermehrung des zirkulierenden Volumens durch eine Infusion mit physiologischer Kochsalzlösung hat eine kurzfristige Verbesserung der $\dot{V}O_{2max}$ zur Folge (möglicherweise durch eine verbesserte diastolische Füllung des Herzens).

- **Der Höheneffekt**

Der Höheneffekt (über 2000 m Seehöhe) basiert auf dem Einfluss des verringerten O_2-Drucks in der Höhe und besteht in einer Zunahme von Hämatokrit und Hämoglobinkonzentration ohne Vermehrung des Blutvolumens. Dieser Effekt ist unabhängig vom Trainingseffekt und entsteht zusätzlich, hält allerdings nach der Rückkehr auf Meereshöhe nur wenige Tage an. Der Höheneffekt kann daher in der Regel nicht für eine Leistungssteigerung bei einem wichtigen Wettkampf nutzbar gemacht werden, wenn die Zeitspanne zwischen dem Ende des Höhenaufenthalts und dem entscheidenden Wettkampf länger als fünf Tage ist.

Eine moderne Variante des Höhentrainings folgt dem Prinzip: Trainiere unten – schlafe oben. Das heißt, dass das Training (sinnvoll ist nur Ausdauertraining) in der Ebene bzw. im Tal durchgeführt wird, und die restliche Zeit des Tages und der Nacht in der Höhe verbracht wird. Vereinfacht wird das durch spezielle Häuser, in denen ein der Höhe entsprechender Unterdruck erzeugt wird, in denen Sportler wohnen und schlafen und die nur zum Training verlassen werden. Eine weitere Vereinfachung sind Schlafzelte (für zu Hause), in denen ein Unterdruck erzeugt werden kann. Aber auch die umgekehrte Variante, normal schlafen und leben und nur das Training in einer simulierten Höhe absolvieren, scheint den Trainingseffekt kurzfristig zu verstärken (Levine und Stray-Gundersen 1997; Bailey, Davies et al. 1998; Geiser, Vogt et al. 2001). Insgesamt scheint es aber keine wirklich überzeugenden wissenschaftlichen Belege für die Wirksamkeit von irgendeiner Form von Höhentraining auf die sportliche Leistung zu geben.

- **Erytropoetin**

Erytropoetin ist ein Hormon, das von der Niere gebildet wird und die Bildung von Erythrozyten fördert. Unter seinem Einfluss kommt es zu einer Zunahme von Hämatokrit und Hämoglobinkonzentration, was die Transportkapazität für O_2 und damit die Leistungsfähigkeit erhöht. Erytropoetin wird unter dem Einfluss eines erniedrigten pO_2 im arteriellen Blut vermehrt gebildet und ist für die Ausbildung des Höheneffektes zuständig. (Der Mangel an Erytropoetin ist für die Entwicklung der Anämie bei chronisch nierenkranken Patienten verantwortlich.) Erytropoetin kann auch für Dopingzwecke missbraucht werden. Wenn bei übermäßiger Zufuhr der

Hämatokrit stark ansteigt, kann das besonders bei hochtrainierten Ausdauersportlern gefährlich werden. Bei einer ausgeprägten Trainingsbradykardie kann die Herzfrequenz, vor allem im Schlaf, bis unter 30/min abfallen. Das bedeutet, dass es zwischen zwei Herzschlägen zu Pausen von über zwei Sekunden kommt mit einer beträchtlichen Strömungsverlangsamung gegen Ende der Diastole. Dies kann bei Hämatokritwerten von > 55% zur Stase führen, mit entsprechenden klinischen Folgen (z. B. einen Herzinfarkt).

3.2 Das Gefäßsystem

Die Gefäße sind das Röhrensystem, in dem das Blut zirkuliert. Funktionell unterscheidet man das arterielle Hochdrucksystem für den Transport des arterialisierten Blutes von der linken Herzkammer zu den Geweben (Blutdruck: 120/80 mmHg), das Kapillarsystem, in dem der Stoffaustausch mit den Körperzellen stattfindet, und das venöse Niederdrucksystem, zu dem auch der gesamte Lungenkreislauf gehört, für den Transport von den Geweben zur Lunge (Blutdruck in der Lungenschlagader: 30/15 mmHg).

3.2.1 Reaktion auf Muskeltätigkeit

Die letzten, schon sehr kleinen arteriellen Verzweigungen vor dem Übergang in das Kapillarsystem werden Arteriolen genannt. Sie haben eine vergleichsweise muskelstarke Gefäßwand mit zirkulär angeordneten, glatten Muskelfasern, die ein aktives Verengen und Erweitern des Gefäßquerschnittes ermöglichen. Bei einer Verengung wird der Strömungswiderstand erhöht und die Durchblutung des dahinterliegenden Kapillargebietes entsprechend vermindert. Eine Erweiterung der Arteriolen erhöht die Durchblutung des betreffenden Gefäßgebietes. Während körperlicher Belastung wird auf diese Weise vor allem die Durchblutung des Magen-Darmtraktes stark vermindert und die Zirkulation in die arbeitende Muskulatur umgeleitet. Im Ruhezustand durchströmen 25% des Herzminutenvolumens von ca. 5 l die Muskulatur. Bei maximaler Belastung werden bis zu 90% des dann maximalen Herzminutenvolumens von ca. 20 l in die Muskulatur geleitet. Diese **Blutumverteilung** ist die aktive Anpassungsreaktion des Gefäßsystems auf Muskeltätigkeit.

3.2.2 Anpassung an Ausdauertraining

Unter dem Einfluss von Ausdauertraining kommt es zur Neubildung von Kapillaren in der trainierten Muskulatur. Der Auslöser für diese Neubildung ist die aktive Muskelzelle selbst; nach einer entsprechenden ausdauerwirksamen Belastung beginnt die Muskelzelle nicht nur, Mitochondrienprotein zu synthetisieren, sondern auch den vaskulären endothelialen Growth (Wachstums) Faktor (VEGF), der seinerseits das Kapillarwachstum stimuliert. Die Kapillarisierung ereignet sich daher nur in den beanspruchten Muskeln und ist, wie schon erläutert, proportional zum Zuwachs an Mitochondienmasse. Die einzelnen Muskelzellen sind dann von mehr Kapillaren umgeben, was die Diffusionsbedingungen in die Zellen, vor allem zu den Mitochondrien, verbessert. Durch die Zunahme der Zahl der Kapillaren pro Muskelzelle wird die mittlere Diffusionsstrecke zwischen den Kapillaren und den Mitochondrien kürzer. Wie schon erwähnt, ist die anaerobe Schwelle das funktionsdiagnostische Korrelat für die peripher-muskuläre mittlere Diffusionsstrecke.

Auch der Gesamtgefäßquerschnitt nimmt durch den Zuwachs an Kapillaren zu, wodurch der Gefäßwiderstand entsprechend herabsetzt wird. Das ist die Voraussetzung für die Zunahme der maximalen Durchblutung bei gleichem Blutdruck.

Bei Immobilität kommt es zu einer gegenteiligen Entwicklung, nämlich der Verminderung des Kapillarvolumens, die quantitativ der Verminderung der Mitochondrienmasse entspricht.

Auch die großen Gefäße, aber nicht die Aorta, in deren Gefäßwand die elastischen Fasern dominieren, zeigen eine Anpassung an ein höheres Herzminutenvolumen: eine Vergrößerung des Gefäßdurchmessers, z. B. der A. subclavia oder der A. femoralis, je nach der hauptsächlich beanspruchten Körperregion (Huonker, Schmid et al. 2003). Dadurch wird es möglich, eine größere Strömung bei gleichem Blutdruck zu befördern. Auf Grund des Gesetzes von Hagen und Poiseuille nimmt die Strömung mit der 4. Potenz des Radius eines Rohres zu: Um eine Verdoppelung der Strömung bei gleichem Blutdruck zu ermöglichen, wie das bei hochausdauertrainierten Sportlern der Fall ist, muss daher der Radius des Gefäßes nur um ca. das 1,2-Fache vergrößert werden.

Eine wichtige Rolle bei diesen Anpassungsvorgängen spielt das **Endothel** der Arteriolen. Durch die bei hoher Strömungsgeschwindigkeit bei Muskelaktivität auftretenden Scherkräfte wird die Synthese von gefäßerweiternden Substanzen wie Stickstoffmonoxid (NO) oder Prostazyklin angeregt und die Synthese des gefäßverengenden Endothelins gehemmt (Higashi, Sasaki et al. 1999; Britten, Zeiher et al. 2000).

3.3 Das Herz

Das Herz ist der zentrale Motor des Kreislaufs, die Pumpe, die das Blut ununterbrochen, allerdings pulsatil, im Gefäßsystem zirkulieren lässt. Die jeweils vom linken und rechten Ventrikel pro Minute beförderte Blutmenge ist das **Herzminutenvolumen** (HMV), das in Ruhe ca. 4–5 l/min beträgt. Es setzt sich zusammen aus dem pro Herzschlag ausgeworfenen Blutvolumen, dem Schlagvolumen (SV), und der Herzfrequenz (HF):

$$HMV = SV \times HF \hspace{4cm} \text{Gl. 3.1}$$

Aus dem HMV und der vom Gewebe entnommenen O_2-Menge (arterio-venöse O_2-Differenz: $AVDO_2$) ergibt sich die $\dot{V}O_2$ nach der Fick'schen Formel:

$$\dot{V}O_2 = HMV \times AVDO_2 \hspace{4cm} \text{Gl. 3.2}$$

3.3.1 Reaktion auf Muskeltätigkeit

Die Reaktion des Herzens auf einen durch Muskeltätigkeit erhöhten O_2-Bedarf der Muskulatur ist die Erhöhung des HMV. Dafür stehen zwei Möglichkeiten zur Verfügung, die beide wahrgenommen werden:

Reaktion des Herzens auf Muskeltätigkeit
- Steigerung der HF
- Erhöhung des SV

Beides wird durch Katecholamine ausgelöst und geregelt. Sie wirken positiv inotrop und chronotrop, d. h. sie erhöhen sowohl die Kontraktionskraft des Herzmuskels als auch die Herzfrequenz. Die Katecholamine stammen aus den Synapsen des sympathischen Nervensystems, wo nur Noradrenalin verwendet wird, und aus dem Nebennierenmark, das sowohl Adrenalin als auch Noradrenalin in den Kreislauf abgibt. Der Frank-Starling'sche Mechanismus, d. h. die Erhöhung der Kontraktionskraft des Herzmuskels durch die Erhöhung der diastolischen Vordehnung, spielt bei der Erhöhung des HMV bei Belastung im Normalfall, d. h. bei Gesunden, keine Rolle.

- **Die Steigerung der Herzfrequenz**

Bei körperlicher Ruhe wird die HF vor allem durch das im Gehirn lokalisierte Kreislaufzentrum eingestellt, das über das vegetative Nervensystem wirkt. Eine Muskeltätigkeit wird über Sensoren an das Kreislaufzentrum (im verlängerten Rückenmark, der Medulla oblongata) gemeldet, wodurch eine sympathische Erregung ausgelöst wird. Diese bewirkt eine fast augenblickliche Zunahme der HF. Auch das Nebennierenmark schüttet unter dem Einfluss von Stressoren, wie auch Muskeltätigkeit einer ist, Katecholamine aus, die in gleicher Weise wirken. Bei körperlicher Ruhe und bei geringer Belastung kann die HF vor allem unter dem Einfluss von emotionellen Stressoren übermäßig stark ansteigen; bei höheren Belastungen, etwa ab einer HF von 120/min, stellt sich die HF aber ziemlich genau auf die Erfordernisse des Energiestoffwechsels ein und steigt daher linear mit der $\dot{V}O_2$ an.

Die HF bei jeweils gleicher Belastung ist daher gut reproduzierbar. Wird eine bestimmte Belastung beibehalten, dann hat sich die HF nach ca. 1,5–2 Minuten auf das metabolische Erfordernis eingestellt und steigt danach nicht mehr wesentlich an. Die Höhe der HF scheint mit dem Gehalt an freiem Phosphat oder Adenosin-Di-Phosphat (ADP) in der Muskelzelle korreliert zu sein, dessen Konzentration in den Muskelzellen mit zunehmender Belastung ansteigt.

Bei der Einstellung der HF auf das dem steady state entsprechende Niveau kann man daher drei Phasen unterscheiden: Unmittelbar nach Beginn der Belastung beginnt eine erste Phase, die von einem raschen Anstieg der HF gekennzeichnet ist und die vor allem nerval über das Kreislaufzentrum geregelt wird. In der zweiten Phase kommt es zu einem langsameren, metabolisch geregelten Einpendeln auf den Steady-State-Wert. Die dritte Phase ist dann die Leistungshomöostase.

Eine wichtige Rolle für die HF spielen auch die hämodynamischen Erfordernisse der Wärmeregulation, die zusätzlich zum Energiestoffwechsel abgedeckt werden müssen. Daher steigt die HF auch bei gleicher Belastung mit zunehmender Außentemperatur an.

Insgesamt kann die HF, ausgehend von Ruhewerten von 60–70/min um ca. das 3-Fache auf maximale Werte von 180–200/min bei erschöpfender Belastung gesteigert werden, wobei der Anstieg linear zur Leistung bzw. zur $\dot{V}O_2$ ist. Diese Maximalwerte sind für die Spezies Homo sapiens typisch und daher unabhängig vom Geschlecht und von der Leistungsfähigkeit. Die maximale HF nimmt allerdings mit dem Alter um etwa einen Schlag/Jahr ab und kann mit folgender Formel geschätzt werden

$$\text{maximale HF} = 220 - \text{Alter [Jahre]} \qquad \text{Gl. 3.3}$$

- **Die Steigerung des Schlagvolumens**

Im Ruhezustand beträgt das SV pro Ventrikel ca. 50 ml/m² (Körperoberfläche: das ist der SV-Index), das sind ca. 70–80 ml, je nach Körpergröße. Das entspricht nicht der gesamten Blutmenge, die sich am Ende der Diastole im linken Ventrikel befindet, sondern ca. 50–70% davon (die

3.3 · Das Herz

Auswurffraktion). Unter Belastung kommt es durch die Zunahme der Kontraktionskraft, unter dem Einfluss der Katecholamine, zu einer Zunahme des SV um ca. 50% auf etwa 105–120 ml, verbunden mit einer Abnahme des enddiastolischen Volumens; die Auswurffraktion nimmt also etwas zu und das (gesunde) Herz wird bei Belastung etwas kleiner. Das maximale SV wird schon bei mittlerer Belastung erreicht und nimmt bei weiterer Steigerung der Belastung nicht weiter zu. Wegen des Laplace'schen Gesetzes nimmt mit dem Ventrikelradius die myokardiale Wandspannung bei gleichem Ventrikeldruck ab, was sich günstig auf den O_2-Bedarf des Myokards auswirkt. Den gleichen Effekt der Abnahme der Wandspannung hat die Zunahme der Wanddicke als Folge der Abnahme des Ventrikelradius.

- **Die Steigerung des Herzminutenvolumens**

Da die HF gegenüber dem Ruhewert um etwa das 3-Fache gesteigert werden kann und das SV um etwa das 1,5-Fache, ist eine Steigerung des HMV um maximal das 4,5-fache, von 4,5 auf ca. 20 l/min möglich. Der Anstieg des HMV ist zur Leistung bzw. zur $\dot{V}O_2$ linear proportional. Zusammen mit der Zunahme der $AVDO_2$ auf maximal das 3-Fache ergibt dies nach der oben erwähnten Fick'schen Formel eine Zunahme der $\dot{V}O_2$ auf das 13,5-Fache gegenüber dem Grundumsatz.

Mit einem HMV von 20 l werden pro Minute 4 l O_2 an die Gewebe transportiert. Bei einer $AVDO_2$ von 15 V% werden davon 3 l entnommen, das entspricht der $\dot{V}O_{2max}$.

- **Der Ventilebenenmechanismus**

Der Ausdruck Ventilebene ist die funktionelle Bezeichnung für die Trennebene zwischen den Vorhöfen (den Atria) und den Kammern (den Ventrikeln); sie wird daher auch Atrio-Ventrikular-Ebene (AV-Ebene) genannt. Die AV-Ebene enthält die AV-Klappen, die Trikuspidalklappe in der rechten Herzhälfte und die Mitralklappe in der linken. Die Bezeichnung Ventilebene bezieht sich auf die Ventilfunktion der Klappen. Der Ventilebenenmechanismus gewährleistet die vollständige diastolische Füllung der Ventrikel auch bei sehr hoher HF.

Er funktioniert folgendermaßen: Während der Systole bewegt sich die Herzspitze nicht, sie erscheint funktionell fixiert (das kann auf dem Bildschirm eines Echokardiographiegerätes beobachtet werden). Die Ventilebene, mit den während der Systole geschlossenen AV-Klappen, bewegt sich durch die Kontraktion des Myokards auf die Herzspitze zu. Dabei wird nicht nur aus den Kammern die dem SV entsprechende Blutmenge ausgetrieben, sondern es entsteht gleichzeitig, wie durch den Kolben einer Pumpe, auf das in den Vorhöfen und in den großen Venen befindliche Blut eine kräftige Sogwirkung. Dadurch wird das Blut mit der Bewegung der Ventilebene mitgenommen und in jenen räumlichen Bereich gebracht, der in der nächsten Diastole durch die Kammern eingenommen werden wird. Während der folgenden diastolischen Erschlaffung der Ventrikel werden die Kammern sozusagen dem Blut übergestülpt, das sich bereits an jenem Platz befindet, den es während der Diastole einnehmen soll. Dieses Überstülpen des Ventrikels zu Beginn der Diastole entspricht der Phase der schnellen diastolischen Füllung der Kammern, die ohne Kontraktion der Vorhöfe erfolgt; die Hauptarbeit der Füllung wird also, gleichzeitig mit der Auswurfleistung, durch die Ventrikel während der vorhergehenden Systole erledigt. Die Kontraktion der Vorhöfe erfolgt erst gegen Ende der Diastole, deutlich nach der Phase der schnellen Füllung. Der Ventilebenenmechanismus erklärt auch, dass Patienten mit Vorhofflimmern, also ohne hämodynamisch wirksame Vorhofkontraktion, dennoch keine Probleme mit der diastolischen Füllung der Ventrikel haben, auch nicht während anstrengender körperlicher Tätigkeit mit entsprechend hoher Herzfrequenz (Gauer 1972; Stegemann 1982).

3.3.2 Langfristige Anpassung an Ausdauertraining

Die häufigste Wirkung des Ausdauertrainings, die fast immer auftritt, ist die Zunahme des Tonus des N. vagus auf das Herz, wodurch es zu einer Abnahme der HF in Ruhe, der Trainingsbradykardie, kommt. Sie kann Werte von 40/min und darunter annehmen. Auch bei gleichen submaximalen Belastungen ist die HF niedriger. Die maximale HF bleibt aber im Wesentlichen unverändert, so dass die HF-Reserve, das ist die mögliche Steigerung über den Ruhewert hinaus, zunimmt.

Einen ähnlichen Effekt gibt es auch auf den arteriellen Blutdruck (RR). Durch die Zunahme des vagalen Tonus kommt es zu einer Abnahme des RR in Ruhe.

Die Anpassungsreaktionen des Gefäßsystems ermöglichen auch eine Abnahme des RR bei gleichen submaximalen Belastungen (mit gleichem HMV), während der maximale RR im auch für Untrainierte üblichen Rahmen verbleibt, allerdings bei überdurchschnittlichem maximalen HMV (und Leistung). Dieser Effekt kann therapeutisch, bei Hypertonie, genutzt werden. Bei umfangreichem Ausdauertraining kommt es auch zu einer Dickenzunahme des Myokards durch eine Hypertrophie der Herzmuskelzellen und zu einer harmonischen Vergrößerung sämtlicher Herzhöhlen. Dadurch kann sich das Volumen des Herzens im Extremfall um bis zu 100% erhöhen, nämlich von 700–800 ml (10-11 ml/kg) im Normalfall auf bis zu 1600 ml. Echokardiographisch zeigt sich, dass die Dickenzunahme des Myokards im Vergleich mit der Vergrößerung des diastolischen Durchmessers des linken Ventrikels weniger stark ausgeprägt ist. Bei dieser Größenzunahme bleibt das wichtigste funktionelle Merkmal eines gesunden Herzens, nämlich die Verkleinerung bei Belastung durch adäquates Ansprechen auf den adrenergen Antrieb, erhalten. Ein infolge einer chronischen Herzinsuffizienz vergrößertes Herz kann hingegen auf den normalen adrenergen Antrieb nicht adäquat reagieren und wird bei Belastung, infolge Inanspruchnahme des Frank-Starling'schen Mechanismus, noch größer. Bei der trainingsbedingten Größenzunahme spricht man deshalb von einer **physiologischen Hypertrophie** und einer **regulativen Dilatation** und bezeichnet das derart umgeformte Organ als **Sportherz** (Reindell, Klepzig et al. 1960). Das Sportherz ist also eine leistungsfähige Anpassung an Ausdauertraining. Allerdings sind diesbezügliche Veränderungen erst nachweisbar, wenn das Ausdauertraining mindestens drei Stunden pro Woche beträgt und die $\dot{V}O_{2max}$ mindestens 40% über dem Normalwert liegt (Urhausen und Kindermann 1987). Die Hypertrophie des Myokards beruht auf einer Dickenzunahme der einzelnen Myokardzellen, die wie die Skelettmuskelzellen quergestreift sind, mit Vermehrung von Myofibrillen, und auf einer Zunahme der Mitochondrien. Der Hypertrophie des Sportherzens sind allerdings natürliche Grenzen gesetzt; bei übermäßiger Hypertrophie würden die Diffusionswege für O_2 von den Kapillaren zu den Mitochondrien zu lang werden, wodurch der aerobe Stoffwechsel beeinträchtigt und das Myokard geschädigt werden können. Derartige Hypertrophien kommen allerdings nur bei krankhaften Zuständen, wie Klappenfehlern oder Hypertonie, vor. Die obere Grenze der physiologischen Hypertrophie ist durch das kritische Herzgewicht von ca. 500 g gegeben, das von Sportherzen niemals überschritten wird (Linzbach 1948, zit. nach Reindell, Klepzig et al. 1960).

Bei hochtrainierten Ausdauersportlern sind schon in den 50er Jahren des vorigen Jahrhunderts Herzvolumina bis zu 1600 ml bzw. bis zu 20 ml/kg gemessen worden (Reindell, Klepzig et al. 1960). Ähnlich wie bei der $\dot{V}O_{2max}$ werden diese Werte auch heute, trotz der stattgehabten Entwicklung von Training und Leistung, nicht übertroffen. Auch hier ist offensichtlich eine Grenze der morphologischen Anpassung erreicht, die nicht überschritten werden kann.

Die Zunahme der Kontraktionskraft durch die Hypertrophie in Kombination mit der Vergrößerung der Ventrikel ermöglicht, dass das SV eines hochtrainierten Sportherzens bei maximaler Belastung gegenüber einem untrainierten Herzen um bis zu 100% größer sein kann. Bei vollständiger Ausnutzung der Trainierbarkeit ergibt sich auf Grund der Sportherzentwicklung eine Verdoppelung des maximalen SV bei gleicher maximaler HF. Daher kann das maximale HMV bei hochtrainierten Ausdauersportlern um das 8- bis 10-Fache bis auf 40 l gesteigert werden. Wie erwähnt, verändert sich die Hämoglobinkonzentration des Blutes durch Training nicht, so dass 40 l arterielles Blut 8 l O_2 an die Gewebe, vor allem die Muskulatur, transportieren. Bei einer $AVDO_2$ von 16 V% werden davon 80% entnommen, was einer $\dot{V}O_{2max}$ von 6,4 l entspricht – Werte, die von Tour de France-Siegern erreicht werden. Bemerkenswert ist, dass trotz derart erhöhtem HMV der Blutdruck gegenüber Untrainierten nicht erhöht ist, weil der periphere Widerstand des Kreislaufs entsprechend abnimmt. Das beruht auf der schon erwähnten Zunahme des Durchmessers der großen Arterien und der Vermehrung der Kapillaren in der Muskulatur.

Auch für den Kreislauf gilt also insgesamt, dass seine Kapazitäten durch Training äußerstenfalls um bis zu 100% vergrößert werden können. Dieser Prozess entspricht wieder dem Prinzip: mehr vom Gleichen. In Abhängigkeit vom Training kann dieser Prozentsatz irgendwo zwischen 0 und 100% sein.

Diese Effekte sind schon seit langem bekannt und haben dazu geführt, dass Ausdauertraining schon seit den 60er-Jahren des vorigen Jahrhunderts als therapeutisches Mittel vor allem in der Rehabilitation nach Herzinfarkt eingesetzt wird.

Auch beim Kreislauf werden bei Bewegungsmangel (Immobilität) nicht benötigte Kapazitäten wieder abgebaut. Wenn nach jahrelangem Hochleistungstraining in einer Ausdauersportart der Umfang an körperlicher Bewegung auf ein Normalmaß zurückgenommen wird, kann es einige Jahre dauern, bis auch der Kreislauf und die Herzgröße wieder einen untrainierten Status erreicht haben. Eine Schädigung ist allerdings nicht zu befürchten, wohl aber Beschwerden vegetativer Art in der Zeit der raschen Umstellung (Herzklopfen, Schwindel u. a.).

Bei lang andauernder Immobilität wird auch die Morphologie und Funktion des Kreislaufs bis weit unter den Normalzustand abgebaut. Dies gilt für Gesunde ebenso wie für chronisch Kranke. Es kann daher sogar bei chronischen Kreislauferkrankungen das Ausmaß der Verminderung der Kreislauffunktion nicht automatisch und unmittelbar auf die Erkrankung zurückgeführt werden: Immer ist auch die Komponente der Immobilität, des Bewegungsmangels, zu berücksichtigen, der natürlich durch eine chronische Erkrankung ausgelöst und verstärkt werden kann.

Literatur

Bailey DM, Davies B et al. (1998) Implications of moderate altitude training for sea-level endurance in elite distance runners. Eur J Appl Physiol Occup Physiol 78: 360–368
Böning D, Christancho E et al. (2004) Hemoglobin mass and peak oxygen uptake in untrained and trained female altitude resedents. Int J Sports Med 25: 1–8
Böning D, Maassen N (2008) Wirkungsmechanismen von Erythropoetindoping. Dtsch Z Sportmed 59: 175
Britten MB, Zeiher M et al. (2000) Endothelfunktion und körperliche Aktivität. Dtsch Z Sportmed 51(4): 118–122
Gauer OH (1972) Kreislauf des Blutes. Herz und Kreislauf. W. Trautwein, O. H. Gauer und H. P. Koepchen. München, Berlin, Wien, Urban und Schwarzenberg. 3
Geiser J, Vogt M et al. (2001) Training high–living low: changes of aerobic performance and muscle structure with training at simulated altitude. Int J Sports Med 8: 579–585
Haber P (2013) Lungenfunktion und Spiroergometrie. Interpretation und Befunderstellung unter Einschluss der arteriellen Blutgase. Wien, New York, Springer Verlag
Higashi Y, Sasaki S et al. (1999) Regular Aerobic Exercise Augments Endothelium-Dependent Vascular Relaxation in Normotensive As Well As Hypertensive Subjects : Role of Endothelium-Derived Nitric Oxide. Circulation 100(11): 1194–1202
Huonker M, Schmid A et al. (2003) Size and blood flow of central and peripheral arteries in highly trained ablebodied and disabled athletes. J Appl Physiol 95(2): 685–691

Levine B, Stray-Gundersen J (1997) Living high-training low: effect of moderate-altitude acclimatization with low-altitude training on performance. J Appl Physiol 83: 102–112
Linzbach AJ (1948) Herzhypertrophie und kritisches Herzgewicht. Klin. Wschr.: 459
Reindell H, Klepzig H et al. (1960) Herz Kreislaufkrankheiten und Sport. München, Johann Ambrosius Barth
Stegemann J (1982) Leistungsphysiologie. Physiologische Grundlagen der Arbeit und des Sports. Stuttgart, Thieme
Urhausen A, Kindermann W (1987) Nichtinvasive Differentialdiagnostik vergrößerter Herzen bei Sporttreibenden. Dtsch Z Sportmed 38: 290–296

Was limitiert die aktuelle maximale O₂-Aufnahme ($\dot{V}O_{2max}$)?

Literatur – 74

Nach der Besprechung des aeroben Energiestoffwechsels in den Muskelzellen und der Funktionen des Kreislaufs können wir uns mit der unter Leistungsphysiologen diskutierten Frage befassen: Was limitiert die aktuelle $\dot{V}O_{2max}$ (auf Meereshöhe)? Ist es die Transportkapazität des Kreislaufs für O_2? Oder ist es die mitochondriale oxidative Kapazität in den peripheren Muskelzellen? (Diskussion mit entsprechender Argumentation: Saltin, Calbet et al. 2006). In der Debatte scheinen die Argumente für den Kreislauf als limitierenden Faktor zu überwiegen, wobei vor allem folgende experimentelle Ergebnisse vorgebracht werden (Basset und Howley 2000):

1. Wenn die O_2-Transportkapazität des Kreislaufs verbessert bzw. verschlechtert wird, z. B. durch Blutdoping einerseits, Hypoxie oder Beta-Blockade andererseits, dann ändert sich die $\dot{V}O_{2max}$ entsprechend.
2. Wenn die $\dot{V}O_{2max}$ mit Training zunimmt, dann in erster Linie durch eine Zunahme des maximalen Herzminutenvolumens und weniger durch die Zunahme der $AVDO_2$ (die, allerdings fälschlicherweise, als repräsentativ für die periphere oxidative Kapazität angesehen wird).

Nach meiner Auffassung greift nicht nur diese durch Experimente durchaus gestützte Sichtweise zu kurz, sondern es ist sogar die Frage falsch gestellt bzw. nicht vollständig formuliert. Obwohl Punkt 1 sicherlich richtig ist und auch die in Punkt 2 angeführten Ergebnisse sicherlich auf korrekt durchgeführten Experimenten beruhen, spiegeln sie nicht den gesamten, sehr komplexen Sachverhalt wieder. Dazu die folgenden Ausführungen:

Es ist richtig, dass Training eine Zunahme des maximalen Herzminutenvolumens (HMV_{max}) zur Folge hat. Möglich ist, wenn das Ausdauertraining nach mehrjährigem Aufbau auf 15–20 Stunden/Woche erhöht worden ist, eine ungefähre Verdoppelung des HMV_{max} von ca. 20 l/Minute bei untrainierten auf bis zu 40 l/Minute bei hochtrainierten Spitzenathleten. Unrichtig ist, dass das die einzige oder auch nur überwiegende Veränderung ist. Tatsächlich nimmt auch die Mitochondriendichte in den trainierten Muskeln eher noch stärker zu (von 3–5% des Muskelvolumens bei untrainierten bis auf 10–15% bei hochtrainierten Personen). Damit nimmt auch die Gesamtmasse an Mitochondrien zu. Wenn das nicht so wäre, dann könnte der vermehrt herangeführte O_2 gar nicht verarbeitet werden. Übrigens gilt diese Vermehrung nicht nur für die Mitochondrienmasse, sondern auch für das Kapillarvolumen und die Erytrozytenmasse in den peripheren Muskeln.

Die $\dot{V}O_{2max}$ wächst nicht nur durch Training sondern zunächst und in erster Linie durch die Zunahme der Körpermasse. Diese Veränderungen von Funktionen und Strukturen in Abhängigkeit von der Körpermasse ist die **allometrische Variabilität**. Die Körpermasse im Bereich der Säugetiere schwankt zwischen 2 Gramm und mehreren Tonnen mit entsprechenden Veränderungen sowohl für die $\dot{V}O_{2max}$ als auch für die Mitochondrienmasse. Dennoch besteht über die ganze Gewichtsspanne eine extrem enge Korrelation zwischen der gesamten Mitochondrienmasse aller Muskeln (V_{Mit} als unabhängige Variable X) und der $\dot{V}O_{2max}$ (als abhängige Variable Y) mit einem Korrelationsfaktor von 0,996 (Weibel, Bacigalupe et al. 2004). Die Regressionsgleichung lautet:

$$\dot{V}O_{2max} = 4{,}9 * V_{Mit}^{1{,}009}$$ Gl. 4.1

Diese Beziehung ist unabhängig von der Körpermasse und besagt zweierlei:
- Die $\dot{V}O_{2max}$ ändert sich mit auffallender Genauigkeit mit der Mitochondrienmasse.
- Die $\dot{V}O_{2max}$ pro 1 ml Mitochondrienmasse ist 4,9 ml/min im gesamten Säugetierreich, unabhängig von Körpermasse und Spezies.

Das legt natürlich den Schluss schon sehr nahe, dass die $\dot{V}O_{2max}$ durch die Mitochondrienmasse der peripheren Muskulatur zwar nicht limitiert, aber determiniert ist. Das heißt, dass die oxidative mitochondriale Kapazität die funktionellen Dimensionen der O_2-liefernden Systeme bestimmt. Diese Systeme müssen auf allen Ebenen (Schlagvolumen, Kapillarvolumen, Erytrozytenvolumen) immer in der Lage sein, soviel O_2 anzuliefern, wie die Mitochondrien äußerstenfalls verarbeiten können; das Kreislaufsystem muss „vernünftig" gebaut sein (Prinzip der **Symmorphose**: Weibel, Taylor et al. 1991). Das HMV_{max} und andere Kreislaufgrößen sind also eine Funktion der Mitochondrienmasse. Aber natürlich kann die $\dot{V}O_{2max}$ ein wenig schwanken, wenn die O_2-Transportkapazität des Kreislaufs akut verändert wird, wie unter Punkt 1 oben ausgeführt.

Wenn nun die Mitochondrienmasse die funktionellen und morphologischen Dimensionen des Kreislaufs bestimmt, erhebt sich nun die Frage, wodurch die Mitochondrienmasse determiniert wird. Auch zu dieser Frage zunächst einige Erläuterungen: Neben der oben erwähnten allometrischen Variabilität gibt es in der vergleichenden Leistungsphysiologie auch die **adaptive Variabilität**. Diese beschreibt die Unterschiede in Funktionen und Strukturen bei zwei Spezies mit gleicher Körpermasse, z. B. zwischen Ziege und Hund mit einer Körpermasse von ca. 25 kg. Der Hund hat eine $\dot{V}O_{2max}$ von ca. 130 ml/kg und die Ziege von ca. 50 ml/kg. Ähnlich große Unterschiede gibt es auch in der Mitochondriendichte (V_{Mit}/Muskelvolumen), der gesamten Mitochondrienmasse oder dem Schlagvolumen (die maximale Herzfrequenz ist nur körpermassenabhängig und daher bei beiden Spezies gleich). Nur in der Korrelation zwischen dem V_{Mit} und der $\dot{V}O_{2max}$ liegen beide Spezies genau auf der gleichen Regressionsgeraden. Gibt es nun einen Grund für diese adaptiven Unterschiede zwischen Hunden und Ziegen? Zur Beantwortung dieser Frage ist die Beiziehung einer ganz anderen Art von Untersuchungen hilfreich, nämlich die Bestimmung des speziesspezifischen täglichen Energieumsatzes (mit der Methode des doppelt stabil markierten Wassers). Und hier kann man ebenfalls einen auffallenden Unterschied feststellen: Säugetiere setzen in 24 Stunden, unabhängig von der Körpermasse, in etwa das 3-Fache des Grundumsatzes um (ein Physical Activity Level (PAL) von 3) mit einer Spannweite von 2–4. Ziegen haben nun einen PAL von < 3, während Hunde einen von > 3 haben. Da der über den Grundumsatz hinausgehende Energieumsatz fast ausschließlich durch körperliche Bewegung bestimmt wird (bei Tieren größtenteils zur Nahrungsbeschaffung), bedeutet das, dass sich freilebende Hunde zur Nahrungsbeschaffung erheblich mehr bewegen müssen als freilebende Ziegen. Daraus kann man folgende Schlussfolgerung ziehen:

− Die primäre Determinante der Mitochondrienmasse und damit der möglichen $\dot{V}O_{2max}$ ist die Lebensweise bzw. der durch die Lebensweise bestimmte tägliche Bewegungsumfang und Energieumsatz.
− Die Mitochondrienmasse definiert die strukturelle und funktionelle Dimension des Kreislaufs.
− Durch akute Manipulation der O_2-Transportkapazität kann die aktuelle $\dot{V}O_{2max}$ beeinflusst werden.

Das ändert aber nichts an der grundsätzlichen Priorität der durch die Mitochondrienmasse bestimmten oxidativen Kapazität der peripheren Muskulatur. Das gilt natürlich auch für den Menschen. Die Lebensweise (also z. B. regelmäßiges Ausdauertraining oder kein Training) bestimmt die Mitochondrienmasse und diese die Dimensionen des Kreislaufs.

Ein weiteres nicht unerhebliches Argument, das für den Kreislauf als limitierenden Faktor vorgebracht wird, ist: Wenn eine kleine Muskelmasse während einer körperlichen Belastung künstlich mit einem größeren Minutenvolumen durchströmt wird, als das bei einer normalen Ganzkörperbelastung (z. B. Fahrrad- oder Laufbandergometrie) der Fall wäre, dann ist auch die

$\dot{V}O_{2max}$ dieser kleinen Muskelmasse erheblich größer als das bei einer Ganzkörperbelastung der Fall wäre. Es wird der Faktor 2–3 angegeben (ca. 40 ml/kg bei Ergometrie und ca. 100 ml/kg bei isolierter Durchblutung einer kleinen Muskelmasse). Also: Was immer der Kreislauf an O_2 antransportieren kann, wird von der Muskulatur verarbeitet und im Normalfall, also unter den Bedingungen einer „Ganzkörper- $\dot{V}O_{2max}$", ist die oxidative Kapazität der Muskulatur auf Grund der beschränkten Kreislaufkapazität nicht ausgelastet.

Auch hier ist aus meiner Sicht zu sagen, dass die Ergebnisse von ohne Zweifel korrekt und sorgfältig durchgeführten Experimenten nicht richtig interpretiert worden sind. Auch dazu einige Anmerkungen und eine einfache Kalkulation:

> **$\dot{V}O_{2max}$ bei Ergometrie und isolierter Muskeldurchblutung**
>
> Die $\dot{V}O_{2max}$ eines nicht besonders trainierten Mannes mit 75 kg ist ca. 3.000 ml/min (40 ml/kg). Der Anteil der Muskelmasse am Körpergewicht ist 40%, das sind 30 kg. Beim Laufen werden etwa 60% dieser Muskelmasse eingesetzt. Da die restlichen 40% auch bei maximaler Belastung weniger als maximal durchblutet werden, nehmen wir an, dass 80% der Muskulatur die $\dot{V}O_{2max}$ aufbringen und 20% gar nichts beitragen. Also:
> - 24 kg Muskulatur verbrauchen 2.400 ml O_2 (80% der $\dot{V}O_{2max}$ gehen in die Muskulatur).
> - Das sind 100 ml/kg Muskel, also das 2,5-Fache der „Ganzkörper"- $\dot{V}O_{2max}$.

Wir können also feststellen: Die $\dot{V}O_{2max}$ bei Ergometrie und bei isolierter Durchblutung einer kleinen Muskelmasse ist identisch. Auch bei der Ganzkörper- $\dot{V}O_{2max}$ wird die oxidative Kapazität der Muskulatur vollständig ausgelastet.

Literatur

Basset DR, Howley ET (2000) Limiting factors for maximum oxygen uptake and determinants of endurance performance. Med Sci Sports Exerc 32: 70–84

Saltin B, Calbet JAL et al. (2006) Point: In health and in a normoxic enviroment $\dot{V}O_{2max}$ is limited primarily by cardiac output and locomotor muscle blood flow Counterpoint: In health and in a normoxic enviroment $\dot{V}O_{2max}$ is not limited primarily by cardiac output and locomotor muscle blood flow. J Appl Physiol 100: 744–748

Weibel ER, Bacigalupe LD et al. (2004) Allometric scaling of maximal metabolic rate in mammals: muscle aerobic capacity as determinant factor. Respiratory Physiology & Neurobiology 140: 115–132

Weibel ER, Taylor RC et al. (1991) The concept of symmorphosis: A testable hypothesis of structure-function relationship. Proc Nation Acad Sci USA 88: 10357–10361

Lunge

5.1 Ventilation – 76

5.2 Diffusion – 77

5.3 Perfusion – 79

5.4 Langfristige Anpassung an Ausdauertraining – 79

Literatur – 80

Der Austausch der Atemgase O_2 und CO_2 zwischen jeder einzelnen Körperzelle und den anliegenden Kapillaren, die zum Kreislauf gehören, erfolgt ausschließlich durch Diffusion. Das ist ein physikalischer Vorgang, bei dem sich gasförmige oder gelöste Stoffe entlang einer Konzentrations- oder Druckdifferenz ausbreiten und der sehr gut für den Stofftransport über kurze Distanzen (Bruchteile eines Millimeters) geeignet ist. Für den Transport über größere Distanzen, z. B. von der Körperoberfläche zu einer Muskelzelle des M. psoas, ist die Diffusion ungeeignet: Ein O_2-Molekül würde für diese Distanz viele Tage bis Wochen benötigen.

Die Diffusion erfordert selbst keine Energie, ist aber auf die Aufrechterhaltung des Druckunterschiedes, des Diffusionsgradienten, angewiesen. Sie kommt zum Erliegen, wenn der Druckunterschied ausgeglichen wird, der Gradient also 0 geworden ist. Die lebenslange Aufrechterhaltung der Gradienten für O_2 und CO_2 zwischen Intrazellularraum und Kapillaren erfolgt durch den beständigen Verbrauch von O_2 und die Produktion von CO_2 in den Mitochondrien einerseits und die ebenso beständige Anlieferung von O_2 und den Abtransport von CO_2 durch den Kreislauf. Der Kreislauf wandelt den diffusiven in einen konvektiven Transport um (durch Strömung), womit größere Distanzen rasch – in Sekunden – überwunden werden können. Er bringt das venöse Blut zur Lunge, dem Organ, das auf den Gasaustausch zwischen den Lungenkapillaren und der Atmosphäre spezialisiert ist. Dieser Gasaustausch erfolgt ebenfalls durch Diffusion, durch eine wenige tausendstel mm dünne Membran, die auf der Außenseite von Luft umspült ist und an der Innenseite zu 95 % von einem Netz von Kapillaren bedeckt ist. Bei dieser Membran handelt es sich funktionell um einen speziellen Teil der Körperoberfläche, der nach der aktiven, atmenden Körpermasse dimensioniert ist und, je nach Körpergröße, etwa 80–150 m^2 beträgt. Durch die alveolare Architektur der Lunge, mit 300–500 Millionen Alveolen, wird aus dieser Oberfläche eine innere Oberfläche, die Alveolarfläche. Die Alveolarmembran trennt den Alveolarraum von den Kapillaren. Der Alveolarraum steht über die Luftleitungswege, die **Bronchien**, in offener Verbindung mit der atmosphärischen Außenluft. Da die Bronchien zu lang für einen diffusiven Gasaustausch zwischen dem Alveolarraum und der freien Atmosphäre sind, muss für diesen Zweck Luftströmung eingesetzt werden.

Die globale Aufgabe der Lunge ist die Anreicherung des von den Körpergeweben kommenden venösen Blutes mit O_2 und die Entfernung von CO_2, was insgesamt als **Arterialisierung** bezeichnet wird. Das Erfolgsorgan der Lungenatmung ist also das Blut (daher ist die arterielle Blutgasanalyse auch der umfassendste Lungenfunktionstest).

Nach diesen Ausführungen können bei der Funktion der Lunge drei Teilfunktionen unterschieden werden (zur Lungenfunktion siehe: Haber 2013):

> **Die drei Teilfunktionen der Lunge**
> — Ventilation (Belüftung des Alveolarraums)
> — Diffusion (Gasaustausch zwischen dem Alveolarraum und dem Kapillarblut)
> — Perfusion (Durchblutung der Lungenkapillaren)

5.1 Ventilation

Die Aufgabe der Ventilation ist die Belüftung des Alveolarraums mit atmosphärischer Luft. Diese enthält immer 21 % O_2 und weist daher, in Abhängigkeit vom aktuellen Luftdruck, auf Meereshöhe einen O_2-Druck (pO_2) von ca. 150 mmHg auf. Der CO_2-Druck im Alveolarraum ($pACO_2$) ist praktisch identisch mit dem arteriellen ($paCO_2$). Daher hat die Alveolarluft einen $pACO_2$ von ca. 45 mmHg und einen pAO_2 von ca. 105 mmHg (nämlich den atmosphärischen pO_2 vermindert um den $paCO_2$). Die Belüftung bewirkt einen beständigen Ersatz des in die Kapillaren abdiffundierenden O_2 und einen ebenso beständigen Abtransport des in den Alveolarraum hereindiffundierenden CO_2 in die Atmosphäre, so dass die Alveolarluft eine erstaunlich konstante Zusammensetzung aufweist. Geregelt wird die Atmung von einem Atemzentrum im Bereich des verlängerten Rückenmarks (Medulla oblongata). Im Gegensatz zur Herztätigkeit ist die Atmung über die quergestreifte Atemmuskulatur auch willkürlich beeinflussbar.

Die Ventilation funktioniert mit Hilfe der Atemmuskeln nach dem Blasebalgprinzip. Pro Atemzug werden in Ruhe ca. 0,5 l ein- oder ausgeatmet (Atemzugvolumen, V_t), mit einer Frequenz (f) von 16–20/min. Das ergibt ein Atemminutenvolumen ($\dot{V}_E = V_t \times f$) in Ruhe von 8–10 l/min.

Das maximale, willkürlich ein- oder ausatembare Luftvolumen ist die Vitalkapazität (VC), die mit einer einfachen Spirometrie bestimmt werden kann. Die Ökonomie der Atmung wird beschrieben durch das Verhältnis von Atemminutenvolumen/O_2-Aufnahme ($\dot{V}_E / \dot{V}O_2$), welches Atemäquivalent (AÄ) genannt wird und angibt, wie viel Liter Luft geatmet werden müssen, um 1 l O_2 aufzunehmen. In Ruhe hat das AÄ einen Wert von ca. 30.

■ **Die Reaktion der Ventilation auf Muskeltätigkeit**

Generell besteht die Anpassung der Ventilation in einer Steigerung des $\dot{V}_E$, wobei die Zunahme des $\dot{V}_E$ in etwa linear zur Zunahme der Belastung erfolgt. Es nimmt sowohl das V_t bis zum 3- bis 4-Fachen des Ruhewertes zu (das entspricht etwa 2/3 der Vitalkapazität) als auch die Frequenz, wobei Maximalwerte von ca. 50–60/min erreicht werden können. Es ist somit in etwa eine Verdreifachung des Ruhewertes möglich. Insgesamt kann das $\dot{V}_E$ bei maximaler Belastung um etwa das 10- bis 12-Fache auf 80–120 l/min gesteigert werden. Die Atemmuskulatur verbraucht dabei ca. 10% des aufgenommenen O_2. Das AÄ nimmt bei mittlerer Belastung auf Werte bis unter 20 ab, um bei maximaler Belastung wieder Werte von 30 und darüber zu erreichen.

Sofort nach Einsetzen einer Belastung kommt es zunächst zu einem raschen Anstieg des $\dot{V}_E$, was darauf hinweist, dass das Atemzentrum aus der Muskulatur nervöse Impulse empfängt, die augenblicklich an die Atmung weitergegeben werden. In einer weiteren Phase, nach ca. einer Minute, wird das $\dot{V}_E$ dann metabolisch geregelt, wobei es sich der Kohlendioxidausscheidung ($\dot{V}CO_2$) anpasst, so dass der $paCO_2$ konstant gehalten wird. Wird die Belastung konstant gehalten, dann stellt sich auch die Atmung auf ein Steady State ein.

5.2 Diffusion

In der Lunge erfolgt die Diffusion der Atemgase durch die alveolo-kapilläre Membran, die ein Hindernis für die Diffusion darstellen kann, allerdings de facto nur für O_2. Auch bei Lungenerkrankungen, die mit einer schweren Behinderung der Diffusion für O_2 durch die Membran einhergehen, ist die Diffusion des CO_2 nicht ernsthaft betroffen: Die Diffusionskapazität für CO_2 ist, wegen der größeren Wasserlöslichkeit des CO_2, ca. 20-mal größer als die für O_2. Die Diffusion für O_2 hängt von drei Größen ab:

> **Einflussgrößen auf die Lungendiffusion**
> 1. **Die Größe der Alveolarfläche:** Sie bestimmt die Diffusionskapazität. Da die Alveolarfläche ein Teil der Körperoberfläche und daher im Prinzip nicht veränderbar ist, ist sie eine konstante Größe. Sie kann durch Training nicht vergrößert, aber durch

krankhafte Prozesse verkleinert werden, z. B. durch eine krankhafte Zerstörung von Lungengewebe bzw. eine operative Entfernung eines Teiles der Lunge (Lobektomie bzw. Pneumektomie) oder funktionell z. B. durch nicht belüftete Alveolarbezirke bei Asthma oder chronischer Bronchitis.
2. **Die Dicke und die Durchlässigkeit der alveolo-kapillären Membran:** Auch die Membraneigenschaften werden durch Training nicht verbessert, können aber durch Krankheiten, wie z. B. interstitielle Lungenerkrankungen, verschlechtert werden.
3. **Der Druckunterschied am Anfang und am Ende der Diffusionsstrecke**, die von der alveolarseitigen Oberfläche der Membran bis zum Hämoglobin im Erythrozyten in der Lungenkapillare geht: Dieser Druckunterschied ist der **Diffusionsgradient** zwischen dem pAO_2 und dem mittleren lungenkapillären pO_2. Eine Zunahme des Gradienten beschleunigt die Diffusion. Um den Einfluss des variablen Diffusionsgradienten auszuschalten, wird die Diffusionskapazität der Lunge (D_L) daher pro mmHg des Gradienten angegeben und beträgt in Ruhe $D_L O_2$ = 40 ml O_2/min/mmHg. Da der Gradient in Ruhe ca. 10 mmHg beträgt, ist die $D_L O_2$ ca. 400 ml/min. Dabei muss angemerkt werden, dass unter Ruhebedingungen, insbesondere bei aufrechter Haltung, die Diffusionseigenschaften im oberen und unteren Drittel der Lunge funktionell stark beeinträchtigt sind. Bedingt durch die Schwerkraft ist im oberen Drittel jeweils die Belüftung gut und die Durchblutung gering, und umgekehrt, im unteren Drittel, die Belüftung gering und die Durchblutung gut. Zur optimalen Nutzung der Diffusionskapazität müssen aber sowohl die Belüftung als auch die Durchblutung gleichermaßen optimal sein.

▪ Die Diffusion unter Belastung

Unter Belastung nimmt die Diffusion der Lunge beträchtlich zu, da durch die Zunahme von Ventilation und Perfusion in der gesamten Lunge die Ungleichheiten aufgehoben werden und daher die gesamte Alveolarfläche optimal für die Diffusion genutzt werden kann (was, wie erwähnt, in Ruhe nicht der Fall ist). Es kommt daher unter Belastung zu einer Verdreifachung der $D_L O_2$ auf 120 ml O_2/min/mmHg.

Die zweite Möglichkeit, die Diffusion zu verstärken, ist die Erhöhung des Diffusionsgradienten. Bei maximaler Belastung kann der pAO_2 durch die azidosebedingte Hyperventilation auf ca. 125 mmHg ansteigen und der pO_2 des venösen Blutes (bei einer $AVDO_2$ von 16 V%) auf 20 mmHg abfallen, so dass der Diffusionsgradient auf bis zu 60 mmHg ansteigen kann. Dies ergibt dann eine maximal mögliche Diffusion von bis zu 7 l/min. Tatsächlich wird von untrainierten Personen nur etwa die Hälfte dieser Möglichkeit genützt, weil die Transportkapazität des Kreislaufs und die metabolische Kapazität der Skelettmuskulatur die maximale O_2-Aufnahme ($\dot{V}O_{2max}$) limitieren. Immerhin hat diese für den normalen Bedarf überdimensionierte Diffusionskapazität zur Folge, dass ein Mensch auch nach einer Pneumektomie, mit dem Verlust der halben Diffusionsfläche, eine normale $\dot{V}O_{2max}$ aufrecht erhalten kann (sofern ausreichende Bewegungsreize gesetzt werden).

Als rein passiver Vorgang passt sich also die Diffusion nicht aktiv an Belastung an, sondern unter Belastung werden die vorgegebenen Diffusionseigenschaften der Lunge besser ausgenützt. Dies wird durch Zunahme der Ventilation, der Perfusion und der O_2-Entnahme in der Muskulatur ermöglicht, die alle zusammen eine Optimierung des Ventilations-Perfusions-Verhältnisses und eine Zunahme des Diffusionsgradienten bewirken.

5.3 Perfusion

Die Perfusion ist eine Leistung des Kreislaufs. Das Herzminutenvolumen des Lungenkreislaufs wird nach den gleichen Prinzipien gesteigert wie das des großen Kreislaufs. Die Schlagvolumina des rechten und des linken Ventrikels sind dabei exakt aufeinander abgestimmt.

Die Aufgabe der Perfusion ist eine ähnliche wie die der Ventilation auf der anderen Seite der alveolo-kapillären Membran: Durch ständigen Zustrom des venösen und Abtransport des arterialisierten Blutes den Diffusionsgradienten aufrecht zu erhalten.

5.4 Langfristige Anpassung an Ausdauertraining

Die Lunge ist das einzige Organ der an der oxidativen ATP-Produktion beteiligten Organkette, das auf Ausdauertraining nicht mit einer Hypertrophie, nach dem Prinzip: „mehr vom Gleichen", reagiert. Die Alveolaroberfläche ist ein Teil der Körperoberfläche, der durch die alveolare Architektur ins Körperinnere verlegt worden ist, und ist daher quantitativ ausschließlich durch die Körpermasse bestimmt. Diese Feststellung gilt übrigens für alle Säugetiere: vom kleinsten lebenden Säugetier, der etruskischen Spitzmaus, bis zum Elefanten ist die Anzahl der Alveolen mit 300–500 Millionen gleich und die Alveolaroberfläche und damit die D_L nimmt in enger Abhängigkeit proportional mit der Körpermasse zu ($D_L = a*KM^1$, 1 ist der so genannte „scaling factor", der diese Proportionalität quantitativ anzeigt (Gehr, Mwangi et al. 1981)). Die $\dot{V}O_{2max}$ nimmt ebenfalls mit der Körpermasse zu, aber langsamer als die D_LO_2, mit dem scaling factor 0,8 (Weibel 1983). Bei den kleinsten Säugetieren (KM 2–3 g) wird die D_LO_2 durch die artspezifische $\dot{V}O_{2max}$ (ca. 8 metabolische Äquivalente: MET) zu 100% ausgenützt. Das bedeutet, dass bei diesen kleinen Spezies die $\dot{V}O_{2max}$ nicht trainierbar ist (sie beträgt allerdings 450 ml/kg!) und dass es in dieser „Gewichtsklasse" auch keine Arten mit stark unterschiedlicher $\dot{V}O_{2max}$ gibt. Erst bei Spezies mit größerer Körpermasse (> 1 kg) kommt es zu einem Überschuss der D_LO_2 gegenüber der $\dot{V}O_{2max}$, so dass die D_LO_2 durch die artspezifische $\dot{V}O_{2max}$ nur mehr zum Teil ausgenützt wird. Deshalb gibt es erst in diesen höheren Gewichtsklassen Spezies mit vergleichbarer Körpermasse und stark unterschiedlicher $\dot{V}O_{2max}$ (sogenannte **adaptive Paare**). So haben in der Gewichtsklasse 20–30 kg Ziegen eine $\dot{V}O_{2max}$ von ca. 10 MET ($\dot{V}O_{2max}$ = 50 ml/kg) und Hunde eine von 25 MET ($\dot{V}O_{2max}$ = 120 ml/kg/min).

Je größer die Körpermasse wird, desto größer wird auch die D_LO_2-Reserve gegenüber der $\dot{V}O_{2max}$. In der Gewichtsklasse 500 kg beträgt die $\dot{V}O_{2max}$ von Rindern 13 METs (ca. 33 ml/kg/min), die damit nur 25% ihrer D_LO_2 ausnützen. Deshalb können etwa gleich schwere Rennpferde über eine $\dot{V}O_{2max}$ von bis zu 50 METs verfügen (= 130 ml/kg) und nützen damit die vergleichbare D_LO_2 zu 100% aus.

Beim Menschen beträgt, wie erwähnt, die Diffusionsreserve 100% gegenüber einer normalen $\dot{V}O_{2max}$ oder, anders ausgedrückt, die normale $\dot{V}O_{2max}$ nützt die vorhandene D_LO_2 nur zu 50%. Das ist die allgemeine biologische Grundlage der Trainierbarkeit des Menschen.

Durch ein Ausdauertraining werden die Atemmuskeln trainiert, wodurch das maximale $\dot{V}_E$ um bis zu 100% verbessert werden kann. Ebenso ist die Transportkapazität des Kreislaufs um bis zu 100% trainierbar, schließlich kann auch die oxidative Kapazität der Skelettmuskulatur durch Training maximal verdoppelt werden. Die D_LO_2 kann hingegen nicht vergrößert werden, da durch Training weder neue Alveolen noch zusätzliche Alveolarfläche oder zusätzliche Lungenkapillaren gebildet werden. Bei hochtrainierten Ausdauersportlern wird dann äußerstenfalls die maximale Nutzung der immer schon vorhandenen Diffusionskapazität mit einer $\dot{V}O_{2max}$ von ca. 7 l/min ermöglicht.

Diese Limitierung macht sich durch einen Abfall des paO_2 bei derartigen Belastungen bemerkbar (Bachofen 1979) bzw. durch eine Verbesserung der $\dot{V}O_{2max}$ bei einer Vergrößerung des Diffusionsgradienten durch eine O_2-Anreicherung des Luftgemisches auf 26% bei Hochtrainierten, wohingegen die gleiche Manipulation bei Untrainierten keine Verbesserung bewirkt (Powers, Lawler et al. 1989). Eine $\dot{V}O_{2max}$ von ca. 7 l ist also die höchste, die für die Spezies homo sapiens möglich ist. Eine deutlich größere $\dot{V}O_{2max}$ ist, wegen der vorgegebenen, nicht trainierbaren Diffusionskapazität, nicht erreichbar. Daran würde sich auch nichts ändern, wenn der Kreislauf mehr O_2 transportieren und die Mitochondrien mehr O_2 verarbeiten könnten, weil diese Kapazitäten dann von der Lunge nicht bedient werden können. Und nicht nutzbare Strukturen werden im Körper nicht aufgebaut. Ausdauerleistungen, die eine $\dot{V}O_{2max}$ von mehr als 7 l bzw. von mehr als 90 ml/kg (ca. 80 ml/kg für Frauen) erfordern, sind daher für Menschen prinzipiell nicht möglich.

Literatur

Bachofen H (1979) Atemphysiologie. Bronchitis, Asthma, Emphysem. W. T. Ulmer. Berlin, Heidelberg, New York, Springer. 4/2: 27–98

Gehr P, Mwangi DK et al. (1981) Design of the mammalian respiratory system. V. Scaling morphometric pulmonary diffusing capacity to body mass: wild and domestic mammals. Respir Physiol 44: 61–86

Haber P (2013) Lungenfunktion und Spiroergometrie. Interpretation und Befunderstellung unter Einschluss der arteriellen Blutgase. Wien, New York, Springer Verlag

Powers SK, Lawler J et al. (1989) Effect of incomplete pulmonary gas exchange on $\dot{V}O_{2max}$. J Appl Physiol 66: 2491–2495

Weibel ER (1983) Is the lung built reasonably? the 1983 J. Burns Amberson Lecture. Am Rev Respir Dis 128: 752–760

Weitere organische Effekte von Muskelaktivität

6.1 Leber – 82

6.2 Nebenniere – 82

6.3 Zentrales Nervensystem – 82

6.4 Knochen – 82

6.5 Endokrine Funktion der Muskelaktivität – 83

Literatur – 83

© Springer-Verlag GmbH Deutschland 2018
P. Haber, *Leitfaden zur medizinischen Trainingsberatung*,
https://doi.org/10.1007/978-3-662-54321-4_6

Die Organsysteme der Kette Atmung, Kreislauf, Muskulatur, die unmittelbar mit der Muskeltätigkeit oder der Energiebereitstellung für die arbeitende Muskulatur befasst sind, entwickeln jene funktionellen und morphologischen Trainingsanpassungen, die in den bisherigen Kapiteln besprochen worden sind. Aber auch Organe außerhalb dieser Kette reagieren auf Ausdauer- und Krafttraining, weil sie zwar indirekt, aber unabdingbar an der Erbringung von körperlicher Leistung beteiligt sind oder durch Muskeltätigkeit beeinflusst werden.

6.1 Leber

Die Leber ist bekanntlich eine zentrale biochemische Anlage, in der wesentliche Prozesse des Zucker-, Fett- und Eiweißstoffwechsels während und nach Belastungen ablaufen. Die Leber wird, in Abhängigkeit vom Trainingsumfang, in ähnlicher Weise mehr belastet wie der Muskelstoffwechsel oder der Kreislauf.

Deshalb ist es nicht überraschend, dass es durch Ausdauertraining auch zu einer Hypertrophie der Leber kommt. Tatsächlich kommt es zu einer Lebervergrößerung, die quantitativ in etwa der physiologischen Herzhypertrophie entspricht (Israel und Weber 1972).

6.2 Nebenniere

Auch die Nebenniere ist, als zentrales Organ der Regelung der Stressreaktion, bei regelmäßigem Training nachhaltig durch die Produktion von Katecholaminen einerseits und Kortikoiden andererseits gefordert. Zumindest bei Ratten konnte daher nach Ausdauertraining eine Hypertrophie sowohl des Marks als auch der Rinde nachgewiesen werden (Hort 1951).

6.3 Zentrales Nervensystem

Im Gegensatz zu früheren Auffassungen ist die Anzahl der zerebralen Neuronen nicht von Geburt an festgelegt und wird nicht einfach im Laufe des Lebens langsam, aber sicher geringer. Es findet im Gegenteil eine lebenslange Neubildung von Neuronen statt, vor allem im Gebiet des Hippocampus und des präfrontalen Kortex, welche Regionen für die Gedächtnisleistung und kognitiven Funktionen zuständig sind (Spalding, Bergmann et al. 2013). Verstärkt wird diese Neurogenese und auch die Bildung von synaptischen Verbindungen (Neuroplastizität) durch regelmäßige Muskelaktivität, insbesondere vom Typ des Ausdauertrainings, da jede einzelne Belastung die Bildung von Wachstumsfaktoren, wie brain derived neurotropic factor (BDNF), vascular endothelial growth factor (VEGF) oder insulinlike growth factor (IGF1) induziert (Zimmer, Oberste et al. 2015). Diese Effekte werden allerding nach einer einzelnen Belastung rasch wieder rückgebildet. Regelmäßig wiederkehrende Belastungen, mehrmals pro Woche, bewirken aber langfristig z. B. eine Zunahme des Volumens des Hippocampus und eine Verbesserung der Gedächtnisleistung (Erickson, Voss et al. 2011). Diese Effekte erklären viele neuroprotektive Effekte regelmäßigen körperlichen Trainings.

6.4 Knochen

Die Konstanz der Knochenmasse über Jahre ist das Ergebnis einer ausgeglichenen Bilanz von Knochenabbau, durch Knochenabbauzellen (Osteoklasten), und Knochenaufbau, durch

Knochenbildungszellen (Osteoblasten). Der entscheidende Unterschied ist, dass die Osteoklasten immer aktiv sind, während die Osteoblasten durch kräftige mechanische Beanspruchung, in Form von Biegen und Stauchen, angeregt werden müssen. Fehlt diese Beanspruchung, so wird die Bilanz negativ, was zu einem Verlust an Knochenmasse und Knochendichte führt. Dies hat Osteopenie und im Extremfall Osteoporose zur Folge. Die natürlichste Form der wirksamen Beanspruchung ist der kräftige Muskelzug, wie er vor allem beim Krafttraining auftritt. Tatsächlich ist regelmäßiges Muskeltraining nicht nur in der Lage, die Muskelkraft zu verbessern, sondern auch den Knochendichteverlust, z. B. bei Frauen nach der Menopause, zu verlangsamen (Kemmler, Lauber et al. 2004) und das Risiko einer Hüftfraktur deutlich zu verringern (Michaëlsson, Olofsson et al. 2007).

6.5 Endokrine Funktion der Muskelaktivität

Fast alle Körperzellen produzieren hormonähnliche Substanzen, die Zytokine, mit Signalwirkung auf andere Zellen. Auch Muskelzellen, die Myozyten, produzieren solche, die im speziellen Fall Myokine genannt werden, von denen etwa 800 bekannt sind. Viele Myokine haben eine antiinflammatorische, entzündungshemmende Wirkung, allerdings werden solche nur von aktiven Muskelzellen produziert. Zellen des viszeralen Bauchfetts, Adipozyten, produzieren ebenfalls Zytokine, die Adipokine genannt werden. Sie haben eine proinflammatorische, entzündungsfördernde Wirkung. Bei ausreichender regelmäßiger Muskelaktivität wird durch die Wirkung der Myokine das systemische, sterile Entzündungsniveau niedrig gehalten. Fehlt regelmäßige Muskelaktivität und damit die ausreichende Myokinwirkung, so steigt das systemische Entzündungsniveau an, was sich fördernd auf viele chronische Erkrankungen auswirkt, z. B. Arteriosklerose, Diabetes II, Parkinson'sche Erkrankung u. a. (Pedersen 2011). Regelmäßiges Training, insbesondere Krafttraining, ist in der Lage, ein erhöhtes steriles systemisches Entzündungsniveau zu senken (Balducci, Zanuso et al. 2010).

Literatur

Balducci S, Zanuso S et al. (2010) Anti-inflammatory effect of exercise training in subjects with type 2 diabetes and the metabolic syndrome is dependent on exercise modalities and independent of weight loss. Nutr Metab Cardiovasc Dis 20(8): 608–617; doi: 610.1016/j.numecd.2009.1004.1015
Erickson KI, Voss MW et al. (2011) Exercise training increases size of hippocampus and improves memory. PNAS 108(7): 3017–3022
Hort W (1951) Morphologische und physiologische Untersuchungen an Ratten während eines Lauftrainings und nach dem Training. Virchows Archiv 320: 197
Israel S, Weber J (1972) Probleme der Langzeitausdauer im Sport. Leipzig, Johann Ambrosius Barth
Kemmler W, Lauber D et al. (2004) Benefits of 2 Years of Intense Exercise on Bone Density, Physical Fitness, and Blood Lipids in Early Postmenopausal Osteopenic Women Results of the Erlangen Fitness Osteoporosis Prevention Study (EFOPS). Arch Intern Med 164: 1084–1091
Michaëlsson K, Olofsson H et al. (2007) Leisure Physical Activity and the Risk of Fracture in Men. PLoS Med 4: e199
Pedersen BK (2011) Exercise-induced myokines and their role in chronic diseases. Brain Behav Immun 25(5): 811–816; doi: 810.1016/j.bbi.2011.1002.1010
Spalding KL, Bergmann O et al. (2013) Dynamics of Hippocampal Neurogenesis in Adult Humans. Cell 153 (6): 1219–1227
Zimmer P, Oberste M et al. (2015). Einfluss von Sport auf das zentrale Nervensystem – Molekulare und zelluläre Wirkmechanismen. Dtsch Z Sportmed 66(2): 42–49

Die medizinische Trainingslehre

Kapitel 7   Stresstheorie des Trainings – 89

Kapitel 8   Motorische Grundfähigkeiten – 115

Kapitel 9   Zehn allgemeine Grundregeln des Trainings – 129

Kapitel 10   Trainingsmethoden – 165

Kapitel 11   Planung des mehrjährigen Trainings von Kraft und Ausdauer in Ausdauersportarten – 193

Kapitel 12   Die Grenzen der menschlichen Leistungsfähigkeit – 221

Der Begriff „medizinische Trainingslehre" wurde 1993 kreiert und hat in die Terminologie der sportärztlichen Ausbildung in Österreich Eingang gefunden. Er ist aber in der Medizin und auch in den speziellen sportmedizinischen Lehrbüchern sonst nicht gebräuchlich und bedarf daher einer Erläuterung. Die Notwendigkeit, diesen Begriff zu kreieren, ergab sich vor allem aus dem Wunsch, der praktischen leistungsmedizinischen Tätigkeit, der **Trainingsberatung**, eine ähnliche Grundlage zu geben, wie sie die Innere Medizin z. B. in der Arzneimittellehre und die Chirurgie in der Operationslehre besitzen. Im Vordergrund der praktischen ärztlichen Tätigkeit auf dem Gebiet der Leistungsmedizin steht nicht die physiologische Forschung und auch nicht die Durchführung von leistungsdiagnostischen Tests (obwohl diese natürlich sehr wichtig sind), sondern die zufriedenstellende ärztliche Beratung, in der Regel in der Form von Tainingsempfehlungen. Dies bedeutet, dass auf der Basis der Ergebnisse der wissenschaftlichen Forschung und unter Zuhilfenahme leistungsdiagnostischer Verfahren letztlich dem Ratsuchenden qualitativ und quantitativ exakte Trainingsanweisungen gegeben werden können, wie er das Problem, das der Beratungsanlass war, lösen kann. In der Regel handelt es sich dabei darum, dass der Ratsuchende mit seiner körperlichen Leistungsfähigkeit nicht zufrieden ist. Es kann aber auch der Wunsch im Vordergrund stehen, erhöhten Blutdruck, erhöhtes Serumcholesterin oder Blutzucker therapeutisch zu beeinflussen. Es macht keinen grundsätzlichen Unterschied, ob es sich dabei um leistungssportliche Zielsetzungen oder um solche im Rahmen der medizinischen Rehabilitation handelt. Die prinzipielle Vorgangsweise der Trainingsberatung ist immer gleich. Natürlich ist die konkrete Beratung im Detail verschieden, weil mit Hilfe der Leistungsdiagnostik die allgemeinen Regeln an den individuellen Einzelfall angepasst werden. Die im Prinzip meistens richtige Empfehlung: „Machen Sie mehr Bewegung" entspricht diesem Anspruch ebenso wenig wie die undifferenzierte und meistens falsche Empfehlung, vorsichtshalber keinen Sport zu betreiben.

Die medizinische Trainingslehre ist also ein System von Gesetzmäßigkeiten und Regeln, welches die theoretische Grundlage für die zufriedenstellende leistungsmedizinische Beratung von Gesunden und Kranken darstellt. Die manchmal geäußerte Ansicht, dass es derartige Regeln für das Training nicht geben könne, weil die Menschen individuell zu verschieden sind, ist sicherlich falsch. Wenn es trotz der Individualität der einzelnen Menschen keine biologischen Gesetzmäßigkeiten gäbe, wie in der Anatomie oder der Physiologie, dann wäre die Medizin an sich nicht möglich. Die Verbesserung der körperlichen Leistungsfähigkeit durch Training ist ein natürlicher biologischer Vorgang und läuft daher unter gleichen Bedingungen immer gleich ab, unabhängig davon, ob ein Mensch diesen Ablauf kennt oder nicht. Ein Naturgesetz ist ja keine willkürlich gesetzte Vorschrift, sondern lediglich die Beschreibung eines natürlichen Vorganges. Die Beachtung der natürlichen Gesetzmäßigkeit, gleichgültig ob intuitiv oder bewusst, ist daher die Voraussetzung für den Erfolg im Training (leider keineswegs auch eine Garantie, z. B. für den sportlichen Erfolg). Die Nichtbeachtung zieht hingegen mit größter Wahrscheinlichkeit das Verfehlen des angestrebten Trainingsziels, also den Misserfolg, nach sich. Das gilt auch für medizinische Experimente mit Training, wenn, in Unkenntnis dieser Regeln, der Effekt von falsch konzipiertem Training überprüft wird.

Stresstheorie des Trainings

7.1 Begriffsbestimmung – 91

7.2 Was ist Stress? – 93

7.3 Stressreaktion – 94

7.4 Ablauf der Stressreaktion in vier Phasen – 95
7.4.1 Alarmphase – 95
7.4.2 Phase der Anpassung – 97
7.4.3 Phase der Ermüdung und/oder Erschöpfung – 98
7.4.4 Phase der Wiederherstellung und Erholung – 100

7.5 Gesundheit und Leistungsfähigkeit als ausgewogenes Verhältnis von Gegensätzen – 101
7.5.1 Gegensätze – 101
7.5.2 Verhältnismäßigkeit – 102
7.5.3 Missverhältnis – 102

7.6 Zyklus als Grundmuster für die Gestaltung des Lebens – 105
7.6.1 Zyklische Gestaltung der physischen Belastung – 105
7.6.2 Zyklische Gestaltung der psycho-emotionellen Belastungen – 105
7.6.3 Berücksichtigung der zirkadianen Rhythmik – 106
7.6.4 Berücksichtigung des Monatszyklus der Frau – 106

7.7 Exkurs: Stressmanagement – 106
7.7.1 Verminderung der Belastung – 107
7.7.2 Vermehrung der Erholung – 108
7.7.3 Steigerung der Pauseneffizienz – 108
7.7.4 Steigerung der Erholungsfähigkeit – 109

© Springer-Verlag GmbH Deutschland 2018
P. Haber, *Leitfaden zur medizinischen Trainingsberatung*,
https://doi.org/10.1007/978-3-662-54321-4_7

7.8	**Phase der Überkompensation** – 109	
7.8.1	Einige Anmerkungen zum Überkompensationszyklus – 110	
7.8.2	Einige Anmerkungen zum Trainingsprozess – 110	
7.8.3	Einige Anmerkungen zur Trainingsbelastung – 112	
	Literatur – 112	

7.1 Begriffsbestimmung

Der Terminus „medizinische Trainingslehre" besteht aus drei Anteilen:

- **Medizinisch**

Eines der Wesensmerkmale der modernen wissenschaftlichen Medizin ist, dass die diagnostische und therapeutische Vorgangsweise nicht dem Belieben des einzelnen Arztes überlassen bleibt. Sie ist durch die medizinische Regel der Kunst oder, wie man heute sagt, durch die evidenzbasierte Medizin, mehr oder weniger standardisiert, wobei diese Reglementierung auf naturwissenschaftlichen Gesetzmäßigkeiten beruht, die experimentell oder empirisch gefunden worden sind.

Zwei Punkte erscheinen maßgeblich für die sichere Anwendung medizinischer Therapien:

> **Voraussetzungen für eine sichere Therapie**
> — Die detaillierte Kenntnis ihrer Wirkung. Dieses Wissen ist maßgeblich für die Indikationsstellung.
> — Die Kenntnis der Beziehung zwischen der Dosis und der Wirkung. Dies ist entscheidend für den sicheren Einsatz einer medikamentösen oder physikalischen Therapie.

Auch für Training, wenn es ärztlich empfohlen wird, müssen derartige Kenntnisse verfügbar sein, da bei falschem Training bzw. falscher Dosis entweder Unwirksamkeit oder auch, vor allem bei chronisch kranken und/oder sehr schwachen Patienten, eine Gefährdung die Folge sein kann.

- **Training**

Im Zusammenhang mit dem medizinischen Ziel der Verbesserung der körperlichen Leistungsfähigkeit (bekanntlich wird der Begriff Training auch in anderen Zusammenhängen vielfältig verwendet) muss die Definition von Training physiologisch basiert sein und der Begriff Training muss auch von anderen Formen der körperlichen Bewegung unterschieden werden. Der Überbegriff „körperliche Bewegung" kann folgendermaßen aufgeschlüsselt werden:

> **Formen von körperlicher Bewegung**
> — **Alltagsbewegung**: Das sind die körperlichen Aktivitäten des täglichen Lebens, seien sie beruflicher Art oder der Freizeit zugeordnet. Die Alltagsbewegung ist die Variable, die maßgeblich den täglichen Energieumsatz bestimmt, meistens erheblich mehr als gelegentliche sportliche Aktivitäten.
> — **Üben**: Das ist körperliche Bewegung mit dem Ziel der Optimierung von Bewegungsabläufen auf der Basis der Verbesserung der intermuskulären und/oder intramuskulären Koordination.
> — **Training**: Das ist regelmäßige körperliche Bewegung zum Zweck der Erhaltung oder Verbesserung der Kapazität von Organfunktionen auf der Basis von organischen Wachstumsprozessen in den beanspruchten Organen.

Alle drei Formen der Bewegung können auch therapeutisch angewandt und unter dem Begriff **Bewegungstherapie** zusammengefasst werden. Alle drei Formen sind auch, bei verschiedenen Indikationen, Gegenstand ärztlicher Empfehlung. Die Alltagsbewegung z. B. bei der Kontrolle des Körperfettanteils, das Üben z. B. zum Erlernen sportlicher Bewegungstechniken oder in der

Rehabilitation nach orthopädischen oder unfallchirurgischen Interventionen. Die Empfehlungen für Training werden im Weiteren noch umfassend besprochen werden. Wegen der doch sehr unterschiedlichen Effekte und den ebenfalls sehr unterschiedlichen Methoden sollten diese drei Bewegungsformen jedoch begrifflich immer auseinandergehalten werden.

In der medizinischen Definition des Trainings sind drei wesentliche Punkte enthalten:

> **Drei wesentliche Merkmale von Training**
> 1. Regelmäßig: Das heißt wirklich, dass wirksame Trainingsbelastungen jede Woche absolviert werden müssen. Wenn das nicht zutrifft, dann werden keine nachhaltigen Verbesserungen ausgelöst und erhalten.
> 2. Beeinflussung von Organfunktionen: Genau das war immer schon Inhalt und Aufgabe medizinischer Tätigkeit mit den verschiedensten Mitteln, wie z. B. Medikamenten oder Akupunktur.
> In der medizinischen Trainingsberatung ist Training die Fortsetzung der Medizin mit einem (für die Medizin) neuen Mittel.
> 3. Auslösen von Wachstumsprozessen: Das bedeutet, dass körperliche Bewegung, die keine Wachstumsprozesse auslöst, zumindest in der Leistungsmedizin auch nicht als Training bezeichnet werden sollte.

Training findet daher in mit medizinischen Messmethoden erfassbaren Veränderungen von Morphologie und Funktion der beanspruchten Organe seinen Niederschlag und kann nicht nur zur Verbesserung der körperlichen Leistungsfähigkeit, sondern auch zur Behandlung von gestörten Organ- oder Stoffwechselfunktionen genutzt werden. Es gibt im Bereich der Sportmedizin noch eine Vielzahl anderer Definitionen für Training, aber die sind größtenteils aus dem Bereich des Leistungssports übernommen und/oder nehmen nicht auf die physiologischen Grundlagen des Trainings Bezug. Sie sind daher für eine medizinische Definition schlecht geeignet.

- **Lehre**

Medizinisches Wissen muss in eine lehr- und lernbare Form gebracht werden können. Verfahren, die nur auf Basis der Intuition anwendbar sind, für die man also keine Regeln aufstellen kann, gehören mit Sicherheit nicht zur Schulmedizin.

Die medizinische Trainingslehre muss durchaus von der Trainingslehre des Sports unterschieden werden. Der Hauptunterschied liegt in den Zielstellungen. Ziel der in der Trainingslehre des Sports zusammengefassten Maßnahmen ist die Verbesserung einer bestimmten sportlichen Leistung, also z. B. des Kugelstoßes oder des 5000-m-Laufs oder des Doppelaxels, und nicht primär die Verbesserung von Organfunktionen. Die Entwicklung von Organ- und Stoffwechselfunktionen spielt in der Trainingslehre des Sports nur insofern eine Rolle, als sie zur Erreichung dieses Zieles erforderlich ist. Bei vielen Sportarten, bei denen die motorischen Fähigkeiten Ausdauer und Kraft bestimmend für die Wettkampfleistung sind, steht das körperliche Training im Vordergrund. Bei solchen Sportarten gibt es auch wesentliche Überschneidungen mit der medizinischen Trainingslehre. Es sind daher in diesem Buch erprobte Regeln und Methoden des Trainings aus dem Leistungssport nach entsprechender Prüfung und Adaptierung und mit physiologisch begründeter Terminologie übernommen worden (es ist nicht sinnvoll, das Rad zweimal zu erfinden). Grundlegende Lehrbücher der allgemeinen Trainingslehre und auch der speziellen Trainingslehre von Sportarten wie Laufen, Schwimmen, Rudern, Radfahren, Gewichtheben oder Bodybuilding haben daher wesentlich zum Inhalt der im Folgenden präsentierten medizinischen

Trainingslehre beigetragen (Matwejew 1972; Harre 1979; Matwejew 1981; Maglischo 1982; Wilke und Madsen 1983; Bompa 1994; Zatsiorsky 2000; Schnabel, Harre et al. 2003). Bei anderen Sportarten stehen mentale Eigenschaften, Koordination (Technik) oder Taktik im Vordergrund der Wettkampfleistung. Deren Entwicklung ist ebenfalls in der sehr komplexen Trainingslehre des Sports enthalten, sie spielen aber für die medizinische Trainingslehre keine dominante Rolle. Allgemein kann man sagen, dass die medizinische Trainingslehre in einer Sportart nur insoweit eine Bedeutung haben kann, als die trainierbaren motorischen Fähigkeiten für die Wettkampfleistung bestimmend sind. (Also beim Segeln relativ wenig und beim 5000-m-Lauf relativ viel.)

7.2 Was ist Stress?

Normalerweise entspricht die Produktion von Adenosin-Tri-Phosphat (ATP) genau dem Verbrauch. Trotz ständigen ATP-Umsatzes ist daher die gerade vorhandene Menge, also die ATP-Konzentration in der Zelle, immer gleich, ebenso wie der Wasserspiegel eines Flusses trotz fließenden Wassers immer gleich bleibt. Diese Art Gleichgewicht wird dynamisches oder Fließgleichgewicht genannt bzw. mit einem dem Griechischen entlehnten Terminus Homöostase. Das homöostatische Gleichgewicht ist der Grundzustand des Organismus. Durch plötzlichen Anstieg des ATP-Verbrauches, z. B. bei Beginn einer Muskeltätigkeit, wird diese Homöostase gestört, die ATP-Konzentration in der Muskelzelle beginnt abzusinken. Dieses Absinken wird durch biologische Sensoren registriert und an eine Schaltstelle gemeldet, die eine Steigerung der ATP-Produktion veranlasst. Als Ergebnis stellt sich eine neue Homöostase ein, eine Leistungshomöostase, bei etwas erniedrigtem, aber wieder konstantem ATP-Spiegel und erhöhtem ATP-Umsatz. Die Differenz zwischen dem Ruheumsatz und dem größten Umsatz, mit dem noch ein Fließgleichgewicht hergestellt werden kann, ist die Regelbreite oder Anpassungsbreite des Regelkreises. Wird die Muskeltätigkeit eingestellt, dann wird durch die noch erhöhte ATP-Produktion die aktuelle ATP-Menge in der Zelle erhöht und anschließend, durch eine entsprechende Rückmeldung, die Produktion gedrosselt, bis die Ruhehomöostase wiederhergestellt ist.

Es handelt sich hier um einen Regelvorgang nach dem Prinzip eines negativ rückgekoppelten Regelkreises. Das heißt, dass die Regelung der Änderung der Regelgröße entgegenwirkt, die Abweichung begrenzt und das lebensnotwendige ATP in der Zelle in engen Grenzen konstant hält.

Die Energiebereitstellung in der Zelle ist auf Versorgungssysteme angewiesen, wie Kreislauf und Atmung. Sie sind einerseits Teile des ATP-Regelkreises, können aber jedes für sich auch als eigener Regelkreis dargestellt werden, von denen jeder seinerseits wieder aus Subsystemen und Subregelkreisen besteht, wie z. B. die Herzfrequenzregelung im Rahmen des Kreislaufs. Man spricht von vernetzten Regelkreisen.

Auch für andere Größen, die insgesamt das sogenannte „innere Milieu" des Organismus ausmachen, ist die Homöostase der Normalzustand, wie z. B. für die Körpertemperatur oder den Salzgehalt (Osmolarität) und Säuregrad (pH-Wert) der Körperflüssigkeiten. Auch diese Größen werden durch negativ rückgekoppelte Regelkreise innerhalb enger Grenzen konstant gehalten, obwohl sich z. B. sowohl die Umgebungstemperatur als auch die körpereigene Wärmeproduktion erheblich ändern können.

Bei hohen Außentemperaturen wird die Wärmeabgabe durch Abstrahlung und Verdunstung (Schwitzen) erhöht und die Wärmeproduktion durch Verminderung der Muskeltätigkeit (Müdigkeit) verringert. Bei niedriger Außentemperatur wird die Wärmeproduktion durch Muskelzittern erhöht und die Wärmeabgabe durch Bildung einer Gänsehaut vermindert. Die Regelzentrale ist ein Temperaturzentrum im Gehirn.

Da alle diese Anpassungs- bzw. Regelvorgänge ebenfalls ATP verbrauchen, handelt es sich um aktive Leistungen des Organismus, auch wenn sie unbewusst und unbeeinflussbar ablaufen.

Insgesamt kann man den Organismus modellhaft als ein Supersystem von vielen ineinandergreifenden und hierarchisch gegliederten Regelkreisen darstellen, deren Aufgabe die homöostatische Aufrechterhaltung des inneren Milieus ist. Die Ruhehomöostase ist der Urzustand des Organismus, wie er z. B. im Tiefschlaf besteht. Wie erwähnt, wird auch in diesem Zustand Energie umgesetzt: der Grundumsatz.

Nach diesen Erläuterungen ist jetzt eine biologische Definition von Stress möglich:

> **Definition 1 von Stress**
> Stress ist eine Störung der Ruhehomöostase.

Somit ist Stress im Prinzip alles, was den Zustand des Tiefschlafs stört. Da der Tiefschlaf als Dauerzustand weder der biologischen Realität, noch unseren Vorstellungen von Leben entspricht, bedeutet das:

> **Definition 2 von Stress**
> Stress ist das Leben selbst!

Die negative Besetzung des Wortes Stress in der Umgangssprache entspricht also keineswegs der wahren Bedeutung. Stress ist keineswegs etwas Schädliches, das es zu vermeiden gilt. Er ist, im Gegenteil, unvermeidlich, solange sich das Leben mit einer sich ändernden Umwelt auseinandersetzen muss. Jeder Störfaktor, der die Ruhehomöostase stört, heißt Stressor, also Muskeltätigkeit ebenso wie z. B. eine Änderung der Umgebungstemperatur oder eine Emotion.

7.3 Stressreaktion

Die Fähigkeit, sich durch Regelvorgänge aktiv an Änderungen und Anforderungen der Umwelt anzupassen, ist eine Voraussetzung für alle höheren Lebensformen inklusive des Menschen. Die Form, in der dies geschieht, ist die Stressreaktion. Sie ist die Antwort des Organismus auf den Stressor und hat die biologische Aufgabe, die Einstellung auf eine neue Leistungshomöostase vorzubereiten und durchzuführen. Sie ist daher entwicklungsgeschichtlich lange vor der Entstehung des Menschen als universelles biologisches Konzept ausgebildet worden. Die Natur hat die Eigenschaft, einmal gemachte und bewährte evolutionäre „Erfindungen" beizubehalten und nur zu variieren (z. B. den Bauplan des Skeletts der Wirbeltiere, mit grundlegenden Ähnlichkeiten bei Säugetieren, Vögeln oder Reptilien). Es ist daher verständlich, dass es ein allgemeines Muster der Stressreaktion gibt, das zumindest bei allen Säugetieren, inklusive des Menschen, in grundsätzlich gleicher Weise abläuft. Dieses Grundmuster ist unabhängig von der Art des Stressors. Das heißt, dass die Stressreaktion in prinzipiell gleicher Weise abläuft, ob es sich nun um einen physikalischen Stressor handelt, wie Wärme oder Kälte, oder um einen physischen, wie Muskeltätigkeit, oder um einen psychoemotionellen, wie Angst oder Freude. Natürlich sind die Details der Stressreaktion nicht in allen Fällen identisch, wie noch zu erläutern sein wird, ebenso wie Schäferhund und Pudel nicht identisch sind; beide sind jedoch unzweifelhaft Hunde.

Das Grundmuster der Stressreaktion ist wahrscheinlich mehrere hundert Millionen Jahre alt. Sie hat sich aber mit der Entwicklung der Tierwelt mitentwickelt und präsentiert sich bei den Säugetieren, inklusive des Menschen, als eine komplexe Reaktion mit deutlich erkennbarem biologischem Zweck:

> **Stressreaktion**
> Die Stressreaktion ist zuständig für die Einstellung einer Leistungshomöostase.

Dies ist sicher die Basisaufgabe, auch bei niedrigeren Lebensformen. Die Notwendigkeit, eine körperliche Leistung zu erbringen, war entwicklungsgeschichtlich meistens mit der Gefahr einer Verletzung verbunden. Verständlich wird dies, wenn man bedenkt, dass in der Natur zu den häufigsten Situationen, die einen erhöhten Energieumsatz erforderlich machen, der Kampf zählt, z. B. mit einem Beutetier oder einem Raubtier, oder die Flucht. Beide Situationen sind mit Verletzungsgefahr verbunden. Da höhere Tiere in der Lage sind, derartige Situationen vorauszusehen, z. B. durch den Geruch des Raubtieres oder durch den Anblick des Gegners, kann die Stressreaktion schon durch diese Reize und die dadurch ausgelösten Emotionen, z. B. Angst oder Zorn, gestartet werden. Da die Stressreaktion, wie erwähnt, in ihren Grundzügen stammesgeschichtlich uralt ist, ist sie ein Teil des biologischen Erbes, das die Menschheit aus dem Tierreich mitbekommen hat. Sie ist in historischen Zeiträumen (einige hundert oder tausend Jahre) ebensowenig veränderbar wie die Warmblütereigenschaft.

7.4 Ablauf der Stressreaktion in vier Phasen

Trotz aller Unterschiede im Detail, auf die noch näher eingegangen werden wird, lassen sich bei der Stressreaktion bei Säugetieren, inklusive des Menschen, deutlich vier Phasen voneinander unterscheiden, die gesetzmäßig, in immer gleicher Weise aufeinanderfolgen. Ein derartiger, immer gleicher Ablauf wird auch als Zyklus bezeichnet. Wir können daher auch vom Zyklus der Stressreaktion oder, kürzer, vom Stresszyklus sprechen (Selye 1957).

7.4.1 Alarmphase

Die erste Phase des Stresszyklus ist die Alarmphase. Sie wird in der Regel psychisch ausgelöst, durch sinnliche Wahrnehmungen und Empfindungen, wie Sehen, Hören oder Riechen, oder durch Emotionen, wie Zorn oder Freude, die aber häufig ihrerseits durch Wahrnehmungen ausgelöst werden. Die Aufgabe der Alarmreaktion ist es, den Organismus auf eine Situation vorzubereiten, in der wegen einer gesteigerten körperlichen Aktivität ein erhöhter Energieumsatz erforderlich sein wird, und in der eine Verletzung mit der Gefahr der Blutung droht. Dies wird durch die gleichzeitige und koordinierte Beeinflussung mehrerer Organsysteme erreicht.

- **Beeinflussung mehrerer Organsysteme**

- - **a) Die Atmung**

Das Atemzugvolumen und die Frequenz der Atmung werden gesteigert. Das Atemminutenvolumen wird erhöht, als Vorbereitung auf eine Steigerung der O_2-Aufnahme ($\dot{V}O_2$).

▪▪ b) Das Herz

Eine Steigerung der Kontraktionskraft des Herzmuskels, der Herzfrequenz (= Pulsfrequenz) und des Blutdrucks, führen zu einer Erhöhung des Herzminutenvolumens. Subjektiv wird dies als Herzklopfen und Herzjagen spürbar, was im Einzelfall als sehr unangenehm empfunden werden kann.

▪▪ c) Der Stoffwechsel

Die für die ATP-Produktion wesentlichen Nährstoffe Glukose und Fett bzw. Fettsäuren werden mobilisiert, erscheinen in erhöhter Konzentration im Blut und können von dort von den Muskelzellen aufgenommen und verarbeitet werden.

▪▪ d) Das Blut

Da die Blutmenge begrenzt ist (ca. 5 Liter) und durch Stress nicht vermehrt wird, wird ein großer Teil des Blutes dorthin umgeleitet, wo es gebraucht werden wird. Indem die Arteriolen in einem Stromgebiet verengt und in einem anderen erweitert werden, wird die Durchblutung des Verdauungstraktes stark gedrosselt und die Durchblutung der Muskulatur gesteigert. Außerdem wird die Funktion der Blutplättchen aktiviert, so dass sie klebrig werden und bei Verletzung eines Blutgefäßes zusammen mit dem Fibrin verklumpen und Gerinnsel bilden können (Blutgerinnung). Verletzungen von Blutgefäßen können auf diese Weise abgedichtet und eine Blutung zum Stillstand gebracht werden. Allerdings neigen die Blutplättchen in diesem Zustand auch dazu, spontan zu verklumpen. Sie bilden dann mikroskopisch kleine Gerinnsel, die mit dem strömenden Blut zirkulieren. Werden derartige Mikrogerinnsel in größerer Menge in die feinsten Verästelungen der Herzkranzgefäße geschwemmt, so können sie dort schwere Komplikationen, bis hin zum Herzkammerflimmern, auslösen, was den plötzlichen Herztod zur Folge haben kann. Sind die Herzkranzgefäße schon durch Cholesterineinlagerungen oder Verkalkungen stark verengt (koronare Herzkrankheit), kann die Zunahme der Gerinnungsneigung auch zur völligen Verstopfung durch ein größeres Gerinnsel und damit zum Herzinfarkt führen.

▪▪ e) Das Verdauungssystem

Im Zusammenhang mit der Drosselung der Durchblutung wird der Verdauungstrakt weitgehend ruhiggestellt. Dies geht hin bis zur Einstellung der Speichelproduktion, was ein Gefühl der Mundtrockenheit erzeugt. (Die Geste, vor einem Gegner auszuspucken, geht vielleicht auf die Zeit der homerischen Helden zurück, die, um dem Feind zu demonstrieren, dass der Speichelfluss keineswegs vor Angst versiegt ist, eben vor dem Gegner auszuspucken pflegten.) Eine anhaltende Drosselung der Durchblutung des Verdauungstraktes durch die geschilderte Blutumverteilung, z. B. bei Dauerläufen, kann in Einzelfällen bis zur ischämischen Kolitis (akute Dickdarmentzündung auf Grund der Mangeldurchblutung) führen, die sich in teilweise blutigen Durchfällen äußert (Riederer 1998; Cohen, Winstanley et al. 2009).

▪▪ f) Das zentrale Nervensystem

Im Rahmen der Alarmphase werden auch die Aufmerksamkeit und Konzentration gefördert. Damit steigen auch alle geistigen Leistungen, die mit diesen Eigenschaften zusammenhängen, was nicht nur für körperliche Belastungen, sondern vor allem auch bei Prüfungen, Verhandlungen oder anderen schwierigen Vorhaben von Bedeutung ist.

Alle diese Veränderungen sind sinnvoll aufeinander abgestimmt und ereignen sich im Wesentlichen gleichzeitig. Sie sind zur biologischen Vorbereitung auf eine bevorstehende physische, psycho-emotionelle und/oder geistige Leistung absolut notwendig, auch wenn sie zum Teil mit als unangenehm empfundenen Symptomen einhergehen. Diese Symptome, wie Herzklopfen,

Schwitzen oder Mundtrockenheit, werden unter den Synonymen Lampenfieber, Prüfungsfieber, Startfieber u. a. zusammengefasst.

Diese gleichzeitige und koordinierte Aktivierung wird durch zwei Informationssysteme ausgelöst:

- **Systeme zur Informationsübertragung**

- - **a) Das vegetative Nervensystem**

Dies ist ein System von Nervenverbindungen von einem Zentrum im Gehirn zu den einzelnen Organen. Es besteht aus zwei Subsystemen mit gegensätzlicher Funktion:

Der Nervus sympathicus ist der Leistungsnerv, der bei Aktivierung die Organsysteme im beschriebenen Sinne beeinflusst.

Der Nervus vagus ist der Erholungsnerv. Er bremst die Kreislauffunktionen und fördert die Funktion der Verdauung und die Abspeicherung von Nährstoffen in den Depots.

- - **b) Das Hormonsystem**

Es basiert auf der Funktion von innersekretorischen Drüsen, die Hormone in winzigen Mengen produzieren. Diese werden direkt in das Blut abgegeben, sodass sie mit dem Kreislauf an jede einzelne Körperzelle gelangen können.

Hormone sind Botenstoffe, die an die Zellen Signale übertragen und dadurch bestimmte Funktionen der Zelle auslösen.

Im Besonderen handelt es sich um die Nebennieren, die in ihrem Mark die Hormone Adrenalin und Noradrenalin produzieren. Sie werden zusammen als Katecholamine bezeichnet und sind als Stresshormone bekannt. Je stärker die Stressoren sind, desto mehr Hormone werden produziert, wobei immer deutlich mehr Noradrenalin als Adrenalin, etwa im Verhältnis 5:1, ausgeschüttet wird. Allerdings kann das Verhältnis der beiden Hormonkonzentrationen zueinander variieren, z. B. abhängig davon, ob die Stressreaktion durch Angst (mit möglicher Fluchtreaktion) oder durch Zorn (mit möglicher Angriffsreaktion) ausgelöst wird. Im ersten Fall wird die Relation zugunsten des Adrenalins verändert und im zweiten Fall zugunsten des Noradrenalins. (Dies ist ein Beispiel dafür, dass trotz der allgemeinen Gesetzmäßigkeit des Ablaufes der Stressreaktion diese im Detail unterschiedlich sein kann.)

Als Folge der Alarmreaktion ist der Organismus bestmöglich auf eine Kombination von psychischer und physischer Belastung, verbunden mit der Gefahr einer blutenden Verletzung, vorbereitet. Insbesondere bei emotioneller Auslösung oder auch in Abhängigkeit von der individuellen Reaktionsweise kann die Alarmphase unterschiedlich stark und unter Umständen auch überschießend ausfallen. Die Stimulation und primär nützliche Vorbereitung auf die Belastung schlägt dann in Lähmung um. Die geschilderten Symptome wie Herzklopfen, Herzjagen, Muskelzittern, Mundtrockenheit, kalte Extremitäten etc. beginnen zu dominieren, die Konzentration und Denkfähigkeit nehmen ab. Dies alles kann zu einem Verlust der Handlungsfähigkeit führen – eine Situation, die mit dem Ausdruck „vor Angst gelähmt" treffend beschrieben ist.

7.4.2 Phase der Anpassung

Diese Phase beginnt, wenn die Situation mit körperlicher Belastung, auf die der Körper durch die Alarmphase vorbereitet worden ist, nun tatsächlich eintritt (was bei der heutigen „sitzenden" Lebensweise keineswegs immer der Fall ist). Die Vorbereitungen der Alarmphase werden jetzt genutzt:

> **In der Anpassung werden die Vorbereitungen genutzt**
> - Durch die Erhöhung des Atemminutenvolumens kann die Lunge mehr Sauerstoff aufnehmen.
> - Durch die Steigerung des Herzminutenvolumens wird die O_2-Anlieferung an die Skelettmuskulatur erhöht.
> - Das Gefäßsystem leitet Blut zur arbeitenden Muskulatur um.
> - Den Muskelzellen werden vermehrt Nährstoffe zur Verfügung gestellt.
> - In den Muskelzellen werden die bereitgestellten Nährstoffe oxidiert und die ATP-Produktion gesteigert.

Sofern die Belastung innerhalb der Anpassungsbreite des ATP-Regelkreises liegt, stellt sich eine neue Leistungshomöostase ein, die durch die beständige, zentral gesteuerte Produktion von Katecholaminen geregelt wird. Die Funktionssteigerung der einzelnen Organe und die ATP-Produktion überhaupt sind sehr exakt auf den leistungsbedingten Mehrbedarf abgestimmt, so dass die Symptome der überschießenden Katecholaminproduktion, wie sie in der Alarmphase in Erscheinung getreten sein können, nun nicht mehr auftreten. Auch das Kortison, das Hormon der Nebennierenrinde, spielt eine wichtige Rolle in diesem Regelkreis, z. B. durch die Mobilisation von Nährstoffen aus den Depots. Es wird ebenfalls während der Belastung vermehrt gebildet und verbraucht.

> **Belastung**
> Jede Belastung, auch Trainingsbelastung, ist ein Ressourcen verbrauchender, abbauender, kataboler Vorgang.

Die beteiligten Hormone sind daher auch katabol wirkende Hormone.

7.4.3 Phase der Ermüdung und/oder Erschöpfung

Zunächst eine Definition der Begriffe:

> **Ermüdung und Erschöpfung**
> - Ermüdung ist ein Zustand verminderter Leistungsfähigkeit.
> - Erschöpfung ist ein Zustand aufgehobener Leistungsfähigkeit.

Wie dies zu verstehen ist, soll an Hand des folgenden Beispiels erläutert werden:
Jemand kann mit einer Hantel bei der Übung „Armbeugen" (für den M. bizeps brachii) mit größter Anstrengung ein Mal 20 kg bewältigen (das ist das Ein-Wiederholungsmaximum: EWM). Nun beginnt er mit 10 kg eine Serie von Wiederholungen dieser Übung. Nach 10 Wiederholungen hat er noch keine Mühe die Serie fortzusetzen. Würde man aber zu diesem Zeitpunkt das EWM bestimmen, so käme man nur mehr auf 15 kg: Die Leistungsfähigkeit ist durch die Ermüdung bereits vermindert. Die Serie wird fortgesetzt. Nach der 20. Wiederholung, die noch durchgeführt werden kann, ist die Ermüdung bereits so weit fortgeschritten, dass das EWM, würde

es zu diesem Zeitpunkt bestimmt werden, nur mehr 10 kg beträge. Nach der 21. Wiederholung ist das aktuelle EWM unter 10 kg abgesunken und die Übung kann nicht mehr weiter durchgeführt werden: Die Erschöpfung ist eingetreten. Die Übung könnte allerdings mit 7 kg fortgesetzt werden, bis mit Fortschreiten der Ermüdung eine neuerliche Erschöpfung auftritt. Wird die Übung von vornherein mit 15 statt mit 10 kg begonnen, tritt die Ermüdung und Erschöpfung entsprechend früher ein.

Beträgt das Übungsgewicht weniger als 15% des EWM, das wären in unserem Beispiel 3 kg, dann tritt, zumindest kurzfristig, keine Ermüdung auf. In diesem Fall ist der Muskel auch während der Kontraktion vollständig durchblutet und die gesamte ATP-Produktion kann aerob erfolgen. Diese besondere Marke von 15% des EWM wird auch die **kritische Kraft** genannt (Walsh 2000). Analoges gilt auch für Ausdauerbelastungen mit dem Einsatz von mehr als 30% der gesamten Muskelmasse. Nimmt man als Bezugswert diejenige Leistung, die mit der alaktazid-anaeroben Kreatinphosphatspaltung zur Verfügung gestellt werden kann (wie erinnerlich ca. 12 W/kg), so gibt es auch hier eine kritische Belastung von 15% der alaktazid-anaeroben Leistung, das sind 1,8 W/kg. Liegt die Belastung unterhalb dieses kritischen Wertes, kann sie längere Zeit ermüdungsfrei geleistet werden. Liegt die Belastung über dieser kritischen Grenze, dann treten Ermüdung und Erschöpfung auf und zwar umso früher, je stärker die Belastung darüber liegt. Diese kritische Belastung entspricht übrigens ziemlich genau der anaeroben Schwelle von ca. 60% der maximalen aeroben Leistungsfähigkeit (von 3 W/kg).

Ermüdung und Erschöpfung können physiologisch auf drei unterschiedliche Weisen erklärt werden, wovon zwei die unmittelbare Folge des katabolen Prozesses der Belastung sind.

- **Aufbrauchen der körpereigenen Depots**

Die Leistungshomöostase in der Phase der Anpassung wird durch den Verbrauch von körpereigenen Ressourcen ermöglicht. Dies betrifft z. B. Glukose zur ATP-Produktion oder Wasser und Salz für die Konstanthaltung der Körpertemperatur durch Schwitzen. Da eine zu weitgehende Ausschöpfung der Reserven lebensbedrohlich sein kann, schützt sich der Organismus durch ein zunehmendes Gefühl der Müdigkeit, das zur Verlangsamung oder zum Abbruch der Belastung zwingt, lange bevor das Ausmaß des Verlustes bedrohliche Formen annimmt. Der Zeitraum bis zur Ermüdung hängt im Einzelfall von einer Vielzahl von Faktoren ab. Das sind unter anderen:

> **Einflussfaktoren auf die Ermüdung**
> — die Höhe des Energieumsatzes (siehe kritische Belastung),
> — das Ausmaß des Wasserverlustes,
> — die Größe der körpereigenen Depots zu Beginn der Belastung,
> — der Ersatz der verbrauchten Ressourcen während der Belastung.

Insbesondere der letztgenannte Faktor ist bei Langzeitbelastungen im Training und bei Wettkämpfen von entscheidender Bedeutung. Bei körperlichen Belastungen, die länger als eine Stunde dauern, soll deshalb frühzeitig mit dem Ersatz der verbrauchten Substanzen begonnen werden. Bereits nach der ersten halben Stunde und auch im Weiteren nach jeder halben Stunde sollen Kohlenhydrate und Wasser aufgenommen werden, um eine allzu starke Entleerung der Depots zu vermeiden. Sind die Glukose- und/oder Wasservorräte des Organismus einmal aufgebraucht, sind Zusammenbrüche sowohl des Kreislaufs als auch des Stoffwechsels möglich, unter ungünstigen Umständen sogar mit katastrophalen Folgen. Flüssigkeits- und

Kohlenhydratzufuhr, eventuell auch in Form von Infusionen, sind in solchen Fällen, die z. B. bei längerer körperlicher Belastung im Hochsommer vorkommen können, eventuell lebensrettende Sofortmaßnahmen.

- **Überschreitung der Anpassungsbreite**

Erfordert die Intensität der Belastung einen Energieumsatz, der durch die Oxidation nicht mehr vollständig abgedeckt werden kann, so bedeutet das noch keineswegs einen Zusammenbruch der ATP-Homöostase: Es werden zusätzlich zur Oxidation die anaeroben ATP-liefernden Prozesse aktiviert. Dies hat aber den Nachteil, dass durch den Verbrauch des Kreatinphosphats und die zunehmende Laktatazidose das innere Milieu verändert wird. Da dadurch die optimalen Bedingungen für die Funktion der Muskelfasern nicht mehr gegeben sind, macht sich das als zunehmende Ermüdung bzw. Erschöpfung bemerkbar. Das kann sich auch, bei einem sportlichen Wettbewerb, als erschöpfungsbedingter Zusammenbruch äußern. Trotz des dramatischen Erscheinungsbildes ist ein derartiges Ereignis im Grunde nicht gefährlich: Durch den Zusammenbruch wird die Ursache der Ansäuerung und der Störung des inneren Milieus, nämlich die hohe Belastung, abgestellt, so dass umgehend die Wiederherstellung des Normalzustandes beginnen kann. Die verminderten Energiedepots und/oder die Änderungen des inneren Milieus sind die physiologischen Korrelate für die durch Belastungen ausgelöste Ermüdung.

- **Die zentrale Ermüdung**

Unabhängig von der durch Belastungen ausgelösten Ermüdung gibt es noch einen zentral geregelten Schlaf-Wach-Zyklus von 24 Stunden Dauer. Er funktioniert auch bei körperlicher Ruhe, wie z. B. bei bettlägerigen Personen, die trotz körperlicher Untätigkeit abends müde werden und in der Nacht schlafen. Fortdauernder Schlafentzug über mehrere Wochen kann letztlich zu lebensbedrohenden Zuständen führen. Bei extremen Ausdauerwettkämpfen, wie z. B. dem Radrennen „Race across America" quer durch die USA, ist die Bewältigung des Schlafentzugs (durchschnittlich zwei Stunden Schlaf in 24 Stunden über 8–9 Tage) ein entscheidender Faktor (Haetzel 1995; Strasser 2014).

7.4.4 Phase der Wiederherstellung und Erholung

Unmittelbar nach Beendigung einer Belastung und damit der katabolen Prozesse, im Zustand der Ermüdung oder Erschöpfung, beginnt die Wiederherstellung der ursprünglichen Leistungsfähigkeit – ein Vorgang, der mit den Synonymen Erholung, Wiederherstellung oder Regeneration bezeichnet wird. Er besteht nicht nur aus einem einfachen Wiederherstellen der Ruhehomöostase. Es müssen auch die geleerten Energiedepots wiederaufgefüllt werden (Kreatinphosphat und Glykogen), und der Wasser- und Salzverlust muss ausgeglichen werden. Das setzt auch eine entsprechende Versorgung durch die Ernährung voraus. Nach besonders langen oder besonders anstrengenden körperlichen Belastungen kann es zu winzigen Schädigungen der Strukturen von Muskelzellen kommen. Diese Mikroschädigungen und Mikroentzündungen, die den Muskelkater verursachen, müssen abheilen. Insgesamt handelt es sich um aufbauende Vorgänge, die sogar eine gewisse Ähnlichkeit mit Wachstumsprozessen haben und **anabol** genannt werden. Bei ihrer Auslösung und Steuerung spielen daher auch anabol wirksame Hormone, wie z. B. das Wachstumshormon (STH), das männliche Geschlechtshormon (Testosteron) oder Insulin, eine wichtige Rolle.

Die regenerativen Vorgänge beanspruchen natürlich Zeit und zwar umso mehr Zeit, je höher und länger die Belastung und je stärker die Ermüdung war. Der Tag hat nur 24 Stunden und die Erholung soll bis zur nächsten Belastung, die ja auch der nächste Arbeitstag sein kann, abgeschlossen sein. Daher ist es, vor allem bei hohen Belastungen, durchaus zweckmäßig, Maßnahmen zu treffen, die die regenerativen Vorgänge beschleunigen und optimieren.

- **Pausen**

Eine fundamentale Maßnahme der Erholung sind Pausen. Schon während längerer Belastungen, sei es ein Arbeitstag oder eine mehrstündige Wanderung, sollen häufigere, dafür kürzere Pausen eingehalten werden. Grundsätzlich sind mehrere kurze Pausen wirksamer als eine lange von gleicher Gesamtdauer (Stegemann 1982). Dies gilt sowohl für körperliche als auch für geistige und psychoemotionelle Belastungen in Beruf, Freizeit oder Sport.

- **Regenerationsauslöser**

Regenerationsvorgänge erfahren eine starke Intensivierung bzw. in manchen Fällen auch Auslösung durch dosierte andere Stressoren. So können Wärmeanwendungen in Form von Vollbädern oder Sauna die Wiederherstellung nach körperlichen Belastungen unterstützen oder dosierte körperliche Belastung die Erholung nach psychoemotionellen Beanspruchungen (z. B. im Beruf).

Aber auch regelmäßig praktizierte, sozusagen „rituelle Handlungen", die mit Erholung und Entspannung assoziiert werden, können Erholungsvorgänge auslösen und verstärken (z. B. die in Großbritannien sehr beliebte „Teatime").

- **Ersatz verbrauchter Ressourcen**

Nach körperlichen Belastungen mit größerem Energieumsatz und Wasserverlust ist es für den Erholungsprozess günstig, bereits unmittelbar nach der Belastung zu essen und zu trinken, weil die Enzymaktivität zum Wiederaufbau verbrauchter Ressourcen, z. B. die Glykogensynthetase, oder beanspruchter Strukturen, z. B. die Proteinsynthetasen für das Myofibrilleneiweiß, zu diesem Zeitpunkt am größten ist. Unzweckmäßige Ernährung kann die Erholung und langfristige Erhaltung der Leistungsfähigkeit behindern.

7.5 Gesundheit und Leistungsfähigkeit als ausgewogenes Verhältnis von Gegensätzen

7.5.1 Gegensätze

Die vier Phasen der Stressreaktion lassen sich funktionell zwei gegensätzlichen Vorgängen zuordnen: Die Phasen 1–3, also Alarm, Anpassung und Ermüdung, gehören zur katabolen Belastung, die Phase 4, die Regeneration, zur anabolen Erholung. Die Begriffe „katabol" und „anabol" sind, ebenso wie die Begriffe „Belastung" und „Erholung", Gegensätze und als solche im Prinzip nicht vereinbar. Jeweils beide Begriffe sind aber, in sinnvoller Ordnung, Teil der gesetzmäßig immer gleich ablaufenden Stressreaktion. Die Belastung ist ein Synonym für Lebensaktivität und daher unverzichtbar. Aber ohne Erholung gäbe es keine zweite Belastung, der Organismus gliche einer nicht wieder aufladbaren Batterie, bei der eine einmalige Belastung und Erschöpfung auch gleichzeitig das Ende bedeutet. Die während der Erholung ablaufenden Regenerationsvorgänge sind die Voraussetzung für die langfristige Konstanterhaltung der Leistungsfähigkeit, auch wenn regelmäßig ermüdende Belastungen auftreten.

7.5.2 Verhältnismäßigkeit

Die Regenerationsprozesse haben, wie erwähnt, zum Teil gewisse Ähnlichkeit mit Wachstumsvorgängen, wobei auch der Schlaf als Ausgleich der zentralen Ermüdung dazu zu zählen ist. Bis zur vollständigen Wiederherstellung der ursprünglichen Leistungsfähigkeit ist eine gewisse Zeit erforderlich, die **Erholungszeit**. In ihr dürfen keine nennenswerten Belastungen erfolgen. Ansonsten wird die Regeneration gestoppt und von neuem eine Ermüdung verursacht, was insgesamt zu einer Verlängerung der Erholungszeit führt. Die notwendige Erholungszeit ist keine absolute Größe, sondern steht in Relation zu zwei wesentlichen Einflussgrößen:

- **Das Ausmaß der Belastung**
Eine stärkere Belastung löst eine stärkere Ermüdung aus, was die notwendige Erholungszeit verlängert. Umgekehrt wird bei Verringerung der Belastung die Erholungszeit verkürzt. Beträgt die Erholungszeit für einen normalen Arbeitsalltag einer gesunden Normalperson einige Stunden, so kann sie nach einer ungewöhnlich starken körperlichen Belastung, z. B. einem mehrstündigen Bergaufmarsch, schon zwei bis drei Tage in Anspruch nehmen. Nach Extrembelastungen, wie z. B. einem 3-fach-Triathlon oder einer schweren Krankheit, kann die Erholungszeit auch mehrere Wochen betragen. Die notwendige Erholung nimmt also nicht einfach proportional mit dem Ausmaß der Ermüdung zu, sondern stärker. Auch das erklärt, warum bei länger dauernden Belastungen, welcher Art immer, mehrere kürzere Pausen deutlich effektiver sind als eine einzige Pause von insgesamt gleicher Dauer. Dabei müssen allerdings die ersten Pausen bereits vor einer spürbaren Ermüdung eingelegt werden.

- **Das Niveau der Leistungsfähigkeit**
Die Leistungsfähigkeit kann, wie erwähnt, als Fähigkeit definiert werden, den Grundumsatz zu steigern. Der Einfluss der Leistungsfähigkeit auf die Erholungszeit kann wie folgt beschrieben werden:

> **Leistungsfähigkeit und Erholungszeit**
> — Je höher die maximale Leistungsfähigkeit ist, desto kürzer ist die notwendige Erholungszeit für eine immer gleiche Belastung.
> — Je niedriger die maximale Leistungsfähigkeit ist, desto länger ist die notwendige Erholungszeit für eine immer gleiche Belastung.

Daher kann Leistungsfähigkeit auch mit Erholungsfähigkeit gleichgesetzt werden. Diese funktionelle Gleichsetzung der Leistungsfähigkeit mit der Erholungsfähigkeit ist ein Hauptgrund, warum man Menschen, die an sich keinerlei sportliche Ambitionen haben, dennoch empfiehlt, die körperliche Leistungsfähigkeit durch Training zu verbessern. Leider ist die Leistungsfähigkeit keine konstante Größe. Sie ist bei verschiedenen Personen unterschiedlich groß und sie kann auch bei ein und derselben Person zu verschiedenen Zeiten verschieden groß sein.

7.5.3 Missverhältnis

Langfristig muss die Erholungszeit der Summe aller Belastungen angemessen sein. Das gilt nicht unbedingt für jeden einzelnen Tag, aber zumindest für den Zeitraum einer Woche. Wenn dies nicht der Fall ist, erfolgt die nächste Belastung, in der Regel die weitgehend gleiche Alltagsbelastung oder aber auch das nächste Training, bei unvollständig abgelaufener Erholung, also noch im Zustand der Ermüdung. Dabei wird die Erholung unterbrochen, eine noch stärkere Ermüdung ausgelöst und die Erholungszeit entsprechend verlängert; ein Vorgang, der sich im Grunde jeden Tag wiederholen kann. Schließlich kann sich ein Zustand ständiger Ermüdung einstellen, der nachhaltige negative Wirkungen auf das Wohlbefinden und in weiterer Folge auch auf die Gesundheit zeitigen kann.

Dieser Zustand des langfristigen Missverhältnisses zwischen dem Ausmaß der Belastungen und der zur Verfügung stehenden Erholungszeit ist es, was mit dem Schlagwort **Disstress** eigentlich gemeint ist und was umgangssprachlich fälschlicherweise und negativ gemeint einfach als Stress bezeichnet wird. Das ausgewogene Verhältnis zwischen der Gesamtbelastung und der Erholungszeit mit regelmäßiger vollständiger Regeneration wird auch als **Eustress** bezeichnet. Auch bei einem Menschen, der lange Zeit sehr gut mit allen seinen Belastungen zurecht gekommen ist, im Sinne eines harmonischen Verhältnisses von Belastung und Erholungszeit, sind mehrere Situationen denkbar, in denen dieser Eustress zum Disstress wird:

- **Zusätzliche oder zu große Belastungen**

Ein geradezu klassisches Beispiel aus der Medizin für die negativen Folgen zusätzlicher Belastungen bis hin zu gesundheitlichen Störungen ist die sogenannte „Häuselbauerkrankheit". Darunter ist ein allgemeiner Erschöpfungszustand mit verschiedenen Symptomen zu verstehen, für die bei einer medizinischen Untersuchung kein organisches Korrelat gefunden werden kann. In der Zeit, die der Erholung von der beruflichen Belastung gewidmet sein sollte, erfolgt eine andere erhebliche Belastung in Form des Hausbaues. Aber auch andere Mehrfachbelastungen, wie z. B. Haushalt und Beruf für Frauen, können ein ähnliches Syndrom verursachen. Im Sport können neu auftretende Belastungen in Familie, Schule oder Beruf oder eine an sich leichte Erkrankung eine Überforderung auslösen, obwohl das Training bislang problemlos verarbeitet worden ist. Natürlich ist es auch möglich, dass, bei übertriebenem Ehrgeiz, die Trainingsbelastung von vornherein in Relation zur Leistungsfähigkeit und Erholungsfähigkeit zu hoch angesetzt worden ist und die vorhandene Regenerationsfähigkeit nicht ausreicht.

- **Verkürzung oder Störung der Erholungszeit**

Eine häufige Ursache für eine gestörte Erholung ist eine zu kurze Schlafdauer, die zu einem chronischen Schlafdefizit führt. Jeder Mensch hat ein persönliches, individuelles Schlafbedürfnis, das innerhalb der normalen Schwankungsbreite von 5 bis 9 Stunden pro Nacht liegt (genauer gesagt pro 24 Stunden. Es spricht also nichts dagegen, einen Teil des individuellen Schlafbedürfnisses durch einen Mittagsschlaf abzudecken). Hat nun ein Mensch ein individuelles Schlafbedürfnis von, sagen wir, 8 Stunden, er kann aber regelmäßig, bedingt durch Beruf und Lebensführung, nur 7 Stunden schlafen, dann entsteht so ein chronisches Schlafdefizit, das die Ursache für eine chronische Müdigkeit bzw. verminderte Leistungsfähigkeit sein kann. Aber auch echte Schlaflosigkeit, Störung durch nächtlichen Lärm u. a. können kurzfristig die Regeneration stören und damit die Leistungsfähigkeit vermindern.

- **Verminderung der Leistungsfähigkeit**

Eine Verminderung der Leistungsfähigkeit ist auch kurzfristig möglich, so z. B. als Folge einer Erkrankung, nach der keine ausreichende Rekonvaleszenz abgewartet wurde, bevor wieder mit der vollen Berufstätigkeit oder mit dem Training begonnen wird. Aber auch bei einer „banalen" fieberhaften Erkrankung, die überhaupt „übertaucht" wird, ohne die vollen beruflichen oder sportlichen Belastungen zu unterbrechen, ist die Leistungsfähigkeit während dieser Zeit vermindert.

Schließlich führt auch der Alterungsprozess zu einem langsamen, dafür aber gesetzmäßigen Rückgang der Leistungsfähigkeit. Dies ist von Bedeutung, wenn z. B. hohe berufliche Belastungen über viele Jahre unverändert beibehalten werden. Irgendwann, in der Regel so zwischen dem 40. und 50. Lebensjahr, fällt dann auf, dass die berufliche Belastung, die früher problemlos bewältigt worden ist, nunmehr chronische Müdigkeit verursacht. Häufig sind es nicht die Müdigkeit, sondern vegetative Symptome als Folge der chronischen Ermüdung, die der Grund für den Arztbesuch sind. Wirklich und kausal kann in so einem Fall nur eine umfassende leistungsmedizinische Beratung helfen. In all diesen Fällen, deren Aufzählung keinen Anspruch auf Vollständigkeit erhebt, wird das Verhältnis von Belastung zu Erholung zu Ungunsten der Erholung verändert, was Disstress, chronische Ermüdung und im Extremfall sogar Krankheit zur Folge haben kann.

Abgesehen von psychischen und sozialen Aspekten ist Wohlbefinden und letztlich auch Gesundheit das Ergebnis eines harmonischen Verhältnisses von mehreren Gegensatzpaaren, wie z. B. (keineswegs vollständige Aufzählung):
- Belastung und Erholung,
- Schlafen und Wachen,
- katabole und anabole Prozesse,
- sympathische und parasympathische Aktivität.

Will man alle möglichen Gegensätze in einem umfassenden Gegensatzpaar zusammenfassen, dann nimmt man am besten eine Anleihe aus der chinesischen Philosophie: Das Konzept von
- Yin und Yang

besagt, dass für Wohlbefinden und Gesundheit nicht nur jeweils einer der beiden Gegensätze richtig und notwendig ist, sondern tatsächlich jeweils beide Gegensätze, aber in einer ausgewogenen Mischung. Dabei kann weder ein einziges richtiges Mischungsverhältnis noch eine allgemein verbindliche absolute Zahl in irgendeiner Maßeinheit ein für alle Mal angegeben werden, da dies sowohl von Person zu Person, als auch bei einer Person von Zeit zu Zeit verschieden sein kann.

In der klassischen Logik, von der das abendländische wissenschaftliche, aber auch das gesellschaftliche und religiöse Denken stark geprägt ist, muss bei zwei gegensätzlichen Möglichkeiten mindestens eine von beiden falsch sein. Es können auch beide Möglichkeiten falsch sein, aber ein Drittes (beide sind richtig) gibt es nicht (tertium non datur). Anders ausgedrückt:

Wenn A richtig ist, muss B falsch sein. Diese Art von Gegensatz ist in der Mathematik und Logik typisch.

Aus den geschilderten Zusammenhängen ergibt sich aber, dass dieser klassische logische Ansatz der Realität keineswegs immer gerecht wird. Es gibt offensichtlich Gegensätze, bei denen B nicht falsch ist, wenn A richtig ist. Beide gegensätzlichen Möglichkeiten sind auf ihre Weise richtig; ja, noch weitergehend: Eine ist ohne die andere gar nicht möglich. Das ist ein sogenannter aporetischer Gegensatz, der für Biologie und Gesellschaft eher typisch zu sein scheint als der logische, und z. B. im chinesischen Denken eine entscheidende Rolle spielt. (**Aporie** bedeutet: unlösbarer Gegensatz.) Er bedeutet vor allem, dass es kein „absolut richtig" und auch kein „absolut falsch" gibt. Im Gegenteil: Das Postulat, dass es ein „absolut richtig" gäbe, das ist dann meist der eigene Standpunkt, und ein „absolut falsch", das ist dann meist der andere Standpunkt, ist bereits falsch. Die Weigerung anzuerkennen, dass ein anderer Standpunkt als der jeweils eigene nicht falsch sein muss, sondern eben nur anders ist, ist sicherlich mitverantwortlich für zahlreiche religiöse und gesellschaftliche Konflikte der abend- und morgenländischen Geschichte.

Sprichwörter wie: „Müßiggang ist aller Laster Anfang" oder „Wer rastet der rostet" sind daher suspekt, da sie einen Teil eines aporetischen Gegensatzpaares, nämlich die Belastung, die Arbeit, hervorheben. Tatsächlich ist Arbeit ohne regelmäßige, ausreichende Rast (= Müßiggang) nur kurze Zeit möglich. Passender wäre vielleicht: Alles hat seine Stunde, und eine Zeit gibt es für ein jedes unter dem Himmel: eine Zeit zu arbeiten, eine Zeit zu ruhen (Pred. 3:1).

7.6 Zyklus als Grundmuster für die Gestaltung des Lebens

Aus allem bisher Gesagten lässt sich ableiten, dass der Zyklus ein Grundmuster für Lebensabläufe an sich ist. Das Wissen um zyklische Abläufe, die gestaltend das Leben beeinflussen, ist seit Jahrtausenden in vielen Kulturen geläufig. Nur in unserer hochzivilisierten Welt gibt es „Sachzwänge" verschiedenster Art, durch die massenhaft Menschen gezwungen werden, unnatürliche Lebens- und Arbeitsrhythmen auf sich zunehmen. Es bedarf der aktiven Gestaltung, unter Umständen auch gegen Widerstände, um für sich persönlich eine harmonische Ausgewogenheit der das Leben bestimmenden Gegensätze zu erreichen, wobei für die Leistungsmedizin vor allem das Gegensatzpaar Belastung und Erholung von Bedeutung ist.

7.6.1 Zyklische Gestaltung der physischen Belastung

Die zyklische Gestaltung der physischen Belastungen im Beruf, in der Freizeit und insbesondere auch beim Sport ist ein Hauptproblem der Leistungsmedizin. Physische Belastungen sind häufig durch Maßzahlen, wie Arbeitszeit oder Stückzahl, im Sport durch Stunden oder Kilometer direkt erfassbar. Durch bewusstes Festlegen von Häufigkeit und Länge der Pausen kann der Arbeitsablauf zyklisch gestaltet werden, mit einem planmäßigen Wechsel von Belastung und Erholung. Die Arbeitspausen, die Feierabende, die Wochenenden und der Urlaub sind Mittel zur zyklischen Gestaltung des Arbeitstages, der Arbeitswoche und des Arbeitsjahres. Auch im Bereich des Trainings wird durch Mikro-, Meso- und Makrozyklen dieses Prinzip durchgehend realisiert.

7.6.2 Zyklische Gestaltung der psycho-emotionellen Belastungen

Zyklische Gestaltung betrifft auch psychoemotionelle Belastungen, die ebenfalls sowohl in der Arbeitswelt als auch im privaten Bereich auftreten können. Auch diese Belastungen sollen zyklisch gestaltet werden, um eine Erholung und Wiederherstellung der psychoemotionellen Leistungsfähigkeit zu ermöglichen. Sofern die psychische Belastung an die Arbeitsbelastung gekoppelt ist (z. B. konzentriertes Arbeiten), betrifft der Nutzen der zyklischen Gestaltung des Arbeitstages auch diesen Bereich. Psychoemotionelle Belastungen werden aber häufig durch Konflikte ausgelöst. Ungelöste schwelende Konflikte unterbrechen den zyklischen Ablauf und können ebenfalls zur Verminderung der Leistungsfähigkeit und im Extremfall zu psychosomatischen oder psychischen Erkrankungen führen. Es geht nun nicht unbedingt darum, Konflikte zu vermeiden. Das ist auf die Dauer gar nicht möglich, da Konflikte inhärente Bestandteile des sozialen Lebens und die natürliche Form der Austragung von Interessengegensätzen sind. Aber durch bewusstes Gestalten und Austragen von Konflikten, durch Konfliktlösungen wie Konsens oder Kompromiss, kann man Konflikte beenden und eine konfliktarme und daher auch emotionell belastungsarme Erholungsphase erreichen.

7.6.3 Berücksichtigung der zirkadianen Rhythmik

Verschiedene Körperfunktionen und vor allem die Leistungsfähigkeit im Allgemeinen unterliegen zyklischen Schwankungen im 24-Stunden-Rhythmus: Nach einem Tiefpunkt zwischen 4 und 6 Uhr morgens, in welcher Zeit sich z. B. von allen 24 Stunden des Tages die meisten Herzinfarkte und Schlaganfälle ereignen, steigt die Leistungsfähigkeit bis gegen 11 Uhr auf einen ersten Höhepunkt an. Es folgt ein leichter Abfall über Mittag, um nach einem Wiederanstieg gegen 17 Uhr einen zweiten Höhepunkt zu erreichen. Danach fällt die Leistungsfähigkeit wieder bis gegen 4 Uhr morgens ab. Der Anstieg der Leistungsfähigkeit nach dem Aufstehen wird von einem Anstieg des mittleren Blutdrucks begleitet. Größere Belastungen physischer oder psychoemotioneller Art sollten daher, wenn möglich, nicht vor Ablauf der ersten 2 Stunden nach dem Aufstehen eingeplant werden. Ebenso sollte die verringerte Leistungsfähigkeit über die Mittagszeit berücksichtigt werden und diese Zeit von Ereignissen, die hohe Leistungsbereitschaft erfordern, freigehalten werden.

7.6.4 Berücksichtigung des Monatszyklus der Frau

Auch im Rahmen des Menstruationszyklus der Frau gibt es typische Schwankungen der Leistungsfähigkeit. Von Bedeutung ist das mehr oder weniger stark ausgeprägte Leistungstief in der letzten Zykluswoche kurz vor der Menstruation, das auch mit Gewichtszunahme und depressiver Verstimmung einhergehen kann. Bei oraler Kontrazeption werden diese Schwankungen abgeschwächt. Die Einnahme der Pille kann daher auch mit der Absicht erwogen werden, einen zu starken Leistungsabfall gegen Zyklusende aufzufangen (Hartard 1989). Leistungssportlerinnen, die sich auf große Wettkämpfe vorbereiten, sollten bereits frühzeitig, etwa 6 Monate vor dem Wettkampf, mittels des persönlichen Menstruationskalenders überprüfen, ob der Wettkampf in die Woche vor Beginn der Menstruation fällt. Wenn das der Fall ist, dann könnte eine rechtzeitige Verschiebung des Zyklus und damit der Menstruation geplant werden.

7.7 Exkurs: Stressmanagement

Der Begriff „persönliches Stressmanagement" ist ein modernes Schlagwort, das, wie so viele andere, sehr unscharf definiert ist, aber häufig irgendwie mit Entspannung assoziiert wird. Nach den vorangegangenen Erläuterungen ist es nun möglich, den Begriff Stressmanagement aus der Sicht der Leistungsmedizin klar und umfassend zu definieren:

> **Stressmanagement**
> Stressmanagement ist die bewusste und planmäßige Beeinflussung des individuellen Verhältnisses von Belastung zu Erholung zugunsten der Erholung.

Diese Beeinflussung des Verhältnisses von Belastung zu Erholung kann an beiden Seiten der Proportion angreifen: auf der Seite der Belastung ebenso wie auf der Seite der Erholung. Konsequentes und umfassendes Stressmanagement wird, im Sinne der aporetischen Sichtweise, nicht nur eine von beiden, sondern beide Möglichkeiten nutzen.

7.7.1 Verminderung der Belastung

Belastung zu vermindern, bedeutet nicht unbedingt das berühmte „Aussteigen" und die Übersiedlung auf die Insel. Aber es hat schon etwas damit zu tun, dass man sich überlegt, mit welchen Aufgaben man sich befasst und welche, vielleicht auch ehrenvolle Aufgaben und Ämter in Beruf oder Freizeit, man lieber ablehnt. Es gehört sicher zu den wichtigen Fähigkeiten eines Menschen, der mit sich und seiner Umwelt in Harmonie leben will, seine Grenzen zu kennen und zu berücksichtigen und in der Lage zu sein, lächelnd und freundlich, aber bestimmt, NEIN sagen zu können. Aber abgesehen von dieser eher allgemeinen Empfehlung gibt es durchaus auch sehr konkrete und erlernbare Möglichkeiten, die alltäglichen Belastungen zu verringern.

- **Das Zeitmanagement**

Zeitmanagement ist mehr als nur das Führen eines aufwändigen Managerkalenders. Es bedeutet vor allem, den verschiedenen Aufgaben Prioritäten zuzuordnen. Dabei muss dringend von wichtig unterschieden werden. Dringend ist lediglich eine zeitliche Zuordnung und besagt, dass die Aufgabe sofort erledigt werden muss oder die Gelegenheit, diese Aufgabe zu erledigen, ist versäumt. Wichtig hingegen ist eine Kategorie, die besagt, dass eine Aufgabe unbedingt erledigt werden muss, wobei die Kategorie wichtig noch keineswegs bedeutet, dass die Aufgabe sofort erledigt werden muss oder dass die Aufgabe durch Sie persönlich erledigt werden muss. Zeitmanagement bedeutet nun, jenen Aufgaben, die dringlich und wichtig sind, zeitliche Priorität einzuräumen, jenen Aufgaben, die wichtig aber nicht dringlich sind, im Managerkalender einen zeitlichen Platz zuzuweisen, der für die Erledigung geeignet ist, bzw. sie zuverlässig zu delegieren. Ist eine Aufgabe nur dringlich, aber nicht wichtig oder weder dringlich noch wichtig, es sind dies mehr als man glaubt, dann sollte man sie ganz lassen (siehe ◘ Tab. 7.1). Daher empfiehlt sich folgende Vorgangsweise:
– Agenden nach Wichtigkeit und Dringlichkeit ordnen und eine Prioritätenliste erstellen.
– Agenden, die wichtig sind, einen Platz in der Zeit (im Kalender) geben (Zeitmanagement).
– Nicht wichtige Agenden ablehnen.

Eine häufige Antwort bzw. auch Ausrede, auf die ärztliche Empfehlung ein gesundheitsorientiertes Training zu beginnen, lautet:

> „Ich habe keine Zeit."

Eine zweckmäßige Gegenfrage, um ein Gespräch über das persönliche Zeitmanagement Ihres Patienten (oder auch Klienten, wenn noch keine Krankheit besteht) zu beginnen, lautet:

◘ **Tab. 7.1** Matrix zur Erstellung einer Prioritätenliste für zu erledigende Aufgaben. Mit ihrer Hilfe wird dann das persönliche Zeitmanagement gestaltet.

	Dringlich	Nicht dringlich
Wichtig	Gleich	Vormerken, delegieren
Nicht wichtig	Ablehnen	Ablehnen

> „Wie wichtig ist Ihnen Ihre Gesundheit?"

Ist Ihrem Patienten seine Gesundheit wichtig genug, dann wird das Training eine hohe Priorität und auch einen Platz in seinem Managerkalender bekommen, z. B. jeden Dienstag und Freitag von 16–18 Uhr. Das kann und soll bereits auf viele Monate im Voraus in den Kalender eingetragen werden, so dass andere Termine nicht mit der Zeit des Trainings kollidieren können.

- **Das Konfliktmanagement**
Konflikte sind absolut notwendig und im Prinzip unvermeidlich, wo immer Menschen zusammenleben. Sie haben eine wichtige Funktion für die Weiterentwicklung sowohl von Individuen als auch von Organisationen und sollten gepflegt, analysiert und planmäßig einer Lösung zugeführt werden (Schwarz 2003). Derartiges Konfliktmanagement ist durchaus erlernbar, meist im Rahmen einschlägiger Seminare. Ungelöste Konflikte, ja sogar der Versuch, Konflikte zu vermeiden, können einen wesentlichen Teil der individuellen Belastung ausmachen und sind eine Quelle von psychischen und psychosomatischen Erkrankungen.

7.7.2 Vermehrung der Erholung

Vermehrung von Erholung bedeutet das konsequente und planmäßige Einhalten von Pausen. Stressmanagement bedeutet also auch:

> **Mut zur Pause.**

Mit anderen Worten: Den Mut zum Nichtstun. Ein Arbeitstag könnte unter diesem Gesichtspunkt etwa folgendermaßen strukturiert sein:

Pausengestaltung des Arbeitstages
— Nach jeder ungeraden Stunde (1. und 3.) eine kurze Pause von 5–10 Minuten,
— nach der geraden Stunde (2.) eine mittlere Pause von ca. 15 Minuten,
— alle 4 Stunden eine längere Pause von 30–45 Minuten.

Bei einem 8-Stunden-Tag läuft dieser Zyklus zweimal ab, bei Workaholics auch dreimal. Die Pausen sind derartig wichtig, dass ihnen im Managertageskalender entsprechende Priorität und daher auch Platz eingeräumt werden soll, der durch das Zeitmanagement geschaffen wird. Auch das konsequente Einhalten von mindestens einem komplett freien Tag pro Woche und von Erholungsurlauben dient der Vermehrung der Erholung.

7.7.3 Steigerung der Pauseneffizienz

Insbesondere die kurzen und mittleren Pausen können durch die Anwendung von Entspannungstechniken in ihrer erholenden Wirkung erheblich verstärkt werden. Entspannungstechniken stehen daher häufig im Mittelpunkt eines etwas verkürzt gesehenen Stressmanagements. Eine vielfach erprobte und von den meisten Menschen erlernbare Entspannungstechnik ist z. B. das autogene Training, das den Vorteil hat, keine Hilfsmittel zu benötigen. Ebenfalls leicht erlernbar ist das Biofeedbacktraining, das aber auf technische Unterstützung angewiesen ist. Aber auch Yoga ist, wenn erlernt und regelmäßig angewandt, in gleicher Weise hilfreich.

7.7.4 Steigerung der Erholungsfähigkeit

Die Steigerung der Erholungsfähigkeit, sowohl nach physischen als auch nach psychoemotionellen Belastungen, ist eine Folge der Verbesserung der körperlichen Leistungsfähigkeit durch Training. Das ist auch die Grundlage der Empfehlung von regelmäßigem Training im Rahmen des Stressmanagements.

7.8 Phase der Überkompensation

Die Überkompensation ist eine fünfte Stressphase und die Grundlage für das Verständnis der Verbesserung der körperlichen Leistungsfähigkeit durch Training. Sie folgt auf die Phase der Erholung; allerdings dann, und nur dann, wenn die vorangegangene körperliche Belastung bestimmten, im Weiteren noch zu besprechenden Minimalkriterien genügt hat, weil sonst in den Muskelzellen die entsprechenden Gene nicht aktiviert werden und daher auch keine Steigerung der speziellen Proteinsynthese stattfindet. Trifft diese Bedingung also nicht zu, so wird auch keine Überkompensation ausgelöst und der Stresszyklus endet mit der normalen Wiederherstellung der ursprünglichen Leistungsfähigkeit. Im zutreffenden Fall kommt es in der Überkompensation zu einer Steigerung der körperlichen Leistungsfähigkeit über das ursprüngliche Niveau hinaus. Dies beruht auf Wachstumsprozessen der durch die Belastung beanspruchten Strukturen und ist eine Anpassung an die erhöhte Beanspruchung. Diese Anpassung ist ziemlich spezifisch, d. h. nach Ausdauerbelastungen betrifft sie vor allem die Mitochondrien, die Kapillaren und die anderen, die Ausdauerleistungsfähigkeit stützenden organischen Strukturen, und nach Kraftbelastungen vor allem die Myofibrillen. Die Verbesserung der Funktion ist die Folge des Wachstums der organischen Grundlagen. Daher ist nicht nur die Erholungsphase, sondern auch die Überkompensationsphase wesentlich durch anabole Hormone gesteuert. Sie gehört also funktionell zur anabolen Erholungsphase. Daher ist ausdrücklich festzuhalten:

> **Trainingseffekt**
> Diejenigen Prozesse, die den Trainingseffekt bewirken, laufen nicht während der Belastung, sondern danach, während der Erholung ab.

Die katabole Belastungsphase ist lediglich die Voraussetzung dafür, dass in der darauffolgenden Erholung die anabole Überkompensation ablaufen kann.

Folgt keine weitere geeignete Belastung, dann werden die in der Überkompensation neu aufgebauten Strukturen wieder abgebaut, wie alle organischen Strukturen, die nicht genützt werden, und die Leistungsfähigkeit kehrt wieder zum Ausgangsniveau zurück. Bei Fortdauer der Ruhephase kommt es auch zu weiteren atrophischen Abbauvorgängen und weiterer Minderung der Leistungsfähigkeit, wie das z. B. nach längerer Bettruhe oder Ruhigstellung einer Extremität im Gipsverband zu beobachten ist.

Der gesamte Ablauf der vier Stressphasen plus der Überkompensationsphase wird als Überkompensationszyklus bezeichnet. Dazu und zu den zu seiner Auslösung erforderlichen Belastungen sind einige grundsätzliche Anmerkungen zu machen:

7.8.1 Einige Anmerkungen zum Überkompensationszyklus

Überkompensationszyklus
- Jede einzelne Belastung, die den Mindestkriterien genügt, löst einen Überkompensationszyklus aus.
- Folgt keine weitere wirksame Belastung, dann werden die neugebildeten Strukturen wieder abgebaut und die Leistungsfähigkeit kehrt zum Ausgangsniveau zurück.
- Je niedriger die Leistungsfähigkeit ist, desto geringere Belastungen, sowohl absolut als auch relativ zur maximalen Leistungsfähigkeit, genügen, um eine Überkompensation auszulösen.
- Je höher die maximale Leistungsfähigkeit ist, desto höher muss die Belastung sein, sowohl absolut als auch relativ, um eine Überkompensation auszulösen.
- Je niedriger die aktuelle Leistungsfähigkeit ist, desto länger dauern die Erholung und der gesamte Überkompensationszyklus.
- Je höher die Leistungsfähigkeit ist, desto schneller läuft die Erholung ab und desto kürzer wird der gesamte Überkompensationszyklus.

Daraus folgt, dass eine ein für alle Mal fixe, für alle gültige Größe der Belastung für die Auslösung einer Überkompensation nicht angegeben werden kann und daraus folgt weiters, dass eine ein für alle Mal fixe, für alle gültige Dauer des Überkompensationszyklus, also inklusive der notwendigen Erholungsdauer, ebenfalls nicht angegeben werden kann.

Die Zunahme der Leistungsfähigkeit durch Training, auf der Basis von organischen Wachstumsprozessen, beruht auf einer regelmäßigen und langfristigen Aufeinanderfolge von wirksamen Belastungen mit darauffolgenden Überkompensationen. Dabei ist die durch den ersten Überkompensationszyklus verbesserte Leistungsfähigkeit das Ausgangsniveau für die folgende Belastung, die nun ihrerseits eine Überkompensation mit weiterer Zunahme der Leistungsfähigkeit auslöst. Auf diese Weise wird eine fortlaufende Steigerung der Leistungsfähigkeit durch regelmäßiges Training ausgelöst. Für diesen Prozess der Entwicklung der Leistungsfähigkeit durch Training können ebenfalls einige grundlegende Anmerkungen gemacht werden.

7.8.2 Einige Anmerkungen zum Trainingsprozess

■ **Die nächste Belastung erfolgt zu spät**

Dies ist dann der Fall, wenn zwar regelmäßig wirksame Belastungen erfolgen, aber die nächste wirksame Belastung erfolgt immer, nachdem der Überkompensationszyklus vollständig abgelaufen, d. h. die Leistungsfähigkeit wieder auf das Ausgangsniveau zurückgegangen ist. In diesem Fall kommt es trotz regelmäßigen Trainings langfristig dennoch zu keiner Verbesserung der Leistungsfähigkeit, weil jeder Überkompensationszyklus sozusagen wieder bei null beginnt. Dies ist z. B. beim Ausdauertraining dann der Fall, wenn Personen mit normaler oder überdurchschnittlicher Leistungsfähigkeit nur einmal pro Woche oder seltener trainieren.

7.8 · Phase der Überkompensation

■ Die nächste Belastung erfolgt zu früh

Dies ist, bei regelmäßigem Training, dann der Fall, wenn die nächste wirksame Belastung regelmäßig vor Beginn der Überkompensation oder gar vor Abschluss der Erholung erfolgt. In so einem Fall verhindert diese Folgebelastung die Überkompensation und bewirkt eine noch stärkere Ermüdung. Folgt dann eine Erholungsphase von angemessener Dauer, kann sich eine, dann sogar stärker ausgeprägte, Überkompensation entwickeln. Diese sogenannte **Ermüdungsaufstockung** kann in der Vorbereitung auf Wettkämpfe tatsächlich genutzt werden.

Erfolgt die nächste Belastung allerdings immer vorzeitig, dann kommt es trotz regelmäßigen Trainings, mit an sich wirksamen Einzelbelastungen, nicht zu einer Verbesserung der Leistungsfähigkeit, allenfalls sogar zu einer Verschlechterung. Die Trainingsbelastungen sind in summa zu hoch, d. h. der Erholungsfähigkeit nicht angemessen. Es stellt sich ein Zustand der chronischen Ermüdung ein, der als **Übertraining** oder als **Überforderungssyndrom** bezeichnet wird. Der Begriff Übertraining kann daher funktionell definiert werden:

> **Übertraining**
> Die Summe aller Trainingsbelastungen ist größer als die aktuelle Erholungsfähigkeit.

Das Hauptkennzeichen für ein Überforderungssyndrom ist die Diskrepanz zwischen einer regelmäßigen Trainingsbelastung und der in Relation dazu schlechten Leistungsfähigkeit. Für das Übertraining ist nicht der tatsächliche Umfang des Trainings oder die Höhe der Leistungsfähigkeit relevant; entscheidend ist alleine das Missverhältnis zwischen der aktuellen Trainingsbelastung und der Erholungs- und Überkompensationsfähigkeit. Übertraining ist daher keineswegs ein „Privileg" von Hochleistungssportlern. Es kann sich genauso bei sehr ehrgeizigen Hobbysportlern oder sogar bei geschwächten Patienten im Rahmen eines therapeutischen Rehabilitationstrainings entwickeln, wenn eine an sich geringe Trainingsbelastung auf eine noch geringere Leistungsfähigkeit trifft.

■ Die nächste Belastung erfolgt zum richtigen Zeitpunkt

Erfolgt die nächste wirksame Belastung regelmäßig am Höhepunkt der Überkompensation, so ist eine systematische Verbesserung der organischen Grundlagen und der darauf basierenden Leistungsfähigkeit zu erwarten. Dies geht allerdings nicht endlos so weiter: Die Verbesserung der Leistungsfähigkeit bewirkt, dass die gleiche Trainingsbelastung in Relation zur nun besseren Leistungsfähigkeit geringer wird. Das heißt auch, dass die aktuelle Leistungsfähigkeit nur zu einem geringeren Prozentsatz ausgenützt wird und die Trainingsbelastung an Wirksamkeit abnimmt. Funktionell bedeutet das, dass das Ausmaß der Ermüdung und damit auch das Ausmaß der Überkompensation geringer werden. Des Weiteren kommt dazu, dass, wie erwähnt, der Überkompensationszyklus bei Zunahme der Leistungsfähigkeit schneller abläuft und sich daher verkürzt. Dies alles zusammen hat zur Folge, dass die folgende Belastung nicht mehr, wie ursprünglich, auf den Höhepunkt der Überkompensation fällt, sondern in die danach folgende Rückbildungsphase. Die Überkompensation der ersten Belastung ist also nicht mehr zur Gänze das Ausgangsniveau des nächsten Überkompensationszyklus, wodurch die weitere Steigerung der Leistungsfähigkeit verlangsamt wird. Bei vollständiger Adaptierung an eine bestimmte Abfolge (= Häufigkeit) von Trainingsbelastungen erfolgt die nächste Belastung zu einen Zeitpunkt, zu dem der Zyklus bereits komplett abgelaufen ist, die Leistungsfähigkeit also wieder der Ausgangssituation entspricht. Es ist nun ein Zustand erreicht, der dem oben bereits geschilderten entspricht, allerdings auf höherem funktionellen Niveau. Tatsächlich bleibt ab diesem Zeitpunkt die Leistungsfähigkeit gleich, solange die einzelnen Trainingsbelastungen und/oder die Häufigkeit der Trainingseinheiten nicht verändert werden. Will man die Leistungsfähigkeit weiter verbessern, dann muss entweder die Häufigkeit erhöht werden, so dass die Belastungen dichter aneinander rücken, oder man muss die einzelne Trainingsbelastung erhöhen, was eine stärkere Ermüdung, damit eine stärkere Überkompensation und eine Verlängerung des Zyklus auslöst. Beide Maßnahmen sind geeignet zu bewirken, dass die nächste Belastung wieder auf den Höhepunkt der Überkompensation fällt. Natürlich ist auch eine Kombination beider Maßnahmen möglich und zweckmäßig.

Ein derartiger Zustand einer vollständigen Anpassung an eine angemessene Trainingsbelastung ist nach etwa 4–6 Wochen zu erwarten. Eine weitere Steigerung der Leistungsfähigkeit ist dann nur durch eine angemessene Steigerung der Trainingsbelastung erreichbar. Wird eine langfristige Entwicklung der Leistungsfähigkeit angestrebt, dann sind auch systematisch viele derartige angemessene Steigerungen der Trainingsbelastung zu planen.

Wird nach erfolgter vollständiger Adaptation die Trainingsbelastung wieder reduziert, entweder durch Verringerung der Häufigkeit und/oder durch Reduktion der Einzelbelastung, dann kommt es auch zu einer Rückbildung der Leistungsfähigkeit auf der Basis atrophischer Vorgänge der organischen Strukturen bis auf jenes Niveau, das der aktuellen Belastung entspricht.

7.8.3 Einige Anmerkungen zur Trainingsbelastung

Trainingsbelastung und Leistungsfähigkeit
- Jedem bestimmten Niveau von Leistungsfähigkeit liegt eine bestimmte Gesamtsumme von wirksamen Trainingsbelastungen zu Grunde.
- Jene Gesamtsumme von wirksamen Trainingsbelastungen, die erforderlich war, um eine bestimmte Leistungsfähigkeit zu erreichen, ist auch notwendig, um dieses Niveau zu erhalten.
- Jeder Änderung der Leistungsfähigkeit, egal in welche Richtung, liegt, in Abwesenheit von krankhaften Prozessen oder unangemessenen Belastungen, immer eine gleichsinnige Änderung der Trainingsbelastung zu Grunde.
- Jede Änderung der Trainingsbelastung, egal in welche Richtung, löst, in Abwesenheit von krankhaften Prozessen oder unangemessenen Belastungen, immer eine gleichsinnige Änderung der Leistungsfähigkeit aus.

Wissenschaftlichen Arbeiten, die eine angeborene Untrainierbarkeit bei manchen Menschen zu belegen scheinen und z. B. eine genetisch fixierte $\dot{V}O_{2max}$ postulieren, liegen immer methodische Mängel (z. B. unangemessen hohe Belastungen bei untrainierten Personen), falsche Interpretation und/oder mangelnde Kenntnis des Trainingsprozesses zu Grunde (z. B. Unkenntnis von zyklischer Gestaltung und Periodisierung, siehe später).

Literatur

Bompa TO (1994) Theory and methodology of training. The key to athletic performance. Dubuque, Iowa, Kendall/Hunt Publishing company

Cohen DC, Winstanley A et al. (2009) Marathon-induced ischemic colitis: why running is not always good for you. Am J Emerg Med 27(2): 255.e255–257

Literatur

Haber P (1993) Medizinische Trainingslehre. WMW 143: 26–35
Haetzel K (1995) The big race across America. Aachen, Mayer und Mayer
Harre D (1979) Trainingslehre. Berlin, Sportverlag
Hartard M (1989) Einfluss eines niedrig dosierten Ovulationshemmers auf Belastungstoleranz, kardiovaskuläre Regulation und Befindlichkeit der Frau im Menstruationszyklus, Dissertation, Universität Wien
Maglischo EW (1982) Swimming faster. Palo Alto, Mayfield
Matwejew LP (1972) Periodisierung des sportlichen Trainings. Berlin, München, Bartels und Wernitz
Matwejew LP (1981) Grundlagen des sportlichen Trainings. Berlin, Sportverlag
Riederer J (1998) Ischämische Kolitis bei Ausdauersportlerinnen. Dtsch Z Sportmed 49: 57–59
Schnabel G, Harre D et al., Eds. (2003). Trainingswissenschaft; Leistung Training Wettkampf. Berlin, Sportverlag Berlin
Schwarz G (2003) Konfliktmanagement. Konflikte erkennen, analysieren, lösen. Wiesbaden, Gabler
Selye H (1957). Streß beherrscht unser Leben. München, Heyne
Stegemann J (1982) Leistungsphysiologie. Physiologische Grundlagen der Arbeit und des Sports. Stuttgart, Thieme
Strasser C (2014) Der Rekord nach dem Rekord – Leistungsdaten und Analyse RAAM 2014. Letzter Zugriff: 29.03.2016, URL: http://www.christophstrasser.at/aktuelles/article/der-rekord-nach-dem-rekord-leistungs-daten-und-analyse-raam-2014/
Walsh ML (2000) Whole Body Fatigue and Critical Power: A Physiological Interpretation. Sports Medicine 29: 153–166
Wilke K, Madsen O (1983) Das Training des Jugendlichen Schwimmers. Schorndorf, Hoffmann
Zatsiorsky VL (2000) Krafttraining. Praxis und Wissenschaft. Aachen, Meyer & Meyer

Motorische Grundfähigkeiten

8.1	Ausdauer	– 116
8.1.1	Aerobe Ausdauer – 117	
8.1.2	Anaerobe Ausdauer – 120	
8.2	Kraft – 122	
8.3	Koordination – 125	
8.4	Schnelligkeit – 126	
8.5	Flexibilität – 126	
	Literatur – 127	

© Springer-Verlag GmbH Deutschland 2018
P. Haber, *Leitfaden zur medizinischen Trainingsberatung*,
https://doi.org/10.1007/978-3-662-54321-4_8

Die Fähigkeit zur Lokomotion, also zur aktiven Ortsveränderung durch Muskeltätigkeit, bzw. die körperliche Leistungsfähigkeit ganz allgemein wird durch das funktionelle Niveau von fünf motorischen Grundfähigkeiten bestimmt.

Das Niveau der motorischen Grundfähigkeiten bildet seinerseits den Rahmen für eine Vielzahl von speziellen motorischen Fähigkeiten, die je nach der speziellen Beanspruchung unterschiedlich ausgeprägt sein können. Es ist aber für das Verständnis von systematischem Training sehr wesentlich zu verstehen, dass die Entwicklungsmöglichkeiten einer speziellen motorischen Fähigkeit durch den Rahmen, den die motorische Grundfähigkeit bildet, limitiert sind. So ist die sehr spezielle motorische Fähigkeit Explosivkraft, die etwa für den Speerwurf maßgeblich ist, in ihrer Entwicklung durch die motorische Grundfähigkeit Kraft limitiert. Daher ist ein umfangreiches allgemeines Krafttraining die systematische Grundlage für die eigentlich angestrebte Entwicklung der Explosivkraft.

Das funktionelle Niveau der verschiedenen motorischen Grundfähigkeiten beruht wesentlich auf der Funktion von bestimmten Organen und Stoffwechselsystemen, von denen manche durch Training und andere durch Üben verbessert werden können. Spezielle motorische Fähigkeiten sind meist komplexe Kombinationen von verschiedenen motorischen Grundfähigkeiten und erfordern daher für ihre Verbesserung auch das Training von mehreren Grundfähigkeiten.

Folgende fünf motorische Grundfähigkeiten werden nun im Weiteren besprochen:

> **Die fünf motorischen Grundfähigkeiten**
> - Ausdauer
> - Kraft
> - Koordination
> - Schnelligkeit
> - Flexibilität

8.1 Ausdauer

Wie immer wollen wir die Besprechung eines Begriffes mit einer Definition beginnen, die in der Leistungsmedizin natürlich eine physiologische sein muss:

> **Physiologische Definition von Ausdauer**
> Ausdauer ist die Fähigkeit, durch Muskeltätigkeit verbrauchtes Adenosin-Tri-Phosphat (ATP) durch Steigerung der Produktion zu resynthetisieren und damit eine neue Leistungshomöostase für ATP einzustellen.

Diese Fähigkeit basiert auf der funktionellen Kapazität von Atmung, Kreislauf und Energiestoffwechsel der Skelettmuskulatur, die bereits in Sektion I besprochen wurde. Alle anderen gebräuchlichen Definitionen stammen aus den Sportwissenschaften und beschreiben verschiedene Teilaspekte der Ausdauer, wie z. B.:

8.1 · Ausdauer

> **Sportwissenschaftliche Definitionen von Ausdauer**
> 1. Fähigkeit, ein bestimmtes Tempo möglichst lange aufrechterhalten zu können
> 2. Fähigkeit, eine bestimmte Strecke mit möglichst hoher Geschwindigkeit zurücklegen zu können
> 3. Widerstandsfähigkeit gegen Ermüdung
> 4. Erholungsfähigkeit

Einige Definitionen, wie z. B. 1. und 2., beziehen sich ausdrücklich auf leistungssportliche Aspekte, und diese sind für den leistungsmedizinischen Gebrauch, der ja auch für die Belange des Rehabilitationstrainings angemessen sein muss, abzulehnen. Andere, wie z. B. 3. oder 4., sind wegen ihres phänomenologischen Charakters und der speziellen Teilaspekte, die sie beschreiben, für eine medizinische Definition nicht geeignet. Alle diese sportwissenschaftlichen Definitionen lassen sich ohne Ausnahme auf die oben zitierte physiologische Definition zurückführen.

Diese physiologische Definition der Ausdauer ist eindeutig und unabhängig von einer Sportart oder der Wettkampfdauer. Bei Verwendung von Begriffen aus dem Bereich des Sports, wie z. B. „spezielle Ausdauer", ist die Definition nicht eindeutig, sondern abhängig von der Wettkampfdauer. So bedeutet „spezielle Ausdauer" für einen 100-m-Läufer die alaktazid-anaerobe Ausdauer, für einen 400-m-Läufer die laktazid-anaerobe Ausdauer, für einen 5000-m-Läufer die intensiv-aerobe Ausdauer und für einen Marathonläufer die extensiv-aerobe Ausdauer (Erklärungen siehe im Folgenden). Begriffe aus dem Sport werden im Weiteren daher nur dann verwendet, wenn sie physiologisch eindeutig definiert werden können.

Entsprechend dem biochemischen Weg der ATP-Resynthese lassen sich zwei Hauptformen und jeweils zwei Unterformen der Ausdauer unterscheiden. Diese vier Formen der Ausdauer unterscheiden sich, wie in Sektion I besprochen, einerseits durch die Geschwindigkeit, mit der das verbrauchte ATP synthetisiert werden kann (also durch die Leistung) und andererseits durch die Kapazität, also die Gesamtmenge an Energie, welche die jeweilige Ausdauerform insgesamt zur Verfügung stellen kann.

Die folgende Auflistung der Ausdauerformen erfolgt mit abnehmender Kapazität des Energiedepots und zunehmender Leistung.

8.1.1 Aerobe Ausdauer

Bei der aeroben Ausdauer erfolgt die ATP-Resynthese durch den oxidativen Abbau von Fettsäuren und/oder Glukose. Die quantitative Bestimmung der aeroben Ausdauer erfolgt daher auch durch die Messung der maximalen O_2-Aufnahme ($\dot{V}O_{2max}$) bzw. der durch die $\dot{V}O_{2max}$ ermöglichten Leistung. Je nach Art des dabei abgebauten Substrates (Fettsäuren und/oder Glukose) können zwei Unterformen der aeroben Ausdauer unterschieden werden:

- **Extensiv-aerobe Ausdauer**

> **Physiologische Definition der extensiv-aeroben Ausdauer**
> Die ATP-Synthese während der Belastung erfolgt mit oxidativem Glukose- und Fettabbau, also mit einem Mischstoffwechsel.

In Ruhe und bei geringer Belastung ist der Anteil der Fettoxidation am Energieumsatz in der Muskulatur etwa 80%, kenntlich an einem respiratorischen Quotienten (RQ) von unter 0,8. Mit zunehmender Intensität nimmt der Anteil der Fettverbrennung zugunsten der Glukoseoxidation fließend ab, was auch am Anstieg des RQ bei ansteigender Belastung erkennbar ist. Ab einer Auslastung von etwa 60–70% der $\dot{V}O_{2max}$ (je nach Trainingszustand) wird die weitere Fettsäurenmobilisation aus den Depots blockiert und daher nur noch Glukose abgebaut. Diese Umstellung wird durch einen Laktatanstieg im Blut auf ca. 4 mmol/l angezeigt. Spätestens bei einer Laktatkonzentration von etwa 6 mmol/l ist, wie schon besprochen, die Umstellung vom Mischstoffwechsel auf einen reinen Glukosestoffwechsel abgeschlossen. Die entscheidende Determinante, ob relativ mehr oder weniger Fett abgebaut wird oder nur Glukose, ist also der Grad der Auslastung der $\dot{V}O_{2max}$, das ist die Intensität bzw. der Blutlaktatspiegel, und nicht, wie häufig aber fälschlich behauptet wird, eine Dauer der Belastung von mehr als 25–30 Minuten. Wie schon in Sektion I erwähnt, wird bei einer Auslastung von 50–70% trotz des relativ geringeren Anteiles der Fettsäuren an der ATP-Synthese, wegen des insgesamt höheren ATP-Umsatzes absolut mehr Fett abgebaut (in g/Minute) als bei jeder niedrigeren Auslastung mit relativ höherem Fettanteil (Achten, Gleeson et al. 2002).

Wird eine Belastung mit einer geringen Intensität begonnen und langsam gesteigert, so entsteht kein nennenswertes O_2-Defizit und daher auch kein wesentlicher Laktatanstieg im Blut. Unter solchen Bedingungen kann natürlich auch schon in den ersten 10 Minuten dominierend Fett abgebaut, also die extensiv-aerobe Ausdauer genutzt werden. Das kann jederzeit bei einer Spiroergometrie mit stufenförmig ansteigender Belastung an Hand des RQ und der Laktatkonzentration im Blut überprüft werden. In Training und Wettkampf kommt es aber natürlich auch häufig vor, dass eine Belastung sehr flott begonnen wird, so dass in den ersten Minuten ein beträchtliches O_2-Defizit eingegangen wird, mit einem Laktatspiegel von mehr als 4 mmol/l. Unter solchen Bedingungen ist allerdings von Anfang an die Fettsäurenmobilisation aus den Depots blockiert und es kann durchaus 20–30 Minuten dauern, bis nach Rücknahme des Tempos und Abbau des Laktatspiegels unter 4 mmol/l der Glukoseabbau gedrosselt und auf Mischstoffwechsel übergegangen werden kann.

Die extensiv-aerobe Ausdauer ist die Basis jeglicher länger dauernden Tätigkeit und das Fundament jeglichen Ausdauertrainings zur Verbesserung der $\dot{V}O_{2max}$, die im sportlichen Bereich auch als **Grundlagenausdauer** bezeichnet wird. Das gilt einerseits für sportliche Ziele: So ist z. B. im Rudern, wo im Wettkampf bei einer Belastungsdauer von rund sechs Minuten die ATP-Resynthese mit intensiv-aerober und, etwa zu 20%, mit anaerober Ausdauer bestritten wird, der Anteil des extensiv-aeroben Ausdauertrainings am gesamten Jahrestraining über 90%. Ganz besonders gilt das auch für medizinische Indikationen in Prävention und Rehabilitation.

Beim extensiv-aeroben Ausdauertraining kann eine unspezifische, allgemeine, sportartunabhängige und eine spezifische, sportartabhängige Wirkung unterschieden werden.

▪ ▪ a) Die unspezifische, sportartunabhängige Wirkung des extensiv-aeroben Ausdauertrainings

Das sind im Wesentlichen die Zunahme der $\dot{V}O_{2max}$, die Entwicklung des Sportherzens, die vegetative Umstimmung mit einer Zunahme des Vagotonus und andere allgemeine Wirkungen des extensiv-aeroben Ausdauertrainings auf Kreislauf, Atmung und andere Organe.

Diese Wirkungen sind nur von der Einhaltung der Gesetzmäßigkeiten des Trainings abhängig, wie z. B. die richtige Bewegungsform mit Beteiligung von mehr als 30% der gesamten Muskelmasse oder der Beachtung der Mindestbelastungen (siehe später). Die gewählte Sportart hat hierbei nur eine untergeordnete Bedeutung. So werden in allen Ausdauersportarten bei gleichem

Trainingsumfang auch in etwa die gleichen Werte der $\dot{V}O_{2max}$/kg bzw. der Leistungsfähigkeit in Prozent des Referenzwertes (LF%Ref) erreicht, sofern mit einer unspezifischen Fahrrad- oder Laufbandergometrie gemessen wird.

Das gilt auch z. B. für Kanuten oder Schwimmer, die die erforderliche Muskelmasse überwiegend aus dem Oberkörper rekrutieren. Auch bei Triathleten kann die LF%Ref aus dem gesamten Trainingsumfang aller drei Disziplinen geschätzt werden, unabhängig vom jeweiligen Anteil einer Einzeldisziplin am Gesamtumfang (Eger 1995). Es ist daher ohne Weiteres möglich, für die Entwicklung der extensiv-aeroben Ausdauer vor allem im Nachwuchsbereich auch extensiv-aerobes Ausdauertraining in Form einer anderen Sportart einzusetzen, z. B. Dauerlauf oder Radfahren bei Schwimmern, Ruderern, Kanuten, Eisläufern u. a. Vor allem in den ersten Trainingsjahren kann erwartet werden, dass durch ein Training der extensiv-aeroben Ausdauer in einer anderen Sportart auch die sportliche Leistung in der Spezialdisziplin besser wird (dies wird als positive Übertragung bezeichnet).

■ ■ **b) Die spezifische, sportartabhängige Wirkung des extensiv-aeroben Ausdauertrainings**
Die spezifische Wirkung besteht vor allem in der Wirkung auf die beanspruchte Muskulatur, da sich Veränderungen, wie die Kapillarisierung oder die Enzymausstattung, vor allem dort abspielen. Daraus leitet sich für den Leistungssport die Notwendigkeit ab, dass doch der Großteil auch des extensiv-aeroben Ausdauertrainings in der Spezialsportart absolviert werden muss. Dies umso mehr, je besser im Verlauf der mehrjährigen Entwicklung der Trainingszustand und die Leistung werden.

■ **Intensiv-aerobe Ausdauer**

— **Physiologische Definition der intensiv-aeroben Ausdauer** —
Die ATP-Synthese erfolgt auf der Basis ausschließlicher Glukoseoxidation.

Dies geschieht bei ausreichend hoher Intensität von mehr als 60–70% der $\dot{V}O_{2max}$, wenn, wie erwähnt, die Fettsäurenmobilisation aus den Depots blockiert worden ist. Die ausreichende Intensität wird im Einzelfall durch einen Anstieg des Laktatspiegels im Blut auf etwa 4 mmol/l oder mehr angezeigt bzw. bei spiroergometrischer Atemgasanalyse durch das Erreichen oder Überschreiten des Wertes 1 für den RQ. Glukose ist im Organismus, in Form von Muskel- und Leberglykogen, nur in beschränkter Menge vorhanden (ca. 15 g/kg Muskel) und ist, wie erwähnt, sowohl für den oxidativen Fettsäureabbau als auch für den gesamten Energiestoffwechsel der Nervenzellen unbedingt erforderlich. Ein sparsamer Verbrauch ist daher geboten. Wenn dennoch gerade bei hohem Energieumsatz auf die Glukoseoxidation zugegriffen wird, dann deshalb, weil, wie geschildert, bei Verbrennung von Kohlenhydraten pro 1 l O_2 um 6% mehr Energie gewonnen wird als bei Oxidation von Fetten; Glukose ist also eine Art Superbrennstoff.

Das physiologische Kennzeichen der ausschließlichen Nutzung der intensiv-aeroben Ausdauer ist ein Laktatspiegel von mehr als 4 mmol/l. Sofern es sich dabei um ein Laktat-Steady-State handelt, ist die Energiebereitstellung tatsächlich zu 100% aerob, auch dann, wenn der Laktatspiegel bei, sagen wir, 10 mmol/l konstant bleibt. Die häufig gebrauchte Bezeichnung „anaerobe Phase" für Belastungen mit einem Laktatspiegel von mehr als 4 mmol/l ist, sofern es sich um ein Laktat-Steady-State handelt, physiologisch gesehen falsch. Auch innerhalb des Bereiches der intensiv-aeroben Ausdauer gibt es eine umgekehrt proportionale Beziehung zwischen der Intensität und der möglichen Belastungsdauer. Eine zunehmende Intensität entspricht auch einem

Tab. 8.1 Zusammenhang zwischen der Belastungsdauer bei Zeitversuchen und Laktat-Steady-State bei Nutzung der intensiven aeroben Ausdauer bei trainierten Schwimmern

Belastungsdauer Minuten	Laktat-steady state mmol/l
30	ca. 4
15	4–8
8	8–12
4	10–14

immer höheren Laktat-Steady-State. Und: je höher das Laktat-Steady-State ist, desto kürzer ist die mögliche Belastungsdauer und umgekehrt. Dies zeigt die ◘ Tab. 8.1, die die Relationen bei Schwimmern wiedergibt (Böhm 1987).

Training der intensiv-aeroben Ausdauer ist nur in der Vorbereitung auf entsprechende Wettkämpfe sinnvoll und sollte daher auch nur sportartspezifisch durchgeführt werden. Für medizinische Zielstellungen in Prävention und Rehabilitation ist intensives Ausdauertraining, z. B. das high intensity intervall training (HIIT), problematisch. Es bewirkt zwar mindestens die gleichen oder sogar ausgeprägtere wünschenswerte Effekte wie extensiv-aerobes, kontinuierliches Ausdauertraining (Tjonna, Lee et al. 2008; Gibala, Little et al. 2012), möglicherweise auch mit etwas geringerem Zeitaufwand pro Training (Gormley, Swain et al. 2008; Klika und Jordan 2013), aber sicher keine zusätzlichen medizinisch wünschenswerten Effekte. Andererseits nehmen Risiken, z. B. eines akuten Myokardinfarktes während und bis zu zwei Stunden nach der Belastung, mit der Intensität eindeutig zu (von Klot, Mittleman et al. 2008). Besonders gefährdet sind bewegungsungewohnte, untrainierte Personen (Mittleman, Maclure et al. 1993). Und hier muss an den für die Medizin verbindlichen ethischen Grundsatz erinnert werden: Ein therapeutisches Ziel muss mit dem kleinsten möglichen Eingriff verbunden mit dem geringsten Risiko erreicht werden.

8.1.2 Anaerobe Ausdauer

Bei der anaeroben Ausdauer erfolgt die ATP-Resynthese ohne unmittelbaren Verbrauch von O_2 durch Spaltung energiereicher Moleküle, was erheblich höhere Energieumsatzraten und damit eine höhere Leistung ermöglicht. Der Einsatz der anaeroben Ausdauer bedeutet aber keineswegs ein „Umschalten" von aeroben auf anaeroben Energiestoffwechsel. Es läuft, im Gegenteil, der aerobe Stoffwechsel auf Hochtouren weiter und die anaerobe ATP-Gewinnung wird lediglich zugeschossen. Es bedeutet auch nicht eine „Abwesenheit" von O_2 (obwohl die Bezeichnung „anaerob" dies suggeriert). Es bedeutet, dass die ATP-Produktion ohne O_2 auskommt, obwohl er an sich verfügbar ist (normaler O_2-Druck im Muskelgewebe). Natürlich würde eine anaerobe ATP-Produktion auch bei Abwesenheit von O_2 funktionieren. Das kommt aber unter physiologischen Bedingungen nicht vor, sondern nur unter pathologischen, z. B. bei einem Herzinfarkt.

Die anaerobe Ausdauer wird daher dann zusätzlich eingesetzt, wenn der ATP-Abbau die Möglichkeiten der rein oxidativen Resynthese übersteigt. Außerdem wird diese Form der ATP-Produktion auch zur Überbrückung der ersten 1–2 Minuten einer im Weiteren aeroben Belastung verwendet, bis die oxidative Energiebereitstellung das erforderliche Niveau erreicht hat.

Nach Art der biochemischen Reaktion zur Energiebereitstellung können ebenfalls zwei Unterformen unterschieden werden.

- **Laktazid-anaerobe Ausdauer**

> **Physiologische Definition der laktazid-anaeroben Ausdauer**
> Die ATP-Synthese erfolgt durch die Glykolyse.

Voraussetzung für die dominierende Nutzung der laktazid-anaeroben Ausdauer ist eine hohe Belastungsintensität, welche die Möglichkeiten der aeroben ATP-Resynthese übersteigt. Das biochemische Merkmal dieser Situation ist der rasch ansteigende Laktatspiegel im Blut, möglichst mit Ausnutzung der maximalen Laktatanstiegsgeschwindigkeit, die bei Untrainierten 21 mmol/l/min beträgt (Di Prampero 1981) und bei Trainierten, in Abhängigkeit vom Trainingszustand, bis zu 40 mmol/l/min ausmachen kann. Der hohe Laktatspiegel an sich ist keineswegs das Kennzeichen der Aktivität der anaeroben Energiebereitstellung; wie erwähnt, ist ein hoher, aber gleichbleibender Laktatspiegel das physiologische Merkmal eines Laktat-Steady-States und der Nutzung der intensiv-aeroben Ausdauer. Noch einmal sei erwähnt, dass die unkritische Verwendung des Terminus „anaerobe Phase" für Belastungen mit einem Laktat-Steady-State von über 4 mmol/l physiologisch nicht korrekt ist. Die laktazid-anaerobe Ausdauer spielt nur für Wettkämpfe mit einer Belastungsdauer bis zu ca. 6 Minuten eine leistungsbestimmende Rolle. Das spezielle Training dieser Ausdauer ist daher nur in der Vorbereitung auf derartige Wettkämpfe sinnvoll und das Training soll nur in der Wettkampfsportart durchgeführt werden. Da die laktazid-anaerobe Ausdauer im Vergleich zur aeroben Ausdauer rasch, nämlich binnen 2–3 Monaten entwickelt werden kann, erfolgt das entsprechende Training schwerpunktmäßig erst in der unmittelbaren Vorbereitung auf den Wettkampf. Bei gesundheitsorientiertem Training ist laktazid-anaerobes Training überflüssig, bei medizinischen Zielstellungen und therapeutischem Training müssen laktazid-anaerobe Belastungen vermieden werden.

- **Alaktazid-anaerobe Ausdauer**

> **Physiologische Definition der alaktazid-anaeroben Ausdauer**
> Die ATP-Synthese erfolgt durch die Hydrolyse von Kreatinphosphat.

Die alaktazid-anaerobe Ausdauer ist die energetische Basis des Sprints und von Kraftleistungen und daher nur für Sportarten relevant, in denen die Schnelligkeit und/oder die Kraft leistungsbestimmende motorische Fähigkeiten sind. Wird der Begriff „Sprint" auf diese Weise physiologisch-biochemisch definiert, dann fallen nur Distanzen mit maximal 10 Sekunden Belastungsdauer darunter. Also z. B. wohl der 100-m-Lauf, die kürzeste olympische Laufdisziplin, nicht aber der 500-m-Eisschnelllauf, obwohl das die kürzeste Strecke in dieser Sportart ist. (Die Belastungsdauer beträgt ca. 40 Sekunden und die Energiebereitstellung ist überwiegend laktazid-anaerob.) Auch die alaktazid-anaerobe Ausdauer soll nur sportartspezifisch trainiert werden.

Im Freizeit- und Gesundheitssport und insbesondere in der Rehabilitation hat diese Ausdauerform keine Bedeutung. Sie wird beim Krafttraining in ausreichendem Maße mittrainiert. Bei medizinisch indiziertem Training ist das Training der Schnelligkeit, weil risikobehaftet, zu vermeiden.

8.2 Kraft

Die physikalische Definition der Kraft (Kraft = Masse × Beschleunigung) ist zwar eindeutig, wird aber den einzelnen physiologischen Formen der Muskelkontraktion nicht gerecht, da z. B. bei der isometrischen Kontraktion keine Beschleunigung stattfindet. In der sportwissenschaftlichen Literatur werden ein Dutzend oder mehr verschiedene Kraftformen beschrieben, wie z. B. Schnellkraft, Explosivkraft, exzentrische Kraft, ballistische Kraft u. v. a. m., die sich aber alle im Prinzip auf eine physiologische Definition zurückführen lassen:

> **Physiologische Definition der Kraft**
> Kraft ist die Fähigkeit des Muskels, Spannung zu entwickeln.

Ob dabei auch Bewegung entsteht, hängt von der Größe des Widerstands ab:
Ist der Widerstand kleiner als die Spannung, entsteht eine konzentrische Kontraktion mit Verkürzung des Muskels. Ist der Widerstand größer als die Spannung, entsteht eine exzentrische Kontraktion mit einer Verlängerung des Muskels. Ist der Widerstand unüberwindlich, kommt es zur isometrischen Kontraktion.

Die organische Grundlage der Kraft sind die Myofibrillen der Muskelzelle, die energetische Basis ist die ATP- und Kreatinphosphatspaltung. Alle Myofibrillen sind grundsätzlich gleich aufgebaut und die Anzahl der Myofibrillen pro cm^2 Muskelquerschnitt ist immer gleich, unabhängig vom Geschlecht. Daher ist die maximal erzielbare Kraft, z. B. bei elektrischer Reizung, grundsätzlich direkt proportional zum funktionellen Querschnitt eines Muskels.

Die tatsächlich verfügbare Kraft beruht auf zwei durchaus verschiedenen Grundlagen:

> **Zwei Grundlagen der Maximalkraft**
> — Der funktionelle Muskelquerschnitt, das ist die organische Grundlage.
> — Die intramuskuläre Synchronisation, das ist die neuromuskuläre Grundlage.

Das für die medizinische Trainingslehre relevante Krafttraining ist immer das zur Verbesserung der organischen Grundlage, also des Muskelquerschnitts. Es sollte sich also in diesem Rahmen immer um ein Training zur Muskelhypertrophie handeln. Die Verbesserung der Synchronisation erfolgt zu einem erheblichen Teil, sozusagen automatisch, vor allem zu Beginn eines Krafttrainings. Ein darüber hinausgehendes Training der Synchronisation ist Teil der speziellen Trainingslehre in jenen Sportarten, in denen die Kraft und/oder die Schnelligkeit leistungsbestimmend sind (Sprint, Wurf, Sprung, Kraftsport). Im gesundheitsorientierten Sport bzw. in der Rehabilitation sind spezielle Übungen zur Verbesserung der intramuskulären Synchronisation überflüssig bzw. wegen der Verletzungsgefahr sogar abzulehnen.

Die motorische Grundfähigkeit Kraft kann durch die Bestimmung der **Maximalkraft** quantifiziert werden. Die Maximalkraft ist eine Bruttogröße, welche die Kraftfähigkeit des Muskels in einer ähnlichen Weise beschreibt wie die $\dot{V}O_{2max}$ die Ausdauerfähigkeit.

Die Maximalkraft wird in Form des **Ein-Wiederholungs-Maximums (EWM)** gemessen:

Ein-Wiederholungs-Maximum (EWM)
Das EWM ist jenes Gewicht (in kg), das mit einer bestimmten Übung unter Aufbietung aller (physischen und psychischen) Kräfte gerade einmal bewältigt werden kann.

Der Test kann entweder mit einer Hantel erfolgen, am besten mit einer olympischen Scheibenhantel, weil das ein genormtes Sportgerät ist, oder auch mit einem modernen elektronischen Dynamometer (dann wird die Kraft meist in N angegeben). Die für das Krafttraining sehr gut geeigneten Krafttrainingsmaschinen sind für exaktes Testen nicht gut geeignet, weil verschiedene Maschinen nicht vergleichbar sind und auch ein und dieselbe Maschine durch Änderungen der Reibung nicht immer den gleichen Widerstand bietet.

Das EWM muss, insbesondere in einem Rehabilitationstraining, für alle wichtigen großen Muskelgruppen gesondert bestimmt werden, bei einer Rehabilitation nach einer einseitigen Verletzung auch gesondert für die linke und rechte Extremität. Für eine allgemeine Einschätzung der Kraftfähigkeiten reichen allerdings drei Übungen:

Drei Übungen zur Einschätzung der Kraftfähigkeiten
- Bankdrücken
- Bankziehen
- Tiefkniebeuge

Alle nur denkbaren Spezialanwendungen der Kraft nutzen letztlich jene organische Grundlage, die durch die so bestimmte Maximalkraft vorgegeben wird (Güllich und Schmidtbleicher 1999). Daraus folgt:

Hypertrophietraining
Das Muskelhypertrophietraining zur Verbesserung der Maximalkraft ist die systematische Grundlage jeglicher Kraftentwicklung in jeder Sportart und in der medizinischen Trainingstherapie zur Prävention und Rehabilitation.

Die Spezialformen der Kraft werden durch die entsprechende Wettkampfübung trainiert, also z. B. die Explosivkraft durch den Speerwurf, die Schnellkraft durch den Kugelstoß usw. Die Maximalkraft ist eher noch besser trainierbar als die aerobe Ausdauer und kann durch entsprechendes mehrjähriges Training um mehr als das Doppelte gesteigert werden. In fast allen Sportarten, in denen die körperlichen Fähigkeiten für die sportliche Leistung eine wichtige Rolle spielen, sind die Kraftfähigkeiten mitbestimmend, also nicht nur in den eigentlichen Kraftsportarten in Schwer- und Leichtathletik (Wurf, Sprung, Sprint), sondern auch bei den Sportspielen und bei allen zyklischen Sportarten (wie Lauf, Schwimmen, Rudern, Rad u. v. a.) bis hin zur Mittel- und Langstrecke. Bei den Sportspielen werden die Schnelligkeit, die Sprint-, Sprung-, Schuss- bzw. Wurffähigkeiten verbessert. In den zyklischen Sportarten im Mittel- und Langstreckenbereich, z. B. 5000 und 10.000 m Lauf oder Triathlon, verbessert das Krafttraining wohl das EWM, aber weder die $\dot{V}O_{2max}$ noch die anaerobe Schwelle; das ist durch Krafttraining natürlich nicht möglich. Aber die Bewegungsökonomie, das ist der mechanische Wirkungsgrad, wird verbessert. Das heißt, dass die Geschwindigkeit bei gleicher $\dot{V}O_2$ höher wird (Stören et al. 2008). Angesichts dieser universellen Bedeutung der Kraft und des Krafttrainings erscheinen die leistungsdiagnostische Messung der Kraft (Dynamometrie) und die einschlägige Trainingsberatung in der sportmedizinischen Beratung immer noch unterrepräsentiert.

Auch in der klinischen Medizin, in Prävention und Rehabilitation einer Vielzahl von chronischen Krankheiten hat die Kraft bzw. die zugrunde liegende Muskelmasse eine ähnliche Bedeutung wie die $\dot{V}O_{2max}$ (Wolfe 2006), z. B. im hohen Alter (Fiatarone, Marks et al. 1990), bei koronarer Herzkrankheit (Wonisch, Hofmann et al. 2009) und chronischer Herzinsuffizienz (Meyer und Foster 2004; Steinacker, Liu et al. 2004), bei rheumatoider Arthritis (de Jong, Munneke et al. 2004; de Jong, Munneke et al. 2009), Diabetes mellitus II (Cauza, Hanusch-Enserer et al. 2005; Eves und Plotnikoff 2006) oder pneumologischen Erkrankungen (Vonbank, Zwick et al. 2015).

Allgemeine Definition der Kraftausdauer

Kraftausdauer ist die Fähigkeit, eine bestimmte Übung mit einem bestimmten Gewicht und einer fixen Bewegungsfrequenz möglichst oft zu wiederholen.

■ **Kraftausdauer**

Diese Fähigkeit hängt unmittelbar von der Maximalkraft ab: Derjenige mit dem größeren EWM schafft auch mehr Wiederholungen, es sei denn, das Gewicht beträgt weniger als 15% des EWM des Schwächeren, also unterhalb dessen kritischer Kraft. In diesem Fall ist der Muskel während der Kontraktion vollständig durchblutet und die mögliche Anzahl der Wiederholungen hängt dann nicht vom EWM, sondern von der lokalen aeroben Ausdauer ab. In diesem Fall kann auch der Schwächere gewinnen. Auf diesen Fakten beruht das folgende systematische Prinzip:
— Die allgemeine Grundlage der speziellen motorischen Fähigkeit Kraftausdauer ist die Maximalkraft.
— Die Kraftausdauer wird zunächst durch das Training der Maximalkraft verbessert.

Daraus kann durchaus gefolgert werden, dass für den gesamten Bereich des Hobby- und Gesundheitssports sowie der Rehabilitation ein eigenes spezialisiertes Kraftausdauertraining überflüssig ist. Das gilt sogar für die ersten zwei bis drei Entwicklungsjahre in Ausdauersportarten. Krafttraining sollte in diesen Bereichen grundsätzlich ein Hypertrophietraining zum Muskelaufbau sein. Die Kraftausdauer ist eine Spezialform der Kraft, die nur für sportliche Zielstellungen eines besonderen Trainings bedarf. Es ist daher auch sinnvoll, sie im Hinblick auf den Wettkampf bzw. die besondere sportliche Beanspruchung auch speziell zu definieren.

Spezielle Definition der Kraftausdauer

— Kraftausdauer ist die Fähigkeit, eine bestimmte Übung, die eine sportartspezifische Muskelgruppe betrifft,
— mit einer bestimmten Anzahl von Wiederholungen, die vom Wettkampf abgeleitet wird,
— mit einer fixen Bewegungsfrequenz, die vom Wettkampf abgeleitet wird,
— und mit einem möglichst hohen Gewicht zu absolvieren.

Dazu einige Beispiele: Ein Weltklasseruderer zieht auf der Rennstrecke am Riemen bzw. an beiden Skulls mit ca. 45 kg. Auf der immer 2000 m langen Rennstrecke fallen etwa 220–250 Züge an, mit je nach Bootsgattung unterschiedlicher Frequenz von 30–40/min. Eine optimale Kraftausdauer bedeutet daher für Ruderer, die Übung Bankziehen mit 45 kg oder mehr mit einer Frequenz von 30/min 250-mal wiederholen zu können.

Ein 200-m-Delphinschwimmer soll mit der gleichen Übung Bankziehen mit ca. 60 kg 120 Wiederholungen mit einer Frequenz von 50/min schaffen. Oder es könnte für Delphinschwimmer eine eigene Norm an einem Zugapparat erarbeitet werden, an dem nach Art des Delphinarmzugs gearbeitet werden kann.

Es gibt also für jede Wettkampfstrecke eine andere spezielle Ausformung der Kraftausdauer, so dass das Training der Kraftausdauer, im Gegensatz zum Hypertrophietraining, immer sehr speziell sein soll. Die energetische Basis der Kraftausdauer hängt daher von der Wettkampfdauer ab und reicht von laktazid-anaerob bis extensiv-aerob (Letzteres z. B. bei Straßenradrennfahrern: Eine Stunde bergauf fahren mit hoher Übersetzung und geringerer Drehzahl von 30–40/min (Neumann, Pfützner et al. 1999).

Die Bedeutung der Kraftausdauer für einen Ausdauersportler kann folgendermaßen erläutert werden: Beim erwähnten Ruderer werden pro Schlag 8–9 m zurückgelegt. Wenn der Ruderer, oder die Mannschaft, bei jedem Schlag, also 220-mal, um so viel mehr Kraft aufwenden kann, dass pro Schlag um 1 cm mehr zurückgelegt werden kann, dann bedeutet das nach 220 Schlägen einen Gewinn von 2,20 m!

Die Kraftausdauer ist also die eigentlich leistungsbestimmende motorische Fähigkeit. Sie ist allerdings keine Grundfähigkeit, da sie von der Maximalkraft einerseits und der Ausdauer andererseits abhängt.

Die Maximalkraft hat die Funktion einer allgemeinen, organischen Grundlage, ähnlich wie die $\dot{V}O_{2max}$, und wird daher zuerst bis zu festgelegten Trainingszielen entwickelt. Die Kraftausdauer wird dann in der Vorbereitung auf den Wettkampf auf dem durch die Maximalkraft festgelegten Niveau trainiert. Dies gilt sowohl für ein einzelnes Trainingsjahr als auch für einen mehrjährigen Trainingsaufbau. Wird beim Nachwuchstraining frühzeitig der Schwerpunkt auf das spezielle Training der Kraftausdauer gelegt und auf die ausreichende Entwicklung der Maximalkraft durch Hypertrophietraining verzichtet, so führt das letztendlich zu einer Stagnation der Kraftausdauer auf niedrigem Niveau. Das gilt sinngemäß für jede beliebige spezielle Kraftfähigkeit.

8.3 Koordination

Unter Koordination ist das Zusammenspiel vieler Muskeln zu einer zweckmäßigen, zielgerichteten Bewegung zu verstehen. Gesteuert wird dieses Zusammenspiel vom zentralen Nervensystem. Es handelt sich also im Wesentlichen um eine neuromuskuläre Koordination. Die Koordination ist die Grundlage der **sportlichen Technik** und überhaupt aller, auch alltäglicher Bewegungsabläufe, wie z. B. des Gehens. Auch die Verbesserung der Koordination verbessert die Leistung bei der geübten Bewegungsform, allerdings auf der Basis von Lernprozessen, die keine feststellbaren morphologischen Veränderungen bewirken. Die Verbesserung der Koordination durch Üben spielt keineswegs nur im Sport eine Rolle, sondern auch in der Rehabilitation, z. B. beim Wiedererlernen des normalen Gehens nach Einsetzen einer Hüftgelenksendoprothese, nachdem zuvor über Jahre das schmerzbedingte Hinken „eingeübt" worden ist. Auch bei

Sportlern kann die optimale sportliche Technik durch Schmerzen während des Bewegungsablaufes gestört werden. Es ist deshalb nicht zweckmäßig, unter Schmerzen komplexe Bewegungsabläufe in großem Umfang zu üben, da die schmerzbedingte Störung der sportlichen Technik dann koordinativ fixiert werden kann.

Ähnliche Probleme kann es auch nach Verletzungen von Extremitäten geben, wenn eine Extremität durch die verletzungsbedingte Pause geschwächt ist. In so einem Fall ist die normale Kraft als Grundlage der optimalen Technik nicht mehr gegeben, weshalb auch hier die Gefahr besteht, dass störende Ausweich- und Hilfsbewegungen eingeübt und koordinativ fixiert werden. Grundsätzlich sollte nach einer Verletzung das Training der Spezialsportart erst dann in größerem Umfang wieder aufgenommen werden, wenn in der Rehabilitation sowohl die Schmerzen, durch entsprechende Therapie, als auch die Schwäche, durch Muskelhypertrophietraining, wieder beseitigt worden sind.

Eine wesentliche Grundlage der Koordination ist eine ausreichende Muskelkraft. Von besonderer Bedeutung ist das im Alter. Wesentliche koordinative Defizite des Alltags, wie z. B. beim Gehen oder Aufstehen aus einem Sessel, beruhen in Wahrheit auf Muskelschwäche und könnten durch ein richtiges Muskeltraining behoben werden.

8.4 Schnelligkeit

Die Schnelligkeit beruht einerseits auf der Morphologie und Funktion der Muskulatur, wie sie durch die Maximalkraft erfasst wird, andererseits aber auch auf der Qualität der neuromuskulären Koordination. Und zwar ist sowohl die intramuskuläre Synchronisation als auch die **intramuskuläre Koordination** von Bedeutung; Letzteres ist die Fähigkeit, die maximal mögliche Synchronisation in möglichst kurzer Zeit zu erreichen. Im Einzelfall kann die Bedeutung dieser zentralnervös bestimmten Fähigkeiten jene der organischen Grundlage des Muskels übertreffen. Dies bedeutet, dass bei Leistungen, die von der Schnelligkeit abhängen, vom Sprint über den Speerwurf bis zum Durchschlagen von Holzbrettern, zarte, aber schnelle Individuen, natürlich auch Frauen, muskulösere und daher kräftigere aber langsamere Individuen besiegen können (▶ Sektion I, Abschn. 2.5.3).

Sind allerdings die neurokoordinativen Fähigkeiten optimal ausgebildet, dann kann auch Schnelligkeit nur durch Training der Muskelkraft weiter verbessert werden. Dies führt dazu, dass heute auch in Schnelligkeitssportarten ein umfangreiches Krafttraining betrieben werden muss.

Die Schnelligkeit spielt eigentlich nur im Leistungssport bei bestimmten Sportarten eine mehr oder weniger wichtige Rolle und bedarf auch nur für leistungssportliche Zielstellungen eines besonderen Trainings. Ansonsten sollten Schnelligkeitsbelastungen eher vermieden werden, da sie besonders verletzungsgefährdet sind. Im Übrigen kann man davon ausgehen, dass durch Muskelhypertrophietraining auch die Schnelligkeit, sozusagen automatisch und für normale Ansprüche, auf jeden Fall ausreichend mittrainiert wird.

8.5 Flexibilität

Flexibilität ist die Fähigkeit, in einem Gelenk passiv Bewegungen durchzuführen und dabei Ursprung und Ansatz der die Bewegung begrenzenden Muskeln voneinander zu entfernen. Diese motorische Grundfähigkeit beruht auf der passiven Dehnbarkeit der Muskulatur. Durch

Dehnungsreize wird die Aktin- und Myosinsynthese in der Weise stimuliert, dass es zur Neubildung von Sarkomeren kommt und die Muskelfaser verlängert wird (Goldspink 1999).

Die Flexibilität ist für die Optimierung von sportlichen Techniken von Bedeutung, aber auch zur Vermeidung von Muskel- und Sehnenverletzungen, insbesondere bei azyklischen Sportarten, wie z. B. Sportspielen. Medizinische Indikationen für die Verbesserung der Flexibilität sind z. B. muskuläre Beschwerden (Myalgien) oder auch starke Verkürzungen, z. B. nach einer verletzungsbedingten, mehrwöchigen Ruhigstellung eines Gelenks. Ansonsten ist im Hobby- und Breitensport, aber auch im therapeutischen und Rehabilititationstraining die gesonderte Verbesserung der Flexibilität meistens überflüssig, weil weder das Befinden noch die Leistungsfähigkeit positiv beeinflusst werden. Insbesondere das Dehnen nach muskulär stark beanspruchenden Belastungen mit starker Ermüdung und Azidose ist wegen der erhöhten Verletzungsgefahr nicht unproblematisch.

Die motorischen Grundfähigkeiten Ausdauer und Kraft werden durch Training verbessert, Schnelligkeit und Koordination durch Üben und Flexibilität durch Dehnen (Stretchen).

Literatur

Achten J, Gleeson M et al. (2002) Determination of exercise intensity that elicits maximal fat oxidation. Med Sci Sports Exerc 34: 92–97
Böhm M (1987) Die Schwimmgeschwindigkeit als Indikator für ein Training mit einem bestimmten Laktatspiegel Diplomarbeit, Universität Wien
Cauza E, Hanusch-Enserer U et al. (2005) The relative benifits of endurance and strength training on the metabolic factors and muscle function of people with type 2 diabetes mellitus. Arch Phys Med Rehab 86: 1527–1533
de Jong Z, Munneke M et al. (2009) Long-term follow-up of a high-intensity exercise program in patients with rheumatoid arthritis. Clin Rheumatol 28: 663–671
de Jong Z, Munneke M et al. (2004) Long term high intensity exercise and damage of small joints in rheumatoid arthritis. Ann Rheum Dis 63: 1399–1405
Di Prampero PE (1981) Energetics of muscular exercise. Rev. Physiol. Biochem. Pharmacol. 89: 143–222
Eger A (1995) Zusammenhänge zwischen Trainingsanamnese, maximalen und submaximalen Leistungsparametern und standardisierten Teststrecken bei Triathletinnen während der allgemeinen Vorbereitungsperiode. Diplomarbeit, Technische Universität München
Eves ND, Plotnikoff RC (2006) Resistance training and type 2 Diabetes. Diabetes Care 29: 1933–1941
Fiatarone MA, Marks EC et al. (1990) High-intensity strength training in nonagenarians. JAMA 263: 3029–3034
Gibala MJ, Little JP et al. (2012) Physiological adaptations to low-volume, high-intensity interval training in health and disease. J Physiol 590.5 1077–1084
Goldspink G (1999) Changes in muscle mass and phenotype and the expression of autocrine and systemic growth factors by muscle in response to stretch and overload. J Anat 194: 323–334
Gormley SE, Swain DP et al. (2008) Effect of Intensity of Aerobic Training on $\dot{V}O_{2max}$. Med Sci Sports Exerc 40: 1336–1343
Güllich A, Schmidtbleicher D (1999) Struktur der Kraftfähigkeit und ihrer Trainingsmethoden. Dtsch Z Sportmed 50: 223–234
Klika B, Jordan C (2013) High-intensity circuit training using body weight: Maximum Results With Minimal Investment. ACSM's Health & Fitness Journal 17: 8–13
Meyer K, Foster C (2004) Muskelaufbau im Zentrum des kardiovaskulären Trainings. Deutsche Zeitschrift für Sportmedizin 55: 70–74
Mittleman MA, Maclure M et al. (1993) Triggering of Acute Myocardial Infarction by Heavy Physical Exertion – Protection against Triggering by Regular Exertion. N Engl J Med 329: 1677–1683
Neumann G, Pfützner A et al. (1999) Optimiertes Ausdauertraining. Aachen, Meyer und Meyer
Steinacker JM, Liu Y et al. (2004) Körperliches Training bei Patienten mit Herzinsuffizienz. Dtsch Z Sportmed 55: 124–130
Stören Ö, Helgerud J et al. (2008) Maximal Strength Training Improves Running Economy in Distance Runners. Med Sci Sports Exerc 40: 1089–1094

Tjonna AE, Lee SJ et al. (2008) Aerobic interval training versus continuous moderate exercise as a treatment for the metabolic syndrome: a pilot study. Circulation 118(4): 346–354

von Klot S, Mittleman MA et al. (2008) Intensity of physical exertion and triggering of myocardial infarction: a case-crossover study. European Heart Journal 29: 1881–1888

Vonbank K, Zwick RH et al. (2015) Richtlinien für die ambulante pneumologische Rehabilitation in Österreich. Wien Klin Wochenschr 127(13): 503–513

Wolfe RR (2006) The underappreciated role of muscle in health and disease. Am J Clin Nutrition 84: 475–482

Wonisch M, Hofmann P et al. (2009) Krafttraining bei Patienten mit kardiologischen Erkrankungen. J Kardiol 16 (9–10): 337–340

Zehn allgemeine Grundregeln des Trainings

9.1	Quantifizierung der Trainingsbelastung	– 131
9.1.1	Intensität – 132	
9.1.2	Dauer – 132	
9.1.3	Häufigkeit – 132	
9.1.4	Wöchentliche Netto-Trainingsbelastung (WNTB) – 132	
9.2	Beachtung von Minimalbelastungen – 134	
9.2.1	Für das aerobe Ausdauertraining – 135	
9.2.2	Für das Krafttraining – 138	
9.3	Angemessenheit der Trainingsbelastung – 141	
9.3.1	Zu niedrige Trainingsbelastung – 141	
9.3.2	Zu hohe Trainingsbelastung – 142	
9.4	Ganzjährigkeit des Trainings – 142	
9.5	Systematische Steigerung der Trainingsbelastung – 143	
9.5.1	Systematische Steigerung im Ausdauertraining – 144	
9.5.2	Systematische Steigerung im Krafttraining – 149	
9.6	Zyklische Gestaltung des Trainings – 150	
9.6.1	Hierarchie der Zyklen – 150	
9.6.2	Terminplanung des Trainingsjahres – 155	
9.6.3	Typische Beispiele der Terminplanung bei Ein- und Mehrfachperiodisierung – 156	
9.7	Auswahl der richtigen Bewegungsform – 160	
9.8	Definieren von Trainingszielen – 161	
9.8.1	Leistungssportliche Ziele – 161	

© Springer-Verlag GmbH Deutschland 2018
P. Haber, *Leitfaden zur medizinischen Trainingsberatung*,
https://doi.org/10.1007/978-3-662-54321-4_9

9.8.2	Nicht-leistungssportliche Ziele – 162
9.9	**Individualisieren des Trainings – 163**
9.10	**Information der Trainierenden – 163**
	Literatur – 163

Die Entwicklung und Verbesserung der motorischen Grundfähigkeiten Ausdauer und Kraft durch Training ist ein Prozess, der biologischen Gesetzmäßigkeiten, also Naturgesetzen unterliegt. Der Begriff „Gesetz" darf aber inhaltlich nicht mit dem gleichlautenden Begriff aus der Rechtsordnung verwechselt werden: Letzteres ist eine in irgendeiner Weise von Menschen aufgestellte Norm, festgehalten meist in Form von Geboten und Verboten. Deren Verletzung wird in der Regel mit ebenfalls von Menschen erlassenen Strafen sanktioniert. Diese begriffliche Identität von Strafgesetz und Naturgesetz verleitet manchmal dazu, die Existenz von Gesetzen für das Training abzulehnen. Es wird dies als unvereinbar mit der Individualität der Menschen empfunden, die eben nicht „nach Vorschrift" behandelt werden können.

Allerdings hat ein Naturgesetz, und dazu zählen auch die biologischen Gesetze, inklusive jener, die für das Training gelten, mit einer derartigen Rechtsnorm nichts gemeinsam: Ein Naturgesetz ist die einfache Beschreibung eines Vorganges in der Natur, der unter gleichen Bedingungen auch immer gleich abläuft. Dieser gesetzmäßige Ablauf ist unabhängig davon, ob Menschen davon wissen oder nicht bzw. das akzeptieren oder nicht. Daher beruht die nicht selten gehörte Feststellung von manchen Trainern im leistungssportlichen Bereich: „In unserem Sport ist alles anders" auf schlichter Unkenntnis. Auf definierte Ziele ausgerichtete Unternehmungen, wie die Verbesserung der körperlichen Leistungsfähigkeit durch Training, sind nur dann mit hoher Wahrscheinlichkeit erfolgreich, wenn das Naturgesetz bewusst oder intuitiv berücksichtigt wird. Es gibt zwar keine Instanz, welche die Nichtbeachtung von Naturgesetzen oder davon abgeleiteter Regeln unter Strafe stellt, vergleichbar einem Gericht. Die Strafe für die Nichtbeachtung ist schlicht und einfach der Misserfolg, im Extremfall sogar eine Gefährdung der Gesundheit. Wenn die Gesetzmäßigkeiten des Trainings nicht beachtet werden, dann wird das Erreichen des Trainingszieles umso unwahrscheinlicher, je mehr sich die Gestaltung des Trainings von den auf diesen Gesetzmäßigkeiten basierenden Regeln entfernt. Dabei ist allerdings zu beachten, dass auch die konsequente Berücksichtigung der Regeln, vor allem im leistungssportlichen Bereich, keine 100%ige Erfolgsgarantie bedeutet. Es gibt auch viele andere Einflussfaktoren, z. B. im Bereich der Psyche oder der Umgebungsbedingungen, die schwer berechenbar und/oder beeinflussbar sind. Außerdem kann immer nur einer gewinnen, obwohl es in vielen Fällen mehrere gibt, die so gut sind, dass sie gewinnen könnten.

Selbstverständlich gelten diese allgemeinen Grundregeln des Trainings auch für den Bereich des Hobby- und Gesundheitssports und insbesondere auch für das therapeutische Training, das bei chronischen Erkrankungen und in der Rehabilitation angewandt wird.

Die folgenden Regeln werden in dieser systematischen Form in einem sportmedizinischen Fachbuch erstmals dargestellt, obwohl einige, wie z. B. die Periodisierung, im Leistungssport schon seit Jahrzehnten bekannt sind und in den entsprechenden Sportarten auch von allen erfolgreichen Sportlern und Trainern angewandt werden. Sie sind daher ohne Zweifel richtig, auch wenn sie in der sportmedizinischen Literatur praktisch nicht vorkommen.

9.1 Quantifizierung der Trainingsbelastung

Eine Grundlage jeder seriösen medizinischen Therapie ist die Möglichkeit, die Dosis des verwendeten Medikaments quantitativ exakt anzugeben. Nur damit ist auch die Erstellung einer Dosis-Wirkungs-Beziehung möglich, wodurch die Therapie berechenbar und reproduzierbar wird. Dies gilt uneingeschränkt auch dann, wenn das therapeutische Mittel das Training ist. Die exakte Quantifizierung des Trainings ist daher eine Voraussetzung für eine seriöse medizinische Anwendung und erfolgt hier durch die Angabe von vier Maßzahlen, von denen die ersten drei qualitativer und die vierte quantitativer Natur sind:

9.1.1 Intensität

> **Intensität**
> Die Intensität ist die Leistung während der Belastung in Relation zur individuellen maximalen Leistungsfähigkeit (die mit einem leistungsdiagnostischen Test ermittelt wird) und wird in Prozent angegeben.
>
> $$\text{Intensität} = (\text{Trainingsleistung}/\text{maximale Leistung}) \times 100\% \qquad \text{Gl. 9.1}$$

Damit eine Belastung trainingswirksam wird, muss eine Mindestintensität überschritten werden. Bleibt die Belastung unter dieser Mindestintensität, dann werden keine organischen Trainingsanpassungen ausgelöst. Derartige nach Intensität unterschwellige Belastungen können durchaus andere Effekte haben, z. B. auf die Koordination oder auf den Blutdruck, aber eben nicht auf die organischen Grundlagen der Leistungsfähigkeit.

9.1.2 Dauer

> **Dauer**
> Die Dauer ist die Zeit, in der auf den Organismus eine Belastung mit trainingswirksamer Intensität einwirkt.

Belastungszeiten, in denen die Intensität nicht trainingswirksam ist, können nach dieser Definition nicht als Trainingszeit gewertet werden und fallen daher auch nicht unter die Dauer. Damit eine Belastung als Training wirksam wird, muss auch für die Dauer ein bestimmtes Minimum überschritten werden. Das bedeutet, dass Belastungen, die die minimale Dauer nicht erreichen, keine organischen Trainingsanpassungen bewirken.

9.1.3 Häufigkeit

> **Häufigkeit**
> Häufigkeit ist die Anzahl der wirksamen Trainingseinheiten pro Woche, bei denen sowohl für die Intensität als auch für die Dauer das Minimum erreicht oder überschritten worden ist.

Auch für die Häufigkeit gibt es ein Minimum und auch hier gilt, dass dauerhafte organische Trainingsanpassungen nicht entstehen, wenn die minimale Häufigkeit nicht erreicht wird.

9.1.4 Wöchentliche Netto-Trainingsbelastung (WNTB)

> **Wöchentliche Netto-Trainingsbelastung (WNTB)**
> Die WNTB ist die quantitative Maßzahl des Trainings. Sie ist die Summe aller qualitativ richtigen Trainingsbelastungen pro Woche.

Sie ist also die Summe aller Belastungen, bei denen die Minimumwerte sowohl für die Intensität als auch für die Dauer und für die Häufigkeit erreicht oder überschritten worden sind. Körperliche Bewegung, die auch nur einen dieser Minimalwerte nicht erreicht, darf daher auch nicht in die WNTB eingerechnet werden. Die WNTB wird beim Krafttraining in „Sätzen pro Muskelgruppe pro Woche" (siehe unten) angegeben, beim Ausdauertraining in Minuten oder Stunden als „wöchentliche Netto-Trainingszeit" (WNTZ).

Die WNTB ist jene Trainingsmaßzahl, die den Trainingseffekt quantitativ determiniert. Sie ist jene Dosis, auf der die Dosis-Wirkungs-Beziehung des Trainings beruht. Diese Beziehung kann prinzipiell, ähnlich wie bei Arzneimitteln, auch quantitativ mit einer Regressionsgleichung beschrieben werden. Die Wirkung des Trainings, die durch die WNTB berechenbar wird, ist der **Trainingszustand**, der mit der Leistungsdiagnostik objektiviert werden kann.

> **Trainingszustand**
> Der Trainingszustand ist die Abweichung der individuellen Leistungsfähigkeit vom statistischen Mittelwert und kann daher in Prozent angegeben werden.

Dieser statistische Mittelwert wird als Referenzwert (oder Normalwert) bezeichnet und sollte für wichtige motorische Fähigkeiten von Alter, Geschlecht und Körpermaßen abgeleitet werden können. Für die Ergometrie, mit der die Ausdauerleistungsfähigkeit gemessen werden kann, gibt es von der Österreichischen Kardiologischen Gesellschaft (OKG) empfohlene Referenzwerte (Wonisch, Berent et al. 2008). Die bei der Ergometrie erzielte Leistung kann daher in Prozent dieses Referenzwertes (LF%Ref) angegeben werden, was unmittelbar dem Trainingszustand entspricht.

Für die Ausdauer kann die Beziehung zwischen der Dosis, das ist die WNTZ, und der Wirkung, das ist die LF%Ref, mit den folgenden Formeln beschrieben werden (Lercher 1999). Diese Formeln basieren auf der fahrradergometrischen Untersuchung und der Erfassung der WNTZ von mehr als je 300 Männern und Frauen zwischen 15 und 85 Jahren. Mit ihrer Hilfe kann ein von der WNTZ, also trainingsabhängiger Erwartungswert für die LF%Ref geschätzt werden:

$$\text{Männer: LF\%Ref} = 110 + 12 \times \text{WNTZ} - 0{,}45 \times \text{WNTZ}^2 \qquad \text{Gl. 9.2}$$

$$\text{Frauen: LF\%Ref} = 110 + 17 \times \text{WNTZ} - 0{,}62 \times \text{WNTZ}^2 \qquad \text{Gl. 9.3}$$

In ◘ Abb. 9.1 wird diese Beziehung grafisch dargestellt.

Die Spannweite der LF%Ref betrug bei den Männern 90–220%, das sind 130 Prozentpunkte. Das Bestimmtheitsmaß (R^2) dieser Regressionsgleichungen ist 50%. Das heißt, dass 50% der Spannweite, das sind 65 Prozentpunkte, alleine durch die Änderung der WNTZ erklärt werden können. Die Schätzungen des Einflusses von unterschiedlichen genetischen Veranlagungen schwanken zwischen 15 und 35% der Spannweite. Wir nehmen davon die Mitte (25% der Spannweite von 130 Prozentpunkten), also 32 Prozentpunkte. Der Schwankungsbereich um den WNTZ-basierten Erwartungswert für die LF%Ref auf Grund der unterschiedlichen genetischen Veranlagung ist also ± 16 Prozentpunkte. Das heißt, unter anderem, dass die Schätzung der LF%Ref bei geringer WNTZ und geringem Trainingszustand weniger zuverlässig ist als bei hoher WNTZ und hohem Trainingszustand, weil der Streubereich in Relation zum Erwartungswert bei wenig Training größer ist. Dazu zwei Beispiele (Formel für Männer):

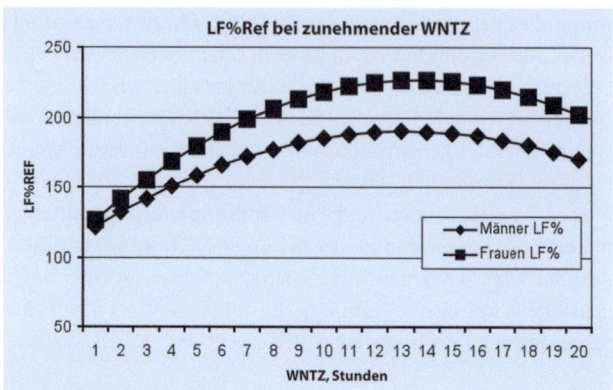

◘ **Abb. 9.1** Der Zusammenhang zwischen der wöchentlichen Netto-Trainingszeit (WNTZ) und der ergometrischen Leistungsfähigkeit in Prozent des Referenzwertes (LF%Ref; Trainingszustand, Österreichische Referenzwerte (Wonisch, Berent et al. 2008)); für Männer und Frauen richtiges und angemessenes Training vorausgesetzt.

1. WNTZ: 9 Stunden; Erwartungswert für die LF%Ref: 189%. Bereich unter Berücksichtigung der genetischen Varianz: 173–205%.
2. WNTZ: 2 Stunden; Erwartungswert für die LF%Ref: 132%. Bereich unter Berücksichtigung der genetischen Varianz: 116–148%.

Mit diesen Formeln wird eine quantitative Beurteilung der Effektivität von Ausdauertraining ermöglicht. Sie gilt für jedes Alter in gleicher Weise, da das Alter nicht die relative Trainierbarkeit der Ausdauer, sondern nur die absoluten Werte beeinflusst (▶ Sektion IV, Kap. 21.2.). Ebenfalls unabhängig ist diese Formel von der ausgeübten Sportart. Mit der ergometrischen Bestimmung der LF%Ref wird die allgemeine Wirkung des Ausdauertrainings auf Kreislauf und Stoffwechsel erfasst. Diese allgemeine Wirkung hängt nur davon ab, dass eine Bewegungsform gewählt wird, die mehr als 30% der gesamten Muskelmasse beansprucht. Dies bedeutet, dass z. B. sowohl ein Schwimmer als auch ein Eisschnellläufer bei einer WNTZ von sechs Stunden mit einer LF%Ref von ca. 165% (± 16%) rechnen können (Sportlerinnen mit 190%). Die speziellen Wirkungen des Ausdauertrainings oder die sportliche Leistung werden durch diese Formeln natürlich nicht direkt erfasst. Die Formeln besagen auch, dass mit einer WNTZ von etwa 13–15 Stunden der maximal mögliche Trainingszustand erreicht wird. Eine Steigerung der WNTZ darüber hinaus lässt eher eine Verschlechterung der LF%Ref erwarten, wenn nicht durch beständige und regelmäßige trainingsbegleitende Kontrollen und Maßnahmen einer Überforderung vorgebeugt wird.

Für die Kraft lässt sich ein derartiger Zusammenhang zwischen der WNTB und dem Trainingszustand derzeit leider noch nicht präsentieren, vor allem weil für die Messung der Kraft eine der Ergometrie vergleichbare, allgemein etablierte und akzeptierte Methode, mit der die individuelle Kraft verschiedener Muskelgruppen in Relation zu Referenzwerten angegeben werden könnte, noch nicht etabliert ist.

9.2 Beachtung von Minimalbelastungen

Diese Grundregel bedeutet den bereits erwähnten Umstand, dass für die qualitativen Trainingsmaßzahlen, Intensität, Dauer und Häufigkeit, bestimmte Minimalgrößen erreicht oder überschritten werden müssen, damit die Belastung trainingswirksam wird. Es gibt also für Training Minimalgrößen, die in etwa der minimalen Hemmkonzentration bei einem Antibiotikum vergleichbar sind. Diese Minimalgrößen sind:

9.2.1 Für das aerobe Ausdauertraining

- **Intensität**

Schon lange ist bekannt, dass zur Auslösung von Ausdauertrainingseffekten eine Mindestauslastung der maximalen O_2-Aufnahme ($\dot{V}O_{2max}$) erforderlich ist (Karvonen, Kentala et al. 1957). Unsere eigenen Beobachtungen zeigen gar keine Verbesserung der aeroben Ausdauerleistungsfähigkeit bei einer Intensität von 20% und eine erste geringe, aber statistisch signifikante Verbesserung (+ 5%) bei einer Intensität von 30%. Mit 40% beträgt die Verbesserung 8% und mit 50% (mit jeweils gleicher WNTZ von zwei Stunden) + 16% (Corazza 1989; Ehrendorfer und Haber 1995). Die Minimalintensität für erste signifikante Anzeichen von Wirkung beträgt also ca. 30% der individuellen $\dot{V}O_{2max}$, mit voller Wirksamkeit kann ab etwa 50–60% gerechnet werden, was auch mit großen Metaanalysen übereinstimmt. Ein wirksamer und sicherer Bereich für die Intensität zur Entwicklung der $\dot{V}O_{2max}$ kann daher etwa mit 50% (bei Anfängern mit sehr geringer Leistungsfähigkeit) bis 70% angegeben werden.

Die wirksame Intensität muss über die gesamte vorgesehene Trainingsdauer eingehalten werden. Eine Belastung, die nicht im wirksamen Intensitätsbereich liegt, zählt nicht als Training und trägt nicht zur Entwicklung der $\dot{V}O_{2max}$ bei. Auch bei Patienten mit Herzkrankheiten scheint ein Ausdauertraining mit einer Intensität von weniger als 40% an Wirkung zu verlieren (Swain und Franklin 2002). Man kann also davon ausgehen, dass die optimale Intensität von ca. 50–70% für alle Anwendungsbereiche von aerobem Ausdauertraining gilt, von der Rehabilitation bis zum Leistungssport.

Das Überschreiten der Mindestintensität ist die einzige die Intensität betreffende Voraussetzung für das Training der $\dot{V}O_{2max}$. Darüber hinaus ist das Einhalten irgendwelcher aerober, anaerober oder individueller Schwellen oder besonderer Laktatspiegel für die Erhaltung oder Verbesserung der $\dot{V}O_{2max}$ vollständig überflüssig. Die entsprechenden Behauptungen, die seit vielen Jahren in der sportmedizinischen Literatur kolportiert werden, sind nicht überprüft, durch keine wissenschaftliche Arbeit bewiesen und durch die Praxis des Trainings vielfach widerlegt. Im Gegenteil ist diese Fixierung auf anaerobe Schwellen kontraproduktiv, weil die Intensität für aerobes Training zu hoch ist, und bedeutet für Patienten durchaus ein erhöhtes Risiko z. B. einer Herzattacke. Auch für Leistungssportler ist die Empfehlung, einen großen Teil des Ausdauertrainings an der anaeroben Schwelle zu trainieren, wegen der Möglichkeit der Überforderung gefährlich. Auch im Bereich des Hochleistungssports im Ausdauerbereich zeigt sich, dass mindestens 80% des Jahresumfanges im Bereich der extensiven aeroben Ausdauer absolviert werden (Laktat ≤ 2 mmol/l). Die intensiven Trainingsformen konzentrieren sich auf die Wettkampfvorbereitung (Seiler 2010).

Leistungsmedizinische Untersuchungen, die zeigen, dass nur eine hohe Belastungsintensität, realisiert mit High Intensity Intervall Training (**HIIT**), die $\dot{V}O_{2max}$ am schnellsten entwickelt, gehen über einen Zeitraum von drei bis maximal sechs Wochen nicht hinaus (Billat 2001; Gormley, Swain et al. 2008). Die Ergebnisse sind meist vergleichbar, können aber mit HIIT eventuell mit kürzerer Trainingszeit erreicht werden (Wahl, Hägele et al. 2010). Allerdings geht eine höhere Intensität (> 6 METs) mit einem deutlich erhöhten Risiko für einen Myokardinfarkt während und zwei Stunden nach der Belastung einher (von Klot, Mittleman et al. 2008). Außerdem handelt es sich sowohl bei gesundheitsorientiertem als auch bei leistungssportlichem Training praktisch immer um einen langfristigen, in der Regel mehrjährigen Prozess; daher sind derartige Befunde für die Praxis des Trainings irrelevant. Überdies ist fraglich, ob ein HIIT vor allem im präventiven und rehabilitativen Bereich über Jahre auch beibehalten wird.

Es gibt im Rahmen des leistungssportlichen, mehrjährigen Trainingsaufbaus seit Jahrzehnten nicht den geringsten Zweifel, dass, bei Beachtung der optimalen Intensität, die systematische und angemessene Entwicklung der WNTZ über Jahre hinweg die entscheidende Maßnahme zur Verbesserung der $\dot{V}O_{2max}$ ist. Das gilt, ohne Einschränkung, wenn auch auf entsprechend niedrigerem Niveau, auch für die Anwendung des Ausdauertrainings in Prävention und Rehabilitation, wenn das Trainingsziel z. B. die Verbesserung des Blutlipidspiegels oder der Insulinsensitivität ist (Kraus, Houmard et al. 2002; Houmard, Tanner et al. 2004).

In der leistungsmedizinisch-wissenschaftlichen Literatur, die verschiedene Intensitäten von Ausdauerbelastungen miteinander vergleicht, werden die verschiedenen Intensitäten der Belastung auf insgesamt gleichen gesamten Energieumsatz normiert, wobei dieser häufig in MET-Stunden angegeben wird. Dabei wird die Zeit der Belastung, in Stunden, mit der durchschnittlichen Leistung, in metabolischen Äquivalenten (MET), multipliziert, also z. B. 9 MET-Stunden. Das kann allerdings sowohl eine Belastung von 4,5 Stunden Dauer und durchschnittlich 2 MET sein, das ist gemütliches Gehen und bewirkt sicherlich keine Verbesserung der $\dot{V}O_{2max}$, auch nicht nach 4,5 Stunden, als auch eine Belastung von 1,5 Stunden Dauer und durchschnittlich 6 MET. Das ist eine nach der Intensität wirksame Belastung. Es erhebt sich die Frage, ob es zulässig ist, eine mit Sicherheit unwirksame mit einer wirksamen Belastung zu vergleichen, auch wenn es sich um den gleichen gesamten Energieumsatz handelt. Es wird auch keine plausible Begründung dafür geboten, warum Trainingsbelastungen mit unterschiedlicher Intensität auf insgesamt gleichen Energieumsatz normiert werden sollten und nicht auf gleiche Einwirkungsdauer, also Trainingsdauer bzw. WNTZ anstatt MET-Stunden.

Für sehr geschwächte Patienten, deren LF%Ref weniger als 70% beträgt, ist auch eine Intensität von 40–50% für das Ausdauertraining bereits ausreichend. Wenn sich im Verlauf der Rehabilitation von derart geschwächten Patienten die Leistungsfähigkeit durch das Training verbessert, dann ist auch auf eine entsprechende Erhöhung der Intensität auf 55–70% zu achten.

Die Intensität ist immer ein Prozentsatz der aktuellen Leistungsfähigkeit. Daher ändert sich die optimale Intensität von 60–70% auch bei einer Verbesserung der Leistungsfähigkeit durch das Training nicht. (Die einzige, oben geschilderte Ausnahme ist eine LF%Ref von weniger als 70% zu Beginn der Rehabilitation). Was sich ändert, ist die Trainingsleistung bei gleicher Intensität. Die Einhaltung der richtigen Intensität wird durch die Einhaltung einer dieser Intensität entsprechenden individuellen Trainingsherzfrequenz (HF_{Tr}) gewährleistet. Damit kann auch bei wechselnden Bedingungen, z. B. hügeliges Gelände oder Veränderung der Leistungsfähigkeit, die Intensität konstant gehalten werden. Diese individuelle HF_{Tr} wird mit der aus der Ergometrie ermittelten, maximalen Herzfrequenz (HF_{max}) und der Ruheherzfrequenz (HF_{Ruhe}) mit folgender kleiner Formel abgeleitet (Karvonen, Kentala et al. 1957):

$$HF_{Tr} = HF_{Ruhe} + (HF_{max} - HF_{Ruhe}) \times X \pm 5 \text{ Schläge/min} \qquad \text{Gl. 9.4}$$

X = 0,65 bei Leistungsfähigkeit von ≥ 70 %Ref
X = 0,55 bei Leistungsfähigkeit von < 70 %Ref

Diese Formel beruht auf dem Umstand, dass die Herzfrequenzreserve ($HF_{max} - HF_{Ruhe}$) immer der individuellen, aktuellen, maximalen Leistungsfähigkeit entspricht (also entweder W_{max} oder [$\dot{V}O_{2max} - \dot{V}O_{2Ruhe}$]), egal wie groß diese ist.

9.2 · Beachtung von Minimalbelastungen

Tab. 9.1 Die verschiedenen Intensitäten (in % der Herzfrequenzreserve) entsprechenden % der HF_{max}. Der optimale Bereich der %HF_{max} für extensives Ausdauertraining sind 70–80%

Intensität in %	% HF_{max}
50	60–70
60	68–76
70	76–82

Zur Kontrolle der HF_{Tr} eignen sich besonders moderne Pulsuhren, die die Herzfrequenz aus dem EKG-Signal ermitteln. Darüber hinaus ist das Messen von Blutlaktatspiegeln für das Training der aeroben Ausdauer zur Sicherstellung der Wirksamkeit vollständig überflüssig.

Vor allem in den USA wird häufig für die HF_{Tr} ein Prozentsatz der HF_{max} herangezogen (%HF_{max}). Diese Angabe ist weniger genau als obige Formel, weil die HF_{Ruhe} nicht mitberücksichtigt wird. Außerdem entspricht bei Verwendung der Herzfrequenzreserve die HF_{Tr} der tatsächlichen Intensität, was bei der Angabe in %HF_{max} nicht der Fall ist.

Es gilt folgende Beziehung zwischen der Belastungsintensität und %HF_{max} (die Schwankungsbreite entsteht durch die Annahme unterschiedlich hoher HF_{Ruhe} bei gleicher HF_{max} (HF_{Ruhe} = 20–40 % der HF_{max}): Bei höherem Ruhepuls als 40% der HF_{max} sind die Angaben zu %HF_{max} zu niedrig (Tab. 9.1).

Intensives aerobes Ausdauertraining ist zur Verbesserung der $\dot{V}O_{2max}$ nicht unbedingt erforderlich. Seine Bedeutung sowie die der anaeroben Ausdauer liegen im leistungssportlichen Bereich und zwar bei der Vorbereitung auf Wettkämpfe. Die Intensität dieser Ausdauerformen wird daher primär in Form eines Tempos festgelegt, das z. B. vom angestrebten Wettkampftempo abgeleitet wird. Laktatmessungen haben hier die Aufgabe einer Trainingsmittelüberprüfung, vor allem bei unbefriedigender Leistungsentwicklung.

Dauer

Wie bereits erwähnt, fällt unter den Terminus Trainingsdauer nur jene Trainingszeit, in der die Belastung über der Mindestintensität liegt. Die so verstandene Dauer muss pro Trainingseinheit 10 Minuten erreichen oder überschreiten. Liegt die Belastungsdauer deutlich darunter, dann werden die organischen Wachstumsprozesse, auf deren Basis sich die Ausdauerleistungsfähigkeit verbessert, nicht ausgelöst. Auf der anderen Seite ist die Dauer einer Belastung nach oben offen und kann, vor allem im Zuge eines mehrjährigen Trainingsaufbaues, auch die Größenordnung von Stunden erreichen.

Häufigkeit

Die nach Intensität und Dauer richtigen Trainingseinheiten müssen zweimal pro Woche oder öfter absolviert werden. Bei einem einmaligen Training pro Woche, auch wenn Intensität und Dauer stimmen, ist der Überkompensationszyklus, der durch eine wirksame Trainingseinheit ausgelöst worden ist, bei der nächsten Trainingseinheit bereits abgelaufen und die Leistungsfähigkeit wieder auf das Ausgangsniveau zurückgekehrt. Auf diese Weise beginnt jedes Training sozusagen wieder bei Null. Ein einmaliges Training pro Woche vermag nur bei sehr geschwächten Personen, mit einer LF%Ref von weniger als 70%, einen Leistungszuwachs bis an den unteren Rand einer normalen Leistungsfähigkeit zu bewirken (Niederberger, Kühn et al. 1975). Bei Menschen mit normaler Leistungsfähigkeit ist eine Trainingseinheit pro Woche, auch mit genügender Dauer (40–60 Minuten) ausreichend, um bei im Übrigen sitzender, körperlich inaktiver Lebensweise eine normale Leistungsfähigkeit zu erhalten, nicht aber um eine solche über das normale Maß hinaus zu verbessern (Volkmar, Bräuer et al. 1971).

Wird auch nur bei einer von den drei qualitativen Maßzahlen das Minimalkriterium nicht eingehalten, so dürfen diese Belastungen nicht in die WNTZ des aeroben Ausdauertrainings eingerechnet werden.

Bei vielen Sportarten ist daher nur ein Bruchteil der Belastungszeit auch tatsächlich Ausdauertrainingszeit. Dies ist insbesondere bei Sportspielen oder Ski alpin zu beachten, aber auch beim Radfahren, wo bergab Fahren oder auch im Windschatten Fahren nicht zur WNTZ gehören (im Windschatten ist die $\dot{V}O_2$ um bis zu 30% geringer als beim Führenden).

9.2.2 Für das Krafttraining

- **Intensität**

Beim Krafttraining ist die Intensität das Trainingsgewicht für eine bestimmte Übung, in Relation zur maximalen Leistung in Form des Ein-Wiederholungs-Maximums (EWM) der gleichen Übung. Bei gleicher Intensität ist also das Trainingsgewicht für verschieden kräftige Muskelgruppen, z. B. der Arme und der Beine, unterschiedlich. Daher muss das Gewicht auch für jede Muskelgruppe gesondert bestimmt werden. Sind Extremitäten einseitig geschwächt, z. B. nach einer Verletzung oder Operation einer Extremität, dann bedeutet „gleiche Intensität" im Rehabilitationstraining auch unterschiedliche Trainingsgewichte für links und rechts, die auch gesondert bestimmt werden müssen.

Die minimale Intensität für untrainierte Normalpersonen ist 35% des EWM (Hettinger 1983). (Es ist, sicher nicht zufällig, die gleiche Minimalintensität wie für Ausdauertraining.) Belastungen mit geringerer Intensität lösen keine Hypertrophie aus. Die optimale Intensität für Muskelaufbautraining liegt bei 50–70%.

Eine höhere Intensität bewirkt keine schnellere oder stärkere Hypertrophie. Nur bei Leistungssportlern in Kraftsportarten mit schon entwickeltem Krafttrainingszustand kann auch eine Intensität von über 70% erforderlich werden.

Nur im Leistungssport spielen auch Belastungen mit 90% oder mehr eine Rolle, und zwar wegen des Effekts auf die Synchronisierung und intramuskuläre Koordination. Die konkrete Intensität muss in jedem Einzelfall individuell ermittelt werden, wie im Folgenden geschildert.

Bei einer Intensität von weniger als 15% ist der Muskel während der Kontraktion vollständig durchblutet. Es kommt daher kurzfristig zu keiner Muskelermüdung und weiße Fasern, mit einer höheren Reizschwelle, werden gar nicht aktiviert. Bei zunehmender Intensität wird die Durchblutung zwischen 20 und 40% mehr und mehr behindert und ab einer Intensität von 40% ist der Muskel während der Kontraktion nicht mehr durchblutet. Damit ist die Voraussetzung gegeben, dass der Muskel innerhalb kurzer Zeit (nicht mehr als eine Minute) unter Nutzung der anaeroben Energiebereitstellung bis zur vollständigen Erschöpfung aller motorischen Einheiten, also sowohl der roten als auch der weißen, belastet werden kann. Die vollständige Erschöpfung, die mit einem starken Katabolismus des Myofibrillenproteins einhergeht, ist die funktionelle Voraussetzung für die Auslösung der anabolen Hypertrophie nach der Belastung (Zatsiorsky 2000). Dabei besteht eine umgekehrte Proportionalität zwischen der Intensität und der Dauer der Belastung bis zur Erschöpfung. Das gilt sowohl für eine isometrische Muskelkontraktion als auch für auxotonische (dynamische) Kontraktionen, bei der die Belastungsdauer durch das pausenlose

Wiederholen der gleichen Übung bis zur Erschöpfung zustande kommt. Je höher die Intensität ist, desto geringer ist die mögliche Kontraktionszeit bzw. die mögliche Anzahl der Wiederholungen bis zur Erschöpfung.

- **Dauer**

Die Belastungsdauer entsteht beim üblichen auxotonischen (dynamischen) Muskeltraining durch das pausenlose Wiederholen ein und derselben Übung mit einem Trainingsgewicht mit richtiger Intensität. Die funktionelle Voraussetzung zur Erzielung einer Muskelhypertrophie ist, wie erwähnt, die Aktivierung aller motorischen Einheiten, also sowohl roter als auch weißer, bis zur Erschöpfung der gesamten anaeroben Kapazität, so dass eine weitere Wiederholung mit dem gleichen Gewicht nicht mehr möglich ist. Diese Entität wird ein **Satz** genannt, ein Terminus aus dem Gewichthebertraining. Eine Alternative ist eine isometrische Kontraktion mit hoher Intensität. Auch hier muss die Kontraktion bis zum Auftreten der Erschöpfung bzw. einer spürbaren Muskelermüdung aufrechterhalten werden. Die Intensität, d. h. das Trainingsgewicht, soll so gewählt werden, dass die Zeitspanne bis zur Erschöpfung etwa 40–60 Sekunden (8–15 Wiederholungen) beträgt. Ist, wegen zu hoher Intensität, die Zeitspanne deutlich kürzer (1–2 Wiederholungen), so nimmt der Hypertrophieeffekt ab; maximale Belastungen, die weniger als zwei Sekunden dauern, lösen keine Hypertrophie aus. Der Hypertrophieeffekt bleibt ebenfalls aus, wenn die Zeitspanne wegen zu geringer Intensität deutlich länger ist oder wenn überhaupt keine Erschöpfung erreicht wird (Tab. 9.2).

Bei der auxotonischen Kontraktion, der üblichen Form des Krafttrainings, ist das funktionelle und äußerlich feststellbare Kennzeichen des Umstandes, dass alle motorischen Einheiten bis zur Erschöpfung der verfügbaren anaeroben Reserven aktiviert worden sind, die Muskelermüdung. Diese führt dazu, dass eine weitere Wiederholung der Übung mit dem gleichen Trainingsgewicht nicht mehr möglich ist, wohl aber mit einem geringeren Trainingsgewicht, was im Bodybuilding zur Erzielung eines höheren Erschöpfungsgrades auch so praktiziert wird (Müller 2003).

Beim Hypertrophietraining soll die Intensität in jeder Phase des Bewegungsablaufes mindestens 40% betragen, da ansonsten der Muskel während der Übung zumindest teilweise durchblutet ist und die Muskelermüdung verzögert wird. Die Übung soll daher sehr langsam durchgeführt werden (4–6 Sekunden für eine Wiederholung), ohne Absetzen oder Entspannen an den Endpunkten der Bewegung, ohne Beschleunigen und ohne Schwung. Die Wiederholungszahl pro Satz, und somit die Belastungsdauer, war also dann richtig, wenn sie zu einer merklichen Muskelermüdung geführt hat, optimaler Weise bis zur Unmöglichkeit, die Übung ein weiteres Mal zu wiederholen: Dies ist das Prinzip der **ermüdungsbedingt letzten Wiederholung**. Tritt diese nicht ein, dann war die Dauer zu kurz oder die Intensität zu niedrig und der Satz war im Hinblick auf die Kraftentwicklung durch Hypertrophie weitgehend wirkungslos. Die individuelle

Tab. 9.2 Zusammenhang zwischen Wiederholungszahl bis zur lokalen Muskelerschöpfung und Hypertrophieeffekt (Zatsiorsky 2000)

Wiederholungszahl bis zur Erschöpfung	Proteinkatabolismus	Mechanische Arbeit	Gesamtmenge des abgebauten Proteins	Hypertrophieeffekt
1–2	Hoch	Gering	Gering	Gering
8–15	Mittel	Mittel	Groß	Hoch
> 25	Gering	Groß	Gering	Gering

Feinabstimmung der Intensität erfolgt bei jedem einzelnen Training durch die Modifikation des Trainingsgewichtes: Die ermüdungsbedingt letzte Wiederholung sollte wenigstens die 10. sein (nur bei leistungssportlichem Krafttraining werden 4–8 Wiederholungen bevorzugt). Ist das nicht der Fall, dann soll beim nächsten Satz das Trainingsgewicht verringert werden. Es sollen aber auch nicht wesentlich mehr als 15 Wiederholungen möglich sein. Ist das der Fall, soll das Trainingsgewicht für diese Übung schon beim nächsten Satz etwas erhöht werden. Dies ist die Methode des **fortlaufend adaptierten Krafttrainings (FAKT)**.

Sätze mit drei Wiederholungen oder weniger mit entsprechend hoher Intensität von mehr als 90% bzw. isometrische Kontraktionen von weniger als zwei Sekunden Dauer mit 100% Intensität führen nicht zu einer Hypertrophie, wohl aber zu einer Steigerung der Maximalkraft und zu einer Verbesserung der sportlichen Leistung in Kraft- und Schnelligkeitssportarten, da solche Übungen eine Verbesserung der intramuskulären Synchronisation und ebenfalls auch der intramuskulären Koordination bewirken.

Die Steigerung der Belastungsdauer geschieht im Krafttraining nicht durch die Erhöhung der Wiederholungszahl pro Satz; sofern das Training auf die Muskelhypertrophie ausgerichtet ist, bleibt die Wiederholungszahl vom Anfänger bis zum Hochleistungssportler gleich. Die Belastungsdauer wird vielmehr durch das Anfügen weiterer, gleichartiger Sätze erhöht. Wenn dies der Fall ist, so soll zwischen zwei Sätzen für dieselbe Muskelgruppe eine Pause von 2–5 Minuten eingelegt werden (zur Restitution der Kreatinphosphatspeicher). Folgt allerdings als nächstes ein Satz für eine andere Muskelgruppe (z. B. nach einer Übung für die Arme eine für die Beine), dann ist keine bewusste Pause erforderlich, weil die andere Muskelgruppe ja noch nicht ermüdet ist.

- **Häufigkeit**

Das Minimum für die Trainingshäufigkeit im Krafttraining für Anfänger ist ein richtiger Satz (das heißt bis zur ermüdungsbedingt letzten Wiederholung) pro Woche. Der Überkompensationszyklus dauert beim Hypertrophietraining also etwas länger als der für Ausdauertraining. Allerdings gilt dies für jede einzelne Muskelgruppe: also ein Satz pro Muskelgruppe pro Woche (1 S/MG/W). Damit alle wichtigen Muskelgruppen (für die Hauptbewegungen der großen Gelenke und des Rumpfes) mit 1 S/MG/W belastet werden, sind 8–12 verschiedene Übungen erforderlich (je nach Differenzierungsgrad).

Jede Muskelgruppe kann meist mit mehreren verschiedenen Übungen trainiert werden (z. B. der M. pectoralis, der Brustmuskel, mit den Übungen Bankdrücken und Butterfly). Es muss daher beachtet werden, dass ein Satz Bankdrücken und ein Satz Butterfly zwei Sätze pro Muskelgruppe bedeuten. Die Auswahl der 8–12 verschiedenen Übungen, die erforderlich sind, um systematisch die gesamte Skelettmuskulatur zu trainieren, ist eine Aufgabe der funktionellen Anatomie. Diese Übungen können in einer Trainingseinheit absolviert werden („**Ganzkörperworkout**"). Aber auch wenn an drei Tagen je 3–4 verschiedene Übungen absolviert werden, handelt es sich immer noch um einen Satz pro Muskelgruppe pro Woche. 1 S/MG/W ist der Einstieg für sehr geschwächte Menschen vor allem in der Rehabilitation bzw. 1 S/MG/W ist in etwa ausreichend für die Erhaltung einer normalen Muskelmasse bei ansonsten überwiegend inaktiver Lebensweise. Für Fortgeschrittene im Hobbybereich sind zwei bis vier S/MG/W, aufgeteilt auf zwei nicht aufeinanderfolgende Trainingstage, optimal.

Im Kraftsport, vor allem im Bodybuilding, wird für das Muskelhypertrophietraining eine Vielzahl von „Krafttrainingsmethoden" genannt. Tatsächlich handelt es sich dabei aus leistungsphysiologischer Sicht keineswegs um eigenständige Methoden, sondern lediglich um Varianten der geschilderten Prinzipien des Krafttrainings. Beim Bodybuilding haben die Varianten vor allem den Zweck, eine besonders ausgeprägte Erschöpfung der belasteten Muskeln zu erreichen (Müller 2003).

Die Steigerung des Trainingsumfanges im Krafttraining, das ist die Steigerung der WNTB, erfolgt durch die systematische Erhöhung der Sätze pro Muskelgruppe pro Woche. Die mögliche Spanne reicht von 1 S/MG/W beim Anfänger bis zu 30 S/MG/W für bestimmte Hauptmuskelgruppen, z. B. bei einem Olympiasieger im Gewichtheben. Dabei werden die Sätze für eine Muskelgruppe meist auf zwei Trainingstage aufgeteilt unter Berücksichtigung der Regenerationszeit von 2–3 Tagen, so dass pro Trainingstag für eine Muskelgruppe bis zu 15 Sätze anfallen können. Ein Ganzkörperworkout pro Training ist dabei nicht mehr möglich, sondern es wird das Split-Training angewandt: am 1. Tag 3–4 Muskelgruppen bzw. Übungen, am 2. Tag 3–4 andere und am 3. Tag wieder 3–4 andere Übungen und dann wieder die Übungen vom 1. Tag. Es steht außer Frage, dass zur Entwicklung der organischen Grundlagen der Maximalkraft die geschilderte Erhöhung der Anzahl der Sätze pro Trainingseinheit und pro Woche die wichtigste Voraussetzung ist (Müller 2003).

Andererseits ist klar, dass die – unangemessene (siehe unten) – Belastung eines Anfängers mit drei Sätzen pro Trainingseinheit, und womöglich 9 S/MG/W, vor allem ein Übertraining und somit gar keinen Kraftzuwachs zur Folge haben wird. Unter diesen Umständen ist ein Satz pro Training und 3 S/MG/W natürlich angemessen und daher wirksamer.

9.3 Angemessenheit der Trainingsbelastung

Dieser Grundsatz besagt, dass die wöchentliche Netto-Trainingsbelastung (WNTB) klein genug sein muss, um durch die aktuelle Erholungsfähigkeit eine vollständige Kompensation und Überkompensation zu ermöglichen, und andererseits groß genug, um zu einer Steigerung der Leistungsfähigkeit zu führen. Das heißt, dass die WNTB immer der aktuellen Leistungsfähigkeit des Individuums zu entsprechen hat und sich ändern muss, wenn sich die Leistungsfähigkeit ändert. Daher genügt bei Personen mit sehr schlechter Leistungsfähigkeit, z. B. vor einem rehabilitativen Training, schon eine geringe WNTB, um einen relevanten Zuwachs an Leistungsfähigkeit zu erzielen. Ist durch dieses Training aus einer geringen eine mittlere Leistungsfähigkeit geworden, so muss die WNTB beibehalten werden, um die neue Leistungsfähigkeit zu erhalten. Eine Steigerung der WNTB auf mittleres Niveau ist notwendig, um die Leistungsfähigkeit auf hohes Niveau zu verbessern. Bei hoher Leistungsfähigkeit kann (und soll) eine hohe WNTB angewandt werden.

Für das Ausdauertraining ist die angemessene WNTZ bei sehr geschwächten Individuen mit einer LF%Ref von weniger als 70% 30 Minuten, bei ambulantem Training. Am anderen Ende der Spannweite ist eine WNTZ von 15 Stunden bei Hochleistungssportlern im Ausdauerbereich angemessen. Im Krafttraining beträgt die minimale angemessene WNTB 1 S/MG/W. Bei Hochleistungssportlern in Kraftsportarten beträgt sie bis zu 30 S/MG/W. In beiden Fällen unterscheiden sich die minimale und die maximale WNTB etwa um den Faktor 30. Um auf angemessene Weise von einem Ende der Spannweite zum anderen zu gelangen, müssen 7–10 Jahre veranschlagt werden.

Eine Trainingsbelastung kann auf zweifache Weise unangemessen sein:

9.3.1 Zu niedrige Trainingsbelastung

Ist die Trainingsbelastung zu niedrig, so ist die WNTB geringer als die aktuelle Leistungsfähigkeit. In diesem Fall würde es trotz fortgesetzten Trainings nicht zu einer Zunahme, sondern eher zu einer Abnahme der Leistungsfähigkeit kommen, bis auf das der angewandten WNTB entsprechende Niveau. Diese Situation kann man als **Untertraining** bezeichnen. Dies kann auch dann eintreten, wenn die Trainingszeit zwar ausreichend hoch ist, ein Teil davon aber nicht mit ausreichender Intensität absolviert wird, die WNTB also tatsächlich geringer ist als die Trainingszeit. Das kann z. B. beim Training mit dem Rad passieren, wenn ein Teil der Trainingsstrecke bergab geht oder viel im Windschatten gefahren wird.

9.3.2 Zu hohe Trainingsbelastung

Der gegensätzliche Fall tritt ein, wenn die Trainingsbelastung in Relation zur aktuellen Leistungsfähigkeit zu hoch ist. Dabei ist zu beachten, dass auch Belastungen außerhalb des eigentlichen Trainings, sofern sie wirksam sind, zur WNTB beitragen. So könnte jemand alle Wege, wie z. B. zum Training oder zur Schule, mit dem Rad mit ausreichender Intensität zurücklegen.

Derartige Aktivitäten sollten eigentlich auch in der WNTB berücksichtigt werden. Andererseits können Erkrankungen oder psychoemotionelle Belastungen in Familie, Schule oder Beruf die gesamte Belastung erhöhen oder die Leistungsfähigkeit vermindern.

Diese Situation mit zu hoher Trainingsbelastung ist folgendermaßen gekennzeichnet:

> **Übertraining**
>
> Die Summe aller Belastungen ist größer als die Fähigkeit, Belastungen zu kompensieren und zu überkompensieren (= Erholungsfähigkeit).

Hält so eine Situation an, so kommt es zunächst zu einem Zustand andauernder Müdigkeit und in der Folge zum **Übertraining**. Das Hauptsymptom des Übertrainings ist, dass der Trainingszustand geringer ist als auf Grund der WNTB zu erwarten wäre. Länger anhaltende Zustände von Übertraining werden auch als **Überforderungssyndrom** bezeichnet.

Das Übertraining ist ausschließlich die Folge des geschilderten Missverhältnisses zwischen der gesamten Belastung und der aktuellen Erholungsfähigkeit und keineswegs nur die Folge von umfangreichem Training an sich. Eine Überforderung kann daher selbstverständlich auch im Bereich des Rehabilitationstrainings auftreten, wo bei sehr niedriger Leistungsfähigkeit schon durch geringe Belastungen der Grundsatz der Angemessenheit verletzt und ein Übertraining bewirkt werden kann. Auch im Freizeit- und Hobbysport ist Übertraining keineswegs selten und manchmal sogar extrem ausgeprägt, da in diesem Bereich die Kontrolle durch einen Trainer meistens fehlt und Training oft mit großem Ehrgeiz durchgeführt wird. Anfänger sollten Ausdauertraining generell höchstens jeden zweiten Tag durchführen, weil dann der Effekt größer ist als bei täglichem Training, wie auch experimentell gezeigt werden konnte (Hansen, Fischer et al. 2004). Tägliches Training erfordert bereits eine stabile Trainingsgrundlage. Auch im Krafttraining ist seit langem bekannt, dass nach einem richtigen Trainingssatz bis zur Ermüdung die gleiche Muskelgruppe frühestens nach 48 Stunden wieder belastet werden soll.

9.4 Ganzjährigkeit des Trainings

Dieses Prinzip bedeutet, dass Training das ganze Jahr hindurch, also 52 Wochen pro Jahr durchgeführt werden muss. Jede Unterbrechung des Trainings führt nach Ablauf des letzten Überkompensationszyklus zu einem Rückgang der Leistungsfähigkeit auf Grund des atrophischen

Abbaus der entsprechenden morphologischen Strukturen. Das kann unter Umständen, z. B. bei vollkommener Ruhigstellung in einem Gipsverband, schon nach wenigen Tagen beginnen und wird erst durch eine nächste wirksame Belastung wieder unterbrochen. Zu jeder Zeit entspricht daher die aktuelle Leistungsfähigkeit der WNTB der letzten Wochen. Oder, anders formuliert:

> Der aktuelle Trainingszustand wird durch die angemessene WNTB der letzten 10 Wochen determiniert.

Auch die Erhaltung der Leistungsfähigkeit ist eine ununterbrochene Aufgabe. Es gibt kein „auf Vorrat" trainieren. Bei Sportspielen, wo sich die Meisterschaft über mehrere Monate mit 1–3 Spielen pro Woche erstreckt, wird nicht selten vor Beginn der Meisterschaft ein mehrwöchiges „Konditionstraining" absolviert, worunter ein Grundlagentraining von Ausdauer und Kraft zu verstehen ist. Mit Beginn der Meisterschaft wird dieses Training aber zugunsten des Spielbetriebes eingestellt. Auch das verstößt gegen den Grundsatz der Ganzjährigkeit. Es hat zur Folge, dass das Niveau der motorischen Grundfähigkeiten Kraft und Ausdauer im Verlauf der Meisterschaft abnimmt, und möglicherweise gerade zu Ende der Meisterschaft, bei besonders wichtigen Spielen, einen Tiefpunkt erreicht.

Ein anderes Beispiel für die Anwendung des Grundsatzes der Ganzjährigkeit sind Sportarten, deren Ausübung jahreszeitlich beschränkt ist, wie z. B. Rudern. Wenn im Winter witterungsbedingt nicht gerudert werden kann, so muss gleichwohl, mittels anderer geeigneter Sportarten, die Ausdauer trainiert werden. Ebenso muss im Sommer, wenn an sich die ganze Zeit gerudert werden könnte, das Krafttraining fortgesetzt werden.

Für die Rehabilitation nach akuten Ereignissen bzw. bei chronischen Erkrankungen wird unter dem Aspekt der Ganzjährigkeit verständlich, dass das ambulante Rehabilitationstraining am Wohnort der Patienten die eigentliche Basis jeder langfristigen und zielführenden Rehabilitation sein muss. Die stationäre Rehabilitation in besonderen Krankenanstalten, die meist vier Wochen dauert, hinterlässt als alleinige Maßnahme keine nachhaltigen Effekte, ist allerdings als „Starter" sehr gut geeignet.

9.5 Systematische Steigerung der Trainingsbelastung

Mit einer bestimmten angemessenen WNTB wird ein bestimmter Trainingszustand erreicht und im weiteren Verlauf erhalten. Diese komplette Anpassung ist nach ca. sechs Wochen erreicht. Dabei wird in den ersten beiden Wochen, vor allen bei Anfängern, die Koordination verbessert, die Bewegungsabläufe werden flüssiger. In den Wochen 2–4 kommt es zu den wesentlichen organischen Veränderungen in Morphologie und Funktion. In den Wochen 5 und 6 liegt der Schwerpunkt der Anpassung auf der harmonischen Integration der durch die Anpassungsreaktionen veränderten Organsysteme wie dem kardiopulmonalen System, dem vegetativen Nervensystem und anderen. Dadurch entsteht ein stabiles neues morphologisches und funktionelles Niveau.

Das ist entweder schon der angestrebte Zustand, z. B. im Rahmen des Gesundheitssports oder der Rehabilitation, oder die Basis für eine weitere Steigerung der Trainingsbelastung oder die Basis für den Aufbau einer sportlichen Hochform. Diese Zeitspanne von 6 Wochen für die vollständige Anpassung an eine angemessene Belastung ist nicht wesentlich zu verkürzen, da sich die Anpassungs- und Integrationsprozesse nicht beschleunigen lassen.

Wird eine weitere Steigerung der Leistungsfähigkeit angestrebt, muss die WNTB gesteigert werden, wobei diese Steigerung ebenfalls angemessen sein muss. Erfolgt keine Steigerung, so verbleibt die Leistungsfähigkeit auf dem der aktuellen WNTB entsprechenden Niveau. Es kommt daher auch zu einem Stillstand der sportlichen Leistungsentwicklung. Ist die Steigerung unangemessen groß, so droht ein Übertraining.

Konkret soll also in Abständen von etwa sechs Wochen eine Steigerung der WNTB erfolgen, so oft bis eine zufriedenstellende Leistungsfähigkeit erreicht worden ist. Das Ausmaß beträgt in etwa eine Stunde WNTZ bzw. 1 S/MG/W. Das ist zu Beginn, in Prozent ausgedrückt, ziemlich viel, 20–30%, wird aber relativ immer weniger, je höher die Trainingsumfänge werden. Im Prinzip kann diese systematische und angemessene Steigerung die ganze erwähnte Spanne von 30 Minuten bis 15 Stunden beim Ausdauertraining und 1 bis 30 S/MG/W beim Krafttraining durchlaufen.

Ausgehend von einer normalen Leistungsfähigkeit nimmt dies aber, unter Berücksichtigung des noch zu besprechenden Grundsatzes der zyklischen Gestaltung, 7–10 Jahre in Anspruch. Dieses Ausmaß einer langfristigen, mehrjährigen Steigerung, bis an die Grenze des biologisch Möglichen, ist aber nur für hochleistungssportliche Zielstellungen, also insgesamt sehr selten relevant.

9.5.1 Systematische Steigerung im Ausdauertraining

Die ◘ Tab. 9.3 zeigt die Realisierung der angemessenen und systematischen Steigerung der Belastung, die hier als Jahres-Nettotrainingszeit dargestellt ist, in Form eines Generalplans für die sportartunspezifische Entwicklung der $\dot{V}O_{2max}$. Die angeführten Zahlen für die jeweilige Jahres-Nettotrainingszeit (JNTZ in Stunden) sind natürlich nur Richtwerte, die allerdings nicht erheblich verändert werden sollten. Insbesondere das Ausmaß der Steigerungen von Jahr zu Jahr (100 Jahres-Nettotrainingsstunden) sollte nicht erhöht werden.

Dieser Generalplan betrifft nur die Entwicklung der aeroben Ausdauer und umfasst die gesamte Spanne vom untrainierten Anfänger bis zum Hochleistungssportler in Ausdauersportarten.

Diese Entwicklung erfordert einen 7- bis 10-jährigen Aufbau. Der Generalplan ist in 10 Trainingsklassen und drei Entwicklungsphasen unterteilt. Er gilt für die Entwicklung der allgemeinen Ausdauer als Funktion der Organkette Atmung-Herz-Kreislauf-Muskelstoffwechsel und ist daher unabhängig von der ausgeübten Sportart. Die sportspezifischen Effekte, wie z. B. die lokale Ausdauer und Kapillarisierung der durch die Sportart betroffenen Muskelgruppen, werden sozusagen automatisch entwickelt, wenn der überwiegende Teil des Ausdauertrainings in der Spezialsportart absolviert wird. Der Generalplan ist systematisch. Das bedeutet, dass die Absolvierung des Trainings und die Erreichung des entsprechenden Trainingszustandes einer Klasse die Voraussetzung

◘ **Tab. 9.3** Ein Generalplan für die sportartenunabhängige Entwicklung der allgemeinen aeroben Ausdauer ($\dot{V}O_{2max}$, Grundlagenausdauer) in 10 Trainingsklassen. JNTZ = Jahres-Nettotrainingszeit, LF%Ref = mittlere Erwartungswerte der ergometrischen Leistungsfähigkeit in % des Referenzwertes (Trainingszustand) für Männer (m) und Frauen (w). Vor allem in den Klassen 8–10 sind individuell jeweils um bis zu 20 % höhere Werte (Talent) möglich.

Train. Kl.	1	2	3	4	5	6	7	8	9	10
JNTZ (h)	75	150	250	350	450	550	650	750	850	950
LF%Ref m	127	142	159	172	182	188	190	190	190	190
LF%Ref w	134	155	180	199	213	222	226	226	226	226
Phase	Anfänger			Aufbau			Hochleistung			

9.5 · Systematische Steigerung der Trainingsbelastung

für die erfolgreiche Bewältigung des Trainings der folgenden nächst höheren Klasse ist. Das Bewältigen aller Klassen kann auch länger als 10 Jahre in Anspruch nehmen, falls es aus verschiedenen Gründen nicht möglich ist, die Trainingsziele einzelner Klassen in einem Jahr zu bewältigen. Eine Verkürzung ist hingegen immer mit der Gefahr unangemessen hoher Belastungen und der Folge einer stagnierenden Leistungsentwicklung infolge Überforderung verbunden. Eine Verkürzung bzw. ein Überspringen einzelner oder gar mehrerer Trainingsklassen ist daher strikt abzulehnen, auch im Fall sogenannter Talente, die auf diese Weise Gefahr laufen, „verheizt" zu werden. Allenfalls kann der Einstieg in die Anfängerklasse je nach Alter, allfälligem bisherigen Training und Entwicklungsstand der sportlichen Technik auch in der Klasse 2 oder maximal 3 erfolgen.

Die Überprüfung, ob der angestrebte Trainingszustand erreicht worden ist, erfolgt durch die Ergometrie auf Basis der LF%Ref, das zahlenmäßige Äquivalent des Trainingszustandes (die konkreten Zahlen für die LF%Ref der ◘ Tab. 9.3 basieren auf der Verwendung der österreichischen Referenzwerte (Wonisch, Berent et al. 2008)). Auf die für die jeweilige Sportart typischen Jahres-Trainingskilometerzahlen kommt man, indem die Jahres-Trainingsstunden mit der sportartspezifischen Durchschnittsgeschwindigkeit, unter Berücksichtigung des Entwicklungsstandes, multipliziert werden.

In den ersten drei Jahren der Entwicklung, der Anfängerphase, ist der pädagogische Schwerpunkt das technisch einwandfreie Erlernen der Sportart mit allem was sonst noch dazu gehört, z. B. Begleitsportarten (z. B. Krafttraining), Terminologie, Trainingsdokumentation u. ä. Bei Steigerung der WNTZ, trotz unzureichender sportlicher Technik, kann die Entwicklung der sportlichen Leistung nachhaltig behindert werden. Die forcierte Entwicklung des Umfanges sollte erst erfolgen, wenn die sportliche Technik optimiert und stabilisiert worden ist.

In vielen Sportarten, z. B. den Sportspielen oder Ski alpin, sind die Anforderungen an die Ausdauer limitiert, so dass ein Training und die LF%Ref der Klasse 3 oder 4 ausreichen sollten.

Auch in Ausdauersportarten mit einer Wettkampfdauer unter acht Minuten wird die Jahres-Nettotrainingszeit nur etwa bis Klasse 7 oder 8 entwickelt. Dafür muss (vor allem in der Wettkampfperiode, siehe später) zusätzlich das – sehr zeitaufwändige – intensiv-aerobe Ausdauertraining und Wiederholungstraining durchgeführt werden und außerdem ganzjährig auch das Krafttraining.

Wirkliche Weltklassesportler in Körpersportarten, egal in welcher Sportart, kommen auf eine gesamte Trainingszeit von etwa 25–30 Stunden pro Woche. Sportler, die deutlich weniger trainieren, sind mit Sicherheit keine Hochleistungssportler, auch wenn es sich um relativ gut bezahlte Profi-Sportler handeln sollte.

Für die erfolgreiche Teilnahme an internationalen Großveranstaltungen in Ausdauersportarten mit einer Wettkampfdauer über acht Minuten ist aber ein Training von 650 Nettostunden oder mehr pro Jahr, also der Klassen 7 oder höher, unbedingte Voraussetzung, allerdings leider keine Garantie. Bei Bewerben mit einer Wettkampfdauer über 2 Stunden und darüber, wie Marathon, Triathlon oder Straßenrad, geht die Steigerung bis zur 10. Klasse:

> **Trainingsumfang**
> — In Ausdauersportarten mit einer Wettkampfdauer über 2 Minuten ist in den Jahren der Anfänger- und Aufbauphase, neben dem Erlernen der sportlichen Technik, die Entwicklung der Jahres-Nettotrainingszeit die bei weitem wichtigste Trainingsmaßnahme.
> — Die Entwicklung der Jahres-Nettotrainingszeit (Umfang) kann durch Intensität nicht ersetzt werden.

Diese Feststellungen stehen in der Praxis des leistungssportlichen, mehrjährigen Trainingsaufbaus außer Frage und ihre Umsetzung ist die Grundlage des Trainings aller erfolgreichen Sportler in allen Ausdauersportarten. Dies kommt in allen Berichten, die nicht nur kurzfristige experimentelle Ansätze untersuchen, sondern das tatsächlich durchgeführte Training erfolgreicher Weltklassesportler präsentieren und analysieren, einhellig zum Ausdruck. Viele leistungsmedizinische Untersuchungen basieren auf einmaligen vergleichenden Untersuchungen bzw. auf Trainingsexperimenten, die über maximal 6–10 Wochen gehen. Aus derartigen Untersuchungen wird dann die mit Sicherheit falsche Schlussfolgerung gezogen, dass die Intensität die entscheidende Einflussgröße für die Entwicklung der Ausdauer bzw. der $\dot{V}O_{2max}$ wäre (z. B. Mujika 1998). Derartige Untersuchungen übersehen, dass punktuelle Querschnittuntersuchungen, aber auch ein Training über 6–10 Wochen für einen mehrjährigen Trainingsprozess irrelevant sind. Sie ignorieren die Bedeutung der Entwicklung des Trainingsumfanges der extensiven aeroben Ausdauer als entscheidende Einflussgröße für die Entwicklung der Ausdauer, was aber übereinstimmend in allen trainingswissenschaftlichen Büchern und Publikationen bestätigt wird, die das tatsächliche Training weltbester Ausdauersportler beschreiben (Matwejew 1981; Fiskerstrand und Seiler 2004; Seiler 2010). Die entscheidende Bedeutung der Erhöhung des Umfanges gilt auch für Hobbymarathoner, wie das der ehemalige 2:13-Läufer Grünning in seinen Ratschlägen betont (Steffens und Grünning 2004). Bei Kenntnis der überragenden Bedeutung des Trainingsumfanges für die Entwicklung der $\dot{V}O_{2max}$ mutet es seltsam an, dass in der gängigen Literatur zur medizinischen Trainingsberatung der Umfang praktisch vollständig ausgeklammert ist und meist nur Hinweise zur Intensität des Trainings gegeben werden.

Bei international erfolgreichen Sportlern in Extremausdauersportarten, wie Triathlon oder Straßenrad, werden bis zu 1500 und in Einzelfällen auch 1900 Trainingsstunden pro Jahr angegeben (Neumann, Pfützner et al. 1999). Das ist erheblich mehr als die knapp 1000 Jahresstunden der 10. Trainingsklasse des angeführten Generalplanes.

Die Erklärung dieser Diskrepanz liegt darin, dass der Generalplan nur die Jahres-Nettostunden enthält, während die erwähnten Angaben die gesamte Trainingszeit enthalten. Darunter fallen auch viele Trainingsaufgaben, die definitionsgemäß nicht unter die WNTZ fallen, gleichwohl aber im Training sinnvolle Aufgaben erfüllen. Dazu gehört z. B. Regenerationstraining mit ganz bewusst niedriger Intensität und Pulsfrequenz, oder Windschatten-Fahren, das den Energieaufwand gegenüber dem Führenden um ca. 1/3 reduziert. Auch Krafttraining und technisches Training gehören zur gesamten Trainingszeit, aber nicht zur Nettotrainingszeit.

Ein Sieger der Tour de France legt im Jahr etwa 40.000 km auf dem Rad zurück und wendet für sein Training insgesamt 1900 Stunden auf. Davon sind sicherlich 5000 km unter der Minimalintensität, z. B. Fahren bergab. Ferner ist anzunehmen, dass ein derartiger Radsportler das extensive Ausdauertraining im Mittel mit ca. 35 km/h absolvieren kann; tatsächlich ergibt diese Kalkulation, dass das Training dieses Sportlers auch nur etwa 1000 Stunden Nettotraining pro Jahr enthält. Die restliche Zeit geht in andere, unabdingbar mit dem Training verbundene Maßnahmen auf.

Auch bei diesem extrem umfangreichen Training ist die $\dot{V}O_{2max}$ nicht wesentlich höher als 90 ml/kg. Eine „$\dot{V}O_{2max}$-Weltrekordliste" (TopendSports 2015) nennt als höchsten jemals gemessenen Wert 97,5 ml/kg/min bei einem 18-jährigen norwegischen Radrennfahrer. Für Björn Dæhlie, einen norwegischen Skilangläufer und vielfachen Olympiasieger, werden 96,0 ml/kg/min berichtet und für Greg LeMond (3× Sieger der Tour de France) 92,5 ml/kg/min.

Ein zweiter Aspekt der systematischen Steigerung der Trainingsbelastung im Leistungssport ist, neben der mehrjährigen Steigerung, die Dynamik der WNTZ im Laufe eines Trainingsjahres,

9.5 · Systematische Steigerung der Trainingsbelastung

vor allem bei in Entwicklung begriffenen Sportlern (die Bezeichnung „Nachwuchssportler" ist deswegen nicht ganz gerechtfertigt, weil heute durchaus auch Menschen mit 40 oder 50 Jahren ein systematisches Training beginnen). Die Steigerung der WNTZ im Verlauf eines Trainingsjahres dient dem Aufbau jener organischen, morphologischen und funktionellen Grundlagen, auf denen dann die Vorbereitung auf die Wettkämpfe und vor allem auf den Hauptwettkampf erfolgen soll. Sie steht im engen Zusammenhang mit der Periodisierung des Trainingsjahres und wird daher dort im Detail besprochen.

Der Grundsatz der systematischen und angemessenen Steigerung der WNTZ gilt selbstverständlich auch im Bereich des Freizeitsports und des präventiven und rehabilitativen Trainings (Haber, Höniger et al. 1984; Haber 1985).

Für den Bereich des therapeutischen Trainings im ambulanten Bereich sowie für Gesundheitssport sind die Grundsätze der Angemessenheit und der systematischen Steigerung in ◘ Tab. 9.4 realisiert.

Die Stufe 9 entspricht umfangmäßig in etwa der 2. Trainingsklasse des mehrjährigen leistungssportlichen Planes. Die WNTZ aus medizinischer Indikation endet also in etwa dort, wo die leistungssportliche Entwicklung beginnt.

Die angemessene Zuordnung zu einer Trainingsstufe erfolgt durch die ergometrisch ermittelte LF%Ref, die in der zweiten Spalte der ◘ Tab. 9.4 zu finden ist. Mit der WNTZ dieser Stufe (= Zeile) wird begonnen. Dieses Training bewirkt dann, im Verlauf von etwa 6 Wochen, eine LF%Ref entsprechend der nächst höheren Stufe. Dann muss auch die WNTZ der nächst höheren Stufe angewandt werden, falls die LF noch weiter entwickelt werden soll. Falls man mit dem erreichten Trainingszustand zufrieden ist, wird diese Trainingsstufe für präventive, therapeutische oder andere Zwecke ein Leben lang beibehalten. Ausgehend von Stufe 2 oder 3 sollen bis Stufe 10, z. B. als Vorbereitung eines Freizeitsportlers auf einen Städtemarathon, etwa 1,5–2 Jahre veranschlagt werden (entsprechend den leistungssportlichen Trainingsklassen 1–3). Den praktischen

◘ **Tab. 9.4** Generalplan mit Richtwerten für eine angemessene und systematische Steigerung der wöchentlichen Netto-Trainingszeit (WNTZ) für die Entwicklung der allgemeinen aeroben Ausdauer (LF%Ref: ergometrische Leistungsfähigkeit in % des Referenzwertes) im therapeutischen Training für Rehabilitation, Gesundheits- und Freizeitsport.

Stufe	LF%Ref	WNTZ, min	TE/Woche
1	< 75	30	2–3
2	75–90	45	2–3
3	90–100	60	2–3
4	100–110	75	2–3
5	105–115	90	2–3
6	110–120	105	2–3
7	115–125	120	3–4
8	120–130	150	3–4
9	125–135	180	3–4
10	130–140	210	3–4

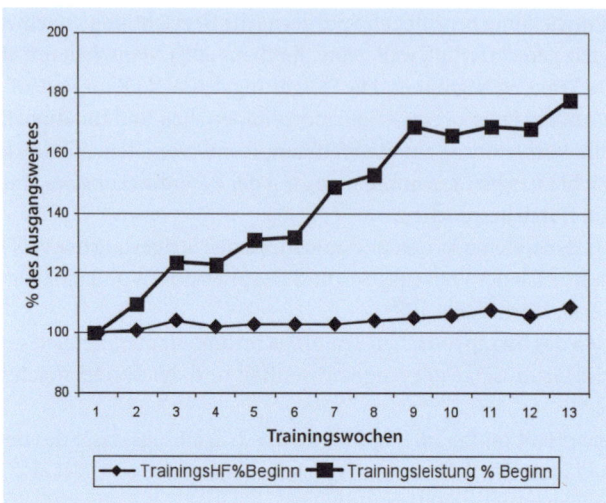

Abb. 9.2 Systematisches Ausdauertraining bei Senioren (67–76 Jahre) über drei Monate mit gleichbleibender Intensität (60% der Herzfrequenzreserve) und alle 4 Wochen ansteigender WNTZ (3 × 20 – 3 × 30 – 3 × 40 Minuten pro Woche)

Effekt eines derart systematisch gesteigerten Trainings zeigt ◘ Abb. 9.2, die die Ergebnisse eines 3-monatigen Fahrradergometertrainings bei 67- bis 76-jährigen Männern und Frauen präsentiert.

Auf die Belange eines stationären Rehabilitationstrainings ist die ◘ Tab. 9.5 ausgerichtet: Der Plan für das stationäre Training ist auf vier Wochen ausgelegt. Ist die LF%Ref zu Beginn schon über 75%, so wird mit dem Programm der 2. Stufe begonnen. Die WNTZ der Stufe 4 soll aber nicht überschritten, sondern, falls sie früher erreicht wird, länger beibehalten werden. Mittwoch, Samstag und Sonntag sind sowohl aus organisatorischen Gründen (Personal) als auch, und vor allem, aus leistungsmedizinischen Gründen trainingsfrei, um der Gefahr einer Überforderung vorzubeugen (siehe: zyklische Gestaltung: Mikrozyklus). Das Training kann am Fahrradergometer, aber auch als Schwimmen oder als Terrainkur absolviert werden. Alle Belastungsformen müssen aber auf die WNTZ angerechnet werden. Es ist nicht zulässig, zusätzlich zu einem angemessenen Ergometertraining noch z. B. Terrainkuren zu verordnen, nur weil das im Routinebetrieb so üblich ist. Wichtig ist die kontinuierliche Überwachung der individuellen Trainingsherzfrequenz durch den trainierenden Patienten selbst, nach entsprechender Instruktion z. B.

◘ **Tab. 9.5** Angemessenheit und systematische Steigerung der wöchentlichen Netto-Trainingszeit für die Entwicklung der allgemeinen aeroben Ausdauer (LF%Ref) im therapeutischen Training bei stationärer Rehabilitation

Stufe	LF%Ref	WNTZ, min	Häufigkeit
1	< 75	40	4
2	75–90	60	4
3	90–100	80	4
4	100–110	100	4

mit Hilfe einer Pulsuhr. Nur so ist eine kontinuierliche und exakte Regelung des Tempos, bzw. des Widerstandes möglich. Eine telemetrische Überwachung ist dafür weniger gut geeignet, da die Regelung des richtigen Tempos bei einer derartigen indirekten Rückkoppelung praktisch sehr schwer durchführbar ist. Falls die Exkursion bei einer Terrainkur länger dauert als die vorgesehene Trainingszeit, so ist darauf zu achten, dass in der restlichen Zeit das Tempo entsprechend verringert wird und die Belastung deutlich unter der Minimalintensität bleibt. Es sollte auch die Möglichkeit eines Rücktransports gegeben sein. Es ist anzunehmen, dass in einer Gruppe, bei Berücksichtigung der individuellen Besonderheiten, nicht alle das gleiche Tempo einhalten können.

9.5.2 Systematische Steigerung im Krafttraining

■ Tab. 9.6 präsentiert einen Vorschlag für ein angemessenes und systematisch gesteigertes Krafttraining, beginnend mit 1 S/MG/W, für unterdurchschnittlich kräftige Personen.

Stufe 2 ist der Beginn für jeden „normalen" Anfänger. Mit einer höheren Belastung zu beginnen, ist kontraproduktiv, da mit großer Wahrscheinlichkeit ein starker Muskelkater die Folge sein würde, der insbesondere bei älteren und bewegungsungewohnten Personen im Extremfall bis zur vorübergehenden schmerzbedingten Bewegungsbehinderung führen kann. Ein weiterer unerwünschter pädagogischer Effekt ist, dass durch einen derartigen unzweckmäßigen Beginn die Lust auf weiteres Krafttraining häufig nachhaltig gemindert wird. Bei jedem Anfänger soll daher das Krafttraining mit einer 2- bis 3-wöchigen Phase beginnen, in der mit geringem Trainingsgewicht die Koordination, das heißt der richtige Bewegungsablauf bei jeder Übung, geschult wird.

Wird in einer Kraftsportart Hochleistung angestrebt, dann wird der Umfang in einem 6- bis 8-jährigen Aufbau bis auf 30 S/MG/W gesteigert. Auch im leistungssportlichen Krafttraining zeigt die Entwicklung der Jahres-Nettotrainingsbelastung, gezählt in S/MG/Jahr, eine ähnliche Dynamik wie beim Ausdauertraining. Die erste Trainingsklasse enthält rund 150 S/MG/J. Dies muss im Lauf der Jahre bis auf etwa 1500 S/MG/J entwickelt werden. Auch für das Krafttraining gilt, dass die Entwicklung des Umfanges die wichtigste Voraussetzung für die Entwicklung der

■ **Tab. 9.6** Angemessenheit und systematische Steigerung der wöchentlichen Nettotrainingsbelastung (WNTB) in Sätzen/Muskelgruppe/Woche (S/MG/W) für die Entwicklung der Maximalkraft für Rehabilitation, Gesundheits- und Freizeitsport sowie für Ausdauersportarten

Stufe	S/MG/W	Häufigkeit
1	1	1–2
2	2	2
3	3	2
4	4	2
5	6	2–3
6	8	2–3
7	10	2–3

Grundlagenkraft und die Dynamik der WNTB im Laufe eines Trainingsjahres von entscheidender Bedeutung zur Vorbereitung auf Wettkämpfe im Rahmen eines Makrozyklus ist.

Zu beachten ist, dass die S/MG/W nicht identisch sind mit der Summe aller Sätze/Woche. Um auf Letztere zu kommen, müssen die S/MG/W mit der Anzahl der trainierten Muskelgruppen multipliziert werden. Für ein gesundheitsorientiertes Krafttraining ohne leistungssportliche Zielstellung sowie für Ausdauersportarten ist ein Training gemäß Stufe 4 oder 5 (4–6 S/MG/W) bereits optimal.

9.6 Zyklische Gestaltung des Trainings

Dieser Grundsatz besagt, wie ausführlich erläutert, dass das Training aus einer planmäßigen Abfolge von Belastung und angemessener Erholung bestehen muss. Die Erholung ist dabei genauso unabdingbar wie die Belastung, weil ja nur während der Erholungsphasen jene physiologischen Prozesse ablaufen, die dann den Trainingseffekt ausmachen (Zyklus der Überkompensation). Dieser Grundsatz muss in einem systematischen und planmäßigen Trainingsprozess in mehreren hierarchisch gegliederten Ebenen realisiert werden.

9.6.1 Hierarchie der Zyklen

- **Der Zyklus der Überkompensation**

Das ist die kleinste zyklische Einheit, die aus einem Training und der dazugehörigen Erholung und Überkompensation besteht. Dies kann zwischen einem Tag und mehr als einer Woche in Anspruch nehmen, Letzteres z. B. zu Beginn eines Krafttrainings bei sehr geschwächten und/oder bewegungsungewohnten Personen oder nach sehr umfangreichen Belastungen, wie z. B. einem 100-km-Lauf.

- **Der Mikrozyklus**

Mehrere Trainingseinheiten mit jeweils einer Überkompensation, werden zu einem Mikrozyklus zusammengefasst. Er besteht aus Trainingseinheiten und -tagen mit großer und solchen mit geringerer oder keiner Belastung und umfasst in der Regel den Zeitraum von einer Woche. Er kann aber auch, z. B. im Rahmen eines Trainingslagers, weniger oder mehr Tage umfassen. Die mikrozyklische Gestaltung kann, bei entsprechender Trainingshäufigkeit (etwa ab fünf Trainingstagen pro Woche) auch bei Hobbysportlern und sogar bei stationären Rehabilitationsaufenthalten von Bedeutung sein.

Wenn ein Hobbysportler zwei Mal in der Woche gemütlich joggt, dann ist eine besondere mikrozyklische Gestaltung sicher entbehrlich, da durch die geringe Trainingshäufigkeit auf jeden Fall genügend Regenerationszeit gewährleistet ist. Ab vier Trainingstagen pro Woche folgen immer mehrere Trainingstage aufeinander. Bei umfangreichen wirksamen Trainingseinheiten an mehreren aufeinanderfolgenden Tagen muss man davon ausgehen, dass das Training an irgendeinem der folgenden Tage in einem Zustand der unvollständigen Regeneration durchgeführt wird. Ein trainingsfreier Tag oder mindestens ein Tag mit erheblich reduziertem Training ist dann eine entscheidende Voraussetzung, damit auf diese Ermüdungsaufstockung eine Überkompensation folgen kann.

Eine generelle Empfehlung für ambitionierte Gesundheits- und Hobbysportler lautet:
- Wenigstens ein trainingsfreier Tag pro Woche, also kein tägliches Training,
- nicht jeden Tag gleich viel trainieren.

9.6 · Zyklische Gestaltung des Trainings

Bei Hochleistungssportlern, die sehr umfangreich, täglich und häufig auch mehrmals täglich trainieren, müssen die notwendigen Erholungstage mit täglichen Ruhe- und Belastungspulsmessungen sowie regelmäßigen Bestimmungen von BUN, Harnsäure und Creatinkinase (CK) festgelegt werden.

■ Der Mesozyklus

Mehrere Mikrozyklen werden zu einem Mesozyklus zusammengefasst. Dieser besteht aus Mikrozyklen mit hoher und solchen mit geringerer Belastung und umfasst in der Regel einen Zeitraum von 4–6 Wochen. Eine mesozyklische Gestaltung wird auch für regelmäßig trainierende Hobbysportler wichtig, sobald beim Ausdauertraining eine WNTZ von etwa 4–5 Stunden überschritten wird.

Die allgemeine Empfehlung für Hobbysportler lautet:

> Nicht jede Woche gleich viel trainieren.

Im Rahmen eines planmäßigen Trainings ist, wie erwähnt, die Entlastung in jeder 3. oder 4. Woche die Voraussetzung dafür, dass sich die morphologischen und funktionellen Trainingsanpassungen auch tatsächlich in vollem Umfang einstellen können. Eine Woche für Woche gleich hohe WNTB kann die Entwicklung der Trainingseffekte nachhaltig behindern und ist eine häufige Ursache für ein Überforderungssyndrom.

Das wesentliche Merkmal der mesozyklischen Gestaltung ist also, dass nach 2–5 Wochen mit ansteigender und hoher Belastung eine Woche mit deutlich reduzierter Belastung folgt, wobei die WNTB der Entlastungswoche gegenüber jener der vorhergehenden Woche um 30–50% reduziert sein soll.

Der typische Mesozyklus ist daher 4–6 Wochen lang und hat einen 2:1-, 3:1- oder 5:1-Rhythmus der Be- und Entlastungswochen, wie in ◘ Abb. 9.3, ◘ Abb. 9.4 und ◘ Abb. 9.5 gezeigt wird. Der 6-Wochen-Zyklus wird vor allem eingesetzt, wenn die WNTB in der Vorbereitungsperiode (siehe später) über Monate hinweg gesteigert werden soll, der 4-Wochen-Zyklus z. B. bei stabilen Grundlagen zur Vorbereitung auf den Wettkampf in der Wettkampfperiode.

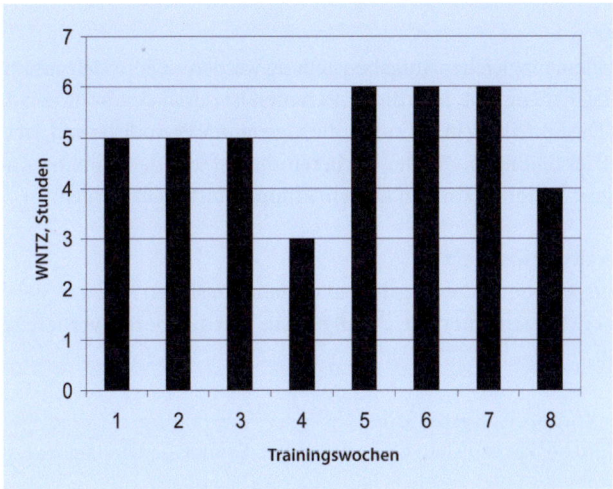

◘ **Abb. 9.3** Zwei Mesozyklen mit je vier Wochen Dauer, ansteigender Belastung und einem Belastungsrhythmus der Mikrozyklen von 3:1

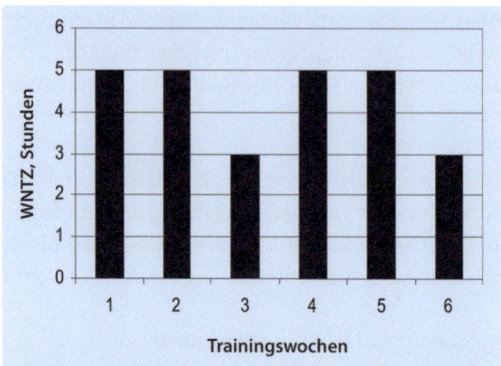

Abb. 9.4 Ein Mesozyklus mit sechs Wochen Dauer und einem Belastungsrhythmus der Mikrozyklen von 2:1 (Welle)

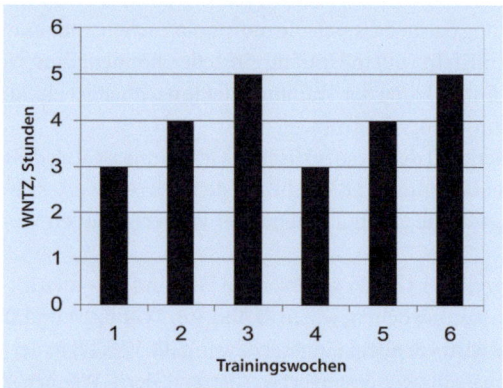

Abb. 9.5 Ein Mesozyklus mit sechs Wochen und einem Belastungsrhythmus (Mikrozyklen) von 2:1 (Säge)

- **Die Perioden**

Mehrere Mesozyklen mit gleicher Aufgabenstellung werden zu Perioden zusammengefasst, von denen es drei verschiedene gibt. Jede dieser Perioden ist durch eine konkrete Aufgabenstellung gekennzeichnet. Die Einteilung in Perioden, die sogenannte **Periodisierung**, ist vor allem für leistungssportliche Zielstellungen, mit der Vorbereitung auf und der Teilnahme an Wettkämpfen, interessant. Längere Perioden können noch in **Etappen** unterteilt werden.

- **a) Die Vorbereitungsperiode**

Die Vorbereitungsperiode ist die längste und umfasst ca. sieben Monate. Sie wird daher in der Regel noch in zwei Etappen unterteilt, die allgemein und die speziell vorbereitende Etappe. Die Hauptaufgabe ist:

> **Aufgabe der Vorbereitungsperiode**
> Die Entwicklung der körperlichen und technischen Grundlagen für die beim Hauptwettkampf des Trainingsjahres geplante sportliche Leistung.

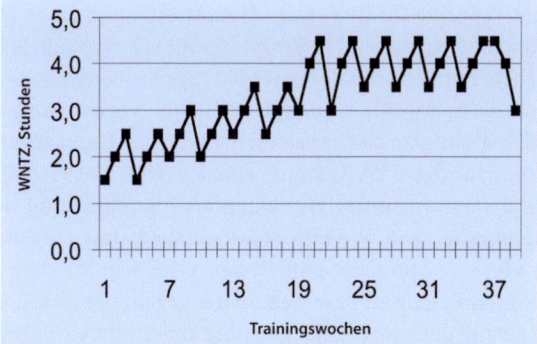

Abb. 9.6 Beispiel für eine Vorbereitung eines Hobbyläufers auf einen Marathon. Ein Makrozyklus mit Vorbereitungs- und Wettkampfperiode, Mesozyklen, Steigerung der Belastung und unmittelbare Wettkampfvorbereitung

Dies geschieht vor allem in der allgemein vorbereitenden Etappe. Wenn es um die Entwicklung von Ausdauer und Kraft geht, ist das Hauptmittel die systematische und angemessene Erhöhung der WNTB. Zu Beginn der Vorbereitungsperiode wird, auf der Basis von leistungsdiagnostischen Ergebnissen, eine angemessene WNTB festgelegt. Sodann muss die WNTB im Verlauf mehrerer Mesozyklen systematisch erhöht werden, wobei diese Erhöhung pro Trainingsjahr in den ersten drei Trainingsklassen mit insgesamt 100% gegenüber dem Ausgangsniveau begrenzt ist. Bei höherem Trainingsumfang, etwa ab der 4. Trainingsklasse, nimmt diese Steigerung im Rahmen der Vorbereitungsperiode sukzessive auf 50–30% des Umfanges zu Beginn ab. Die einzelnen Mesozyklen sind durch jeweils eine bestimmte mittlere WNTB definiert. In der speziell vorbereitenden Etappe wird die WNTB nicht weiter erhöht. Sie dient der Stabilisierung des erreichten Niveaus, wobei durch leistungsdiagnostische Tests überprüft werden sollte, ob dieses Niveau dem durchgeführten Training entspricht, ob das Training der Vorbereitungsperiode also effektiv und erfolgreich war (Abb. 9.6).

b) Die Wettkampfperiode
Ihre Hauptaufgabe ist:

> **Aufgabe der Wettkampfperiode**
> Die Entwicklung der sportlichen Hochform für den Hauptwettkampf.

Die sportliche Hochform soll zu einem bestimmten Termin, auf der Grundlage des in der Vorbereitungsperiode erreichten konditionellen und technischen Niveaus erreicht werden. Ein besonderer Mesozyklus der Wettkampfperiode ist die **unmittelbare Wettkampfvorbereitung (UWV)**, die die letzten drei Wochen vor dem Hauptwettkampf umfasst. Ein methodisches Hauptmerkmal der UWV ist die deutliche Reduktion des Umfanges bei Beibehaltung von Intensität und Häufigkeit, was mit dem englischen Ausdruck **Tapering** bezeichnet wird.

Auch die Wettkampfperiode wird wegen ihrer Länge, ca. 4 Monate, in zwei Etappen geteilt. Jede dieser Etappen endet mit einem Hauptwettkampf, wobei der bedeutendere von beiden immer der am Ende der zweiten Etappe ist. Die Teilung in zwei Etappen bietet die Möglichkeit, nach der UWV und dem Tapering für den ersten Hauptwettkampf einen Mikrozyklus mit Schwerpunkt Regeneration und ein bis zwei Mikrozyklen mit Schwerpunkt Wiederherstellung der Grundlagen vorzusehen. Für Letzteres können Mikrozyklen aus der speziellen Etappe der Vorbereitungsperiode wiederholt werden. Sodann erfolgt die Vorbereitung auf den zweiten Hauptwettkampf, der der wichtigste des ganzen Jahres ist. Die Bezeichnung „Hauptwettkampf" bedeutet, dass nur für diese Wettkämpfe eine spezielle Vorbereitung erfolgt. Alle anderen Wettkämpfe sind „Training unter Wettkampfbedingungen" und sollten das systematische Training nicht unterbrechen. Wichtig ist festzuhalten, dass, bei einer Gesamtdauer der Wettkampfperiode von vier Monaten, eine Etappe etwa acht Wochen dauert. Dies ist insbesondere bei der zweiten Etappe zu beachten, in der gegenüber dem ersten Hauptwettkampf eine weitere Steigerung der sportlichen Leistung angestrebt wird. Wird die optimale Dauer der zweiten Etappe erheblich unterschritten, wobei die kritische Dauer bei ca. sechs Wochen liegen dürfte, so ist es häufig nicht möglich, die Leistung weiter zu verbessern oder auch nur zu halten.

c) Die Übergangsperiode
Sie dient der Erholung und Vorbereitung auf den nächsten Makrozyklus und sollte ca. einen Monat dauern. Das Hauptmerkmal ist die deutliche Verminderung des Umfanges und der Intensität und die Anwendung anderer, regenerationsfördernder Sportarten. Allerdings soll, im Sinne der Ganzjährigkeit, auch in der Übergangsperiode ein Grundlagentraining aufrechterhalten werden.

Der Makrozyklus
Alle drei Perioden zusammen bilden einen Makrozyklus. Erstreckt sich der Makrozyklus über ein ganzes Jahr, also über 12 Monate, die meistens nicht mit dem Kalenderjahr identisch sind, so spricht man von einfacher Periodisierung des Trainingsjahres, weil eben jede Periode nur einmal vorkommt. Sie ist die klassische Form der Periodisierung und ist auch heute üblich, wenn die Sportart, z. B. aus klimatischen Gründen, nur in einem Halbjahr betrieben werden kann (z. B. Rudern, Kanu oder nordischer Skilauf) und die Wettkämpfe daher nur auf eine Saison konzentriert sind. Die optimale Dauer der einzelnen Perioden in einem solchen ganzjährigen Makrozyklus ist sieben Monate für die Vorbereitungsperiode, vier Monate für die Wettkampfperiode und ein Monat für die Übergangsperiode. Optimal bedeutet dabei, dass die Wettkampfergebnisse bei deutlich kürzerer oder längerer Dauer der einzelnen Perioden im Durchschnitt schlechter sind (Matwejew 1972).

Enthält das Trainingsjahr zwei komplette Makrozyklen mit einer Dauer von jeweils einem halben Jahr, spricht man von doppelter Periodisierung, wie es bei Sportarten mit Sommer- und Wintersaison (die meistens eine Hallensaison ist) üblich ist. Heute gibt es für viele Sportarten eine zweite Saison im Winter; sogar für die klassische Sommersportart Rudern gibt es Hallenwettkämpfe am Rudererergometer (Concept 2), die auch auf internationaler Ebene bis hin zu Weltmeisterschaften organisiert werden. Daher ist die doppelte Periodisierung heute vorherrschend. Für spezielle Zwecke gibt es auch die dreifache Periodisierung, z. B. ein Jahr mit einer Hallensaison, einer Qualifikation mit der Erbringung eines Limits für eine internationale Großveranstaltung und diese Großveranstaltung selbst.

In vielen Sportarten (z. B. Gewichtheben, Leichtathletik, Radsport u. a.) besteht im internationalen Hochleistungssport der Wunsch, über 8–10 Monate hinweg alle 4–8 Wochen an wichtigen Wettkämpfen teilzunehmen, entweder wegen eines Cup-Systems, wo durch regelmäßige gute Platzierungen die Berechtigung zur Teilnahme an einer Weltmeisterschaft oder Olympischen Spielen erworben werden muss, oder weil man wegen attraktiver Start- und Preisgelder teilnehmen möchte. In diesem Bereich wird auch eine Mehrfachperiodisierung mit 5–8 Makrozyklen mit 4–10 Wochen Dauer und unterschiedlichen Trainingsschwerpunkten angewandt. Aber auch hier ist das Trainingsjahr auf einen Hauptwettkampf ausgerichtet, der auch in diesem Fall immer der letzte ist. Das wird dann als **Blockperiodisierung** bezeichnet (Issurin 2010). Dies sollte aber tatsächlich dem Hochleistungssport nach vieljährigem Trainingsaufbau vorbehalten bleiben. Im Nachwuchssport ist die Gefahr der Überforderung und auch der frühzeitigen Beendigung der leistungssportlichen Karriere gegeben.

Für jede Form der Periodisierung ist die optimale Länge der einzelnen Perioden und sogar der Etappen durch die Gesetzmäßigkeiten des Trainings im Wesentlichen vorgegeben. Auch bei einer Mehrfachperiodisierung sollten wahrscheinlich die Summen aller Vorbereitungs-, Wettkampf- und Übergangsperioden dem Schlüssel 7:4:1 entsprechen. Veränderungen dieser Relation sind jeweils nur um wenige Wochen möglich, wenn das Hauptziel, nämlich die sportliche Hochform zum Termin des wichtigen Hauptwettkampfes, nicht gefährdet werden soll. In Sportarten, in denen die motorischen Grundfähigkeiten Kraft und/oder Ausdauer leistungsbestimmend sind, ist, besonders für jugendliche Sportler, das Erreichen eines stabilen Hochleistungsniveaus ohne eine klare Periodisierung des Trainingsjahres sehr gefährdet.

9.6.2 Terminplanung des Trainingsjahres

Die Terminplanung, also die Erstellung des Wettkampfkalenders, sollte sich nach den Grundregeln des Trainings, insbesondere nach der Periodisierung richten. Durch die Missachtung der Grundregel der Periodisierung kann sowohl die mehrjährige Entwicklung von Nachwuchssportlern als auch die Vorbereitung auf ein sportliches Großereignis nachhaltig gestört werden. Dies sollte besonders auch von jenen Funktionären beachtet werden, in deren Verantwortung die Gestaltung des Wettkampfkalenders fällt.

Als Erstes wird der wichtigste Wettkampf des Jahres definiert. Bei einer einfachen Periodisierung ist der wichtigste Hauptwettkampf des Jahres definitionsgemäß am Ende der Wettkampfperiode.

Bei einer mehrfachen Periodisierung ist jeder einzelne Makrozyklus letztlich auf einen Wettkampf, den jeweiligen Hauptwettkampf dieses Makrozyklus, ausgerichtet, der zeitlich immer am Ende der Wettkampfperiode platziert ist. Der wichtigste Wettkampf des Jahres ist nun, ebenfalls definitionsgemäß, immer der Hauptwettkampf des letzten Makrozyklus des ganzen Trainingsjahres. Das heißt, dass sämtliche anderen Wettkämpfe des Jahres, also sowohl die Hauptwettkämpfe der vorlaufenden Makrozyklen als auch alle übrigen, im Hinblick auf diesen einen Wettkampf letztlich vorbereitenden Charakter haben. Unter Umständen haben sie die Bedeutung von Training unter Wettkampfbedingungen. Diese Wertung hat unmittelbare Bedeutung für das Training: Bei einem Wettkampf, der kein Hauptwettkampf ist, gibt es keine UWV und auch kein Tapering. Er wird aus dem vollen Training heraus bestritten, und wegen eines solchen Wettkampfes darf kein einziger Trainingstag verloren gehen.

Dieser wichtigste Wettkampf des Jahres kann eine regionale Meisterschaft, es können aber auch olympische Spiele sein. Das Niveau des Hauptwettkampfes kann auch für die Art der Periodisierung maßgeblich sein, z. B. durch die Notwendigkeit, ein Limit für eine Qualifikation zu erbringen. Im Übrigen muss natürlich die grundsätzliche Entscheidung über einfache oder mehrfache Periodisierung getroffen werden.

Mit der Festlegung des wichtigsten Hauptwettkampfes und der Art der Periodisierung sind nun im Grunde alle wichtigen Termine des Trainingsjahres fixiert. Dies betrifft andere wichtige

Wettkämpfe, z. B. für das Erbringen von Qualifikationslimits, Termine für Trainingslager, Leistungstests usw. Alle diese Aufgaben erfüllen bestimmte Funktionen in der Vorbereitung auf den wichtigsten Hauptwettkampf, weshalb die optimalen Termine für diese Aufgaben durch die Grundregeln des Trainings bestimmt werden. Da alle Perioden und Etappen, entsprechend der Art der Periodisierung, optimale Längen haben (Relation 7:4:1 für das ganze Trainingsjahr), werden sie vom Zeitpunkt des wichtigsten Hauptwettkampfes ausgehend auf dem Kalender des Trainingsjahres rückwärts aufgetragen. Auf diese Weise gelangt man zum Ende der Übergangsperiode des vorhergehenden Trainingsjahres. Eine derartige Terminplanung sollte zweckmäßigerweise vor Beginn des zu planenden Trainingsjahres erfolgen, betrifft also mindestens das nächste. (Betrifft die Terminplanung das gerade laufende Trainingsjahr, dann erfolgt sie zu spät!) In besonderen Fällen, z. B. bei der Planung des Olympiajahres, kann das zu planende auch das übernächste Trainingsjahr sein. Es könnte auch eine ganze Olympiade, also der Zeitraum von vier Jahren bis zu den nächsten olympischen Spielen, auf diese Weise durchgeplant werden.

9.6.3 Typische Beispiele der Terminplanung bei Ein- und Mehrfachperiodisierung

- **Die einfache Periodisierung mit zwei Wettkampfetappen und einer Qualifikation in der 1. Etappe**

Dies ist die Grundform der Periodisierung des Trainingsjahres, daher ist die zyklische Struktur mit der davon abgeleiteten zeitlichen Ordnung der wichtigen Trainings- und Wettkampfplanungen exemplarisch in ◘ Abb. 9.7 dargestellt. Die einfache Periodisierung ist für alle jene Sportarten gut geeignet, deren Wettkämpfe nur in einer Jahreszeit stattfinden (z. B. Rudern oder Eisschnelllauf). Der Qualifikationsblock ist für Sportler gedacht, die sich für eine internationale Großveranstaltung qualifizieren wollen (Europameisterschaft, Weltmeisterschaft, Olympische Spiele u. a.). Aber auch andere Sportler, die ihr Trainingsjahr einfach periodisieren, sollten die Wettkampfperiode wegen ihrer Länge in zwei Etappen gestalten.

- **Die doppelte Periodisierung**

Die doppelte Periodisierung ist eine häufig verwendete Form der Periodisierung und ist einerseits für Sportarten mit je einer Wettkampfsaison im Winter und im Sommer und andererseits für Sportler, deren Hauptwettkämpfe z. B. die jeweiligen Österreichischen Meisterschaften des entsprechenden Halbjahres sind, geeignet. In diese Gruppen fallen sicher viele auf nationalem Niveau trainierende Leistungssportler. Der Makrozyklus bleibt in seiner Grundstruktur unverändert, nur werden die einzelnen Perioden entsprechend verkürzt und die Wettkampfperiode hat keine zweite Etappe. Eine Woche der Übergangsperiode wird in die Woche nach dem ersten Hauptwettkampf zwischen ersten und zweiten Makrozyklus verlegt (◘ Abb. 9.8).

- **Die dreifache Periodisierung mit einer Qualifikation**

Diese Art der Periodisierung ist gut geeignet für Sportler, die eine Winter- und eine Sommersaison bestreiten und sich noch zusätzlich in einer der beiden Jahreszeiten für eine internationale Großveranstaltung qualifizieren wollen. Der erste Makrozyklus umfasst etwa sechs Monate, der zweite und dritte je etwa drei Monate. Der zweite Makrozyklus endet mit der Qualifikation als 2. Hauptwettkampf, der dritte mit der Großveranstaltung als dritten und Jahreshauptwettkampf. Bei allen Formen der Periodisierung soll das optimale Verhältnis der Dauer der einzelnen Perioden zueinander, nämlich 7:4:1, in etwa erhalten bleiben. Die Periodisierung des Trainingsjahres

9.6 · Zyklische Gestaltung des Trainings

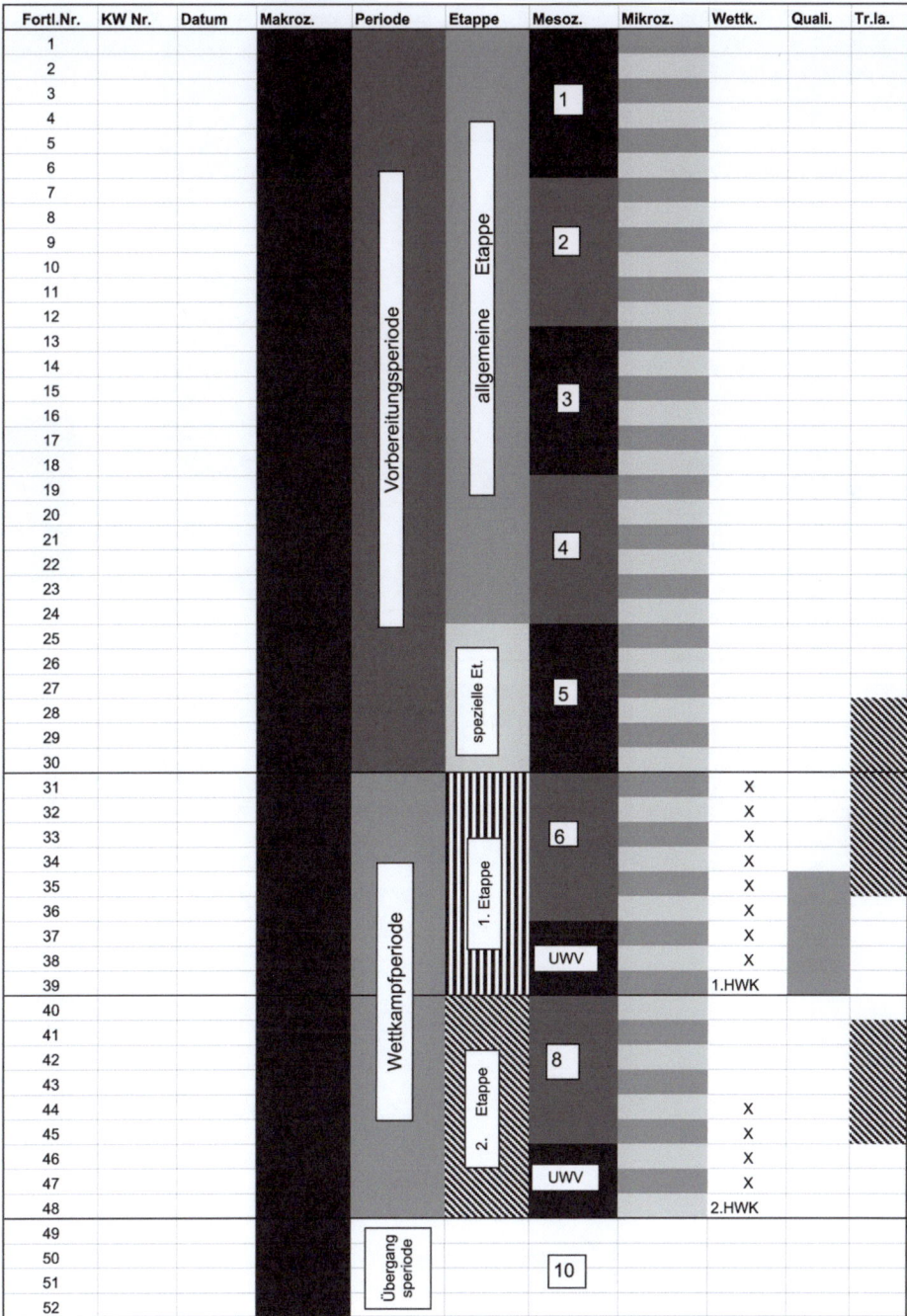

Abb. 9.7 Einfache Periodisierung des Trainingsjahres

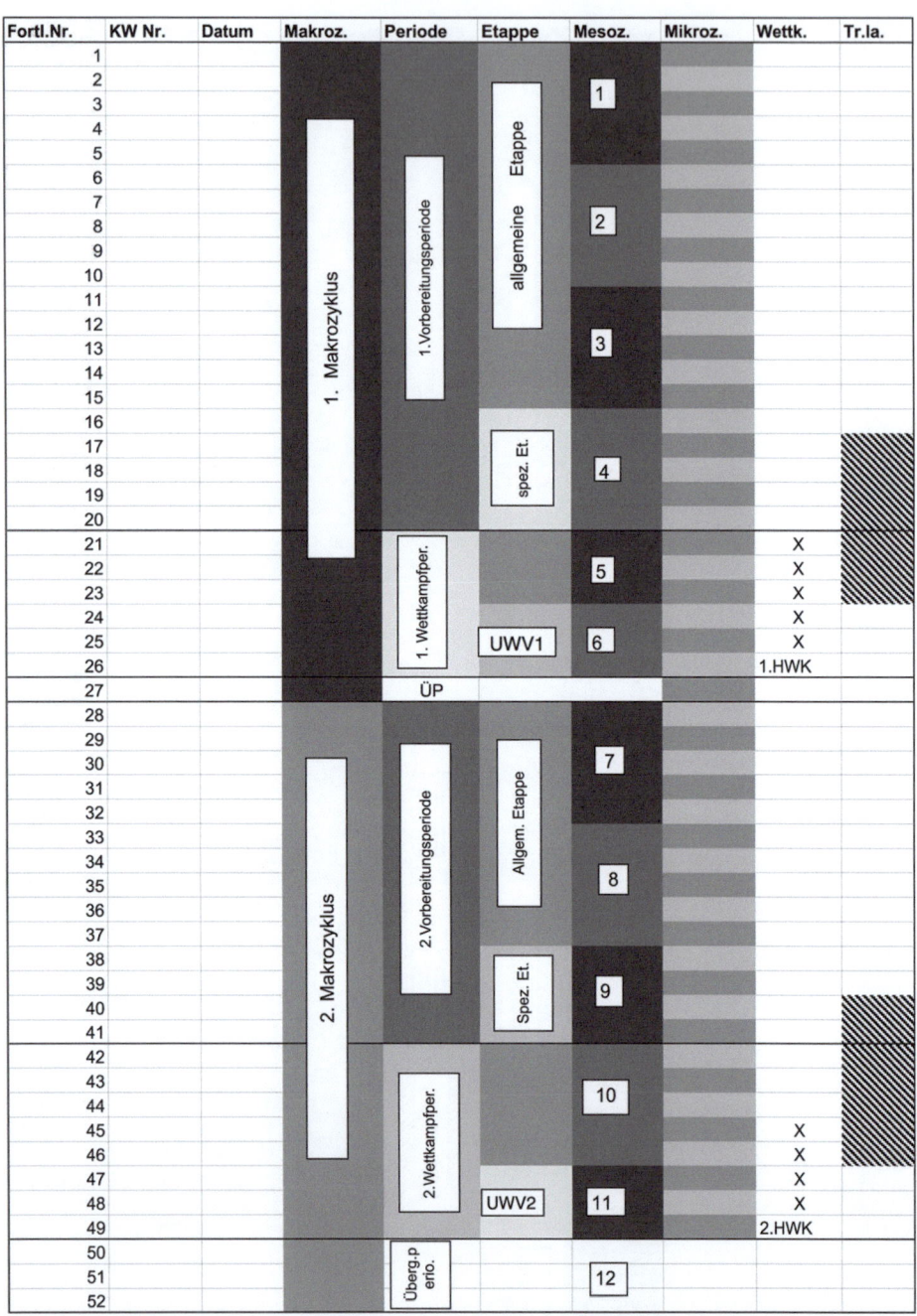

Abb. 9.8 Doppelte Periodisierung des Trainingsjahres

9.6 · Zyklische Gestaltung des Trainings

kann natürlich vor allem dann optimal durchgeführt werden, wenn das Training tatsächlich auf genau definierbare Hauptwettkämpfe ausgerichtet ist. Diese Bedingung ist in der Regel bei Sportspielen mit einem mehrmonatigen Meisterschaftsbetrieb nicht gegeben. Aber auch in so einem Fall sollte versucht werden, die Periodisierung soweit wie möglich zu beachten, insbesondere, wenn es um die Vorbereitung auf besonders wichtige Spiele oder eigene Veranstaltungen, die in Turnierform durchgeführt werden, geht.

■ Die Konstruktion eines Periodisierungsplanes

Am besten eignet sich dafür ein Tabellenraster mit 52 Zeilen für die Wochen eines Jahres und ca. 20 Spalten, je nach Bedarf, wie in ◘ Abb. 9.7 und ◘ Abb. 9.8 dargestellt. Sehr gut geeignet sind auch PC-Tabellenprogramme, wie z. B. Excel. Die erste Spalte der Jahresplanungsmatrix enthält die fortlaufende Durchnummerierung der 52 Wochen eines Standardtrainingsjahres, das mit dem Kalenderjahr in der Regel nicht identisch ist, sondern von Herbst bis Herbst bei Sommersportarten (z. B. vom 1. Oktober bis 30. September) oder von Frühling bis Frühling bei Wintersportarten geht.

Der Hauptwettkampf ist immer in der Woche 48 oder 49 (bei Mehrfachperiodisierung), da die letzten Wochen zur Übergangsperiode gehören, mit der das Trainingsjahr ausklingt.

In der zweiten Spalte werden die Nummern der Kalenderwochen des entsprechenden Kalenderjahres eingetragen.

In der dritten Spalte werden, zur besseren zeitlichen Orientierung, die Daten der jeweiligen Wochenenden eingetragen.

In den Spalten 4–8 wird die optimale zeitliche Ordnung der Makrozyklen, der Perioden, der Etappen, der Mesozyklen und der Mikrozyklen graphisch durch entsprechende Schraffur dargestellt, entsprechend der Art der Periodisierung und den Grundregeln des Trainings.

In die Spalte 9 werden die geplanten Wettkämpfe eingetragen.

Sofern Qualifikationen für den Hauptwettkampf erforderlich sind, werden deren späteste Termine in die Spalte 10 eingetragen. Entscheidend ist, dass vom letzten dieser Termine bis zum wichtigsten Hauptwettkampf wenigstens ca. sechs Wochen Zeit bleiben muss. Die Funktionäre müssten dafür Sorge tragen, dass die in Frage kommenden Sportler in den entsprechenden Zeiträumen auch an für die Qualifikation geeigneten Wettkämpfen an den Start gehen können. Wichtig ist allerdings anzumerken, dass ein Limit, das nach dem Ende des Qualifikationszeitraumes erbracht wird, nicht mehr akzeptiert werden sollte. Das ist aus zwei Gründen erforderlich:

a. Ein Sportler und sein Trainer, die sich auf eine internationale Großveranstaltung vorbereiten, müssen in der Lage sein, zu diesem bestimmten Termin die sportliche Hochform zu erreichen. Das rechtzeitige Erbringen des Limits ist dafür die Generalprobe.
b. Mit jeder Woche, die das Limit nach dem Qualifikationszeitraum erreicht wird, sinkt die Wahrscheinlichkeit, beim Hauptwettkampf eine weitere Leistungssteigerung zu erzielen oder auch nur die Form zu halten. Umgekehrt steigt die Wahrscheinlichkeit einer enttäuschenden Leistung, da nach dem zwangsläufigen Formabfall nach dem Erbringen des Limits die Zeit für den Aufbau der sportlichen Hochform für den wichtigsten Hauptwettkampf zu kurz wird.

In die Spalte 11 werden die optimalen Termine und Zeitspannen für Trainingslager eingetragen. Diese Termine leiten sich aus der Periodisierung dann zwingend ab, wenn man den Hauptzweck des Trainingslagers folgendermaßen definiert:

> **Zweck eines Trainingslagers**
>
> Die schwierigsten Trainingsphasen mit den umfangreichsten und härtesten Trainingseinheiten sollen unter optimalen Bedingungen bewältigt werden. Das trifft vor allem für den Zeitraum der Wettkampfperiode bis zur UWV zu.

In weiteren Spalten können weitere wichtige Kennzahlen des Trainings des zu planenden Jahres eingetragen werden, wie z. B. die jeweilige WNTZ u. a.

- **Die Festlegung der Termine**

Die Konstruktion eines Trainingsjahres auf der Basis einer bestimmten Form der Periodisierung geschieht ein für alle Mal. Es ist nicht notwendig, das Rad jährlich neu zu erfinden. Es finden lediglich kleinere Korrekturen statt, z. B. eine Verschiebung der Grenzen zwischen einzelnen Abschnitten um eine Woche vor oder zurück. Eine Neukonstruktion ist nur erforderlich, wenn eine ganz andere Periodisierung geschaffen werden soll, z. B. die erwähnte Blockperiodisierung.

Nach der Festlegung des Hauptwettkampfes und der Art der Periodisierung wird in eine Kopie des entsprechenden Standardplanes in die Woche 48 (bzw. 49 bei Mehrfachperiodisierung) die Nummer der Kalenderwoche und das Datum des Wochenendes des wichtigsten Hauptwettkampfes eingetragen. Sodann, von der Woche 48 bzw. 49 aus rückwärtsgehend, werden Woche für Woche die Nummern der Kalenderwochen und das Datum des jeweiligen Wochenendes ergänzt.

Somit sind sämtliche Termine für Wettkämpfe, Qualifikationen, Trainingslager, Tests und andere die sportliche Form beeinflussenden und termingebundenen Maßnahmen auf der Basis der Grundregeln des Trainings festgelegt.

Eine der wichtigsten Aufgaben des Funktionärs zur Unterstützung der Arbeit der Trainer und Sportler ist es, diesen so erarbeiteten Terminkalender bestmöglich zu realisieren. Trotz sogenannter „Sachzwänge", wie z. B. internationale Termine, Meisterschaften oder Cupbewerbe, die sich über mehrere Monate hinziehen, ist bei konsequenter Beachtung der geschilderten Richtlinien sehr oft eine Verbesserung der Jahresterminplanung möglich.

9.7 Auswahl der richtigen Bewegungsform

Nicht jede Bewegungsform, bzw. nicht jede Sportart, ist gleich gut oder überhaupt für das Training der Kraft oder der Ausdauer geeignet. Dies kann auch dann gelten, wenn mit dieser Bewegungsform im Sport Höchstleistungen vollbracht werden. So kann z. B. mit Schwimmen oder Radfahren die Kraft nicht nennenswert trainiert werden (daher ist die oft gehörte Empfehlung, nach einem Beinbruch zur Kräftigung Rad zu fahren, zwar gut gemeint, aber falsch), mit Volleyball nicht die Ausdauer und mit Schach keines von beiden. Das motorische Beanspruchungsprofil einzelner Bewegungsformen inklusive von Sportspielen ist bekannt, und es kann daraus die leistungsphysiologische Wirkung abgeleitet werden.

Im Sport geschieht die Auswahl der Bewegungsform nach individueller Lust und Neigung, in der medizinischen Trainingslehre nach Zweckmäßigkeit. Das heißt, dass immer jene Bewegungsform ausgewählt werden soll, mit der das Trainingsziel, das auch ein therapeutisches sein kann, am besten erreicht werden kann.

Für das Ausdauertraining sind jene zyklischen Bewegungsformen am besten geeignet, bei denen mehr als 30% der gesamten Muskelmasse mit geringem Krafteinsatz über mehr als 10 Minuten eingesetzt werden kann, also z. B. Gehen, Laufen, Schwimmen, Radfahren und ähnliches (Radfahren beansprucht ca. 40%, Laufen ca. 60% und Skilanglauf ca. 80% der gesamten Muskelmasse). Für das Training der Kraft sind moderne Krafttrainingsmaschinen optimal geeignet, aber natürlich auch Lang- und Kurzhanteln. Letztere erfordern allerdings einen höheren koordinativen Aufwand. Ein richtiges Hypertrophietraining ist aber auch mit einfachen Hilfsmitteln wie einem Trainings-Gummiband möglich (z. B. Theraband®).

Es gibt eine Reihe von Sportarten, durch die die motorischen Grundfähigkeiten Ausdauer und Kraft nicht wesentlich verbessert werden, wie z. B. Skispringen, Tennis und viele andere Sportspiele, für die aber, insbesondere im hochleistungssportlichen Bereich, ein überdurchschnittliches Niveau von Ausdauer und/oder Kraft erforderlich ist. In so einem Fall müssen diese motorischen Fähigkeiten zusätzlich zur Spezialsportart, im Rahmen eines gesonderte Grundlagen- oder allgemeinen Konditionstrainings, mit jeweils anderen geeigneten Sportarten trainiert werden. In Ausdauersportarten, wie Schwimmen oder Rudern, ist heutzutage für Hochleistung auch ein hohes Niveau an Kraft erforderlich, das aber durch die Spezialsportart nicht in ausreichendem Maße entwickelt wird. Hier muss ein eigenes Krafttraining zusätzlich zum Ausdauertraining eingesetzt werden.

9.8 Definieren von Trainingszielen

Dieser Grundsatz besagt, dass schon vor Beginn eines Trainingsprogramms, also bei der Planung, möglichst genaue Trainingsziele festgelegt werden sollen, d. h. es muss die Frage beantwortet werden, bis zu welchem Niveau die Ausdauer und/oder die Kraft entwickelt werden soll (z. B. ausgedrückt als ergometrische LF%Ref bzw. als EWM für wichtige Übungen). Von der Beantwortung dieser Frage hängt ab, bis zu welchem Umfang die WNTB systematisch gesteigert werden muss und auch wie lange es etwa dauert, bis, unter Berücksichtigung des momentanen Ausgangsniveaus, das Trainingsziel erreicht werden kann. Man muss sich also im Klaren darüber sein, zu welchem Zweck das Training überhaupt durchgeführt wird, da ja ein bestimmtes Niveau der motorischen Grundfähigkeiten nur im Hinblick auf einen bestimmten Zweck als genügend oder ungenügend beurteilt werden kann. Diese Zwecke können sehr unterschiedlicher Art sein:

9.8.1 Leistungssportliche Ziele

Im Leistungssport ist der Zweck des Trainings das Erreichen einer guten sportlichen Leistung, wenn möglich auch verbunden mit einer guten Platzierung bei einer Sportveranstaltung, also ein sportliches Ziel. Für die Festlegung der Periodisierung ist der genaue Termin der Veranstaltung, also das Datum, notwendig. Zur Festlegung des anzustrebenden Niveaus der motorischen Grundfähigkeiten ist eine exakte Festlegung der angestrebten Wettkampfleistung erforderlich. Für diese Vorgangsweise ist es grundsätzlich egal, ob es sich um eine Weltmeisterschaft im Schwimmen oder um eine Wiener Jugendmeisterschaft in der Leichtathletik handelt bzw. ob es sich um vereinsgebundenen oder nicht vereinsgebundenen sogenannten Hobbysport handelt. Die Vorbereitung eines Hobbyläufers auf den Wien-Marathon sollte von der eines Vereinssportlers nicht prinzipiell verschieden sein.

Die Festlegung von Trainingszielen gilt auch für Sportarten, bei denen nicht die Entwicklung von Kraft und/oder Ausdauer, sondern von Technik und Taktik im Vordergrund steht, wie z. B. im Eiskunstlauf oder bei Sportspielen. Auch in solchen Sportarten sind zur Erzielung von Höchstleistungen z. B. für die Ausdauer eine LF%Ref von 150–170% erforderlich, was, verglichen mit den notwendigen 200% für Höchstleistungen in Ausdauersportarten, durchaus bescheiden ist. Auch für die Kraft sind die Trainingsziele in derartigen komplexen Sportarten sowie auch in Ausdauersportarten begrenzt (Details siehe ▶ Sektion III). Aber auch diese begrenzten Ziele müssen durch systematisches Training erreicht und im Weiteren gehalten werden.

9.8.2 Nicht-leistungssportliche Ziele

Hierbei kann es sich um regelmäßiges Training oder sportliche Tätigkeit als Lebensstil handeln, oder um die Vorbereitung und Durchführung von außergewöhnlichen Unternehmungen, wie z. B. Trekkingtouren, z. T. in großen Höhen und mit in Summa enormen Höhendifferenzen (solche Touren werden heute bereits von Reisebüros angeboten, sind also gar nicht so exotisch), bis hin zu Training zur Gesundheitsförderung (Primär- und Sekundärprävention) und letztlich therapeutisches Training im Rahmen von umfassendem Management chronischer Krankheiten und Rehabilitation. Die Ziele in diesem Bereich kann man grob in drei Gruppen kategorisieren:

- **Leistungsgruppe 1**

Die Ziele liegen für diese Gruppe im Bereich der normalen Leistungsfähigkeit. Dies betrifft z. B. die Wiedererlangung der Berufsfähigkeit im Rahmen eines Rehabilitationstrainings oder kleine Ausflüge am Wochenende, die normale Hausarbeit selbstständig erledigen zu können oder gelegentlich ein Tennis-Doppel zu spielen, u. v. a. Konditionelle Grundlage dieser Tätigkeiten ist eine normale LF%Ref von 100–110%. Diese LF%Ref kann mit einer WNTZ von 45–60 Minuten erreicht und erhalten werden.

- **Leistungsgruppe 2**

Diese Leistungsgruppe strebt auch Ziele an, die über den Alltagsbelastungen liegen. Hierher gehören der Freizeit- und Hobbysport mit regelmäßiger (d. h. wöchentlicher) Sportausübung bzw. etwas größere Unternehmungen, wie z. B. größere Rad- oder Wandertouren. In diese Leistungsgruppe gehören aber auch Menschen, die als Trainingsziel ein optimales Gesundheitstraining angeben. Konditionelle Grundlage dieser Tätigkeiten ist eine LF%Ref von 110–130%. Diese LF%Ref kann mit einer WNTZ von 1–2 Stunden erreicht und erhalten werden.

- **Leistungsgruppe 3**

Diese Gruppe kann als „Extrembereich" bezeichnet werden, zumindest in Beziehung auf die Zielgruppe der Sporttreibenden im Freizeit- und Gesundheitsbereich. Darunter fallen z. B. mehrtägige Unternehmungen wie Hochgebirgstouren, Radtouren, Trekking, unter Umständen in entlegenen Gebieten, u. ä. Konditionelle Grundlage dieser Tätigkeiten ist eine LF%Ref von 130–150%. Diese LF%Ref kann mit einer WNTZ von 2–4 Stunden erreicht und erhalten werden.

Grundsätzlich ist für jeden ein Trainingszustand entsprechend der Gruppe 2 empfehlenswert. Das Trainingsziel der Gruppe 3 ist bereits höher als für präventivmedizinische Zwecke erforderlich ist. Auch die mehrjährige Entwicklung der Ausdauer für leistungssportliche Zwecke, gemäß ◘ Tab. 9.3, ist jenseits jeder ärztlichen Empfehlung, da ein derart umfangreiches Training keinen zusätzlichen medizinischen Nutzen bringt, hingegen durchaus Risiken birgt. Ein hochleistungssportliches Training wird nicht aus gesundheitlichen Motiven durchgeführt, sondern aus ganz anderen, wie z. B. Ehrgeiz oder Abenteuerlust.

9.9 Individualisieren des Trainings

Die geschilderten Gesetzmäßigkeiten sind wie alle Naturgesetze universell und ausnahmslos gültig. Sie können aber durchaus auf formal unterschiedliche Weise umgesetzt werden. So kann ein richtiges Muskelhypertrophietraining sowohl mit einer Krafttrainingsmaschine in einem Trainingszentrum als auch mit einem einfachen Gummiband zu Hause realisiert werden.

Auf diese Weise können, bei Beachtung der gleichen Grundregeln, für verschiedene Trainierende durchaus unterschiedliche einzelne Programme resultieren. Dies erklärt die gelegentlich vorgebrachte Behauptung, dass ein bestimmter erfolgreicher Sportler „ganz anders" trainiert hätte.

9.10 Information der Trainierenden

Dies ist ein mehr pädagogischer Grundsatz, der aber im Zusammenhang mit den Grundregeln des Trainings auch in einer medizinischen Trainingslehre nicht unerwähnt bleiben darf. Er fordert, dass der Trainierende über die Ziele und Methoden des Trainings angemessen informiert werden muss, wobei es unerheblich ist, ob es sich um ein Training im Rahmen des Hochleistungssports oder der Rehabilitation handelt. Diese Information ist ein wesentliches Mittel zur Motivation des Trainierenden und somit eine wichtige Voraussetzung dafür, dass die Trainingsberatungen und -anweisungen auch korrekt umgesetzt werden.

Literatur

Billat VL (2001) Interval training for performance: A scientific and empirical practice. Sports Medicine 31: 13–31
Corazza N (1989) Die Mindestintensität von Trainingsbelastungen, Universität Wien
Ehrendorfer S, Haber P (1995) Effekte eines vierwöchigen Ergometertrainings mit einer Intensität von 30% versus 50% der maximalen Leistungsfähigkeit unter stationären Bedingungen. Wien Klin Wochenschr 107: 195–201
Fiskerstrand A, Seiler KS (2004) Training and performance characteristics among norwegian international rowers 1970–2001. Scand J Med Sci Sports 14: 1–8
Gormley SE, Swain DP et al. (2008) Effect of Intensity of Aerobic Training on $\dot{V}O_{2max}$. Med Sci Sports Exerc 40: 1336–1343
Haber P (1985) Bewegungstraining bei chronisch obstruktiven Lungenerkrankungen. Systematisches aerobes Training verbessert die Ausdauerleistungsfähigkeit. Fortschr. Med. 103: 173–175
Haber P, Höniger B et al. (1984) Effects in elderly people 67–76 years of age of three-month endurance training on a bicycle egometer. Eur Heart J 5: 37–39
Hansen AK, Fischer CP et al. (2004) Skeletal muscle adaptation: training twice every second day vs. training once daily. J Appl Physiol 98: 93–99
Hettinger T (1983) Isometrisches Muskeltraining. Stuttgart, Thieme
Houmard JA, Tanner CJ et al. (2004) Effect of the volume and intensity of exercise training on insulin sensitivity. J Appl Physiol 96(1): 101–106
Issurin VB (2010) New horizons for the methodology and physiology of training periodization. Sports Med 40(3): 189–206
Karvonen MJ, Kentala E et al. (1957) The effects of training on heart rate. A longitudinal study. Ann Med Exper Fenn 35: 307–315
Kraus WE, Houmard JA et al. (2002) Effects of the Amount and Intensity of Exercise on Plasma Lipoproteins. N Engl J Med 347(19): 1483–1492
Lercher P (1999) Quantitative Aspekte des Ausdauertrainings. Dissertationen der Universität Wien, WUV-Universitätsverlag
Matwejew LP (1972) Periodisierung des sportlichen Trainings. Berlin, München, Bartels und Wernitz

Matwejew LP (1981) Grundlagen des sportlichen Trainings. Berlin, Sportverlag
Mujika I (1998) The influence of training characteristics and tapering on the adaptation in highly trained individuals: a review. Int J Sports Med 19: 439–446
Müller A (2003) Zur Transferierbarkeit trainingsmethodischer Erfahrungen des Hochleistungsbodybuildings. Eine kritische Betrachtung des vorliegenden Methodenspektrums. Leistungssport 33(4): 38–42
Neumann G, Pfützner A et al. (1999) Optimiertes Ausdauertraining. Aachen, Meyer und Meyer
Niederberger M, Kühn P et al. (1975) Wiederherstellung und Erhaltung der Leistungsfähigkeit nach Herzinfarkt. Wien Klin Wochenschr 87: 631–634
Seiler S (2010) What is best practice for training intensity and duration distribution in endurance athletes? Int J Sports Physiol Perform 5(3): 276–291
Steffens T, Grünning M (2004) Marathon, die besten Programme. Reinbeck/Hamburg, RoRoRo Sport
Swain DP, Franklin BA (2002) $\dot{V}O(2)$ reserve and the minimal intensity for improving cardiorespiratory fitness. Med Sci Sports Exerc 34: 152–157
TopendSports (2015) World Best $\dot{V}O_{2max}$-Scores. Letzter Zugriff am 19.04.2016, http://www.topendsports.com/testing/records/vo2max.htm
Volkmar H, Bräuer G et al. (1971) Spiroergometrische Längsschnittuntersuchungen an männlichen Studenten des ersten Studienjahres. Medizin und Sport 11: 294–297
von Klot S, Mittleman MA et al. (2008) Intensity of physical exertion and triggering of myocardial infarction: a case-crossover study. European Heart Journal 29: 1881–1888
Wahl P, Hägele M et al. (2010) High Intensity Training (HIT) für die Verbesserung der Ausdauerleistungsfähigkeit von Normalpersonen und im Präventions- & Rehabilitationsbereich. Wien med Wochenschr 160(23): 627–636
Wonisch M, Berent R et al. (2008) Praxisleitlinien Ergometrie. J Kardiol 15 (Suppl. A)
Zatsiorsky VL (2000) Krafttraining. Praxis und Wissenschaft. Aachen, Meyer & Meyer

Trainingsmethoden

10.1	Trainingsmethoden der Ausdauer – 166
10.1.1	Aerobe Ausdauer – 166
10.1.2	Anaerobe Ausdauer – 169
10.2	Trainingsmethoden der Kraft – 171
10.2.1	Maximalkraft – 171
10.2.2	Kraftausdauer – 172
10.3	Übungen zum Krafttraining in der medizinischen Trainingstherapie (MTT) – 173
10.3.1	Auswahl der Trainingsgeräte – 174
10.3.2	Einige ausgewählte Übungsbeispiele – 175
	Literatur – 192

© Springer-Verlag GmbH Deutschland 2018
P. Haber, *Leitfaden zur medizinischen Trainingsberatung*,
https://doi.org/10.1007/978-3-662-54321-4_10

10.1 Trainingsmethoden der Ausdauer

In den vorhergehenden Kapiteln sind die Ausdauerformen physiologisch exakt, nach Art der Resynthese des Adenosin-Tri-Phosphats (ATP) definiert worden. Es ist daher nunmehr möglich, auch Trainingsmethoden physiologisch zu definieren, nämlich danach, welche Ausdauerform durch sie angesprochen wird. So sind z. B. verschiedene Trainingsmethoden geläufig, die durch eine regelmäßige Abfolge von Belastungen und Pausen gekennzeichnet sind. Gelegentlich werden alle derartigen Trainingsmethoden summarisch als Intervalltraining bezeichnet. Verwendet man jedoch physiologische Definitionen der Ausdauerformen, kann man feststellen, dass durch Variationen des Intervalltrainings verschiedene Ausdauerformen trainiert werden können. Die globale Verwendung des Begriffes „Intervalltraining" ist daher physiologisch nicht gerechtfertigt, weil es sich um verschiedene Trainingsmethoden für verschiedene Ausdauerformen handelt, die differenziert und daher auch unterschiedlich benannt werden müssen.

10.1.1 Aerobe Ausdauer

- **Extensiv-aerobes Ausdauertraining (EAAT)**

Das entscheidende physiologische Merkmal der Trainingsmethoden der extensiv-aeroben Ausdauer (EAA) ist die Beteiligung des Fettstoffwechsels an der Energiebereitstellung. Die Intensität muss daher einerseits über der Minimalintensität liegen, andererseits aber unterhalb des Bereiches, in dem die Fettsäurenmobilisation aus den subkutanen Depots blockiert wird (Blutlaktatspiegel unter 4 mmol/l). Die Kontrolle über die Einhaltung dieser Intensität erfolgt über eine individuelle Trainingsherzfrequenz. Bezüglich der Belastungsdauer ist zunächst wichtig, dass die minimale Dauer von 10 Minuten überschritten wird. (Wie erwähnt, ist es nicht richtig, dass eine Beteiligung des Fettstoffwechsels erst nach einer Belastungsdauer von mehr als 25 Minuten zum Tragen kommt.) Das EAAT ist das dominierende Hauptmittel, um durch die Erhöhung der wöchentlichen Netto-Trainingszeit (WNTZ) die maximale O_2-Aufnahme ($\dot{V}O_{2max}$), die im Sport sogenannte Grundlagenausdauer, zu entwickeln. Es ist im Bereich des sportlichen Ausdauertrainings unbestritten, dass zur mehrjährigen Entwicklung der $\dot{V}O_{2max}$ umfangreiches extensives Ausdauertraining durch intensives Ausdauertraining geringeren Umfanges keinesfalls ersetzt werden kann. Trotz gegenteiliger Empfehlungen, allerdings basierend auf kurzfristigen Trainingsexperimenten über wenige Wochen (Gormley, Swain et al. 2008), bestätigt die Analyse des tatsächlichen Trainings international erfolgreicher Sportler im Ausdauerbereich die Richtigkeit dieser Regel (Seiler 2010).

Die extensiv-aerobe Ausdauer kann mit mehreren Methoden angesprochen werden.

- ■ ■ **a) Die kontinuierliche Methode**

Bei der Anwendung dieser Methode wird gleichmäßig, kontrolliert durch die individuelle Trainingsherzfrequenz (HF_{TR}), über eine vorher festgelegte Zeit trainiert. Beim Training in hügeligem Gelände wird das Tempo so variiert, dass die HF_{TR} und somit die Intensität konstant gehalten wird; Also langsamer, wenn es bergauf geht, und schneller, wenn es eben wird. (Bergab ist es, vor allem für ältere Menschen zur Schonung der Kniegelenke, sinnvoll zu gehen. Allerdings gehört dann diese Zeit wahrscheinlich – wegen der zu geringen HF – nicht zur Trainingszeit.) Das konkrete Tempo ist also völlig sekundär, entscheidend ist einzig und allein die Einhaltung der richtigen Herzfrequenz. Bei untrainierten und insbesondere älteren Personen wird häufig schon flottes Gehen reichen, um die erforderliche Intensität zu gewährleisten. Das ist die physiologische Grundlage des häufig besprochenen „Walking". Es ist dies keine besondere Methode und auch keine neue Erfindung, sondern lediglich die korrekte Anwendung der kontinuierlichen Methode bei sehr untrainierten Personen. Bei erfolgreichem Training und dadurch verbesserter Ausdauer muss allerdings auch das Gehtempo erhöht werden, um die HF_{TR}, also die Intensität, gleichzuhalten.

Die kontinuierliche Methode ist die Basis jeglichen Ausdauertrainings zur Verbesserung und Erhaltung der $\dot{V}O_{2max}$ in allen Anwendungsbereichen, von der Rehabilitation bis zum Hochleistungssport.

Im leistungssportlichen Training der Grundlagenausdauer werden zwei Intensitätsbereiche unterschieden:
– EAAT I entsprechend einer Intensität von ca. 55–65% und einem Laktatanstieg im Blut von 0 bis zu 1,5 mmol/l über dem Ruhewert und
– EAAT II mit einem Laktatanstieg von mehr als 1,5 mmol/l und einer Intensität von ca. 65–75%.

Für gesundheits- und freizeitsportliche Zwecke ohne Vorbereitung auf Wettkämpfe ist EAAT II überflüssig, wenn auch nicht verboten. Für therapeutisches Training ist es eher abzulehnen, weil es keinen zusätzlichen Nutzen, wohl aber (wenn auch sehr geringe) zusätzliche Risiken bringt.

b) Das Fahrtspiel

Dies ist eine Variante der kontinuierlichen Methode, die vor allem im Gelände angewandt wird. Steigungen werden dabei nicht durch Tempoverminderung ausgeglichen, sondern zur kurzfristigen Erhöhung der Intensität genutzt. Eine allfällige Laktatakkumulation wird während des nachfolgenden bergab oder langsam Laufens wieder abgebaut.

c) Das extensive (langsame) Intervalltraining (EIT)

Das Intervalltraining ist eine jener Trainingsmethoden, die auf einem systematischen Wechsel von Belastung und Pause basieren. Für jede der geschilderten Ausdauerformen gibt es eine derartige Trainingsmethode. Der Begriff Intervalltraining ist physiologisch durch die Anwendung der **lohnenden Pause** definiert und für das Training der aeroben Ausdauer reserviert. Die lohnende Pause bedeutet, dass die Pause bewusst so kurz gehalten wird, dass die Erholung unvollständig bleibt. Wegen der Pausen kann dennoch, bei gleicher durchschnittlicher Intensität, das Trainingstempo höher gehalten werden als bei der kontinuierlichen Methode. Dadurch können, zusätzlich zur aeroben Ausdauer, auch weitere motorische Fähigkeiten beeinflusst werden, wie die spezielle Ausdauer, spezielle Kraft, Koordination u. a. Dies wirkt sich vor allem auf die Entwicklung der sportlichen Leistung positiv aus.

Die anderen, später zu besprechenden Trainingsmethoden für die weiteren Ausdauerformen werden anders bezeichnet. Die differenzierte Wirkung auf die verschiedenen Ausdauerformen kommt durch die Variation von 4 Kennzahlen zustande:
– **D**istanz: Teilstreckenlänge,
– **I**ntervall: Pausenlänge zwischen den Teilstrecken,
– **R**epetitionen: Anzahl der Wiederholungen,
– **T**empo: Bewegungstempo während der Belastung.

(Die Anfangsbuchstaben der Kurzbezeichnungen [Akronym] ergeben als Eselsbrücke das englische Wort DIRT (Counsilman 1982)).

Im Fall des EIT sind diese vier Kennzahlen in etwa folgendermaßen ausgeprägt:

> **Kennzahlen des extensiven Intervalltrainings**
> — Distanz: Sie entspricht einer Belastungsdauer von 20 Sekunden bis 5 Minuten. Die konkrete Auswahl der Strecke hängt von der jeweiligen Wettkampfstrecke ab.
> — Intervall: Meistens unter einer Minute (lohnende Pause). Die tatsächliche Pausenlänge soll nach der individuellen Pulserholung festgelegt werden. Der Start zur nächsten Wiederholung erfolgt, wenn der Erholungspuls auf 130–135/min abgefallen ist.
> — Repetitionen: Bis 20 oder mehr.
> — Tempo: Liegt in der Regel unter dem angestrebten Wettkampftempo.

Das EIT wird im Leistungssport angewandt, um im EAAT auch etwas höheres Tempo anwenden zu können. Schwerpunktmäßig erfolgt dies, nachdem mittels kontinuierlicher Methode die WNTZ auf den geplanten Umfang gesteigert worden ist. In der Rehabilitation kann EIT zu Beginn eines Rehabilitationstrainings eine methodische Hilfe sein, wenn ein Patient zu schwach ist, um 10 Minuten kontinuierlich durchzuhalten. Dies hat sich insbesondere im therapeutischen Training bei der chronischen Herzinsuffizienz bereits bewährt (Meyer, Peters et al. 1998; Meyer und Foster 2004; Steinacker, Liu et al. 2004), aber auch bei COPD (Chronisch obstruktive Lungenerkrankung) (Butcher and Jones 2006; Zwick, Burghuber et al. 2009).

- **Intensiv-aerobes Ausdauertraining (IAAT)**

Die Trainingsmethoden für diese Ausdauerform sind, entsprechend der physiologischen Definition, durch eine ausschließliche Nutzung von Glukose zur aeroben ATP-Resynthese gekennzeichnet. Wie erwähnt, findet dies bei einer Laktatkonzentration von über 4 mmol/l statt. Die entscheidende methodische Voraussetzung ist eine ausreichend hohe Intensität von über 70% der $\dot{V}O_{2max}$, die in der Praxis durch ein entsprechend hohes Trainingstempo realisiert wird. Dabei wird jenes Tempo als Richtwert genommen, das für den Hauptwettkampf des laufenden Makrozyklus angestrebt wird. Daraus ergibt sich das Folgende:

> **Intensiv-aerobes Ausdauertraining**
> Das intensiv-aerobe Ausdauertraining wird nicht durch eine bestimmte Trainingsherzfrequenz und auch nicht durch irgendeine anaerobe Schwelle geregelt, sondern durch das angestrebte Wettkampftempo.

IAAT dient in erster Linie der Vorbereitung auf einen Wettkampf und sollte daher nicht nur sportart-, sondern auch streckenspezifisch sein, damit auch die Wettkampfdauer berücksichtigt wird.

Es ist daher nicht sinnvoll, IAAT in einer anderen Sportart als in der Wettkampfdisziplin durchzuführen (im Gegensatz zum EAAT, wo dies, z. B. im Nachwuchstraining in der Vorbereitungsperiode, durchaus zweckmäßig sein kann). IAAT dient nicht der Entwicklung der allgemeinen Ausdauer ($\dot{V}O_{2max}$), sondern baut auf der durch EAAT erworbenen Grundlage auf.

Für Sportarten, deren Wettkämpfe sich im Bereich der EAA abspielen, ist die IAA nicht wettkampfspezifisch, z. B. im Marathon. Hier wird IAAT in der Vorbereitung auf den Wettkampf in geringem Umfang zur bestmöglichen Entwicklung der Bewegungsökonomie und des nutzbaren Anteils der $\dot{V}O_{2max}$ angewandt.

Bei jedem nicht leistungssportlich orientierten Training ist IAAT überflüssig, wenn auch nicht verboten. Man muss aber immer bedenken, dass das IAAT die notwendigen Erholungszeiten deutlich verlängert und daher auch im Freizeitsport bei zu häufiger Anwendung die Gefahr eines Übertrainings erhöht.

Im therapeutischen Training ist IAAT, das als High Intensity Intervall Training (HIIT) propagiert wird, problematisch. Es bewirkt gegenüber dem EAAT langfristig keinerlei zusätzliche therapeutisch wünschenswerte Effekte (Wahl, Hägele et al. 2010), erhöht aber, insbesondere bei Kreislaufpatienten, die (sehr geringen) mit Training verbundenen Risiken (von Klot, Mittleman et al. 2008).

▪▪ a) Das Überdistanztraining

Das Überdistanztraining ist die kontinuierliche Methode des IAAT. Es besteht im Absolvieren von Strecken, die 30–100% länger sind als die Wettkampfstrecke. Sie werden als Zeitversuch, also mit dem für die gewählte Strecke höchstmöglichen Tempo zurückgelegt. Bis zu einer Belastungsdauer von ca. 30 Minuten sind alle Strecken im intensiv-aeroben Bereich, wobei mit zunehmender Strecke die Intensität abnimmt. Naturgemäß ist bei dieser Methode das Tempo immer unter dem Wettkampftempo.

▪▪ b) Intensives (schnelles) Intervalltraining (IIT)

Das IIT ist das Haupttrainingsmittel, um in zyklische Sportarten (z. B. Schwimmen, Rudern, Laufen u. a.) das Wettkampftempo in größerem Umfang in die Vorbereitung auf den Wettkampf einzubringen. Die erwähnten vier Kennzahlen sind beim IIT in etwa folgendermaßen ausgeprägt:

Kennzahlen des intensiv-aeroben Intervalltrainings
- Distanz: Entspricht einer Belastungsdauer von 20 Sekunden bis 5 Minuten. Die konkrete Auswahl der Strecke hängt von der jeweiligen Wettkampfstrecke ab.
- Intervall: Meistens über einer Minute. Die tatsächliche Pause soll nach der individuellen Pulserholung festgelegt werden. Der Start zur nächsten Wiederholung erfolgt, wenn der Erholungspuls auf etwa 120/min oder darunter abgefallen ist.
- Repetitionen: Bis zu 20.
- Tempo: Das angestrebte Wettkampftempo (Ausnahme: Bewerbe mit mehr als 30 Minuten Wettkampfdauer. Hier liegt das Tempo des IIT über dem Wettkampftempo).

10.1.2 Anaerobe Ausdauer

▪ **Laktazid-anaerobes Ausdauertraining (LAAT)**

Die Forderung an eine Trainingsmethode für diese Ausdauerform ist, dass es durch eine hohe Intensität, die deutlich über der $\dot{V}O_{2max}$ (also über 100%) liegt, durch eine entsprechend hohe Aktivität der Glykolyse zu einer Laktatanstiegsgeschwindigkeit von mindestens 15 mmol/l/min kommt. Nochmals soll daran erinnert werden, dass nur der rasche Laktatanstieg und nicht ein hoher Laktatspiegel an sich für die dominierende Aktivität der laktazid-anaeroben Ausdauer typisch ist.

Die Trainingsmethode der LAA ist das **Wiederholungstraining**. Da auch dieses aus einer Abfolge von Belastungen und Pausen besteht, kann es mit den bereits bekannten vier Kennzahlen beschrieben werden:

> **Kennzahlen des Wiederholungstrainings**
> - Distanz: Strecken, die bei Anwendung der jeweiligen Höchstgeschwindigkeit in 1 bis maximal 2 Minuten zurückgelegt werden können.
> - Intervall: Die Pausenlänge muss einen weitgehenden Laktatabbau ermöglichen, da sonst ein wiederholter ausgiebiger Laktatanstieg nicht mehr möglich ist. Auf Grund der Abbaugeschwindigkeit von etwa 2 Minuten pro mmol/l müssen für die Pausen 20–30 Minuten veranschlagt werden. Die Pausen sollten teilweise aktiv gestaltet sein. Wird die Pausenlänge nicht eingehalten, wird das Ganze zu einem IIT oder auch zu einem Azidosetoleranztraining, und die erhoffte Wirkung auf die LAA bleibt aus.
> - Repetitionen: Je nach dem Niveau der allgemeinen Ausdauer (= Erholungsfähigkeit) sind 2–6 Wiederholungen möglich.
> - Tempo: Wie erwähnt, ist das Tempo immer die Höchstgeschwindigkeit über Distanzen von 1–2 Minuten Dauer. Für alle Wettkämpfe über längere Distanzen ist dies schneller als die Wettkampfgeschwindigkeit.

Das Wiederholungstraining wird methodisch immer gleich durchgeführt, unabhängig von der eigentlichen Wettkampfstrecke und Wettkampfgeschwindigkeit. Es muss daher zunächst geklärt werden, ob ein Wiederholungstraining für die Vorbereitung auf einen bestimmten Wettkampf (z. B. 10.000-m-Lauf oder Marathonlauf) überhaupt erforderlich ist. Wenn nicht, dann ist Wiederholungstraining überflüssig. Wenn doch, dann wird Wiederholungstraining wie geschildert durchgeführt.

Das Wiederholungstraining ist ausschließlich dem Leistungssport vorbehalten. Im Hobbysport ist es überflüssig, im Gesundheitssport oder im therapeutischen Training ist es kontraindiziert.

- **Alaktazid-anaerobes Ausdauertraining (AAAT)**

Das Training dieser Ausdauerform wird durch das Schnelligkeits- oder Sprinttraining realisiert. Entsprechend den geschilderten Besonderheiten der alaktazid-anaeroben ATP-Resynthese müssen dafür folgende methodische Merkmale beachtet werden:

> **Kennzahlen des Sprinttrainings**
> - Distanz: Entspricht einer Belastungsdauer von bis zu 10 Sekunden.
> - Intervall: Entsprechend der Geschwindigkeit der Restitution der KP-Speicher ist eine Pause von 2–10 Minuten erforderlich.
> - Repetitionen: Je nach Trainingszustand 1–6 Wiederholungen.
> - Tempo: Ist die größtmögliche Bewegungsgeschwindigkeit. Für alle Distanzen außer den wirklichen Sprintstrecken ist dies schneller als das Wettkampftempo.

Da Schnelligkeit eine eigene motorische Grundfähigkeit ist, muss sie, sofern sie überhaupt eine Rolle spielt, ganzjährig trainiert werden. Wie IAAT und Wiederholungstraining ist Schnelligkeitstraining nur in der Spezialsportart sinnvoll. Liegen keine leistungssportlichen Zielsetzungen vor, ist ein eigenes Schnelligkeitstraining nicht erforderlich. Im Präventiv- und Rehabilitationsbereich ist es kontraindiziert. Die organischen Grundlagen der Schnelligkeit werden, wie schon erläutert, durch das Muskelhypertrophietraining entwickelt.

10.2 Trainingsmethoden der Kraft

10.2.1 Maximalkraft

Da die Maximalkraft, wie sie mit dem Ein-Wiederholungs-Maximum (EWM) gemessen wird, sowohl auf der Anzahl der Myofibrillen der peripheren Muskulatur, also dem Muskelquerschnitt, als auch auf neuro-koordinativen Fähigkeiten beruht (z. B. die Synchronisation), kann sie auch auf zwei gänzlich verschiedene Weisen verbessert werden:

- **Verbesserung der intramuskulären Synchronisation und Koordination**
Die Verbesserung erfolgt hierbei nicht durch Wachstum, sondern durch Lernprozesse. Es handelt sich also, im Sinne unserer Definition, nicht eigentlich um Training, sondern um Üben. Für die Verbesserung der intramuskulären Synchronisation soll die Intensität der Übung 95–100% des EWM sein. Die Wiederholungszahl pro Satz ist ein bis zwei, die Dauer ist also zu kurz, um eine Überkompensation und ein Myofibrillenwachstum auszulösen.
  Zur Verbesserung der intramuskulären Koordination wird in der Regel die Wettkampfübung selbst, also der Kugelstoß, der Speerwurf oder der Sprung, mit nur einer Wiederholung pro Satz angewandt.
  Beide Übungsformen sollen nur in ausgeruhtem Zustand und mit hoher Konzentration durchgeführt werden. Diese Übungsformen sind nur im Leistungssport und nur für Sportarten erforderlich, in denen die Maximalkraft direkt für die Wettkampfleistung bestimmt ist, also Gewichtheben und alle Stoß-, Wurf- und Sprungdisziplinen. Sie müssen begleitend zum Hypertrophietraining auch in der Vorbereitungsperiode durchgeführt werden, schwerpunktmäßig aber in der Wettkampfperiode. Es werden im Wesentlichen nur jene Muskelgruppen geübt, die für die Wettkampfübung von Bedeutung sind.

- **Kraftzuwachs durch Hypertrophie**
Krafttraining zur Muskelhypertrophie ist meistens ein Grundlagentraining (das gilt sogar im Gewichthebersport, wo das spezielle Training die intramuskuläre Synchronisation und Koordination betrifft). Es sollten daher immer alle wichtigen Muskelgruppen des Körpers trainiert werden.
  Wenn größere Belastungen des Kreislaufs und Pressatmung vermieden werden sollen, was bei älteren Personen oder bei Patienten mit vorgeschädigtem Kreislauf erforderlich ist, dürfen keine Übungen mit großen Muskelgruppen verwendet werden! Die beanspruchten Muskeln werden während der Kontraktion nicht durchblutet, weshalb es zu einer schlagartigen Verkleinerung des funktionellen Gesamtgefäßquerschnitts kommt. Dies bewirkt wiederum einen entsprechenden plötzlichen Anstieg des Blutdrucks. Werden allerdings stattdessen mehrere Übungen für kleinere Muskelgruppen ausgewählt, kann diese unerwünschte Blutdruckreaktion zuverlässig vermieden werden und trotzdem insgesamt der gleiche Effekt wie bei Übungen für große Muskelgruppen erzielt werden. So kann die Übung „Kniebeuge" unter Zuhilfenahme moderner Trainingsmaschinen in je 2 bis 3 Übungen für das linke und rechte Bein aufgelöst werden (Kniestrecken,

Kniebeugen und Hüftstrecken). Jede einzelne Übung wird nach der ausführlich geschilderten Methode des fortlaufend adaptierten Krafttrainings (FAKT) und unter Beachtung des Prinzips der ermüdungsbedingt letzten Wiederholung durchgeführt.

Das Krafttraining kann im Wesentlichen auf zwei unterschiedliche Arten realisiert werden:

a) Stationstraining

Dabei werden alle Sätze einer Übung hintereinander und unter Einhaltung der erforderlichen Pausen absolviert. Dies ist besonders geeignet, wenn mehrere Personen an einem Gerät trainieren, da in der Pause von mehreren Minuten die anderen ihren Satz absolvieren können.

Eine Variante ist das Pyramidentraining, das bei Anwendung mehrerer Sätze möglich wird. Es bedeutet, dass von Satz zu Satz die Intensität, also das Trainingsgewicht zunächst zu- und dann wieder abnimmt, während vice versa die Wiederholungszahl von Satz zu Satz zunächst ab- und dann wieder zunimmt.

b) Das Zirkeltraining

Das Zirkeltraining bietet sich an, wenn in einer Trainingsgruppe mehrere Personen nach dem gleichen Programm trainieren. Die verschiedenen Übungen werden so im Kreis (= Zirkel) aufgestellt, dass aufeinander folgend immer ganz verschiedene Muskelgruppen belastet werden. Eine bewusste Pause zwischen den einzelnen Übungen ist nicht erforderlich, da ein zweiter Satz für die gleiche Übung erst bei einem zweiten Durchgang erfolgt und bis dahin die notwendige Pause für diese Muskelgruppe gewährleistet ist.

Eine populäre „Neuerfindung" des Zirkeltrainings im Rahmen der „Fitnessindustrie" ist das CrossFit-Training. CrossFit® ist zunächst eine US-amerikanische Firma, die weltweit ein modernes, hochintensives Zirkeltraining propagiert. Es wird in vielen Ländern in „CrossFit-Boxen" (die Lizenzgebühren zahlen müssen) angeboten. Die Zirkel (Workouts) enthalten sowohl Ausdauer als auch Kraftelemente und zeichnen sich durch ihre Vielseitigkeit und originelle Auswahl der Trainingsmittel aus. Auffallend ist auch der kompetitive Charakter, indem entweder die Zeit pro Zirkel oder die Anzahl Zirkel pro Zeit protokolliert wird. Mit standardisierten Workouts sind auch Wettkämpfe möglich (Wikipedia 2016)

10.2.2 Kraftausdauer

Kraftausdauer ist eine sehr spezielle motorische Fähigkeit und das Training sollte daher nur jene Muskelgruppen betreffen, die für die Sportart wesentlich sind (in der Regel also nicht mehr als 2–3). Je nach der Dauer des Wettkampfs bzw. der Gesamtzahl der Bewegungszyklen pro Wettkampf wird die Intensität zwischen 40 und 60% des EWM gewählt. Die Intensität ist, vor allem für Sportler nach einem bereits mehrjährigen Krafttraining, meist zu gering, um nennenswerte Hypertrophieeffekte zu erzielen. Dabei ist es auch eine Frage der Trainingsökonomie, ob für einen Kraftzuwachs 15 oder 100 Wiederholungen erforderlich sind. Für die Wiederholungszahl gilt auch hier das Prinzip der ermüdungsbedingt letzten Wiederholung. Trainingsziel ist in etwa die dem Wettkampf entsprechende Zahl der Bewegungszyklen. Je nach Wettkampfdauer können das auch mehrere hundert sein und solange diese Wiederholungszahl nicht erreicht ist, wird auch die Intensität nicht erhöht.

Das Trainingsgewicht wird erhöht, wenn die vorgegebene Wiederholungszahl erreicht worden ist. Die mögliche Wiederholungszahl wird dadurch zunächst vermindert. Aber nun wird, jetzt mit höherer Intensität, die wettkampfspezifische Wiederholungszahl von neuem angestrebt. Als Trainingsform bietet sich das Stationstraining an.

10.3 Übungen zum Krafttraining in der medizinischen Trainingstherapie (MTT)

■ **Auswahl der Übungen – Allgemeine Gesichtspunkte**

Ziel der Übungsauswahl ist es, systematisch den ganzen aktiven Bewegungsapparat zu erfassen, das heißt Übungen für jene Muskelgruppen der größeren Gelenke, die für die jeweiligen Hauptbewegungsrichtungen zuständig sind. Die ◘ Tab. 10.1 gibt einen Überblick über die Muskelgruppen, die in den jeweiligen Gelenken die Hauptbewegungsrichtungen bewirken.

Bei Bedarf kann diese Aufstellung natürlich auch noch weiter differenziert werden, z. B. durch Übungen für die Fingerstrecker und -beuger oder die Rotatoren in Schulter- und Hüftgelenk, bzw. auch auf weniger Übungen eingeschränkt werden (z. B. können die Bewegungen 10 und 14 in Übungen wie Kniebeuge oder Beinpresse kombiniert werden). Ansonsten sind in der MTT Eingelenkübungen zu bevorzugen: Wie ausgeführt, ist die methodische Voraussetzung für das Auslösen einer Muskelhypertrophie die vollständige Ermüdung eines Muskels. An einer Mehrgelenksübung sind aber – zwangsläufig – immer mehrere Muskelgruppen unterschiedlicher Stärke beteiligt. Die Übungsausführung ist nun durch die schwächste Muskelgruppe limitiert, so dass andere Muskelgruppen nicht ausreichend belastet werden. Das Training verliert dadurch an Effizienz und wird weniger kontrollier- und berechenbar. Der Aspekt der Geschicklichkeit, der häufig für die komplexen Mehrgelenksübungen erwähnt wird, spielt in der MTT (noch) keine

◘ **Tab. 10.1** Die Muskelgruppen, die für die Bewegungen der großen Gelenke zuständig sind

Übung	Gelenk	Bewegung	Muskel-(gruppe)
1	Ellbogen	Beugen	Bizeps
2	Ellbogen	Strecken	Trizeps
3	Schulter	Seitlich abziehen	Deltamuskel
4	Schulter	Seitlich anziehen	Latissimus dorsi
5	Schulter	Seitlich vorführen	Pectoralis
6	Schulter	Seitlich rückführen	Trapezius u.a.
7	Rumpf	Beugen	Bauchmuskeln
8	Rumpf	Strecken	Lange Rückenmuskeln
9	Hüfte	Beugen	M. psoas
10	Hüfte	Strecken	Glutäus max.
11	Hüfte	Seitlich anziehen	Adduktorengruppe
12	Hüfte	Seitlich abziehen	Glutäus medius
13	Knie	Beugen	Ischiokrurale Muskeln
14	Knie	Strecken	Quadrizeps
15	Sprunggelenk	Beugen	Wadenmuskeln
16	Sprunggelenk	Strecken	Schienbeinmuskeln

besondere Rolle, da die Zielstellung des Muskelhypertrophietrainings die Vermehrung von Muskelgewebe und Verbesserung der Grundlagenkraft ist. Geschicklichkeit (das ist die motorische Grundfähigkeit der Koordination) und Beweglichkeit werden effizienter mit anderen Übungsformen verbessert (z. B. sensomotorische Übungen). Derartige Übungen werden allerdings erheblich wirksamer bzw. überhaupt erst ermöglicht, wenn durch das Muskelhypertrophietraining eine ausreichende Grundlagenkraft wiederhergestellt worden ist.

Im Normalfall werden die Übungen beidseitig ausgeführt. In besonderen Fällen ist es aber erforderlich, dass eine Extremität gesondert trainiert wird, z. B. wenn nach einer Operation eine einseitige Schwäche vorliegt. In so einem Fall würde beidseitiges, symmetrisches Training zwar die Kraft beider Seiten verbessern, aber den Kraftunterschied zwischen der geschwächten und der gesunden Seite nicht beseitigen. Eine systematische Vorgangsweise erfordert in so einem Falle, dass zunächst die geschwächte Seite exklusiv mit einseitigen Übungen solange alleine oder zumindest mehr trainiert wird, bis durch einen Krafttest sichergestellt ist, dass der Unterschied ausgeglichen ist.

10.3.1 Auswahl der Trainingsgeräte

Sofern die Methode des Muskelhypertrophietrainings korrekt angewandt wird, ist das verwendete Gerät sekundär. D. h. gutes und richtiges Muskelhypertrophietraining ist, wenn tatsächlich nichts anderes verfügbar ist, durchaus auch mit Pflastersteinen oder mit isometrischem Training, auch ganz ohne Geräte möglich. Für die Belange der MTT sind Krafttrainingsmaschinen optimal geeignet, aber auch Hanteln oder Gummibänder unterschiedlicher Stärke.

- **Krafttrainingsmaschinen**

Vorteile der Krafttrainingsmaschinen sind:

> **Vorteile der Krafttrainingsmaschinen**
> — Der Umgang mit freiem Gewicht und damit die Verletzungsmöglichkeiten durch fallende Gewichte fallen weg.
> — Kraftmaschinen geben einen geführten Bewegungsablauf vor und sind daher koordinativ erheblich weniger anspruchsvoll als der Umgang mit freien Hanteln. Auch der Einschulungsaufwand wird damit erheblich geringer.
> — Das Trainingsgewicht ist mit einem Handgriff zu verändern.
> — Alle Übungen können im Sitzen oder Liegen durchgeführt werden, was bei bewegungsungewohnten Menschen mit schlechter Bewegungskoordination vorteilhaft ist.

Trainingsmaschinen sind sicher das Optimum für das Muskelhypertrophietraining. Die Nachteile sind der relativ große Platzbedarf und die höheren Kosten.

- **Kurzhanteln**

Ein gute Kombination sind ein Satz verschieden schwerer Kurzhanteln (z. B. von 1–8 kg) in Kombination mit einer Trainingsbank, bei der ein Teil der Sitzfläche als Lehne in verschiedene Positionen hochgeklappt und fixiert werden kann. Es sind mit dieser Kombination alle Hauptmuskelgruppen durch verschiedene Übungen trainierbar. Der Vorteil dieses Trainings ist der geringere

Platzbedarf und die geringen Kosten. Von Nachteil ist der höhere koordinative Aufwand besonders in der Lernphase, was bei älteren Personen und bei sehr Leistungsschwachen den Einschulungsaufwand erhöht.

- **Gummibänder**

Auch mit Gummibändern ist ein vollwertiges Krafttraining möglich. Der Trainingswiderstand kann durch die Auswahl der Bandstärke, durch engeres oder weiteres Greifen und durch Einfach- oder Doppeltnehmen des Bandes variiert werden. Durch geeignete Übungsauswahl können ebenfalls alle Hauptmuskelgruppen erfasst werden. Der Nachteil von Gummibändern ist, dass die Trainingsbelastung nicht in Zahlen angegeben werden kann und daher die Kontrolle über das Training, insbesondere des Trainingsfortschritts, erschwert ist. Die Anwendung von Gummibändern zum Zwecke der MTT ist daher eher ersatzweise, z. B. zum Vermeiden von Trainingsunterbrechungen auf Reisen, im Urlaub oder bei Bettlägerigkeit, zweckmäßig.

- **Isometrisches Training**

Auch das isometrische Training, also Muskelkontraktion gegen einen festen Widerstand, ohne Bewegung, ist eher ein Ersatz für das Training mit Maschinen oder Hanteln, wenn solche zeitweise nicht zur Verfügung stehen, oder eventuell auch um zwischendurch, z. B. am Arbeitsplatz, die Muskeln zu betätigen.

10.3.2 Einige ausgewählte Übungsbeispiele

Im Folgenden zeigen die ◘ Abb. 10.1. bis ◘ Abb. 10.32 Beispiele von Übungen für verschiedene Muskelgruppen für Bewegungen der großen Gelenke, jeweils Agonist und Antagonist. Für die gleiche Muskelgruppe wird die Übung mit verschiedenen Trainingsgeräten gezeigt, mit einer Trainingsmaschine, wie sie im Prinzip in jedem Fitnesszentrum verfügbar sind, mit einem Kabelzugapparat oder mit zwei Kleinhanteln, die sich besonders gut für das Training zu Hause eignen. Die Abbildungen zeigen jeweils die Anfangs- und Endstellung des Bewegungsablaufes.

- **Bizeps**

Die Bewegung ist die Beugung des Ellenbogens, die ◘ Abb. 10.1 bis ◘ Abb. 10.6 zeigen die Ausführung der Übung an den verschiedenen Trainingsgeräten.

- **Trizeps**

Die Bewegung ist die Streckung des Ellenbogens, die ◘ Abb. 10.7. bis ◘ Abb. 10.10 zeigen die Ausführung der Übung an den verschiedenen Trainingsgeräten.

- **Armabduktion**

Die Bewegung ist das seitliche Abziehen des Arms im Schultergelenk; für die Deltamuskeln u. a. Die ◘ Abb. 10.11 bis ◘ Abb. 10.14 zeigen die Ausführung der Übung an den verschiedenen Trainingsgeräten.

- **Armadduktion**

Die Bewegung ist das seitliche Anziehen oder Rückführen des Arms im Schultergelenk mit dem M. latissimus dorsi. Die ◘ Abb. 10.15 bis ◘ Abb. 10.20 zeigen die Ausführung der Übung an den verschiedenen Trainingsgeräten.

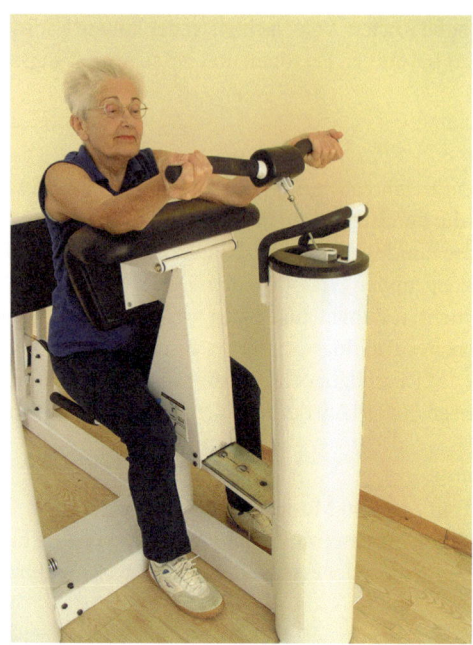

Abb. 10.1 Bizepsübung mit der Krafttrainingsmaschine. Ausgangsstellung: Die Ellbogen sind auf der Unterlage aufgestützt und außerdem leicht angewinkelt, um eine Entspannung des Muskels und eine Überdehnung des Muskel-Sehnen-Übergangs zu vermeiden.

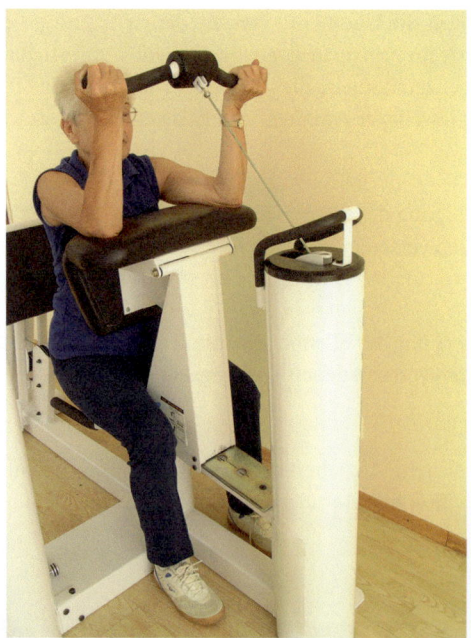

Abb. 10.2 Endstellung: Die Bewegung wird vor der maximalen Beugung beendet, um eine Entspannung des Bizeps zu vermeiden.

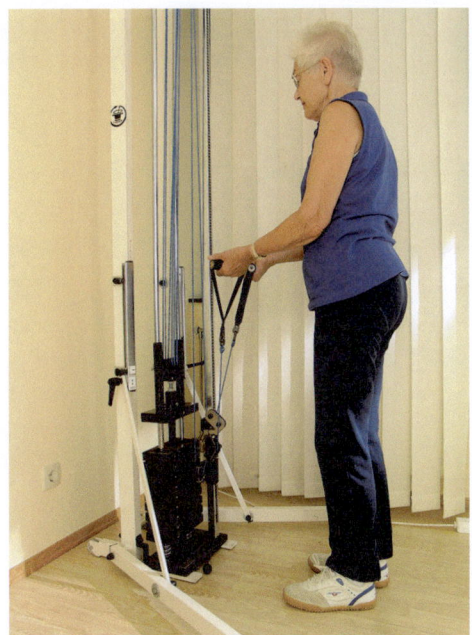

Abb. 10.3 Bizepsübung mit dem Kabelzugapparat. Ausgangsstellung: Der Seilzug geht senkrecht von unten ab (dies ist meist verstellbar), Rumpf in aufrechter Haltung. Die Oberarme liegen locker seitlich dem Oberkörper an, die Ellbogengelenke sind leicht gebeugt. Während der Beugung wird die Stellung des Oberarms nicht verändert, die Bewegung erfolgt ausschließlich aus dem Ellbogengelenk.

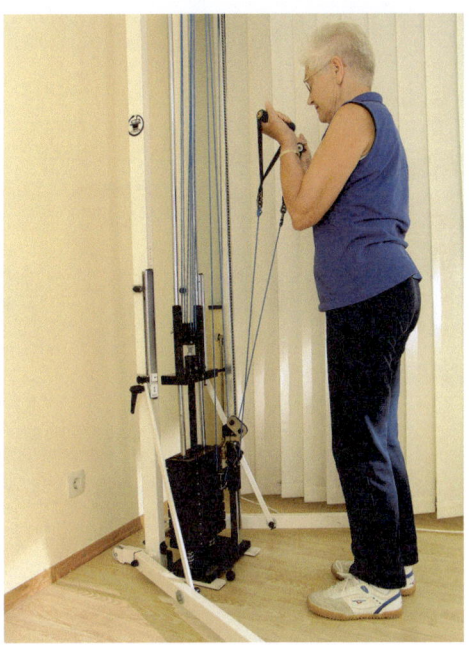

Abb. 10.4 Endstellung: Die Bewegung wird vor der vollständigen Beugung gestoppt.

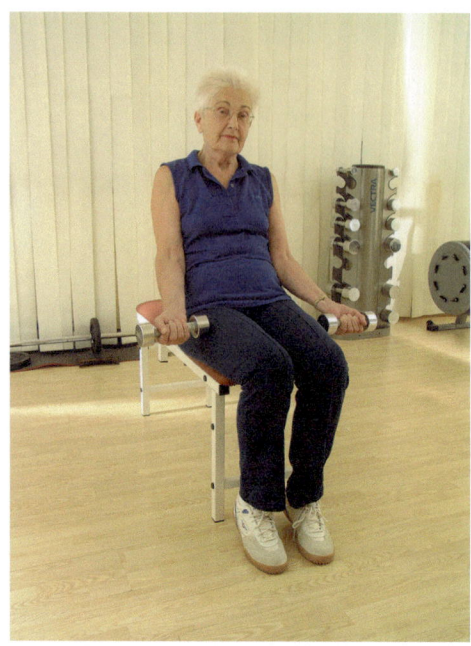

Abb. 10.5 Bizepsübung mit Kurzhanteln. Ausgangsstellung: Die richtige Rumpfhaltung einnehmen, egal ob frei oder angelehnt sitzend. Die Oberarme liegen locker seitlich dem Oberkörper an, die Ellbogengelenke sind leicht gebeugt. Während der Bewegung wird die Stellung des Oberarms nicht verändert, die Bewegung erfolgt ausschließlich aus dem Ellbogengelenk.

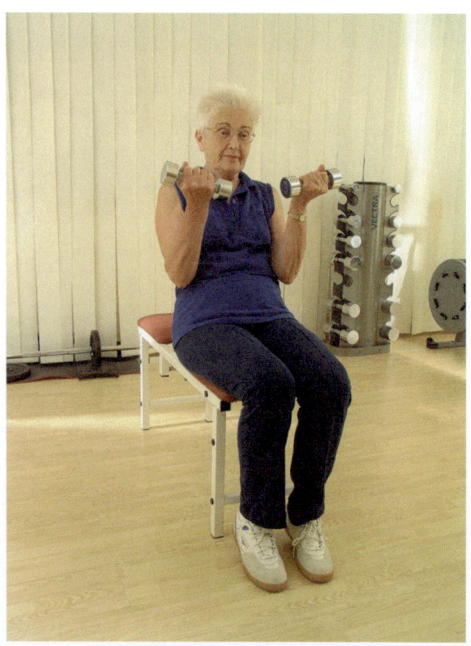

Abb. 10.6 Endstellung: Die Bewegung wird vor der vollständigen Beugung gestoppt.

10.3 · Übungen zum Krafttraining

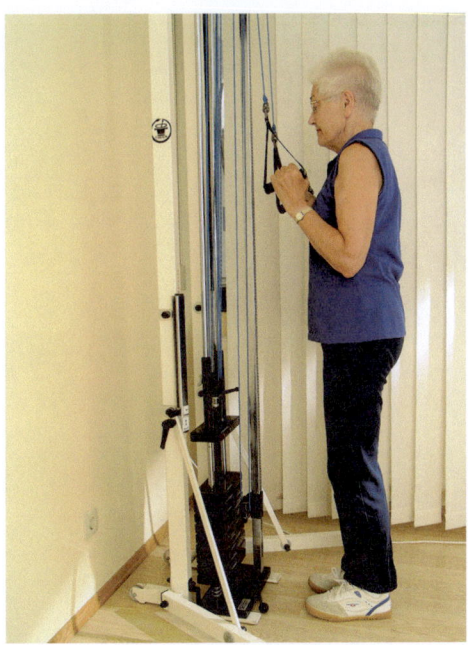

Abb. 10.7 Trizepsübung mit dem Kabelzugapparat. Ausgangsstellung: Der Seilzug geht senkrecht von oben ab (dies ist meist verstellbar), Rumpf in aufrechter Haltung. Die Oberarme liegen locker seitlich dem Oberkörper an, die Ellbogengelenke sind gebeugt, aber nicht vollständig, sodass der Trizeps unter Spannung ist. Während der Streckung wird die Stellung des Oberarms nicht verändert, die Bewegung erfolgt ausschließlich aus dem Ellbogengelenk.

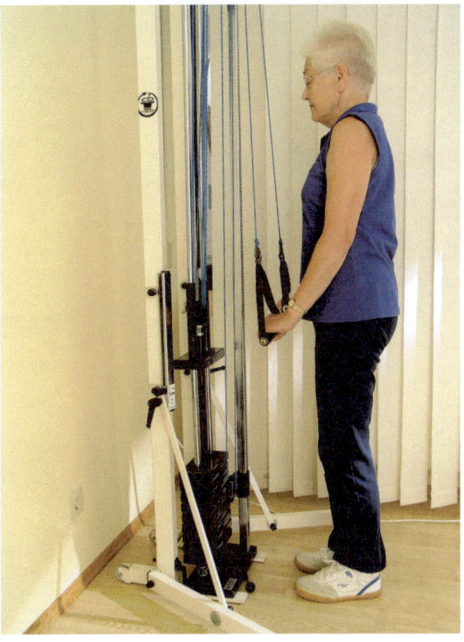

Abb. 10.8 Endstellung: Die Bewegung wird vor der vollständigen Unterarmstreckung gestoppt.

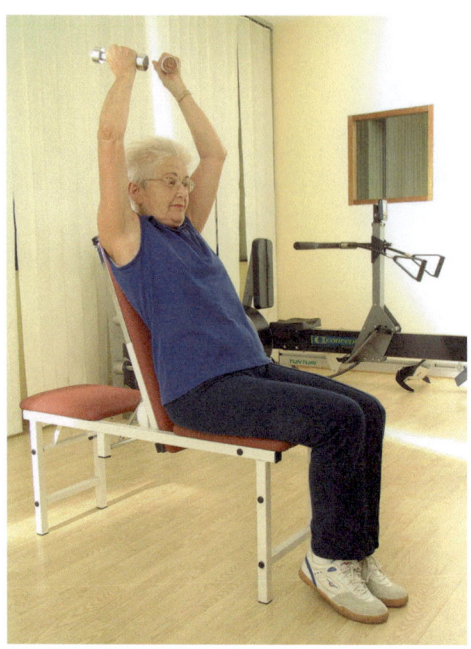

Abb. 10.9 Trizepsübung mit Kurzhanteln. Ausgangsstellung: Die richtige Rumpfhaltung einnehmen, egal ob frei oder angelehnt sitzend oder stehend. Die Oberarme werden senkrecht über dem Kopf gehalten, die Ellbogengelenke sind leicht gebeugt. Während der Beugung wird die Stellung des Oberarms möglichst nicht verändert, die Bewegung erfolgt ausschließlich aus dem Ellbogengelenk.

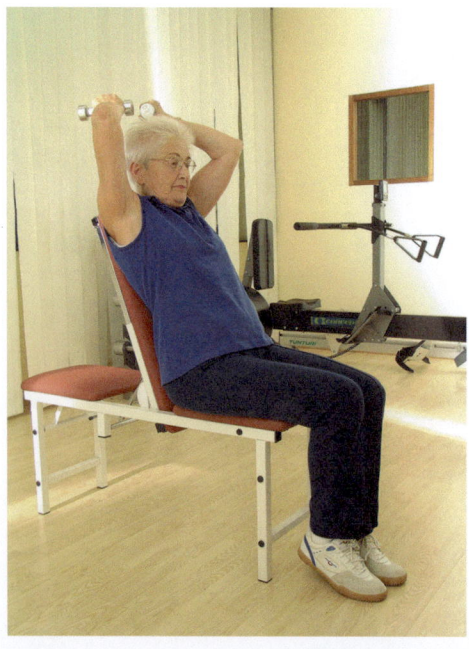

Abb. 10.10 Endstellung: Die Bewegung wird vor der vollständigen Unterarmbeugung gestoppt.

10.3 · Übungen zum Krafttraining

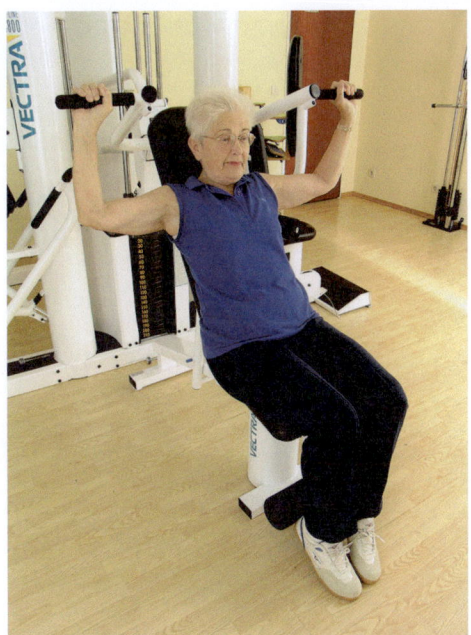

Abb. 10.11 Armabduktion mit der Krafttrainingsmaschine (Schulterpresse). Ausgangsstellung: Die richtige Rumpfhaltung einnehmen, egal ob frei oder angelehnt sitzend. Die Griffe der Trainingsmaschine werden etwa in Kopfhöhe fixiert, die Oberarme werden seitlich gehalten, die Griffbreite ermöglicht eine senkrechte Unterarmhaltung. Nach dem Abheben des Gewichtes wird es erst wieder nach der Beendigung der Übung abgesetzt.

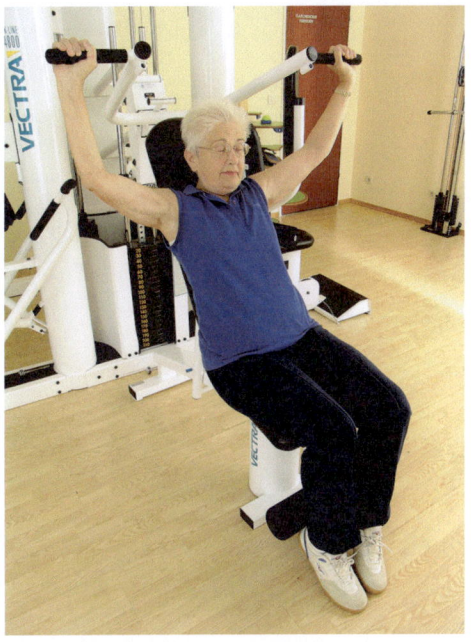

Abb. 10.12 Endstellung: Die Abduktion erfolgt vorwiegend aus dem Schultergelenk (ohne Hilfe des M. trizeps) und geht nicht bis zur vollständigen Ellbogenstreckung.

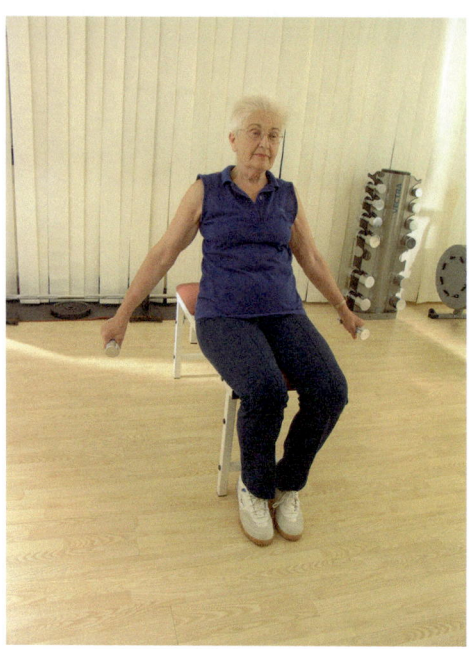

Abb. 10.13 Armabduktion mit Kurzhanteln. Ausgangsstellung: Die richtige Rumpfhaltung einnehmen, egal ob frei oder angelehnt sitzend oder stehend. Die Oberarme werden leicht abduziert, so dass die Schultermuskeln bereits unter Spannung stehen. Die Ellbogen sind gestreckt. Ein Absetzen und Entspannen erfolgt erst nach Beendigung der Übung.

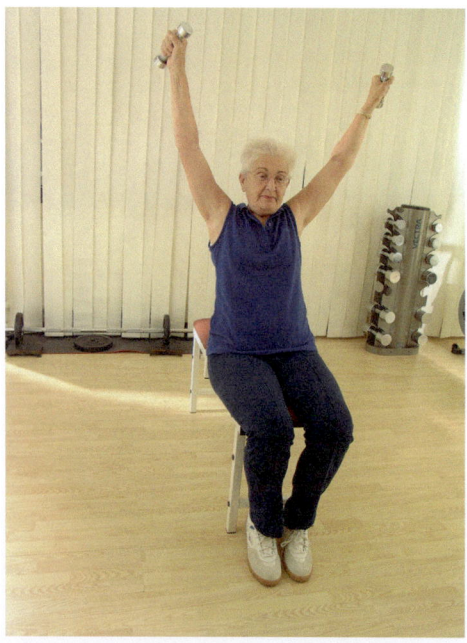

Abb. 10.14 Endstellung: Die Arme werden über Kopf nicht ganz zusammengeführt, so dass die Schultermuskeln unter Spannung bleiben.

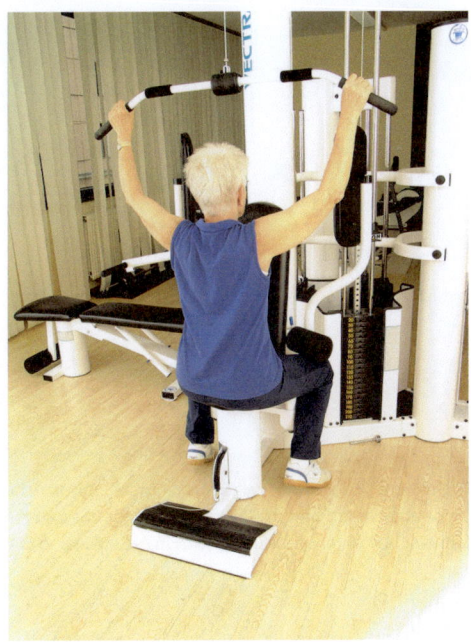

Abb. 10.15 Armadduktion an der Krafttrainingsmaschine. Ausgangsstellung: Die Griffstange wird deutlich über Schulterbreite gehalten. Nach Einnehmen der Sitzhaltung werden die Oberschenkel unter den queren Haltepolstern fixiert. Die Oberarme werden querab gehalten, die Ellbogen sind leicht gebeugt, so dass der M. latissimus schon unter Spannung steht. Ein Absetzen und Entspannen erfolgt erst nach Beendigung der Übung. Bei der Bewegung wird die Stange entweder hinter dem Kopf geführt oder, als Variante, auch vor dem Kopf.

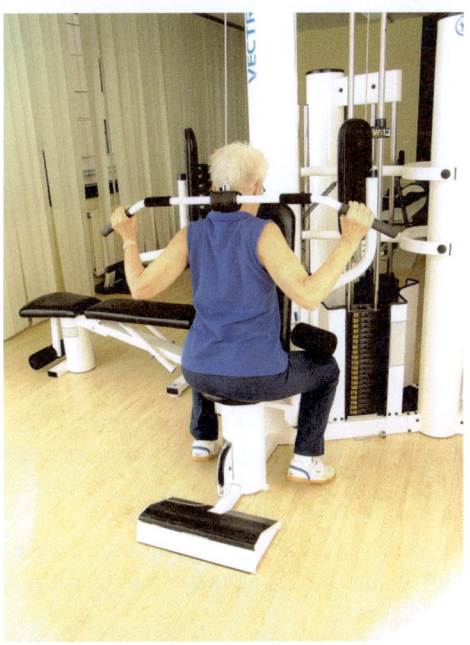

Abb. 10.16 Endstellung: Die Adduktion erfolgt aus dem Schultergelenk, ohne Zuhilfenahme des Bizeps, bis die Stange hinter oder vor dem Kopf Körperkontakt hat.

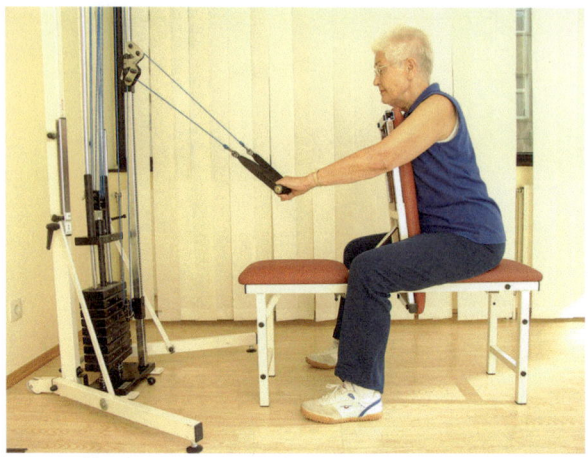

Abb. 10.17 Latissimus-Zug mit dem Kabelzugapparat. Ausgangsstellung: In richtiger Rumpfhaltung sitzend, den Oberkörper durch eine Lehne abgestützt, wird das Gewicht aufgenommen und mit gestrecktem Ellbogen so gehalten, dass der M. latissimus schon unter Spannung steht. Ein Absetzen und Entspannen erfolgt erst nach Beendigung der Übung.

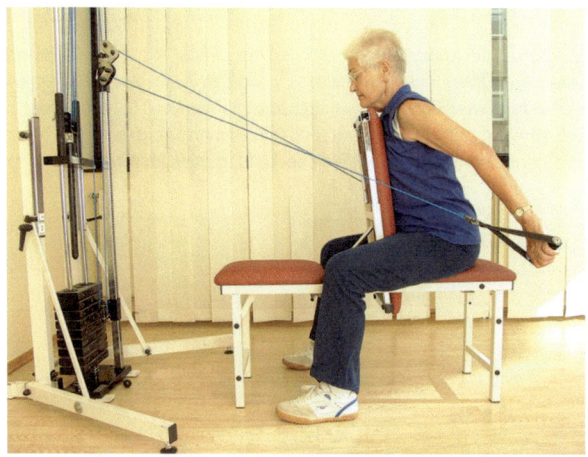

Abb. 10.18 Endstellung: Die Bewegung erfolgt aus der Schulter nach hinten, bis die Arme in etwa parallel zum Oberkörper sind.

- **Brustmuskel (M. pektoralis)**

Die Arme werden aus der Seithalte nach vorne zusammengeführt. Die ◨ Abb. 10.21 bis ◨ Abb. 10.24 zeigen die Ausführung der Übung an den verschiedenen Trainingsgeräten.

- **Quere Rückenmuskulatur (M. Trapezius, M. Rhomboideus)**

Die Arme werden aus der Vorhalte nach hinten bis in die Seithalte geführt. Die ◨ Abb. 10.25 bis ◨ Abb. 10.28 zeigen die Ausführung der Übung an den verschiedenen Trainingsgeräten.

- **Hüftstrecker und Kniestrecker (M. glutäus maximus, M. quadrizeps)**

Die Bewegung entspricht in etwa dem Aufrichten aus der Hocke. Die ◨ Abb. 10.29 bis ◨ Abb. 10.32 zeigen die Ausführung der Übung an den verschiedenen Trainingsgeräten.

10.3 · Übungen zum Krafttraining

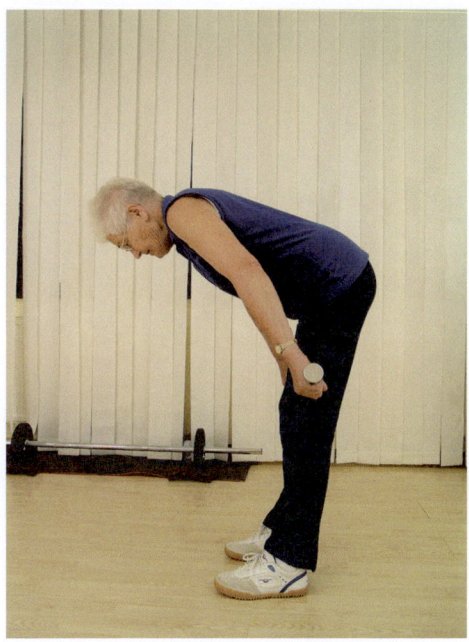

Abb. 10.19 Latissimus-Zug mit Kurzhanteln. Ausgangsstellung: Die Hanteln werden in richtiger Rumpfhaltung aufgenommen und der Oberkörper aus den Hüftgelenken nach vorne gebeugt. Dabei ist besonders auf die leichte Verstärkung der Lendenlordose zu achten. Die Arme werden gestreckt leicht nach hinten geführt, so dass der M. latissimus schon unter Spannung steht. Ein Absetzen und Entspannen erfolgt erst nach Beendigung der Übung.

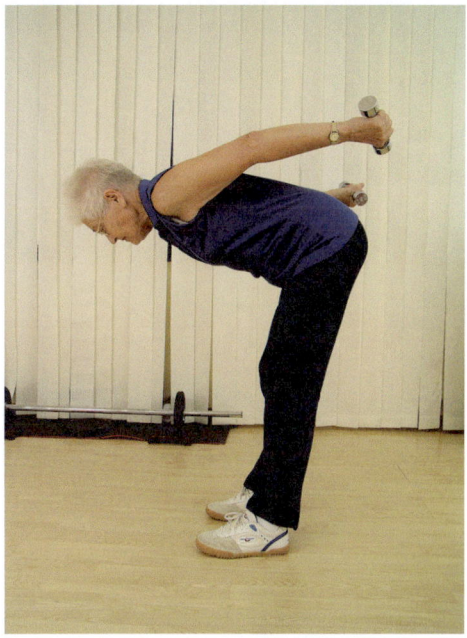

Abb. 10.20 Endstellung: Die Bewegung erfolgt aus der Schulter nach hinten, bis die Arme in etwa parallel zum Oberkörper sind.

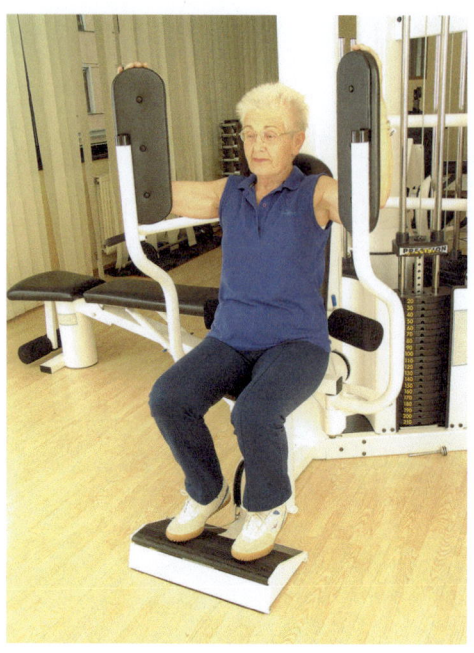

Abb. 10.21 Übung an der Trainingsmaschine „Butterfly". Ausgangsstellung: Die Oberarme sind etwa 90° abduziert, Ellbogen und Unterarme liegen den Griffplatten der Maschine an. Die Oberarme sind leicht vor der Schulterebene, so dass der M. pektoralis schon unter Spannung steht. Ein Absetzen und Entspannen erfolgt erst nach Beendigung der Übung.

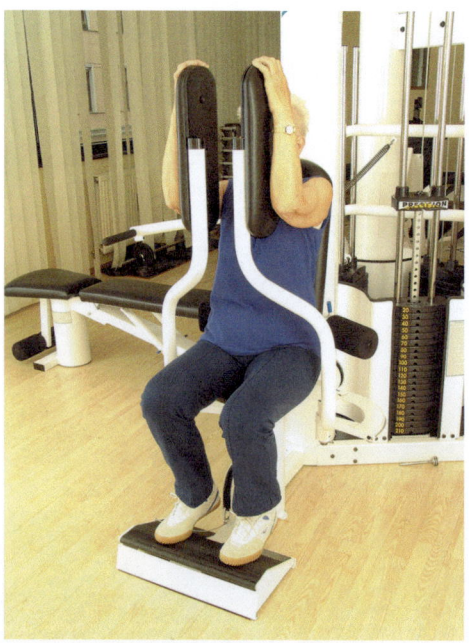

Abb. 10.22 Endstellung: Die Oberarme werden, geführt durch die Maschine, vor dem Oberkörper zusammengeführt.

10.3 · Übungen zum Krafttraining

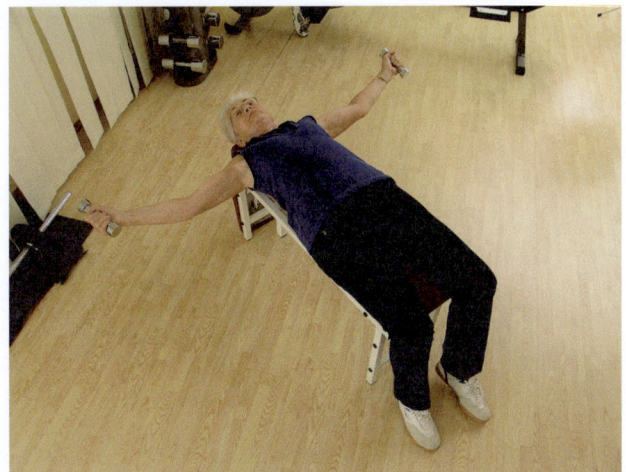

Abb. 10.23 Ausgangsstellung: Zunächst wird auf einer Trainingsbank die Grundstellung in Rückenlage eingenommen. Sodann werden die Arme gestreckt in 90°-Abduktion leicht vor der Schulterebene gebracht.

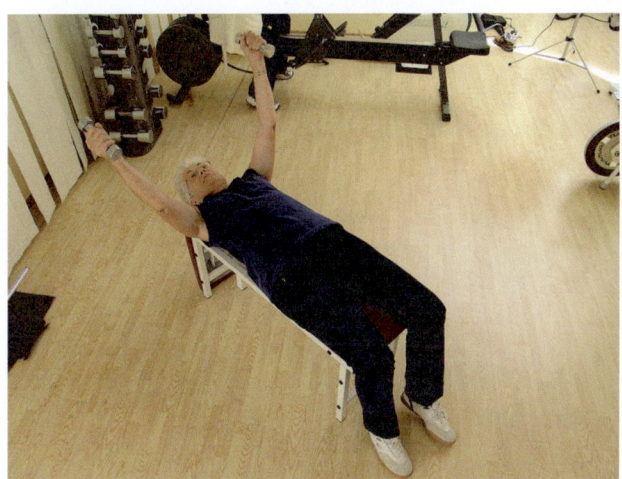

Abb. 10.24 Endstellung: Die gestreckten Arme werden vor die Brust geführt, die Bewegung wird aber vor Erreichen der Schulterbreite gestoppt, um die Spannung im M. pektoralis aufrecht zu erhalten.

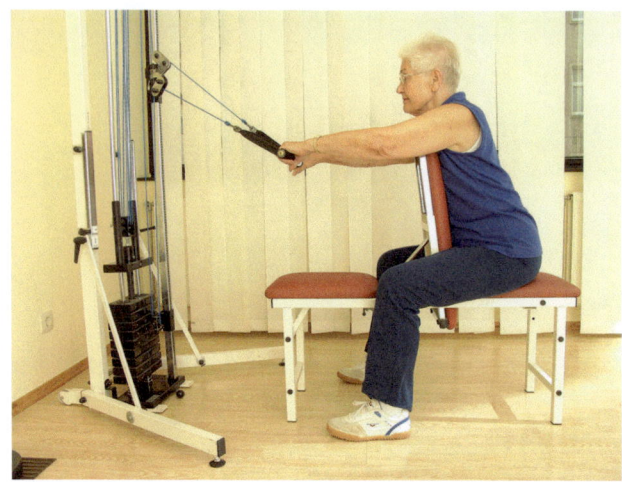

Abb. 10.25 Quere Rückenmuskulatur mit Kabelzugapparat. Ausgangsstellung: Seilabgang wird etwa in Schulterhöhe eingestellt. In richtiger Rumpfhaltung sitzend, den Oberkörper durch eine Lehne abgestützt, wird das Gewicht aufgenommen und mit leicht gebeugtem, in Schulterhöhe seitwärts weisenden Ellbogen gehalten, so dass die quere Rückenmuskulatur schon unter Spannung steht. Ein Absetzen und Entspannen erfolgt erst nach Beendigung der Übung.

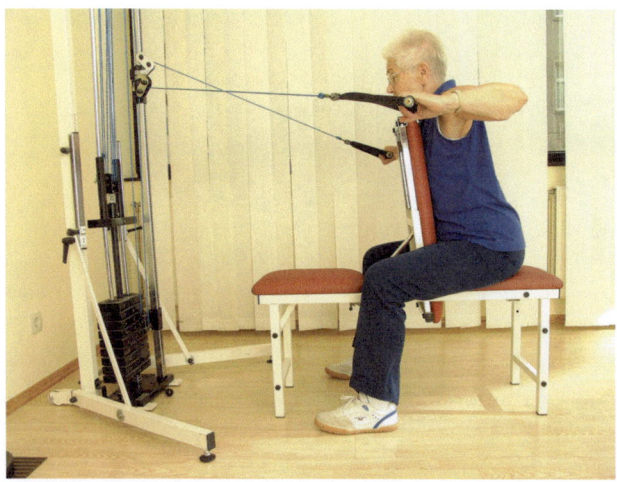

Abb. 10.26 Endstellung: Die Bewegung erfolgt aus der Schulter, ohne Zuhilfenahme des Bizeps, mit den Oberarmen in 90°-Abduktion, bis die Oberarme seitlich in der Schulterebene angelangt sind.

10.3 · Übungen zum Krafttraining

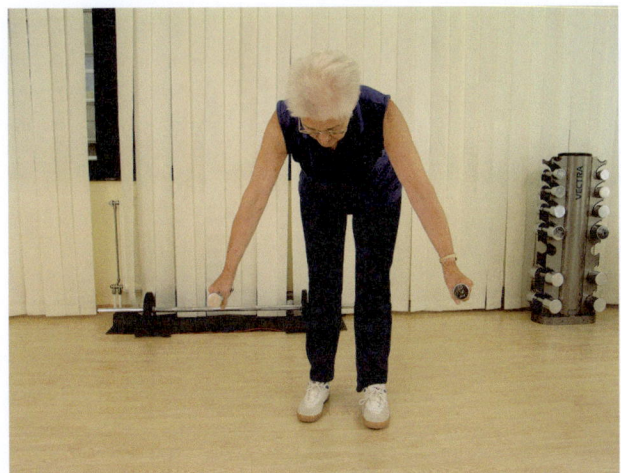

Abb. 10.27 Quere Rückenmuskulatur mit Kurzhanteln. Ausgangsstellung: Die Hanteln werden in richtiger Rumpfhaltung aufgenommen und der Oberkörper aus den Hüftgelenken nach vorne gebeugt. Dabei ist besonders auf die leichte Verstärkung der Lendenlordose zu achten. Die Arme werden gestreckt leicht seitlich gehalten, so dass die quere Rückenmuskulatur schon unter Spannung steht. Ein Absetzen und Entspannen erfolgt erst nach Beendigung der Übung.

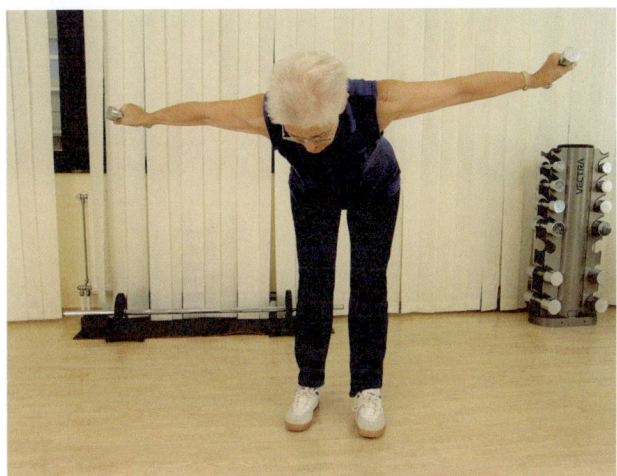

Abb. 10.28 Endstellung: Die Bewegung erfolgt aus der Schulter nach der Seite, bis die Arme in etwa in der Schulterebene sind.

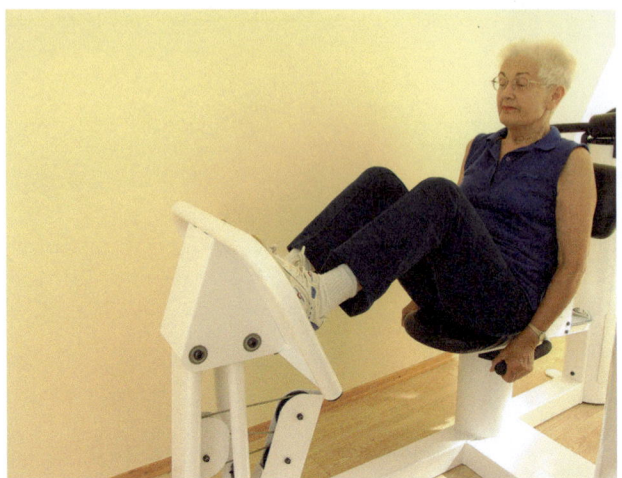

Abb. 10.29 Übung an der Krafttrainingsmaschine „Beinpresse". Ausgangsstellung: Im Sitz den Rücken fest an die Rückenlehne gelehnt, die Beine stark angewinkelt (die Maschinen sind meist auf die individuelle Größe einstellbar), die Füße in Hüftbreite leicht außenrotiert auf der Platte aufgesetzt. Das Gewicht wird bis zur letzten Wiederholung nicht abgesetzt.

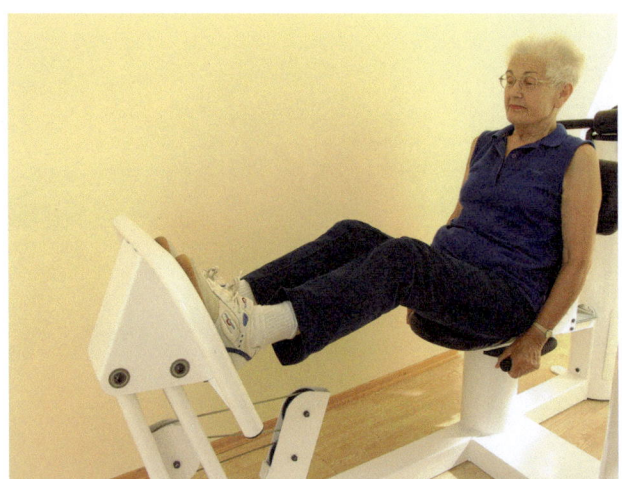

Abb. 10.30 Endstellung: Die Knie werden nicht vollständig durchgestreckt, einerseits, um die Muskelspannung zu erhalten, andererseits kommt es bei vollständiger Streckung im Knie zu einer leichten Überstreckung (über 180°), so dass es unter Last bei schwachen Individuen und schon ermüdetem Muskeln zu einer Fixierung der Streckung kommen kann.

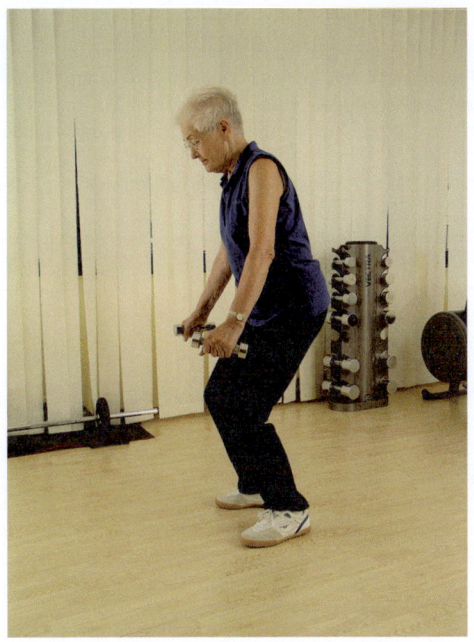

Abb. 10.31 Hüft- und Kniestrecker mit Kurzhanteln (Kniebeuge). Ausgangsstellung: Einnehmen der richtigen Rumpfhaltung mit (oder auch ohne) Kurzhanteln, Beine etwa hüftbreit und Knie leicht gebeugt.

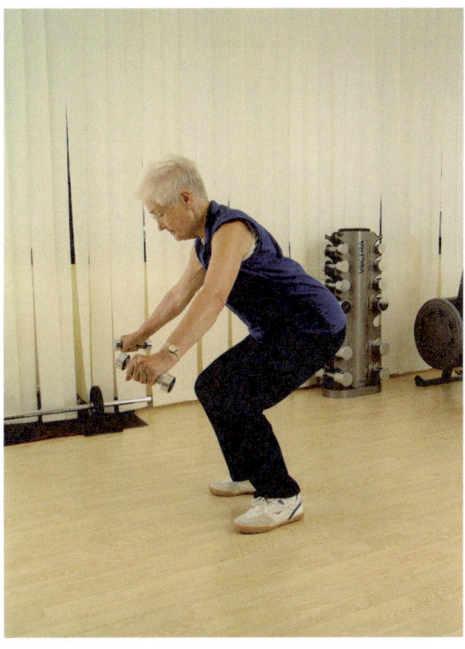

Abb. 10.32 Endstellung: Unter besonderer Beachtung der richtigen Rumpfhaltung erfolgt die Kniebeuge unter Vermeidung der tiefen Hocke.

Literatur

Butcher SJ, Jones RL (2006) The impact of exercise training intensity on change in physiological function in patients with chronic obstructive pulmonary disease. Sports Med 36: 307–325

Counsilman JE (1982) Schwimmen. Technik, Trainingsmethoden, Trainingsorganisation. Frankfurt/Main, Limpert-Verlag

Gormley SE, Swain DP et al. (2008) Effect of Intensity of Aerobic Training on $\dot{V}O_{2max}$. Med Sci Sports Exerc 40: 1336–1343

Meyer K, Foster C (2004) Muskelaufbau im Zentrum des kardiovaskulären Trainings. Deutsche Zeitschrift für Sportmedizin 55: 70–74

Meyer K, Peters K et al. (1998) Verbesserung der aeroben Kapazität bei chronischer Herzinsuffizienz. Welche Trainingsmethode ist geeignet? Z f Kardiologie 87: 8–14

Seiler S (2010) What is best practice for training intensity and duration distribution in endurance athletes? Int J Sports Physiol Perform 5(3): 276–291

Steinacker JM, Liu Y et al. (2004) Körperliches Training bei Patienten mit Herzinsuffizienz. Dtsch Z Sportmed 55: 124–130

von Klot S, Mittleman MA et al. (2008) Intensity of physical exertion and triggering of myocardial infarction: a case-crossover study. European Heart Journal 29: 1881–1888

Wahl P, Hägele M et al. (2010) High Intensity Training (HIT) für die Verbesserung der Ausdauerleistungsfähigkeit von Normalpersonen und im Präventions- & Rehabilitationsbereich. Wien med Wochenschr 160(23): 627–636

Wikipedia (2016) CrossFit. Letzter Zugriff: 25.04.2016, from https://de.wikipedia.org/wiki/CrossFit

Zwick RH, Burghuber OC et al. (2009) Der Effekt von einem Jahr ambulanter pneumologischer Rehabilitation auf Patienten mit COPD. Wien Klin Wochenschr 121

Planung des mehrjährigen Trainings von Kraft und Ausdauer in Ausdauersportarten

11.1	Österreichischer Ruderlehrplan	– 195
11.1.1	Das 1. Trainingsjahr (14. Lebensjahr)	– 196
11.1.2	Das 2. Trainingsjahr (15. Lebensjahr)	– 197
11.1.3	Das 3. Trainingsjahr (16. Lebensjahr)	– 199
11.1.4	Das 4. Trainingsjahr (17. Lebensjahr)	– 201
11.1.5	Das 5. Trainingsjahr (18. Lebensjahr)	– 204
11.1.6	Das 6. Trainingsjahr (19. Lebensjahr)	– 206
11.1.7	Das 7. Trainingsjahr (20. Lebensjahr)	– 206
11.1.8	Das 8. Trainingsjahr (21. Lebensjahr)	– 209
11.2	Das 4-Jahres-Projekt „Susanne Pumper Sydney 2000"	– 212
11.2.1	Entwicklung der Jahres-Nettotrainingszeit (JNTZ)	– 212
11.2.2	Entwicklung der mittleren und schnellen Dauerläufe	– 214
11.2.3	Entwicklung des intensiven Trainings	– 215
11.2.4	Leistungsentwicklung	– 215
11.2.5	Kontrolle und Regelung des Trainings	– 217

© Springer-Verlag GmbH Deutschland 2018
P. Haber, *Leitfaden zur medizinischen Trainingsberatung*,
https://doi.org/10.1007/978-3-662-54321-4_11

Das leistungssportliche Training ist per definitionem immer auf ein **sportliches Ziel** ausgerichtet. Dieses Ziel muss genau definiert sein. Also nicht: „Teilnahme an der EM im Schwimmen" (denn das ist mehr ein Wunsch als ein konkretes Ziel). Sondern z. B.: 100 m Kraul in 0:50 bei der Österreichischen Meisterschaft am 1. August des nächsten Jahres, Platzierung: A Finale.

Eine sportliche Leistung ist sehr komplex und aus einer Vielzahl von Einzelkomponenten zusammengesetzt. Die motorischen Grundfähigkeiten Kraft und Ausdauer sind nur zwei aus dieser Vielzahl und der Umstand, dass in diesem Buch nur diese beiden Komponenten und die Ernährung behandelt werden, bedeutet keineswegs, dass sich der Autor der vielen anderen Faktoren, die die Leistung beeinflussen, und deren Bedeutung nicht bewusst ist.

Jede einzelne Komponente, so auch die Unterformen von Kraft und Ausdauer sowie Technik, Taktik, Gerät, psychische Einstellung, Ernährung, Wettkampfvorbereitung u. v. a., muss am 1. August optimal ausgeprägt sein (optimal in Relation zum Trainingsalter), da ansonsten das sportliche Ziel nicht erreichbar ist. Eine Kompensation, das heißt eine stärkere Ausprägung einer Komponente, z. B. der Ausdauer, bei schwächerer Ausprägung einer anderen, z. B. der sportlichen Technik, ist nur bei geringerem Leistungsniveau möglich, nicht aber im Hochleistungssport.

Der Entwicklungsstand jeder einzelnen Komponente, der erforderlich ist, um das sportliche Ziel zu ermöglichen, stellt ein **Subziel** dar. Der Trainingsprozess ist primär, nämlich in der Vorbereitungsperiode, auf das Ansteuern der Subziele ausgerichtet. Das eigentliche sportliche Ziel sollte erst dann unmittelbares Trainingsziel werden, wenn die Subziele tatsächlich erreicht worden sind, also in der Wettkampfperiode. Z. B. sollten im Gewichtheben erst die definierten Subziele für Spezialübungen wie Bankdrücken oder Kniebeuge erreicht sein, bevor zum ersten Mal ein Versuch mit dem (schon zu Beginn des Makrozyklus festgesetzten) sportlichen Ziel, z. B. 180 kg im Stoßen, unternommen wird. Auch ein Schwimmer sollte am Ende der Vorbereitungsperiode die Subziele allgemeine Ausdauer ($\dot{V}O_{2max}$) und Maximalkraft (EWM) erreicht haben, bevor auf diesem Niveau mit speziellen Maßnahmen die 100-m-Zeit bis zur angestrebten Leistung (oder besser) entwickelt wird.

Im mehrjährigen Trainingsprozess sind die sportlichen Ziele und Subziele eines Jahres gleichzeitig die **Zwischenziele** für die nächsthöhere Trainingsklasse.

Für Ausdauer und Kraft sind die Zwischenziele und Subziele recht genau definierbar. Dies gilt insbesondere dort, wo sie mit leistungsmedizinischen oder sportmotorischen Tests erfassbar sind. Auch für die sportlichen Leistungen selbst können für systematisch aufeinanderfolgende Trainingsjahre die Zwischenziele angegeben werden: Sie können z. B. von Jahrgangsbestenlisten abgeleitet werden. In Abhängigkeit von den Zielen jedes Trainingsjahres können die dafür geeigneten Trainingsmethoden sowie ihre Umfänge sowohl für das ganze Jahr als auch für jeden Makrozyklus und jede Periode bis hin zum einzelnen Mesozyklus quantitativ angegeben werden. Die mesozyklische Gestaltung der wöchentlichen Netto-Trainingsbelastung (WNTB) und damit die entsprechenden konkreten Angaben für die verschieden gestalteten Mikrozyklen können in einem Standardplan nur schematisch ausgearbeitet werden, da dies sehr stark von den individuellen und lokalen Gegebenheiten abhängt. Einzige Ausnahme hierbei ist ein solch spezialisierter Mesozyklus wie die unmittelbare Wettkampfvorbereitung, die auf Grund der konkreten Aufgabenstellung prinzipiell immer gleich aufgebaut ist. Die tatsächliche Form der Mesozyklen ist Gegenstand der konkreten Planung, für die der Standardplan den Rahmen darstellt.

Die konkrete wöchentliche Trainingstrecke in einer bestimmten Sportart erhält man, indem die wöchentliche Netto-Trainingszeit (WNTZ) mit der Durchschnittsgeschwindigkeit multipliziert wird. So ergibt die gleiche WNTZ von 2 Stunden, je nach Trainingsklasse und Leistungsstärke, im Schwimmen ca. 4–6 km und im Radfahren ca. 50–70 km. Die wöchentliche Netto-Trainingsbelastung (WNTB) für das Krafttraining wird in Sätzen/Muskelgruppe/Woche (S/MG/W) angegeben.

Zwischen dem Training von Männern und dem von Frauen bestehen inhaltlich keine prinzipiellen Unterschiede, wohl aber im pädagogischen Zugang, ebenso wie auch der pädagogische Zugang zwischen jugendlichen und erwachsenen Sportlern unterschiedlich sein sollte. Bei Beachtung des Grundsatzes der Individualisierung sind die geschlechtsabhängigen Trainingsunterschiede nicht anders als die zwischen leichten und schweren Männern. Die Trainingsinhalte hängen von den Trainingszielen ab und weder vom Geschlecht noch übrigens vom Alter (z. B. im Seniorensport mit Masters-Wettkämpfen). Zu hinterfragen sind also allenfalls die sportlichen Ziele (z. B. Hochleistungssport im Kindesalter), aber nicht die nach den geschilderten Grundsätzen zusammengestellten Trainingsinhalte für dieses Ziel.

Daher ist der im Folgenden ausgeführte, standardisierte mehrjährige Plan für beide Geschlechter und für jedes Alter als Vorlage für die konkrete Trainingspraxis geeignet. Im Prinzip gilt er für jede Sportart, in der die systematische Entwicklung von Ausdauer und Kraft eine entscheidende Rolle spielt. Die Grundsätze der medizinischen Trainingslehre betreffen die Entwicklung der motorischen Grundfähigkeiten Ausdauer und Kraft, sofern sie auf der Funktionsfähigkeit und Kapazität der entsprechenden Organe und Organsysteme beruhen, und nicht die Entwicklung von sportlicher Technik oder Taktik. Daher werden diese Grundsätze durch die Anwendung verschiedener Bewegungsformen oder Sportarten auch nicht verändert. Die notwendigen speziellen Anpassungen werden sozusagen automatisch durch das Training in der Spezialsportart induziert.

11.1 Österreichischer Ruderlehrplan

Der im Folgenden präsentierte mehrjährige Rahmenplan ist auf das Rudern ausgerichtet. Rudern ist ein Prototyp einer Ausdauersportart mit hohem Kraftanteil, die Wettkampfdauer beträgt 5½ bis 8 Minuten, je nach Bootsgattung und Leistungsniveau. Da die Wettkämpfe nur im Sommerhalbjahr stattfinden, ist das Trainingsjahr einfach periodisiert.

Dieser Rahmenplan ist unter der Bezeichnung „Österreichischer Ruderlehrplan" bereits mit durchschlagendem Erfolg in der Praxis erprobt und seit vielen Jahren eine Grundlage für den planmäßigen Aufbau von Ruderern, bis hin zu Weltmeistern und Olympiamedaillengewinnern.

Der Schwerpunkt ist tatsächlich der Aufbau und die Entwicklung der Grundlagen für die Hochleistung, also die Betreuung des Nachwuchses vorwiegend in den Sportvereinen, und weniger die Betreuung von Sportlern, die bereits in der Weltklasse etabliert und in Kadern zusammengefasst sind. Derartige Sportler, deren markantestes Merkmal ist, dass sie mit Regelmäßigkeit in den Endläufen und auf den Medaillenrängen von internationalen Großveranstaltungen zu finden sind, haben diesen mehrjährigen Aufbau mit seinen Problemen erfolgreich absolviert (Olympiasieger haben immer richtig trainiert). Das Training derartiger Weltklasseathleten ist daher durchaus komplexer und differenzierter als hier dargestellt und damit auch die trainingsbegleitenden Maßnahmen. Die Probleme eines derartigen Hochleistungs- und Weltklassetrainings sind allerdings nicht Schwerpunkt dieses Plans.

Die Präsentation dieses Plans soll leistungsmedizinisch Interessierten, die selbst noch keine Erfahrung mit langfristig aufgebautem Training haben, sei es als Aktive, als Trainer oder als leistungsmedizinisch beratende Ärzte, einen detaillierten Einblick in das Konzept einer mehrjährigen Planung ermöglichen. Der Ruderlehrplan enthält acht systematisch aufeinander folgende Trainingsjahre, denen, wegen der besseren Anschaulichkeit auch Lebensjahre zugeordnet sind. Die Lebensjahre sind aber keineswegs verbindlich. Der Rahmenplan ändert sich nicht, auch wenn mit dem Rudersport erst mit 40 Jahren begonnen wird.

Die ersten drei Jahre des Ruderlehrplans entsprechen der Anfängerphase. Da hier das Training von Ausdauer und Kraft noch nicht von erstrangiger Bedeutung ist, sind diese Jahre nicht besonders ausgearbeitet. Dennoch ist auch in diesen Jahren die systematische Erhöhung der WNTZ und auch der Jahres-Nettotrainingszeit (JNTZ) zu beachten, aber auch die angemessene Begrenzung der Trainingsbelastung.

Die angeführten Trainingskennziffern der einzelnen Trainingsjahre sind Richtwerte, die, ohne die Struktur und die Dynamik zu verändern, um bestimmte Prozentsätze herauf- oder heruntergesetzt werden können. Die systematischen Steigerungen von Jahr zu Jahr können durchaus noch weiter verringert und damit die Gesamtentwicklungszeit verlängert werden, vor allem ab dem 5. Trainingsjahr. Aber auf keinen Fall dürfen die Steigerungen der JNTZ um etwa 100 Stunden pro Jahr nennenswert vergrößert werden. Besonders sollte auch die konsequente Umsetzung der zyklischen Gestaltung beachtet werden, sowohl auf der Ebene des Makrozyklus als auch auf der Ebene des Mesozyklus. Der Mikrozyklus kann in einem Rahmenplan nicht detailliert angegeben werden, da seine konkrete Realisierung zu sehr von individuellen Gegebenheiten abhängt.

11.1.1 Das 1. Trainingsjahr (14. Lebensjahr)

Dies ist das Jahr, in dem der Jugendliche zum Rudersport kommt. Da dies wahrscheinlich zu Beginn oder während der warmen Jahreszeit ist, ist das 1. Jahr kein komplettes Trainingsjahr.

Die Hauptaufgabe liegt nicht in der Entwicklung der motorischen Grundfähigkeiten Ausdauer und Kraft, sondern im Erlernen des Ruderns und im vertraut Werden mit der Sportart, mit ihren Besonderheiten (z. B. Bootspflege) und Traditionen. Ohne noch wirklich teilzunehmen, soll der Anfänger den Trainingsbetrieb in seinen Details kennenlernen und bestimmte, später wichtige Gewohnheiten vom ersten Moment an aufnehmen (z. B. das Auf- und Abwärmen vor und nach dem Training).

Die Trainingsziele beziehen sich auf das Erlernen der einwandfreien Technik des Ruderns, des Krafttrainings und des sicheren Schwimmens. Hinsichtlich der Kraft und der Ausdauer gibt es noch keine besonderen Trainingsziele und daher auch keine besonderen Maßnahmen. Das Erlernen des Ruderns, des Schwimmens und der Technik des Krafttrainings bietet ausreichend Bewegungsreize für den bis dahin wahrscheinlich eher bewegungsungewohnten Jugendlichen. Es gibt daher auch noch keine Periodisierung. Das Training sollte regelmäßig und immer unter Aufsicht sein. Am Ende dieses Trainingsjahres sind folgende Fragen zu stellen und zu beantworten:

> **Fragen am Ende des 1. Trainingsjahres**
> — Hat der Anfänger ernsthaftes Interesse am Rennrudern?
> — Ist der Anfänger gesundheitlich geeignet?
> — Kann der Anfänger schwimmen?
> — Wird der Anfänger in der Lage sein, ganzjährig mehrmals wöchentlich, in weiterer Folge auch täglich zu trainieren, unter Berücksichtigung von Schule, Beruf, Familie, Entfernung des Wohnortes vom Trainingsort und anderes mehr? (Eventuell Gespräch mit den Eltern)

Nur wenn alle vier Punkte positiv beantwortet werden, ist es sinnvoll, den Anfänger in die Gemeinschaft der Rennruderer aufzunehmen und ein langjähriges, systematisches Training zu beginnen.

In diesem 1. Trainingsjahr ist es noch nicht sicher möglich, die Frage nach dem Talent schlüssig zu beantworten. Auf Grund der bisherigen Entwicklung und sportlichen Betätigung des Jugendlichen (z. B. mit einem guten Turnlehrer im Schulsport) und auf Grund individuell rascher oder verzögerter körperlicher Entwicklung kann es zu krassen Fehleinschätzungen des „Talents" kommen.

11.1.2 Das 2. Trainingsjahr (15. Lebensjahr)

Das 2. Trainingsjahr ist das erste vollständige, das von 1. Oktober bis 30. September geht, das heißt, dass bereits ganzjährig trainiert wird. Es könnte auch – um gemeinsame Ferien mit den Eltern im August zu ermöglichen – vom 1. September bis 31. August gehen (der August entspräche dann der Übergangsperiode).

Im 2. Trainingsjahr gibt es zwei Schwerpunkte der Trainingsarbeit. Der erste ist das einwandfreie Erlernen aller für einen Ruderer notwendigen sportlichen Techniken, was folgende Sportarten umfasst: Rudern (zunächst nur Skull), Dauerlauf, Skilanglauf, Schwimmen (Brust und/oder Kraul), Gewichtheben. Insbesondere die richtige Technik des Gewichthebens ist von eminenter Bedeutung, um Schäden des Bewegungsapparates infolge falscher Technik zu vermeiden. Bei richtiger Technik ist Krafttraining vollkommen ungefährlich. Auch die übrigen drei Sportarten werden von Ruderern zum Teil in großem Umfang betrieben und daher ist ihre technische Beherrschung selbstverständlich.

Der zweite Schwerpunkt ist ein pädagogischer, nämlich die Erziehung zu einem Leistungssportler. Dies umfasst das Lehren und konsequente Abverlangen bestimmter trainingsbegleitender Maßnahmen von der ersten Stunde an. Nur auf diese Weise ist es möglich, solche Maßnahmen auch tatsächlich durchzusetzen. Werden ältere Sportler erstmals mit der Forderung nach trainingsbegleitenden Maßnahmen konfrontiert, so empfinden sie diese in der Regel als lästig.

> **Trainingsbegleitende Maßnahmen**
> – das systematische Aufwärmen vor dem Training,
> – das systematische Abwärmen nach dem Training,
> – das Führen eines Trainingstagebuches (Grundlage der Dokumentation und Auswertung),
> – regelmäßige Selbstkontrollen von Ruhepuls, Belastungspuls und Körpergewicht,
> – Grundzüge der sportgerechten Ernährung und Lebensführung.

Ferner müssen dem Anfänger Geräte- und Regelkunde nahegebracht werden. Die geeignete Form für das Vortragen von theoretischem Wissen ist eine Unterrichtseinheit (anstatt einer Trainingseinheit). Auch in diesem Jahr steht die Entwicklung der motorischen Grundeigenschaften Ausdauer und Kraft noch nicht im Vordergrund.

Das sportliche Ziel ist die erstmalige Teilnahme an Wettkämpfen. Die ersten Wettkämpfe könnten „Neulingswettkämpfe" sein, bei denen nicht die Schnelligkeit, sondern die einwandfreie Beherrschung der sportlichen Technik und des Bootes bewertet wird; in weiterer Folge Vereins- und Regionalregatten im Jugendbereich.

Die Vorbereitungsperiode

Im 2. Trainingsjahr wird noch nicht in allgemein vorbereitende Etappe (AVE) und speziell vorbereitende Etappe (SVE) unterschieden. Es gibt 3–4 Trainingstage pro Woche, bei Bedarf auch eine Unterrichtseinheit. Die Kombination von Kraft- und Ausdauertraining in einer Trainingseinheit ist möglich. Die richtige Reihenfolge ist: zuerst Krafttraining, dann Ausdauertraining!

Ein wichtiger Schwerpunkt der Vorbereitungsperiode ist das Erlernen und die Perfektionierung aller sportlichen Techniken mittels theoretischen und praktischen Unterrichts.

a) Ausdauertraining

Zwei Trainingseinheiten pro Woche. Das Trainingsziel ist das Erreichen und Stabilisieren eines Trainingszustandes (Abweichung der ergometrisch gemessenen Leistungsfähigkeit vom altersentsprechenden Durchschnittswert) von 120–130% mittels 60–90 Minuten EAAT (mit Pulsuhr).

b) Krafttraining

Zwei Trainingseinheiten pro Woche. Die Trainingsziele sind:
- Erlernen der Technik (Scheibenhantel, Trainingsmaschinen) und der Organisationsformen des Krafttrainings. Das Mittel ist theoretischer und praktischer Unterricht.
- Beginn der Entwicklung der Maximalkraft durch Muskelhypertrophietraining. 2 S/MG/W (FAKT-Methode und Prinzip der ermüdungsbedingt letzten Wiederholung).

Die Wettkampfperiode

Das Training von Ausdauer und Kraft wird auf dem Niveau der Vorbereitungsperiode weitergeführt und der erreichte Trainingszustand gehalten. Schwerpunkt ist die Perfektionierung der sportlichen Technik im Skull. Jetzt sollen wettkampfähnliche Tests für Neulinge vorgesehen sein, bei denen in erster Linie das Beherrschen des Bootes und der Technik gewertet wird.

Mit der Realisierung der Ziele des 2. Trainingsjahres ist aus dem Anfänger ein Ruderer geworden, allerdings noch kein Leistungssportler. Wieder sind einige wichtige Fragen zu beantworten:

> **Fragen am Ende des 2. Trainingsjahres**
> - Sind die Trainingsziele des 2. Jahres verwirklicht?
> - Will der Jugendliche Leistungssport betreiben?
> - Ist genügend Trainingsfleiß und Disziplin vorhanden (auch für die trainingsbegleitenden Maßnahmen)?
> - Ist abzusehen, dass Schule oder Beruf oder Familie eine Ausweitung des Trainings möglich machen werden?

Nur bei positiver Beantwortung aller Fragen soll der Ruderer in das leistungssportliche Training aufgenommen werden, das eigentlich erst im 3. Trainingsjahr beginnt. Auch jetzt spielt die Frage nach dem Talent noch keine entscheidende Rolle.
- Summe Ausdauertraining: 70–80 Jahres-Nettotrainingsstunden
- Summe Kilometer: 700–800 km

Als Beispiel eine mögliche Aufteilung der Gesamtstrecke auf Ruderboot (R), Ruderergometer (E) und Skilanglauf (LL):
- 500 km R
- 200 km E
- 50 km LL

Die Kilometer pro Jahr sind in diesem Trainingsjahr mit einer Durchschnittsgeschwindigkeit von 10 km/h, in den weiteren Jahren mit 12 km/h errechnet.
- Summe Krafttraining: 100 S/MG/Jahr

11.1.3 Das 3. Trainingsjahr (16. Lebensjahr)

Ab dem 3. Trainingsjahr steht die Entwicklung der motorischen Grundfähigkeiten Ausdauer und Kraft im Vordergrund und der Rahmenplan ist die praktische Umsetzung der Grundregeln des Trainings.

Die Technikschulung hat nicht mehr die zentrale Bedeutung wie in den ersten beiden Jahren. Es muss aber berücksichtigt werden, dass sich auch in einen einmal perfekt erlernten Bewegungsablauf Fehler einschleichen können. Auch erfahren die körperlichen Voraussetzungen des Ruderers im Verlauf dieses und der nächsten Jahre durch das Training, aber auch durch das Wachstum erhebliche Veränderungen. Die sportliche Technik muss daher mit diesen Veränderungen mitentwickelt werden. Die Technikschulung geschieht vor allem zu Beginn der Vorbereitungsperiode, das ist jeweils September und Oktober, und bei der Wiederaufnahme der Wasserarbeit im Frühjahr, also März und April. In der Wettkampfperiode soll die Technik nicht verändert werden, da sich sonst kein stabiler Wettkampfstereotyp entwickeln kann, bei dem alle motorischen Eigenschaften harmonisch aufeinander abgestimmt sind, es sei denn, es sind grobe Fehler aufgetreten, z. B. nach einer Verletzung, die korrigiert werden müssen. In dieser begleitenden Form ist Techniktraining immer vorhanden, auch bei schon erfolgreichen Hochleistungssportlern, und wird daher im Weiteren nicht mehr gesondert angeführt.

Das Trainingsjahr ist bereits konsequent einfach periodisiert, mit 30 Wochen Vorbereitungsperiode, 18 Wochen Wettkampfperiode und vier Wochen Übergangsperiode. Der Rahmenplan enthält einen Vorschlag für die mesozyklische Gestaltung, die aber von lokalen Voraussetzungen (Ferien oder Wochen mit vielen Schularbeiten) beeinflusst werden kann.

Im Mikrozyklus müssen alle wichtigen motorischen Eigenschaften trainiert werden und jede unter optimalen Bedingungen, also z. B. Technik und Schnelligkeit nur in ausgeruhtem Zustand, intensives aerobes Ausdauertraining (IAAT) vor extensivem aerobem Ausdauertraining (EAAT) usw. Die Gestaltung des Mikrozyklus ist natürlich noch mehr von den konkreten Umständen abhängig, z. B. an welchen Tagen ein Krafttrainingsraum zur Verfügung steht.

Diese Struktur des Makrozyklus bleibt auch für alle folgenden Trainingsjahre unverändert. Verlagert sich z. B. das Datum des Hauptwettkampfes von Ende Juli auf Mitte September, wird der Rahmenplan nicht verändert, sondern nur parallel verschoben, so dass die Woche 48 statt auf Ende Juli auf Mitte September fällt. Auch die Dauer der einzelnen Perioden und Etappen ist in allen weiteren Trainingsjahren gleich. Wenn es der Wettkampfkalender erfordert, kann die Dauer variiert werden, aber nur in ziemlich engen Grenzen, wenn die prinzipielle Ausrichtung auf den Hauptwettkampf nicht gefährdet werden soll. So sollen z. B. die Etappen der Wettkampfperiode nicht kürzer als 6 Wochen sein.

Die sportlichen Ziele des 3. Trainingsjahres sind einerseits die Entwicklung der organischen Grundlagen und andererseits die Teilnahme an regionalen und nationalen Regatten der Jugendklassen. Es sollten fünf Trainingstage pro Woche vorgesehen sein: drei Tage Rudern (bzw. Ausdauertraining in anderer Form, z. B. Skilanglauf) und zwei Tage Krafttraining. Dazu kommen noch die Wettkämpfe.

- **Die Vorbereitungsperiode**

In diesem Trainingsjahr wird erstmals auch zwischen der allgemein vorbereitenden Etappe (AVE, Mesozyklus 1–4) und der speziell vorbereitenden Etappe (SVE, Mesozyklus 5) unterschieden.

- - **a) Ausdauertraining**

Trainingsziel der AVE ist ein Trainingszustand von 140% (für Mädchen sind, auf Grund des besseren Ansprechens auf Ausdauertraining, jeweils 10 Prozentpunkte mehr anzusetzen). Das Trainingsmittel ist EAAT.

Es ist aus verschiedenen Gründen wahrscheinlich nicht immer möglich, jede Woche das planmäßige Pensum zu bewältigen. Dadurch ist das planmäßige Vorgehen aber noch nicht gefährdet. Entscheidend ist, dass die kumulative Summe der WNTZ über den ganzen Mesozyklus, also meistens 6 Wochen, erhalten bleibt. Wird also in einer Woche ein Teil des Trainings versäumt, so kann das Versäumte in der (oder den) folgenden Woche(n) zugeschlagen werden. Kleinere Ausfälle können auf diese Weise kompensiert werden. Große Ausfälle können allerdings nicht mehr ganz kompensiert werden, da bei Wiederbeginn des Trainings die Angemessenheit nicht mehr gegeben ist. Sind die Ausfälle zu groß, dann sind das Trainingsziel und damit auch das sportliche Ziel des Jahres gefährdet.

In der SVE wird die Grundlagenausdauer stabilisiert. Trainingsmittel ist das EAAT und, erstmals in dieser Etappe, das IAAT. Es wird nicht zusätzlich, sondern als Teil der WNTZ absolviert und ist in diesem Trainingsjahr noch nicht obligat, da die Wettkämpfe ausreichend intensive Trainingsreize setzen.

- - **b) Krafttraining**

Das Trainingsziel ist vor allem die Zunahme der Muskelmasse. Am Ende der Vorbereitungsperiode sollten mit der Scheibenhantel bei den Übungen Bankdrücken und Bankziehen in etwa 65 kg bewältigt werden können (Mädchen etwa 15% weniger). Trainingsmittel ist das Muskelhypertrophietraining.

- **Die Wettkampfperiode**

Das Hauptmerkmal der Wettkampfperiode (WP, Mesozyklus 6–9) ist die regelmäßige Teilnahme an Regatten bzw. das Absolvieren von Training unter Wettkampfbedingungen. (Das kommt zu den 5 Trainingstagen dazu.)

Das Trainingsziel ist einerseits die Stabilisierung des Niveaus der allgemeinen Grundlage von Ausdauer und Kraft und andererseits das Erwerben von grundlegender Wettkampferfahrung.

Sowohl das Training der Ausdauer als auch das der Kraft bleiben im 3. Trainingsjahr gegenüber der speziell vorbereitenden Etappe unverändert. Das heißt, dass eine ausgeprägte Unterscheidung der Vorbereitungs- und Wettkampfperiode noch nicht erforderlich ist. Das langfristige Ziel der systematischen Entwicklung der motorischen Grundeigenschaften steht absolut im Vordergrund und hat Vorrang. Die Regatten sind ein Teil des Trainings und werden daher aus dem vollen Training heraus gefahren. Durch Regattareisen sollten keine Trainingstage verloren gehen, so dass die mittlere WNTZ jeweils erhalten bleibt.

11.1 · Österreichischer Ruderlehrplan

Die Übergangsperiode

Trainingsziele dieser Periode sind sowohl die Erholung und Regeneration nach der Wettkampfperiode als auch die Erhaltung des Niveaus von Ausdauer und Kraft.

Die Trainingsmittel sind der Urlaub, in dem aber eine WNTZ von wenigsten zwei Stunden aufrechterhalten werden muss. Je nach Urlaubsort kann dies in Form von Strandläufen, Bergwandern, Schwimmen, Radfahren und ähnlichem absolviert werden. Auch das Krafttraining muss während des Urlaubs weitergeführt werden.

– Summe Ausdauertraining: 155 Jahres-Nettotrainingsstunden
– Summe Kilometer: 1800 km/1000 R/600 E/200 LL
– Summe Krafttraining: 154 S/MG/Jahr

11.1.4 Das 4. Trainingsjahr (17. Lebensjahr)

Im 4. Trainingsjahr (◘ Tab. 11.1) wird tägliches Training erforderlich, z. T. auch mit kombinierten Trainingseinheiten (Kraft und Ausdauer). Das sportliche Ziel ist die Teilnahme an nationalen und internationalen Juniorenregatten.

Im 4. Trainingsjahr wird der gesamte Umfang des Trainings bereits so groß, dass ohne die konsequente mesozyklische Gestaltung die optimale Umsetzung des Trainings in stabile Anpassungen gefährdet ist.

Die Vorbereitungsperiode

Das 4. Trainingsjahr (und alle folgenden) bauen darauf auf, dass die Trainingsziele des jeweils vorhergehenden Jahres (hier also des 3.) tatsächlich erreicht und in der Übergangsperiode auch zum größten Teil erhalten worden sind. Dies kann durch eine Spiroergometrie und einen Krafttest sichergestellt werden. Sind die leistungsphysiologischen Voraussetzungen für die Vorbereitungsperiode des 4. Trainingsjahres (oder eines folgenden) nicht gegeben, muss die WNTZ dem tatsächlichen Trainingszustand angemessen dosiert, der Plan also reduziert werden. Wenn das Defizit zu groß ist, muss unter Umständen ein ehrgeiziges sportliches Ziel als unrealistisch korrigiert werden.

a) Ausdauertraining

Trainingsziel ist der Aufbau eines Trainingszustandes von 160–170%. Die Differenzierungen in schwere und leichte Ruderer sowie Männer und Frauen und zugehörige spiroergometrische Werte der $\dot{V}O_{2max}$/kg können der ◘ Tab. 11.6 entnommen werden. Durch das Einbeziehen eines Teiles der SVE in die AVE können kleinere Defizite noch kompensiert werden. Ist das Defizit (z. B. aufgrund von Trainingsausfällen) zu groß (größer als 10 Prozentpunkte), dann sollte auf der vorhandenen Grundlage weitergearbeitet werden. Dies bedeutet unter Umständen auch Abstriche am Plan der Wettkampfperiode und am sportlichen Ziel. (Dies gilt sinngemäß auch für alle folgenden Trainingsjahre.) Die Aufgabe der SVE ist dreifach:

> **Aufgaben der speziell vorbereitenden Etappe**
> – Stabilisierung des erreichten Trainingszustandes
> – Verbesserung des nutzbaren Anteils der $\dot{V}O_{2max}$
> – Beginn der Entwicklung der sportlichen Form (spezielle Ausdauer)

◘ Tab. 11.1 Die Kennziffern des 4. Trainingsjahres, mit Meso- und Mikrozyklen

Woche Fortl. Nr.	Meso-zyklus	WNTZ Std.	WNTZ Min.	EAAT I Min.	EAAT II Min.	IAAT Min.	EAAT %WNTZ	IAAT %WNTZ	MK S/MG/W	KA S/MG/W
1		2,5	150	150	0	0	100	0,0	3	0
2		3	180	180	0	0	100	0,0	3	0
3	1	3,5	210	210	0	0	100	0,0	3	0
4		2,5	150	150	0	0	100	0,0	3	0
5		3	180	180	0	0	100	0,0	3	0
6		3,5	210	210	0	0	100	0,0	3	0
7		3	180	171	9	0	100	0,0	4	0
8		4	240	228	12	0	100	0,0	4	0
9		5	300	285	15	0	100	0,0	4	0
10	2	3	180	171	9	0	100	0,0	4	0
11		4	240	228	12	0	100	0,0	4	0
12		5	300	285	15	0	100	0,0	4	0
13		4	240	228	12	0	100	0,0	5	0
14		5	300	285	15	0	100	0,0	5	0
15		6	360	342	18	0	100	0,0	5	0
16	3	4	240	228	12	0	100	0,0	5	0
17		5	300	285	15	0	100	0,0	5	0
18		6	360	342	18	0	100	0,0	5	0
19		5	300	278	22	0	100	0,0	6	0
20		6	360	333	27	0	100	0,0	6	0
21		7	420	389	31	0	100	0,0	6	0
22	4	5	300	278	22	0	100	0,0	6	0
23		6	360	333	27	0	100	0,0	6	0
24		7	420	389	31	4	99	1,0	6	0
25		5	300	278	22	0	100	0,0	5	1
26		6	360	333	27	4	99	1,0	5	1
27		7	420	389	31	4	99	1,0	5	1
28	5	5	300	278	22	6	98	2,0	5	1
29		6	360	333	27	7	98	2,0	5	1
30		7	420	389	31	15	97	3,0	5	1
31		5	300	278	22	6	98	2,0	4	2
32		6	360	333	27	13	97	3,0	4	2
33	6	7	420	389	31	14	97	3,0	4	2
34		5	300	278	22	13	97	3,0	4	2
35		6	360	333	27	15	97	3,0	4	2
36		7	420	389	31	19	97	3,0	4	2
37		5	300	285	15	18	96	4,0	3	2
38	7	4	240	228	12	14	96	4,0	2	2
39	1. HWK	3	180	171	9	7	97	3,0	0	0
40		5	300	285	15	0	100	0,0	4	0
41		6	360	342	18	9	98	2,0	4	2
42	8	7	420	399	21	15	97	3,0	4	2
43		5	300	285	15	13	97	3,0	4	2
44		6	360	342	18	15	97	3,0	4	2
45		7	420	399	21	19	97	3,0	4	2
46	9	5	300	285	15	18	96	4,0	3	2
47		4	240	228	12	14	96	4,0	2	2
48	2. HWK	3	180	171	9	9	96	4,0	0	0
49	ÜP	3	180	180	0	0	100	0,0	4	0
50	10	3	180	180	0	0	100	0,0	4	0
51		3	180	180	0	0	100	0,0	4	0
52		3	180	180	0	0	100	0,0	4	0
Total		252	15.120	14.292	828	271	99	1,2	212	36

Entscheidend für die Stabilisierung ist die Aufrechterhaltung des Niveaus der WNTZ von 6 Stunden (das gilt sinngemäß auch für alle folgenden Jahre). Für die beiden anderen Aufgaben wird das IAAT eingesetzt, im Ausmaß von höchstens 2% der WNTZ. Eine Aufgabe dazu könnte lauten: 4 × 500 m im Wettkampftempo. Eine Aufgabe mit Überdistanztraining könnte lauten: 1 × 2500 m als Zeitversuch.

▪ ▪ b) Krafttraining

Für das Krafttraining sind drei Trainingseinheiten pro Woche erforderlich. In der Vorbereitungsperiode ist das Trainingsziel für Bankdrücken und Bankziehen das Erreichen und Stabilisieren von etwa 70–75 kg und für die Tiefkniebeuge von ca. 80–85 kg (Vorschläge für differenzierte Werte für Männer und Frauen, leichte und schwere Ruderer können der ◘ Tab. 11.7 entnommen werden).

Die WNTB, in Form von S/MG/W, wird ebenso systematisch und angemessen aufgebaut wie die WNTZ. Das Erreichen des Trainingszieles wird mit dem Krafttest (EWM) kontrolliert.

▪ Die Wettkampfperiode

Das allgemeine Ziel der Wettkampfperiode im 4. und in allen folgenden Trainingsjahren ist der Aufbau der sportlichen Hochform auf der Basis der in der Vorbereitungsperiode erarbeiteten Grundlagen.

▪ ▪ a) Ausdauertraining

Im 6. Mesozyklus wird die WNTZ gehalten. Die wichtigste Maßnahme ist die systematische Erhöhung des Anteiles des IAAT bis auf 4%. Die Wettkämpfe werden in den Anteil des IAAT eingerechnet. Die laufende Kontrolle und Dokumentation von Ruhepuls, Körpermasse und standardisiertem Training für Testzwecke ist entscheidend für das frühzeitige Erkennen von unzureichender Regeneration und das rechtzeitige Treffen von Gegenmaßnahmen, wie z. B. eine kurzfristige Reduktion des Trainings.

Das wichtigste Merkmal der unmittelbaren Wettkampfvorbereitung (UWV) ist die Reduzierung der WNTZ um bis zu 50%, wobei der Anteil des IAAT aber hoch bleibt. Da durch die Reduktion der WNTZ mit der Zeit auch die Grundlagenausdauer zurückgeht, soll eine UWV nicht länger als 3 Wochen dauern. Der 7. Mesozyklus (die UWV), und damit die 1. Etappe der Wettkampfperiode, enden mit dem 1. Hauptwettkampf.

Die 2. Etappe beginnt mit einer Erholungswoche. Dann folgen die Programme aus den vergleichbaren Wochen der 1. Etappe. Mit der 2. UWV und dem 2. Hauptwettkampf endet die Wettkampfperiode.

▪ ▪ b) Krafttraining

Das Trainingsziel ist die Verbesserung der Kraftausdauer. Beginnend mit der SVE (5. Mesozyklus) wird Kraftausdauertraining eingeführt. 1–2 S/MG/W des Krafttrainings mit den Übungen Bankziehen und Kniebeuge werden durch Kraftausdauertraining ersetzt.

▪ Die Übergangsperiode

In der Übergangsperiode muss mit einer WNTZ von 3 Stunden und Muskelhypertrophietraining mit 4 S/MG/W die Grundlage für die Vorbereitungsperiode des 5. Trainingsjahres erhalten werden.

— Summe Ausdauertraining: 252 Jahres-Nettotrainingsstunden
— Summe Kilometer: 3000 km/1800 R/1000 E/200 LL
— Summe Maximalkrafttraining: 212 S/MG/Jahr
— Summe Kraftausdauertraining: 36 S/MG/Jahr

Im 4. Trainingsjahr werden bereits beträchtliche Ausdauer- und Kraftleistungen erreicht. Jetzt ist der Zeitpunkt gekommen, die Frage nach dem Talent zu stellen. Talent ist dann gegeben, wenn die guten körperlichen Voraussetzungen auch in entsprechende gute sportliche Leistungen umgesetzt werden können. Talent ist also kein bestimmtes körperliches Merkmal, sondern ein günstiges Verhältnis von Trainingsaufwand und sportlicher Leistung. Ohne das Erlernen von optimaler Technik, von Ausdauer und Kraft kann also Talent nicht wirklich beurteilt werden.

Bis zum Ende des 4. Trainingsjahres ist das Rudern weitgehend in ein „normales" Leben mit Schule oder Lehre integrierbar. Es wird einmal täglich 1–1,5 Stunden trainiert und, einmal täglich Sport zu betreiben, hat für jeden Jugendlichen ohne Einschränkung ausschließlich positive Aspekte. Wenn man sich aber nun entschließt, in den hochleistungssportlichen Bereich vorzudringen (das sind das 5. Trainingsjahr und die folgenden), muss Folgendes bedacht werden: Der Hochleistungssport erfordert einen zeitlichen Aufwand des Athleten, der nicht mehr so einfach in ein normales Leben integriert werden kann. Das betrifft Familie, Schule und eventuell auch den Beruf. Die physischen und psychischen Leistungen des Athleten sind beträchtlich, ebenso die Arbeit des Trainers und der finanzielle Aufwand des Vereins und Verbandes. Auch eine qualifizierte leistungsmedizinische Betreuung sollte gewährleistet sein. Eine verantwortungsvolle Planung verlangt also, dass wieder einige wichtige Fragen gestellt und beantwortet werden müssen:

> **Fragen am Ende des 4. Trainingsjahres**
> - Ist der Ruderer ausreichend talentiert und motiviert?
> - Hat er die Trainingsziele des 4. Trainingsjahres erreicht?
> - Gestattet die familiäre, schulische oder berufliche Situation der nächsten Jahre eine Ausweitung der Trainingszeit auf das Doppelte?

Nur bei positiver Beantwortung aller Fragen ist der Rahmen für ein Hochleistungstraining gegeben. Es muss aber immer daran gedacht werden, dass ein Ruderer, der kein Hochleistungstraining aufnimmt, sei es aus Mangel an Zeit oder Talent, dennoch für seinen Verein ein guter und verlässlicher Sportler und vielleicht einmal ein hervorragender Trainer oder Sportarzt oder auch Vereinskassier werden kann. Die meisten Leistungssportler in Österreich verbleiben, gemessen an Leistung und Training, im 4. Trainingsjahr.

11.1.5 Das 5. Trainingsjahr (18. Lebensjahr)

Als wesentliches sportliches Ziel des 5. Trainingsjahres (◘ Tab. 11.2) kommen große internationale Juniorenregatten, wie z. B. die Junioren-WM, in Frage. Wegen des bereits sehr großen Gesamtumfanges sind 7–10 Trainingseinheiten pro Woche erforderlich, also zumindest zeitweise auch zwei Trainingseinheiten pro Tag.

■ Die Vorbereitungsperiode

Das Trainingsziel für die Ausdauer ist das Aufbauen und Stabilisieren eines Trainingszustandes von 170–180%. Methodischer Schwerpunkt ist die Steigerung der WNTZ mit EAAT gemäß dem Rahmenplan bis zu einem Mittelwert pro Mesozyklus von acht Stunden. Beginnend mit der SVE

11.1 · Österreichischer Ruderlehrplan

Tab. 11.2 Die Kennziffern des 5. Trainingsjahres

Woche Fortl. Nr.	Meso-zyklus	WNTZ Std.	WNTZ Min.	EAAT I Min.	EAAT II Min	IAAT Min.	WT Min	EAAT %WNTZ	IAAT %WNTZ	MK S/MG/W	KA S/MG/W
1		4,0	240	240	0	0	0	100	0,0	3	0
2		5,0	300	300	0	0	0	100	0,0	5	0
3	1	6,0	360	360	0	0	0	100	0,0	5	0
4		4,0	240	240	0	0	0	100	0,0	5	0
5		5,0	300	300	0	0	0	100	0,0	5	0
6		6,0	360	360	0	0	0	100	0,0	5	0
7		5,0	300	285	15	0	0	100	0,0	6	0
8		6,0	360	342	18	0	0	100	0,0	6	0
9		7,0	420	399	21	0	0	100	0,0	6	0
10	2	5,0	300	285	15	0	0	100	0,0	6	0
11		6,0	360	342	18	0	0	100	0,0	6	0
12		7,0	420	399	21	0	0	100	0,0	6	0
13		6,0	360	342	18	0	0	100	0,0	7	0
14		7,0	420	399	21	0	0	100	0,0	7	0
15		8,0	480	456	24	0	0	100	0,0	7	0
16	3	6,0	360	342	18	0	0	100	0,0	7	0
17		7,0	420	399	21	0	0	100	0,0	7	0
18		8,0	480	456	24	0	0	100	0,0	7	0
19		7,0	420	389	31	0	0	100	0,0	7	0
20		8,0	480	444	36	0	0	100	0,0	7	0
21		9,0	540	500	40	0	0	100	0,0	7	0
22	4	7,0	420	389	31	0	0	100	0,0	7	0
23		8,0	480	444	36	5	0	99	1,0	7	0
24		9,0	540	500	40	5	0	99	0,9	7	0
25		7,0	420	389	31	0	0	100	0,0	6	1
26		8,0	480	444	36	5	0	99	1,0	6	1
27		9,0	540	500	40	8	0	99	1,5	6	1
28	5	7,0	420	389	31	12	0	97	2,9	5	1
29		8,0	480	444	36	15	0	97	3,1	5	1
30		9,0	540	500	40	21	3	96	3,9	5	1
31		7,0	420	389	31	8	0	98	1,9	4	2
32		8,0	480	444	36	11	3	98	2,3	4	2
33	6	9,0	540	500	40	15	3	97	2,8	4	2
34		7,0	420	389	31	20	6	95	4,8	3	2
35		8,0	480	444	36	20	6	96	4,2	3	2
36		9,0	540	500	40	23	9	96	4,3	3	2
37		7,0	420	399	21	29	9	93	6,9	3	2
38	7	6,0	360	342	18	21	6	94	5,8	2	2
39	1. HWK	4,0	240	228	12	11	3	95	4,6	0	0
40		7,0	420	399	21	0	0	100	0,0	6	0
41		8,0	480	456	24	11	3	98	2,3	6	2
42	8	9,0	540	513	27	15	3	97	2,8	4	2
43		7,0	420	399	21	20	6	95	4,8	4	2
44		8,0	480	456	24	20	6	96	4,2	4	2
45		9,0	540	513	27	23	9	96	4,3	4	2
46	9	7,0	420	399	21	29	9	93	6,9	3	2
47		6,0	360	342	18	21	6	94	5,8	2	2
48	2. HWK	4,0	240	228	12	11	3	95	4,6	0	0
49	ÜP	4,0	240	240	0	0	0	100	0,0	5	0
50	10	4,0	240	240	0	0	0	100	0,0	5	0
51		4,0	240	240	0	0	0	100	0,0	5	0
52		4,0	240	240	0	0	0	100	0,0	5	0
Total		350	21.000	19.872	1128	379	93	98	1,7	260	36

wird der Anteil des IAAT entwickelt. Der höchste relative Anteil ist mit 4% gegenüber dem Vorjahr nur ganz leicht erhöht, wegen der höheren WNTZ ist aber auch der Umfang an IAAT höher.

Das Trainingsziel für die Maximalkraft ist ca. 85 kg für die Übungen Bankdrücken und Bankziehen und 95–100 kg für die Tiefkniebeuge. Die WNTB des Hypertrophietrainings wird auf bis zu 7 S/MG/W gesteigert, bei durchgehend 3 Trainingseinheiten pro Woche.

- **Die Wettkampfperiode**

Für die Ausbildung der sportlichen Hochform ist, bei Aufrechterhaltung der WNTZ, der Schwerpunkt des Ausdauertrainings die Entwicklung des Anteils des IAAT. Im Krafttraining wird die Kraftausdauer ausgebaut, bis zu 2 S/MG/W für die Übungen Bankziehen und Kniebeuge. Die WNTB des Maximalkrafttrainings wird für diese Übungen um die gleiche Anzahl vermindert.

- **Die Übergangsperiode**

Eine WNTZ von 4 Stunden und 4 S/MG/W Hypertrophiekrafttraining sind auch in der Übergangsperiode notwendig.
- Summe Ausdauertraining: 351 Jahres-Nettotrainingsstunden
- Summe Kilometer: 4200 km/3000 R/1000 E/200 LL
- Summe Maximalkrafttraining: 260 S/MG/Jahr
- Summe Kraftausdauertraining: 36 S/MG/Jahr

11.1.6 Das 6. Trainingsjahr (19. Lebensjahr)

Das sportliche Ziel des 6. Trainingsjahres (◘ Tab. 11.3) kann die Qualifikation und die Finalteilnahme an einer U23-Weltmeisterschaft sein, was bedeutet, den Anschluss an die internationale Spitze in der Erwachsenenklasse zu finden.

Das Trainingsziel für die Ausdauer ist ein Trainingszustand von 185%.

Für das EWM im Kraftbereich sind 95–100 kg für Bankdrücken und Bankziehen sowie 110–115 kg für die Tiefkniebeuge als Zielwerte zu definieren.

In der Vorbereitungsperiode wird die WNTZ im Mittelwert auf 10 Stunden pro Woche angehoben. Wie bereits in den Trainingsjahren zuvor wird das IAAT in der SVE auf einen Prozentwert von 5% angehoben.

Die WNTZ in der UWV wird auf bis zu 50% reduziert, wobei sich der intensive Anteil auf 7% erhöht.

In der Übergangsperiode sollten pro Woche 6 Stunden Ausdauer trainiert werden. Auch die Kraft muss in dieser Phase mit der Methode des Muskelhypertrophietrainings im Ausmaß von 5 S/MG/W trainiert werden.
- Summe Ausdauertraining: 450 Jahres-Nettotrainingsstunden
- Summe Kilometer: 5400 km/3500 R/1500 E/400 LL
- Summe Maximalkrafttraining: 307 S/MG/Jahr
- Summe Kraftausdauertraining: 59 S/MG/Jahr

11.1.7 Das 7. Trainingsjahr (20. Lebensjahr)

Das sportliche Ziel des 7. Trainingsjahres (◘ Tab. 11.4) sollten die Qualifikation und die Finalteilnahme bei internationalen Großveranstaltungen (Weltmeisterschaft) sein. Das Trainingsziel für die Ausdauer ist eine LF%Ref von 188%. Zielwerte für dieses Trainingsjahr im Kraftbereich sind:

11.1 · Österreichischer Ruderlehrplan

Tab. 11.3 Die Kennziffern des 6. Trainingsjahres

Woche Fortl. Nr.	Meso-zyklus	WNTZ Std.	WNTZ Min.	EAAT I Min.	EAAT II Min.	IAAT Min.	EAAT %WNTZ	IAAT %WNTZ	MK S/MG/W	KA S/MG/W
1		8,0	480	480	0	0	100	0,0	5	0
2		8,0	480	480	0	0	100	0,0	6	0
3	1	5,0	300	300	0	0	100	0,0	6	0
4		8,0	480	480	0	0	100	0,0	6	0
5		8,0	480	480	0	0	100	0,0	6	0
6		5,0	300	300	0	0	100	0,0	6	0
7		9,0	540	513	26	0	100	0,0	7	0
8		9,0	540	513	27	0	100	0,0	7	0
9		6,0	360	342	18	0	100	0,0	7	0
10	2	9,0	540	513	26	0	100	0,0	7	0
11		9,0	540	513	27	0	100	0,0	7	0
12		6,0	360	342	18	0	100	0,0	7	0
13		10,0	600	570	30	0	100	0,0	8	0
14		10,0	600	570	30	0	100	0,0	8	0
15		7,0	420	399	21	0	100	0,0	8	0
16	3	10,0	600	570	30	0	100	0,0	8	0
17		10,0	600	570	30	0	100	0,0	8	0
18		7,0	420	399	21	0	100	0,0	8	0
19		11,0	660	611	49	0	100	0,0	8	0
20		11,0	660	611	49	0	100	0,0	8	0
21		8,0	480	444	36	0	100	0,0	8	0
22	4	11,0	660	611	49	8	100	0,0	8	0
23		11,0	660	611	49	8	99	1,0	8	0
24		8,0	480	444	36	8	98	1,7	8	0
25		11,0	660	611	49	0	100	0,0	7	1
26		11,0	660	611	49	8	99	1,2	7	1
27		8,0	480	444	36	16	97	3,3	7	1
28	5	11,0	660	611	49	22	97	3,3	6	2
29		11,0	660	611	49	27	96	4,1	6	2
30		8,0	480	444	36	35	93	7,3	6	2
31		11,0	660	611	49	5	99	0,8	5	2
32		11,0	660	611	49	22	97	3,3	5	2
33	6	8,0	480	444	36	27	94	5,6	5	3
34		11,0	660	611	49	28	96	4,2	4	3
35		11,0	660	611	49	30	95	4,5	4	3
36		8,0	480	444	36	33	93	6,9	4	4
37		9,0	540	513	27	39	93	7,2	4	4
38	7	8,0	480	456	24	30	94	6,3	3	4
39	1. HWK	6,0	360	342	18	16	96	4,4	0	0
40		11,0	660	627	33	0	100	0,0	7	0
41		11,0	660	627	33	22	97	3,3	7	2
42	8	8,0	480	456	24	27	94	5,6	5	3
43		11,0	660	627	33	28	96	4,2	5	4
44		11,0	660	627	32	30	95	4,5	5	4
45		8,0	480	456	24	33	93	6,9	5	4
46	9	9,0	540	513	27	39	93	7,2	4	4
47		8,0	480	456	24	30	94	6,3	3	4
48	2. HWK	6,0	360	342	18	16	96	4,4	0	0
49	ÜP	6,0	360	360	0	0	100	0,0	5	0
50	10	6,0	360	360	0	0	100	0,0	5	0
51		6,0	360	360	0	0	100	0,0	5	0
52		6,0	360	360	0	0	100	0,0	5	0
Total		454	27.240	25.806	1434	587	98	2,1	307	59

Tab. 11.4 Die Kennziffern des 7. Trainingsjahres

Woche Fortl. Nr.	Meso-zyklus	WNTZ Std.	WNTZ Min.	EAAT I Min.	EAAT II Min.	IAAT Min.	EAAT %WNTZ	IAAT %WNTZ	MK S/MG/W	KA S/MG/W
1		10,0	600	600	0	0	100	0,0	5	0
2		10,0	600	600	0	0	100	0,0	6	0
3	1	7,0	420	420	0	0	100	0,0	6	0
4		10,0	600	600	0	0	100	0,0	6	0
5		10,0	600	600	0	0	100	0,0	6	0
6		7,0	420	420	0	0	100	0,0	6	0
7		11,0	660	627	33	0	100	0,0	7	0
8		11,0	660	627	33	0	100	0,0	7	0
9		8,0	480	456	24	0	100	0,0	7	0
10	2	11,0	660	627	33	0	100	0,0	7	0
11		11,0	660	627	33	0	100	0,0	7	0
12		8,0	480	456	24	0	100	0,0	7	0
13		13,0	780	741	39	0	100	0,0	8	0
14		13,0	780	741	39	0	100	0,0	8	0
15		7,0	420	399	21	0	100	0,0	8	0
16	3	13,0	780	741	39	0	100	0,0	8	0
17		13,0	780	741	39	0	100	0,0	8	0
18		7,0	420	399	21	0	100	0,0	8	0
19		14,0	840	777	63	0	100	0,0	8	0
20		14,0	840	777	63	0	100	0,0	8	0
21		8,0	480	444	36	0	100	0,0	8	0
22	4	14,0	840	777	63	10	100	0,0	8	0
23		14,0	840	777	63	12	99	1,0	8	0
24		8,0	480	444	36	12	98	2,5	8	0
25		14,0	840	777	63	0	100	0,0	8	1
26		14,0	840	777	62	12	99	1,4	8	1
27		8,0	480	444	36	22	95	4,6	8	2
28	5	14,0	840	777	63	28	97	3,3	7	2
29		14,0	840	777	62	33	96	3,9	7	2
30		8,0	480	444	36	42	91	8,8	6	2
31		14,0	840	777	63	6	99	0,7	6	2
32		14,0	840	777	63	29	97	3,5	6	2
33	6	8,0	480	444	36	35	93	7,3	6	3
34		14,0	840	777	63	37	96	4,4	5	3
35		14,0	840	777	63	39	95	4,6	5	4
36		8,0	480	444	36	40	92	8,3	5	4
37		10,0	600	570	30	50	92	8,3	4	4
38	7	8,0	480	456	24	39	92	8,1	2	4
39	1. HWK	6,0	360	342	18	24	93	6,7	0	0
40		14,0	840	798	42	0	100	0,0	6	0
41		14,0	840	798	42	31	96	3,7	7	2
42	8	8,0	480	456	24	36	93	7,5	6	3
43		14,0	840	798	42	37	96	4,4	6	4
44		14,0	840	798	42	40	95	4,8	5	4
45		8,0	480	456	24	44	91	9,2	4	4
46	9	10,0	600	570	30	50	92	8,3	4	4
47		8,0	480	456	24	39	92	8,1	2	4
48	2. HWK	6,0	360	342	18	24	93	6,7	0	0
49	ÜP	8,0	480	480	0	0	100	0,0	5	0
50	10	8,0	480	480	0	0	100	0,0	5	0
51		8,0	480	480	0	0	100	0,0	5	0
52		8,0	480	480	0	0	100	0,0	5	0
Total		548	32.880	31.170	1710	771	97,5	2,5	316	61

- Bankziehen und Bankdrücken: 105–110 kg
- Tiefkniebeuge: 120–125 kg

Das 7. Trainingsjahr bedeutet den Anschluss an die internationale Klasse, wenn alle Trainingsziele, also sowohl in Technik, als auch in Ausdauer und Kraft, mit den erforderlichen Begleitmaßnahmen erfüllt worden sind. Aus den angeführten Zahlen, die ja nur die reine Trainingsdauer enthalten, geht noch nicht der gesamte Zeitaufwand für das Training hervor. In der SVE und in der Wettkampfperiode beträgt die WNTZ, wegen der zyklischen Gestaltung, häufig 13 Stunden. Wegen des Anteils an IAAT und Wiederholungstraining ist ein zusätzlicher Zeitaufwand wegen der methodisch notwendigen Pausen erforderlich. Zusammen mit dem Auf- und Abwärmen werden daher wöchentlich mehr als 20 Stunden im Boot verbracht. Dazu kommen ca. fünf Stunden für das Krafttraining. Bei 12 Trainingseinheiten pro Woche sind rund 10 Stunden für Umziehen, Duschen und Bootspflege erforderlich. Das ergibt einen Gesamtaufwand von rund 35 Stunden pro Woche ohne die Fahrtzeiten zum und vom Training. Es ist klar, dass ein derartiges Training mit einer normalen Tätigkeit, sei sie eine berufliche oder studentische, nicht mehr vereinbar ist.

- Summe Ausdauertraining: 550 Jahres-Nettotrainingsstunden
- Summe Kilometer: 6500 km/4300 R/1800 E/400 LL
- Summe Maximalkrafttraining: 316 S/MG/Jahr
- Summe Kraftausdauertraining: 70 S/MG/Jahr

11.1.8 Das 8. Trainingsjahr (21. Lebensjahr)

Das 8. Trainingsjahr (◘ Tab. 11.5) dient bereits der Vorbereitung auf die erfolgreiche Teilnahme an internationalen Großveranstaltungen, d. h. die Platzierung in den Endläufen und auch Medaillenrängen von Weltmeisterschaften, olympischen Spielen und vergleichbaren sportlichen Ereignissen.

Das 8. Trainingsjahr ist bereits nahe der oberen Grenze des für Ruderer sinnvollen Umfangs von Ausdauertraining. Bei optimaler Umsetzung bewirkt die WNTZ von 16 und mehr Stunden einen Trainingszustand von 190–200% und mehr. Dies wird durch eine weitere Erhöhung der WNTZ nicht weiter verbessert. Durch weitere Trainingsjahre mit ähnlichen maximalen Trainingskennziffern kann dieses hohe Niveau der Ausdauer aber noch weiter stabilisiert werden. Durch einen Einstieg mit höherer WNTZ in die Vorbereitungsperiode und auch durch den Übergang von zwei auf eine Entlastungswoche im sechs Wochen dauernden Mesozyklus kann auch die JNTZ noch weiter erhöht werden. Berichtet werden 1000 Stunden und mehr. Allerdings ist fraglich, ob es sich dabei wirklich um „Netto"-Trainingsstunden handelt. Die Stabilisierung des hohen Trainingszustandes gestattet auch eine vorsichtige Anhebung des Anteiles an EAAT II und IAAT. Beide sollten aber in den härtesten Wochen nicht über 15–20% der WNTZ ausmachen.

Die langfristigen Krafttrainingsziele werden im 8. Trainingsjahr erreicht: Das sind für Eliteruderer 117 kg für Bankdrücken und Bankziehen und 135 kg für die Tiefkniebeuge. Das Hauptziel ist neben dem letzten Ausbau der Maximalkraft auf die vorgesehenen Zielwerte auch der weitere Ausbau der Kraftausdauer gemäß den geschilderten Richtlinien. Ein grober Maßstab für eine ausreichend entwickelte Grundlagenkraft ist auch die Relation Körperlänge zu Körpermasse, wie sie durch den Broca-Index wiedergegeben wird:

$$\text{Broca} - \text{Index} = \text{Körpermasse [kg]}/(\text{Körpergröße [cm]} - 100) \qquad \text{Gl. 11.1}$$

Tab. 11.5 Die Kennziffern des 8. Trainingsjahres

Woche Fortl. Nr.	Meso-zyklus	WNTZ Std.	WNTZ Min.	EAAT I Min.	EAAT II Min.	IAAT Min.	EAAT %WNTZ	IAAT %WNTZ	MK S/MG/W	KA S/MG/W
1		11,0	660	660	0	0	100	0,0	5	0
2		11,0	660	660	0	0	100	0,0	6	0
3	1	9,0	540	540	0	0	100	0,0	6	0
4		11,0	660	660	0	0	100	0,0	6	0
5		11,0	660	660	0	0	100	0,0	6	0
6		9,0	540	540	0	0	100	0,0	6	0
7		13,0	780	741	38	0	100	0,0	7	0
8		13,0	780	741	39	0	100	0,0	7	0
9		9,0	540	513	26	0	100	0,0	7	0
10	2	13,0	780	741	38	0	100	0,0	7	0
11		13,0	780	741	39	0	100	0,0	7	0
12		9,0	540	513	26	0	100	0,0	7	0
13		14,0	840	798	42	0	100	0,0	8	0
14		14,0	840	798	42	0	100	0,0	8	0
15		10,0	600	570	30	0	100	0,0	8	0
16	3	14,0	840	798	42	0	100	0,0	8	0
17		14,0	840	798	42	0	100	0,0	8	0
18		10,0	600	570	30	0	100	0,0	8	0
19		15,0	900	833	68	0	100	0,0	8	0
20		15,0	900	833	68	0	100	0,0	8	0
21		11,0	660	611	50	0	100	0,0	8	0
22	4	15,0	900	833	68	12	99	1,3	8	0
23		15,0	900	833	68	14	98	1,6	8	0
24		11,0	660	611	50	14	98	2,1	8	0
25		15,0	900	833	68	0	100	0,0	8	1
26		15,0	900	833	68	14	98	1,6	8	1
27		11,0	660	611	50	30	95	4,5	8	2
28	5	15,0	900	833	68	38	96	4,2	7	2
29		15,0	900	833	68	48	95	5,3	7	2
30		11,0	660	611	50	55	92	8,3	6	2
31		15,0	900	833	67	14	98	1,6	6	2
32		15,0	900	833	67	42	95	4,7	6	2
33	6	11,0	660	611	49	45	93	6,8	6	3
34		15,0	900	833	67	47	95	5,2	5	3
35		15,0	900	833	68	49	95	5,4	5	4
36		11,0	660	611	50	50	92	7,6	5	4
37		12,0	720	684	36	52	93	7,2	4	4
38	7	10,0	600	570	30	42	93	7,0	2	4
39	1. HWK	8,0	480	456	24	30	94	6,3	0	0
40		16,0	960	912	48	0	100	0,0	6	0
41		16,0	960	912	48	19	98	2,0	7	2
42	8	12,0	720	684	36	36	95	5,0	6	3
43		16,0	960	912	48	47	95	4,9	6	4
44		16,0	960	912	48	50	95	5,2	5	4
45		16,0	960	912	48	54	94	5,6	4	4
46	9	12,0	720	684	36	52	93	7,2	4	4
47		10,0	600	570	30	42	93	7,0	2	4
48	2. HWK	8,0	480	456	24	30	94	6,3	0	0
49	ÜP	8,0	480	480	0	0	100	0,0	5	0
50	10	8,0	480	480	0	0	100	0,0	5	0
51		8,0	480	480	0	0	100	0,0	5	0
52		8,0	480	480	0	0	100	0,0	5	0
Total		638	38.280	36.279	2001	926	97,6	2,4	316	61

11.1 · Österreichischer Ruderlehrplan

Tab. 11.6 Zielwerte für die rel. $\dot{V}O_{2max}$ und die LF%Ref [Leistungsfähigkeit in % des Referenzwertes = Trainingszustand (TZ)] für die Trainingsklassen 4–8 für Männer und Frauen, Leicht- und Schwergewicht

Kategorie	Messwert	Trainingsklassen				
		4	5	6	7	8
JNTZ	Stunden	250	350	450	550	650
Männer	LF%ref; TZ	159	172	182	188	190
Schwer 90 kg	rel. $\dot{V}O_{2max}$, ml/kg	59	64	67	70	71
Leicht 70 kg	rel. $\dot{V}O_{2max}$, ml/kg	67	72	76	79	79
Frauen	LF%ref; TZ	180	199	213	222	226
Schwer 80 kg	rel. $\dot{V}O_{2max}$, ml/kg	54	60	64	67	68
Leicht 57 kg	rel. $\dot{V}O_{2max}$, ml/kg	61	68	72	75	77

Tab. 11.7 Zielwerte für die Trainingsklassen 4–8 für das Ein-Wiederholungs-Maximum (kg) für die Übungen Bankdrücken (BD), Bankziehen (BZ) und Tiefkniebeuge für Männer und Frauen, Leicht- und Schwergewicht

Kategorie	Einheit	4. Trainingskl.	5. Trainingskl.	6. Trainingskl.	7. Trainingskl.	8. Trainingskl.
Männer Schwer	Arme (BZ, BD)	71 kg	83 kg	95 kg	106 kg	117 kg
	Tiefkniebeuge	81 kg	95 kg	109 kg	122 kg	135 kg
Männer Leicht	Arme (BZ, BD)	55 kg	64 kg	93 kg	82 kg	91 kg
	Tiefkniebeuge	65 kg	75 kg	85 kg	95 kg	105 kg
Frauen Schwer	Arme (BZ, BD)	50 kg	58 kg	66 kg	74 kg	82 kg
	Tiefkniebeuge	57 kg	67 kg	77 kg	86 kg	95 kg
Frauen Leicht	Arme (BZ, BD)	40 kg	47 kg	54 kg	60 kg	66 kg
	Tiefkniebeuge	46 kg	54 kg	62 kg	69 kg	76 kg

Bei Ruderern mit guter Maximalkraftgrundlage sollten der Körperfettanteil höchstens 10% und der Broca-Index dennoch etwa 1 sein.
- Summe Ausdauertraining: 640 Jahres-Nettotrainingsstunden
- Summe Kilometer: 8000 km/5500 R/2000 E/500 LL
- Summe Maximalkrafttraining: 343 S/MG/Jahr
- Summe Kraftausdauertraining: 79 S/MG/Jahr

- Zwischenjahre

Bei Zwischenjahren, z. B. nach Olympischen Spielen oder wenn im Rahmen des Studiums oder Berufs wichtige Prüfungen abgelegt werden müssen, ist eine Reduktion des Trainings auf das 5. bzw. eventuell auf das 4. Trainingsjahr möglich. Von diesem Niveau aus kann jederzeit das

Hochleistungstraining wieder aufgenommen werden. Bei noch stärkerer Reduktion des Trainings und daher auch des Trainingszustandes müssen vor Wiederaufnahme des Hochleistungstrainings Aufbaujahre eingelegt werden, die den Trainingsjahren 5–7 entsprechen.

11.2 Das 4-Jahres-Projekt „Susanne Pumper Sydney 2000"

(von Martin Apolin, Trainer von Susanne Pumper)

In diesem Kapitel wird ein tatsächlich durchgeführtes 4-Jahres-Projekt aus dem Langstreckenlauf präsentiert.

Susanne Pumper war 1996 bereits vielfache österreichische Meisterin. Sie hatte damals eine Bestzeit über 5000 m von 16:12,21. Mit dieser Zeit war sie zwar nationale Spitzenklasse, aber sie war weit davon entfernt, auch international Fuß fassen zu können. Es wurde ein Vierjahreskonzept entwickelt, dessen Ziel die Finalteilnahme im 5000-m-Lauf bei den Olympischen Spielen in Sydney im Jahr 2000 war. Dieses Ziel wurde letztlich nur um 1,5 Sekunden bzw. einen Platz verpasst. Susanne Pumper belegte in Sydney mit 15:16,66 „nur" den 16. Platz. Bei der WM in Sevilla ein Jahr zuvor erreichte Susanne Pumper jedoch das Finale und belegte dort den 12. Platz. Beachtlich ist auf jeden Fall die Leistungssteigerung um fast eine Minute innerhalb von nur vier Jahren.

Wie diese Steigerung möglich war, wird nun an Hand der Trainingsdaten genau dargestellt.

11.2.1 Entwicklung der Jahres-Nettotrainingszeit (JNTZ)

Zu Beginn des Projekts im November 1996 hatte Susanne Pumper bereits einige Trainingsjahre hinter sich. Von diesen Jahren existierten aber weder die Trainingspläne noch eine Dokumentation mit auswertbaren Daten. Deshalb wurde zu Beginn eine Fahrrad-Spiroergometrie durchgeführt und an Hand der maximalen O_2-Aufnahme ($\dot{V}O_{2max}$) die für die Athletin in der ersten Saison verkraftbare durchschnittliche wöchentliche Nettotrainingszeit (WNTZ) mit neun Stunden eingeschätzt. Insgesamt ergab sich in der Saison 1996/97 eine Jahres-Nettotrainingszeit von 384 Stunden. Die weitere Entwicklung der Jahres-Nettotrainingszeit ist in ◘ Abb. 11.1 zu erkennen.

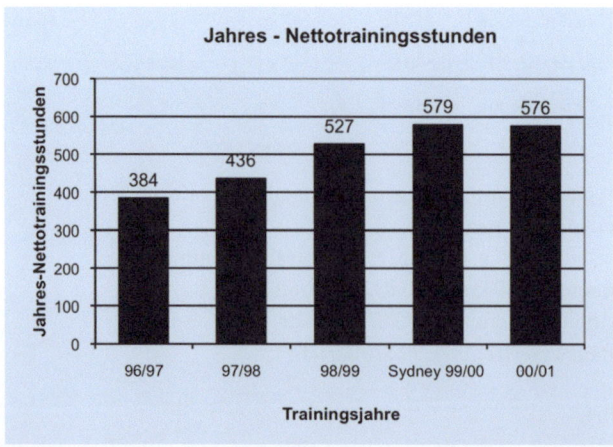

◘ **Abb. 11.1** Entwicklung der Jahres-Nettotrainingsstunden von Susanne Pumper in den Wettkampfjahren 96/97 bis 00/01 mit Olympiajahr Sydney 2000.

Auf der Basis der Saison 1996/97 mit ihren 384 Jahres-Nettotrainingsstunden betrugen die Steigerungen in den darauffolgenden Saisonen 13,5%, 37,2% und 50,7%. In der Olympiasaison war der jährliche Gesamtumfang also bereits um mehr als 50% höher als noch drei Jahre zuvor. Eine Faustregel in der Leichtathletik besagt, dass der Umfang von Jahr zu Jahr um maximal 10% gesteigert werden sollte. Bei Susanne Pumper waren es im Schnitt aber fast 15%! Insgesamt entspricht die Entwicklung der JNTZ in etwa den Trainingsklassen 4–6 des Generalplanes entsprechend der ◘ Tab. 9.3, im Wesentlichen also der Aufbauphase.

Diese Steigerung war natürlich nur durch ein umfangreiches Kontroll- und Steuerungssystem möglich. Bezieht man die Steigerungen jeweils auf das Vorjahr, so betrugen diese 13,5%, 20,8% und 9,8%. Wie man daraus ersehen kann, wurde die Hauptsteigerung des Umfangs auf das dritte Jahr gelegt. Was war der Grund dafür? Es war klar, dass zum Erreichen eines internationalen Niveaus ein wesentlich höherer Umfang als in der ersten Saison notwendig war. In der zweiten Saison konnte der Umfang jedoch nicht so stark erhöht werden, wie ursprünglich geplant, da an Hand der begleitenden Tests festzustellen war, dass das Training nicht wie erwartet in Leistungssteigerung umgesetzt werden konnte (das ist ein klassischer Fall von Steuerung). Daher wurde der Umfang in der dritten Saison, in der die Belastbarkeit bereits deutlich besser war, sehr stark erhöht, und im Olympiajahr, um keinerlei Risiko einzugehen, die Jahres-Nettotrainingszeit nur zurückhaltend erhöht.

Die ◘ Abb. 11.2 zeigt den jährlichen Verlauf der WNTZ in Minuten in der zweiten (strichliert) und vierten Saison (durchgezogen). Man sieht, dass die WNTZ nach einer ersten Phase des Anstiegs im Wesentlichen die ganze Saison konstant geblieben ist. Diese wichtige Maßnahme zum Erhalten und Stabilisieren der Grundlagenausdauer ist wohl eines der am häufigsten verletzten Grundprinzipien des Ausdauertrainings. Ein Absinken des Umfangs in der Wettkampfsaison hätte auch ein Absinken der Grundlagenausdauer zur Folge und somit direkten Einfluss auf die Wettkampfleistung.

Intensität kann aber niemals ein Ersatz für Umfang sein!

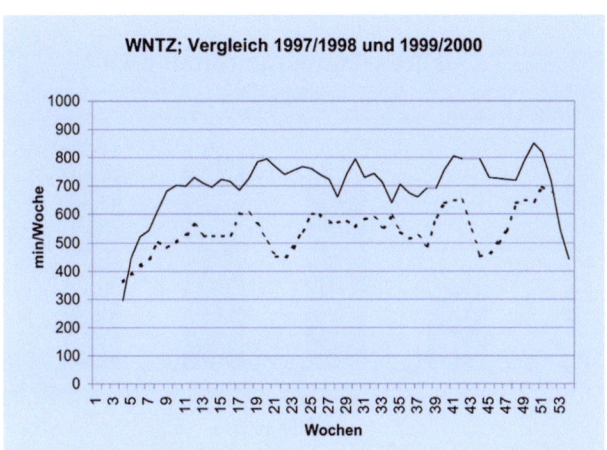

◘ **Abb. 11.2** Wöchentliche Umfänge der Saisonen 1997/1998 (zweite Saison; strichliert) und 1999/2000 (Olympiajahr; durchgezogen) im gleitenden Vierwochenschnitt. Dabei wird immer der Durchschnittswert der letzten vier Wochen angegeben und starke Schwankungen werden zu Gunsten der besseren Anschaulichkeit somit herausgefiltert.

Das Absinken des Umfangs in der Saison 1997/1998 um die 23. Trainingswoche herum ist durch eine Erkrankung der Athletin zu erklären, der Anstieg am Ende dieser Saison durch die Vorbereitung auf einen Halbmarathon im September. In der Olympiasaison lag der Umfang ganz deutlich höher. Gut zu sehen ist das Abtrainieren für den Saisonhöhepunkt: die Olympischen Spiele in Sydney. Das Ende der Kurve stellt also nicht die Übergangsperiode dar, sondern das gezielte Vorbereiten auf den Hauptwettkampf der Saison.

11.2.2 Entwicklung der mittleren und schnellen Dauerläufe

Der Großteil des jährlichen Trainings erfolgte in allen vier Saisonen in einem Belastungsbereich mit einem Laktat-Steady-State bis maximal 2 mmol/l (EAAT I). Da es bezüglich der Bezeichnungen der Dauerläufe nicht nur in den verschiedenen Sportarten, sondern auch in der Leichtathletik selbst ein beinahe babylonisches Sprachgewirr gibt, muss man zunächst einmal die Terminologie klären. Im Folgenden werden als mittlere Dauerläufe (Dl_m) Belastungen mit einem Laktat-Steady-State um 3 mmol/l und als schnelle Dauerläufe (Dl_S) solche mit einem Laktat-Steady-State um 4 mmol/l bezeichnet (Belastungen wie Dl_m und Dl_S entsprechen physiologisch dem EAAT II). Bei den schnellen Dauerläufen dürfte also der Energieumsatz zu einem hohen Prozentsatz über Kohlenhydrate ablaufen. Um die Intensität dieser Dauerläufe zu kontrollieren und sie nicht nur vom Gefühl der Athletin abhängig sein zu lassen, wurden in allen Saisonen während der mittleren und schnellen Dauerläufe zahlreiche Trainingsüberprüfungen durchgeführt und kontrolliert, ob sich das Laktat noch im gewünschten Bereich befindet.

Es wurde in den vier Saisonen nicht nur der Umfang, sondern auch die Qualität der Dauerläufe erhöht. Während in den ersten drei Saisonen nur im Bereich um 3 mmol/l trainiert wurde (also Dl_m), kamen in der Olympiasaison auch Dl_S um 4 mmol/l dazu. Die Entwicklung der jährlichen Gesamtstunden der mittleren und schnellen Dauerläufe ist in ◘ Abb. 11.3 dargestellt. Der prozentuelle Vergleich mit dem Jahresgesamtumfang ist in der ◘ Abb. 11.4 dargestellt.

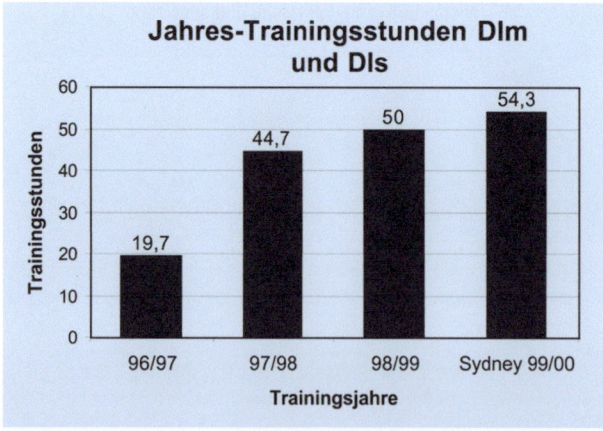

◘ **Abb. 11.3** Jahres-Trainingsstunden der mittleren (Dl_m) und schnellen (Dl_S) Dauerläufe (= EAAT II) in vier aufeinanderfolgenden Trainingsjahren.

11.2 · Das 4-Jahres-Projekt „Susanne Pumper Sydney 2000"

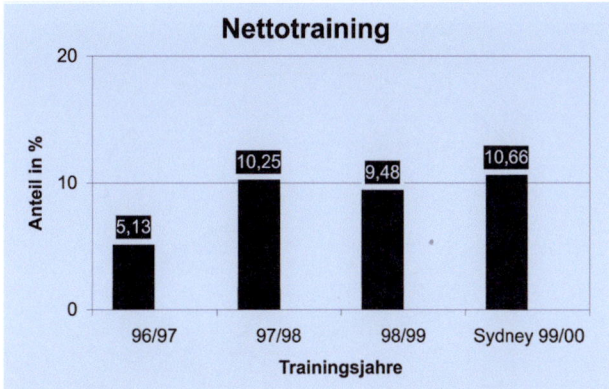

Abb. 11.4 Der Anteil der mittleren (DI_m) und schnellen (DI_s) Dauerläufe (EAAT II) am Jahres-Nettotraining in Prozent. Auch an diesem Beispiel sieht man erneut die Bedeutung des Grundlagentrainings. Etwa 90% oder mehr der Trainingszeit eines Jahres erfolgte im extensiven Dauerlaufbereich (EAAT I).

11.2.3 Entwicklung des intensiven Trainings

Unter intensivem, aerobem Ausdauertraining (IAAT) wird jenes Training verstanden, das mit einer Geschwindigkeit im Bereich des Wettkampftempos erfolgt. So wurde in der Olympiasaison eine Leistung um 15:15 min angepeilt (und dann auch tatsächlich erreicht). Das bedeutete einen Kilometerschnitt von etwa 3:03 min und somit auch ein IAAT in diesem Geschwindigkeitsbereich, also etwa von 2:55 bis 3:05 min/km. Das hat zweierlei Gründe: Erstens ist es wichtig, jene Ausdauerform zu trainieren, die dann auch tatsächlich im Wettkampf zum Tragen kommt. Zweitens ist es aber auch wichtig, die Lauftechnik für dieses Tempo zu trainieren. Es macht für den Bewegungsablauf, die Schrittfrequenz und Schrittlänge einen sehr großen Unterschied, ob man im Tempo 3:15, 3:00 oder 2:45 läuft. Da ein Wettkampf natürlich auch taktisch gelaufen wird und somit das Tempo schwanken kann, wird das IAAT – wie schon oben erwähnt – in einem Tempo-„Bereich" trainiert.

Der Umfang dieses Trainings wurde in den vier Saisonen kaum geändert. Alle Saisonen waren einfach periodisiert und der Beginn des intensiven Bahntrainings lag immer etwa 18 bis 20 Wochen vor dem geplanten Saisonhöhepunkt. Es wurde ab dieser Zeit zweimal in der Woche auf der Bahn mit einem Wochenumfang von insgesamt 30 bis 35 Minuten trainiert. Der gesamte Jahresumfang des IAAT lag daher immer bei etwa 540 bis 600 Minuten bzw. 9 bis 10 Stunden bzw. unter 2% der JNTZ (◘ Abb. 11.5).

11.2.4 Leistungsentwicklung

Die Entwicklung der Saisonleistungen von Susanne Pumper ist in ◘ Tab. 11.8 dargestellt.

Anhand der ◘ Tab. 11.8 und der ◘ Abb. 11.6 kann man die kontinuierliche Entwicklung der Leistung der Athletin erkennen.

Sie konnte sich innerhalb von nur vier Saisonen um fast 56 Sekunden steigern. Nimmt man die maximale Wettkampfgeschwindigkeit vor der Saison 1996 als Basis mit 100 an, so betrugen die Steigerungen des Wettkampftempos 1,78, 3,13, 5,18 und 6,2%. Bezieht man die Steigerungen immer auf das Vorjahr, dann betrugen sie 1,72, 1,38, 1,78 und 0,87%. Von besonderem Interesse

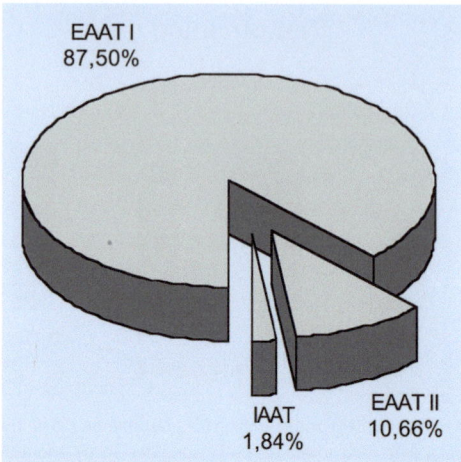

◘ **Abb. 11.5** Der Anteil der verschiedenen Trainingsformen der aeroben Ausdauer an der Jahres-Nettotrainingszeit in Prozent in der Olympiasaison 1999/2000. 87,5% der Zeit wurde im extensiven Bereich trainiert (leichter Dauerlauf Dl_l unter 2 mmol/l; EAAT I), 10,66% der Zeit im Bereich der mittleren und schnellen Dauerläufe (Dl_m und Dl_s zwischen 2 und 4 mmol/l; EAAT II) und 1,84% der Zeit im intensiven Bereich (Wettkampftempo, über 4 mmol/l; IAAT). Man sieht an diesem Diagramm sehr gut, dass die intensiven Belastungen „homöopathisch" zu dosieren sind.

◘ **Tab. 11.8** Entwicklung der 5000-m-Bestleistung von Susanne Pumper innerhalb von 5 Jahren. Zeit in min : sec

1996	1997	1998	1999	2000 (Olympia)
16:12,21	15:55,46	15:41,22	15:24,38	15:16,32

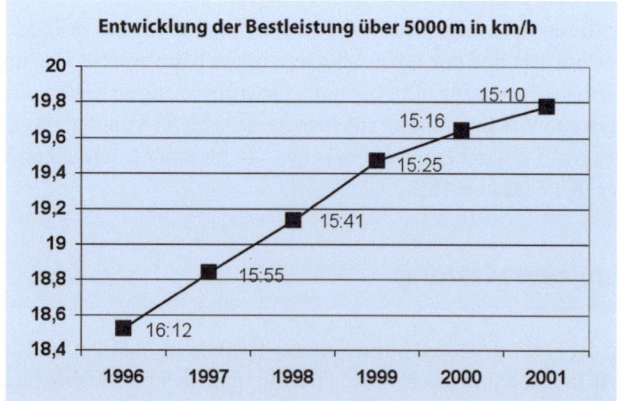

◘ **Abb. 11.6** Entwicklung der maximalen Wettkampfgeschwindigkeit (Bestleistung über 5000 m) pro Saison. Da die Skalierung min/km nichtlinear ist, wurde auf der y-Achse die Einheit km/h gewählt. Die Leistung im Jahr 1996 war jene vor Beginn des Projekts.

11.2 · Das 4-Jahres-Projekt „Susanne Pumper Sydney 2000"

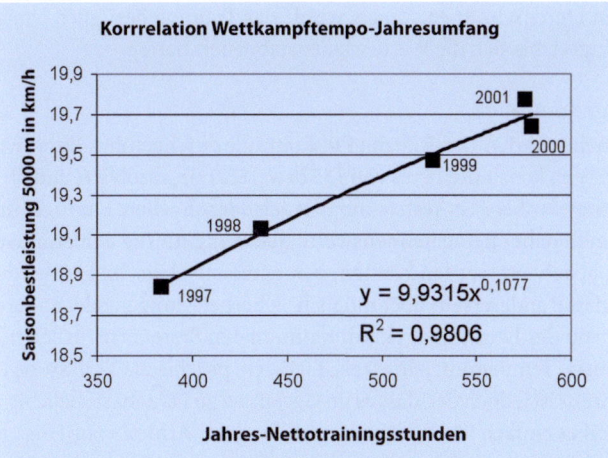

◻ **Abb. 11.7** Korrelation zwischen der Jahres-Nettotrainingszeit in Stunden und dem maximalen Wettkampftempo. Des Weiteren ist das sogenannte Bestimmtheitsmaß R^2 angegeben. R^2 gibt an, wie viel Prozent der Schwankung von Y durch X zu erklären sind. In diesem Fall sind 98,06% der Änderung des Wettkampftempos alleine durch die Jahres-Nettotrainingszeit zu erklären. Umgekehrt gesagt: Nur verschwindend kleine 1,94% der Schwankungen der Wettkampfleistung sind nicht durch die Jahres-Nettotrainingszeit zu erklären, sondern durch Witterungseinflüsse, Rennverlauf, Tagesform und andere.

ist es nun, die Zusammenhänge zwischen der Jahres-Nettotrainingszeit und der erzielten Wettkampfleistung zu überprüfen. Da zum Erzielen einer guten Ausdauerleistung in der Literatur immer die Erhöhung des Gesamtumfanges genannt wird, sollten sich hier hohe Korrelationen ergeben.

Wie ◻ Abb. 11.7 zeigt, ist das Bestimmtheitsmaß (R^2) der Regression zwischen Jahres-Nettotrainingszeit und Wettkampfleistung 0,98. Das bedeutet, dass die Leistungssteigerung zu 98% allein durch die Entwicklung des Umfangs erklärt werden kann.

Es ist natürlich klar, dass auch die anderen Teilkomponenten wie mittlere Dauerläufe und das IAAT Auswirkungen auf die Wettkampfleistung haben. Die Jahres-Nettotrainingszeit legt jedoch die Grundlage, um die intensiveren Trainingsformen im Umfang zu steigern und auch verkraften zu können. Dieser Zusammenhang ist eines der eindrucksvollsten Ergebnisse des Projekts, denn er belegt die von der Trainingswissenschaft immer wieder hervorgehobene Bedeutung der Steigerung des Trainingsumfangs zur weiteren Entwicklung der Wettkampfleistung. Im Jahr 2001, das das nacholympische Jahr war, wurde der Umfang nicht gesteigert. Dennoch kam es zu einer weiteren leichten Verbesserung der Wettkampfleistung, da die Wettkampfvorbereitung nun auf einer noch stabileren Grundlage aufbauen konnte.

11.2.5 Kontrolle und Regelung des Trainings

■ **Tägliche Kontrollen**

Jeden Tag wurde von der Athletin Ruhepuls und Gewicht kontrolliert und die Befindlichkeit auf einer 10-teiligen Skala eingeschätzt. Diese drei einfachen Maßnahmen gewährleisten, dass eine drohende Ermüdung oder Erkrankung frühzeitig erkannt und darauf entsprechend reagiert werden kann. Wenn über einen Zeitraum von mehr als zwei Wochen einer dieser Werte nicht dem langfristigen Durchschnitt entsprach, wurde das Training bezüglich Umfang und Intensität so lange verringert, bis sich die Werte wieder stabilisiert hatten.

- **Wöchentliche Kontrollen**

Einmal in der Woche wurden Testläufe mit Pulskontrolle durchgeführt. Dabei wurde eine Strecke von 2000 m mit einem konstanten Puls von 135 bzw. 155/min absolviert und die Laufzeit gemessen (▶ Kap. 16.3. Standardisiertes Testtraining). Auch der schnellere Lauf liegt unter der 2 mmol/l-Schwelle und stellt daher keine nennenswerte Belastung für die Athletin dar. Das Tempo, in dem diese Läufe absolviert werden können, gibt einerseits Aufschluss über den momentanen Trainingszustand und andererseits über mögliche Überbelastungen oder andere Störungen. Der Puls wird außer von der Leistung des kardiopulmonalen Systems natürlich noch von anderen Faktoren beeinflusst (Temperatur, Jahreszeit, Tageszeit, psychische Verfassung u. a.). Der Vorteil dieses Testverfahrens ist jedoch der, dass es im Gegensatz zu Laktattests beliebig oft durchgeführt werden kann, weil es einfach ist und keine Ermüdung der Athletin zur Folge hat, und dass auf Grund des großen Datenmaterials statistische Aussagen getroffen werden können. Außerdem sind die Testläufe in vergleichbaren Saisonabschnitten auf Grund der gleichen Rahmenbedingungen (Trainingszustand, Klima u. a.) vergleichbar. Das zeigt ◘ Abb. 11.8. Für diese Abbildung wurden aus den vier Jahren 1997–2000 die 5000-m-Wettkampfleistungen in Korrelation zu den in jeweils derselben Woche absolvierten Testläufen gesetzt. Es zeigt sich dabei zwischen diesen Werten ein sehr hoher Zusammenhang und zwar überraschenderweise für beide Testläufe in gleichem Maße. Die Wettkampfleistung lässt sich also aus den Testläufen mit einer Genauigkeit von etwa 88% vorhersagen, d. h. nur 12% der Schwankungen der Wettkampfleistung sind nicht über die Testläufe erklärbar (etwa Witterungseinflüsse, Rennverlauf u. a.).

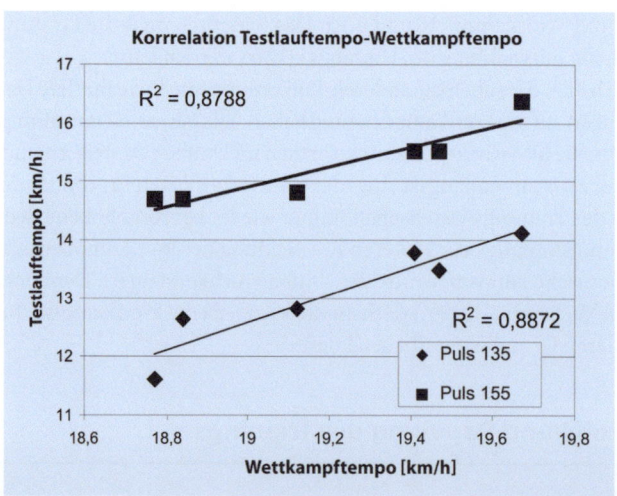

◘ **Abb. 11.8** Korrelation zwischen dem Wettkampftempo und dem Testlauftempo über 2000 m bei Puls 135 und 155/min, absolviert jeweils in der Woche des Wettkampfes. Lineare Regressionen und Bestimmtheitsmaß R^2. Letzteres bedeutet, dass 88% der Schwankungen des Wettkampftempos durch Schwankungen des Testlauftempos erklärt werden können. Derartige Testläufe bieten sich daher als einfache und wöchentlich wiederholbare Kontrollmaßnahme an.

11.2 · Das 4-Jahres-Projekt „Susanne Pumper Sydney 2000"

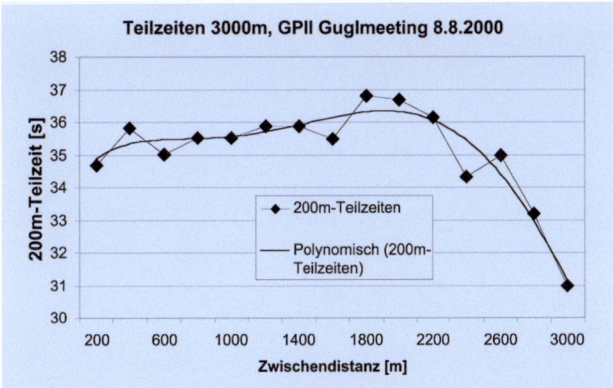

Abb. 11.9 200-m-Teilzeiten eines 3000-m-Temporennens zur Analyse einer Wettkampftaktik. Susanne Pumper lief bei diesem Rennen mit 8:47,06 österreichischen Rekord und verbesserte ihre persönliche Bestleistung um etwa 10 Sekunden. Zur Glättung der Daten wurde ein Polynom 4. Grades an die Werte angepasst. Man sieht, dass vor allem der zweite Kilometer „verbummelt" wurde und dass ein höheres Anfangstempo ohne Weiteres möglich gewesen wäre. Die 1000-m-Teilzeiten lauteten: 2:56,59, 3:00,78 und 2:49,77

Monatliche Kontrollen

Jeden Monat wurde das komplette Blutbild kontrolliert und im Bedarfsfall (etwa bei Mangelerscheinungen) sofort darauf reagiert. Des Weiteren wurden vor allem Harnstoff, Harnsäure und Kreatinkinase (CK) kontrolliert. Die Höhe des Harnstoffs (BUN) gibt Aufschluss über die abbauenden (katabolen) Vorgänge im Körper und somit über ein mögliches Übertraining. Zu hohe Harnsäure ist ein Indikator für zu viel intensives Training und hohe CK-Werte deuten auf muskuläre Überbelastung hin.

Sonstige Kontrollen

Des Weiteren wurden – wenn möglich – die Wettkampfteilzeiten aller Wettkämpfe gemessen und ausgewertet. In Abb. 11.9 ist ein Beispiel aus der Olympiasaison zu sehen. Es handelte sich dabei um jenen 3000-m-Lauf, bei dem Susanne Pumper in 8:47,04 neuen österreichischen Rekord lief. Es war ein nicht taktisch gelaufenes Temporennen. Der Sinn solcher Auswertungen liegt darin, Trends im Wettkampfverhalten besser feststellen zu können und somit für die zukünftige Renngestaltung zu lernen. Es war der erste ernstzunehmende 3000-m-Lauf im Zuge des Vierjahresprojekts. Es zeigte sich, dass trotz des geplanten Temporennens der Beginn etwas langsam war und somit eine noch bessere Zeit verschenkt wurde. Die Abbildung dokumentiert aber auch die Spurtstärke und Tempohärte von Susanne Pumper. Aus solchen Auswertungen und den Abschätzungen über das momentane Leistungsvermögen mit Hilfe der Testläufe lassen sich dann zukünftige Temporennen besser gestalten.

Die Grenzen der menschlichen Leistungsfähigkeit

12.1 Kraft – 222

12.2 Ausdauer – 223

12.3 Passiver Bewegungsapparat – 223

Literatur – 223

© Springer-Verlag GmbH Deutschland 2018
P. Haber, *Leitfaden zur medizinischen Trainingsberatung*,
https://doi.org/10.1007/978-3-662-54321-4_12

Das ist ein viel diskutiertes Thema, zu dem häufig naiv-optimistische Beiträge geliefert werden, in dem Sinne: „Es gibt keine Grenzen". Das hieße nichts anderes, als dass die Entwicklung, z. B. der Weltrekorde, auch in Zukunft so weitergehen wird wie in den vergangenen Jahrzehnten. Derartige einfache Extrapolationen sind wissenschaftlich meist nicht haltbar, denn man kann davon ausgehen, dass es in der gesamten Natur kein unbegrenztes Wachstum gibt, zumindest nicht ohne eine fundamentale Änderung der Eigenschaften des wachsenden Systems. Es gibt a priori keinen Grund anzunehmen, dass es sich bei dem System, auf dem die sportlichen Leistungen beruhen, also dem menschlichen Organismus, anders verhalten sollte. Wir wollen nun untersuchen, ob sich in jenen Sportarten, deren Ergebnisse entscheidend von den motorischen Grundfähigkeiten Kraft und Ausdauer beeinflusst werden, Grenzen der Leistungsentwicklung absehen lassen.

12.1 Kraft

Die Kraft ist eine entscheidende Grundlage für die sportlichen Leistungen im Gewichtheben sowie in Sprung-, Wurf- und Sprintdisziplinen. Es wird immer wieder spekuliert, dass durch eine erhebliche Vermehrung der Muskelmasse oder durch qualitative Veränderungen, z. B. durch genetische Manipulation, noch beträchtliche Verbesserungen in derartigen Disziplinen möglich wären. Nun, abgesehen davon, dass eine genetische Manipulation, zum Zweck der Verbesserung der Sprungleistung, eine wirkliche Horrorvorstellung ist, ist es ein Irrtum zu glauben, dass eine Aufbesserung von menschlichen Oberschenkelmuskeln durch, beispielsweise Heuschreckengene auch die Sprungleistung von Heuschrecken ermöglichen würde. Die Muskeln von Heuschrecken funktionieren nicht grundsätzlich anders als die von Menschen, sondern ebenfalls auf der Basis gleitender Filamente und der Energieversorgung durch ATP. Und es ist unwahrscheinlich, dass die Muskeln hochentwickelter Säugetiere weniger effizient arbeiten sollten als die von Insekten.

Die Sprungleistung der Heuschrecke (ca. das 30-Fache der Körperlänge) basiert nicht darauf, dass ihre Muskeln anders funktionieren als die von Menschen, sondern auf ihrer Kleinheit und der allgemeinen Gesetzmäßigkeit, dass die Kraft/kg Körpermasse mit zunehmender Größe abnimmt. Dies wiederum beruht auf einfachen mathematischen Zusammenhängen. Wenn ein Körper, sagen wir ein Würfel, harmonisch wächst, dann wächst er in allen drei Dimensionen. Also wachsen zunächst einmal alle Kantenlängen (L), das ist die erste Dimension. Die Würfelflächen, also z. B. die Oberfläche, aber auch die Querschnitte, nehmen proportional zum Quadrat der Längenänderung zu (L^2). Der Querschnitt entspricht dem Muskelquerschnitt und der ist repräsentativ für die Muskelkraft. Die Kraft nimmt also irgendwie proportional zum Quadrat des Längenwachstums zu. Und schließlich nimmt, bei harmonischem Wachstum, das Volumen des Körpers proportional zur 3. Potenz der Längenänderung zu (L^3). Das Volumen entspricht der Körpermasse, die bewegt und beschleunigt werden muss. Wenn sich also die Länge verdoppelt, dann nehmen der Muskelquerschnitt, und damit die Kraft, um das Vierfache zu. Die Körpermasse hingegen nimmt um das Achtfache zu. Die Zunahme der Muskelkraft wird also bei weitem durch die Zunahme der Körpermasse aufgewogen, so dass die relative Kraft, das ist die Kraft pro kg der Körpermasse, mit zunehmender Körpermasse abnimmt. Das ist sicher ein wesentlicher Grund dafür, dass das größte lebende Landtier, der Elefant, überhaupt nicht springen kann.

Auch beim Menschen lässt sich diese negative Korrelation zwischen Körpermasse und Kraft beobachten. So sind bei Gewichthebern die Weltbestleistungen (im Stoßen) in der kleinsten Gewichtsklasse (ca. 50 kg) rund 3 kp/kg, hingegen in der schwersten (ca. 130 kg) rund 2 kp/kg.

Auch eine selektive Vergrößerung der Muskelmasse im Bereich der Oberschenkel birgt, wenn auch in etwas abgeschwächter Form, die gleiche Problematik. Außerdem ist offen, inwieweit nach einer z. B. Verdoppelung des Durchmessers der Oberschenkel, bei gleicher Länge, wegen des Aneinanderschlagens der Muskelmassen bei jedem Schritt noch ein für Sprung oder Lauf optimaler Bewegungsablauf möglich ist. Und schließlich ist auch offen, ob nicht die Sehnen, die nicht in gleicher Weise mitwachsen können, bei voller Aktion derart überproportionaler Muskeln einfach reißen.

12.2 Ausdauer

Die Ausdauer ist, wie ausführlich beschrieben, primär durch die maximale O_2-Aufnahme ($\dot{V}O_{2max}$) determiniert, die wieder eine Funktion der Mitochondrienmasse der peripheren Muskulatur ist. Die vorgeschalteten „Hilfssysteme" Kreislauf und Lungenatmung müssen immer in der Lage sein, mindestens so viel O_2 zu transportieren, wie die Muskulatur verarbeiten kann. Andererseits kann die Muskulatur nicht mehr verarbeiten (und Leistung erbringen), als von Atmung und Kreislauf angeliefert werden können. Wie im Kapitel „Lunge" (Sektion I) beschrieben, ist die Diffusionskapazität der Lunge ($D_L O_2$) eine absolute Begrenzung für die Trainierbarkeit der $\dot{V}O_{2max}$. Es ist nicht möglich, dass in der peripheren Muskulatur oxidative Kapazitäten aufgebaut werden, die durch die Lunge nicht bedient werden können, da nicht benötigte Proteinstrukturen umgehend wieder abgebaut werden. Die im Hochleistungssport schon seit den 1950er Jahren des vorigen Jahrhunderts gemessenen Werte für die $\dot{V}O_{2max}$ von ca. 90 ml/kg bzw. 7 l/min, entsprechen dieser maximalen $D_L O_2$, so dass nicht anzunehmen ist, dass diese Werte jemals nennenswert übertroffen werden können. Das bedeutet, dass die heutigen Höchstleistungen in Ausdauersportarten einer endgültigen speziesspezifischen Entwicklungsgrenze zumindest schon sehr nahe sind.

Insgesamt erscheinen für die motorischen Grundfähigkeiten Ausdauer und Kraft die Entwicklungsmöglichkeiten durch Training heute bereits weitgehend ausgereizt, so dass, ohne Unterstützung durch technische Entwicklungen, Medikamente oder genetische Eingriffe, eine Fortsetzung der Leistungsentwicklung der letzten Jahrzehnte in Zukunft nicht zu erwarten ist.

12.3 Passiver Bewegungsapparat

Eine gewisse Limitierung stellt auch der Bewegungsapparat dar. Besonders eindrucksvoll zeigen dies Unfälle im alpinen Skiabfahrtslauf. Bei den heute üblichen hohen Geschwindigkeiten und den durch die Skitechnik möglichen engen Kurvenradien kommt es, in Verbindung mit den Bodenunebenheiten, zum Auftreten derartig großer mechanischer Kräfte auf das Kniegelenk, dass es in einigen Fällen zuerst zum Bänderriss und erst dann zum Sturz gekommen ist. Obwohl Sehnen und Bänder durchaus Anpassungen an körperliche Belastungen zeigen, im Sinne von vermehrter Kollagensynthese und erhöhter Widerstandsfähigkeit (Kjaer 2004), scheinen im modernen Hochleistungssport auch diese Strukturen an der Grenze der Belastbarkeit angelangt zu sein.

Literatur

Kjaer M (2004) Anpassung der Sehnen an körperliche Belastung. Deutsche Zeitschrift für Sportmedizin 55: 148–151

Leistungsdiagnostik

Kapitel 13　Trainingsanamnese – 229

Kapitel 14　Leistungsdiagnostische Untersuchung (Test) – 235

Kapitel 15　Qualitätskriterien eines Tests – 243

Kapitel 16　Einige Leistungsdiagnostische Tests – 247

Kapitel 17　Ergometrie – 259

Das Repertoire der leistungsmedizinischen Diagnostik sind einerseits die Trainingsanamnese und andererseits Tests, also diagnostische Verfahren, die vor allem auf funktionsdiagnostischen Messmethoden, aber auch auf laborchemischen Bestimmungen beruhen. Ein Leistungstest ist ein Mittel zur Beurteilung des Funktionszustandes einer motorischen Fähigkeit. Der Einsatz von z. T. sehr aufwändigen Tests ist nur sinnvoll, wenn:

- die motorische Fähigkeit relevant ist und
- die Bereitschaft besteht, die Ergebnisse des Tests (auch schlechte) in die weitere Planung des Trainings zu integrieren, also das Training allenfalls auch zu verändern.

So ist ein Test auf Schnelligkeit im gesundheitsorientierten Training von Senioren überflüssig, weil diese motorische Fähigkeit bei dieser Zielgruppe ohnehin nicht trainiert werden soll.

Auch sollte der Aufwand eines Tests der Fragestellung und der Zielgruppe angemessen sein: So ist eine Spiroergometrie und Laktatdiagnostik bei den meisten Hobbyläufern zu viel Aufwand, da es praktisch keine Fragestellung für diese Zielgruppe gibt, die nicht mit einer einfachen Ergometrie und einer Trainingsanamnese beantwortet werden kann.

Die Leistungsdiagnostik gehört fachlich sowohl zur Leistungsmedizin als auch zu den Sport- und Trainingswissenschaften. Die Übergänge sind fließend und manche Tests werden von beiden Fachrichtungen qualifiziert durchgeführt; ein Beispiel dafür sind dynamometrische Untersuchungen der Kraft. Ganz allgemein kann man sagen, dass ein Test umso mehr medizinisch ist, je mehr die Messung physiologischer Parameter im Vordergrund steht und je größer das gesundheitliche Risiko für den Probanden oder Patienten ist (z. B. Ergometrie bei kardiologischen Patienten). Eine eindeutige Grenze, unabhängig von der Sachkompetenz, ist, zumindest in Österreich, durch das Ärztegesetz dort gezogen, wo eine Blutabnahme vorgesehen ist. Diese ist medizinischem Personal unter ärztlicher Aufsicht vorbehalten. Auch die Leistungsdiagnostik bei Patienten, z. B. im Rahmen der Rehabilitation, ist sicherlich dem medizinischen Bereich zuzuordnen. Hingegen fallen Tests für spezielle motorische Fähigkeiten, wie Sprungkraft, Schnelligkeit oder Gewandtheit, die heute auch mit entsprechender elektronischer Unterstützung durchgeführt werden, mehr in den Verantwortungsbereich der Sportwissenschaftler.

Aber natürlich ist es nicht nur möglich, sondern auch wünschenswert, dass der leistungsmedizinisch tätige Arzt auch die in einem Messboot im Rudern gewonnenen Kurven versteht und andererseits für den Sportwissenschaftler die Resultate der Spiroergometrie kein spanisches Dorf sind.

Zu den Aufgaben leistungsmedizinischer Tests gehört nicht (zumindest nicht in erster Linie) die Beurteilung oder Prognose der sportartspezifischen Leistungsfähigkeit, wie dies in der sportmedizinischen Literatur immer wieder angegeben wird. Die sportartspezifische Leistungsfähigkeit ist das Produkt des Zusammenwirkens einer Vielzahl von verschiedenen motorischen, psychischen und anderen Fähigkeiten und wird am besten durch sportmotorische Tests und am allerbesten durch einen Wettkampf oder einen wettkampfähnlichen Zeitversuch im Rahmen des normalen Trainings erfasst. Die Aufgabe der Leistungsmedizin ist die analytische Diagnostik, also die gesonderte und quantitative Erfassung von einzelnen motorischen Grundfähigkeiten.
Dabei soll die jeweils getestete Fähigkeit von den jeweils anderen, die am Zustandekommen der sportlichen Leistung beteiligt sind, im Sinne der Validität des Tests (siehe unten) möglichst wenig beeinflusst sein.

Trainingsanamnese

13.1 Angaben zur Person – 230

13.2 Allgemeine Angaben zum Training – 230
13.2.1 Trainingsalter – 230
13.2.2 Gegenwärtige Trainingsperiode – 230
13.2.3 Summe aller Trainingseinheiten pro Woche – 231

13.3 Angaben zum Ausdauertraining – 231
13.3.1 Trainingsumfang des Vorjahres – 231
13.3.2 Training vor 10 Wochen und vorher – 231
13.3.3 Training der letzten 10 Wochen vor dem Test – 231
13.3.4 Struktur des Trainings – 232

13.4 Angaben zum Krafttraining – 232

13.5 Sportliches Ziel – 232

13.6 Momentane sportliche Leistung – 232

13.7 Kurzfristige Einflussfaktoren – 232

13.8 Persönlichkeit des Sportlers – 233

Literatur – 233

© Springer-Verlag GmbH Deutschland 2018
P. Haber, *Leitfaden zur medizinischen Trainingsberatung*,
https://doi.org/10.1007/978-3-662-54321-4_13

Auch im Bereich der Leistungsmedizin beginnt die Diagnostik mit der Anamnese. Eine Anamnese beinhaltet die Summe aller Einflussfaktoren, die durch Befragung erfassbar sind und die zum gegenwärtigen Zustand geführt haben, sowie alle subjektiven Eindrücke, mit denen ein Mensch seinen gegenwärtigen Zustand beschreibt. In der Inneren Medizin kann man bei einigen Krankheiten die richtige Diagnose allein mit der Anamnese mit einer Wahrscheinlichkeit von bis zu 90% stellen. In der Leistungsmedizin ist der Haupteinflussfaktor das Training, daher wird eine Trainingsanamnese erhoben, die für die Beurteilung des Leistungszustandes eine ähnlich große Bedeutung hat. Die ausführlichste und umfassendste Anamnese wird im Bereich des Leistungssports erhoben. Daher wird im Folgenden eine Solche exemplarisch ausgeführt. Die Grundlage einer derart detaillierten Trainingsanamnese ist allerdings eine Trainingsdokumentation, die das tatsächlich durchgeführte Training enthält (nicht das geplante) und die derart aufbereitet ist, dass die unten aufgeführten Kennzahlen und Informationen entnommen werden können.

13.1 Angaben zur Person

Neben dem Nationale kann allenfalls noch eine zu unterschreibende Einverständniserklärung mit dem Inhalt vorgesehen sein, dass trainingsrelevante Untersuchungsergebnisse dem Trainer und anderen namentlich genannten Personen oder Institutionen mitgeteilt werden dürfen (Entbindung von der ärztlichen Schweigepflicht!).

13.2 Allgemeine Angaben zum Training

13.2.1 Trainingsalter

Das Trainingsalter sind die Jahre, die seit Beginn eines systematischen Trainings vergangen sind; es ist also keineswegs identisch mit dem Lebensalter.

Funktionell, im Rahmen der Trainingsberatung, ist aber das Trainingsalter entscheidend: Die angemessene wöchentliche Trainingsbelastung (WNTB) richtet sich nach dem Trainingsalter, sofern der mehrjährige systematische Trainingsaufbau planmäßig absolviert wird: Ein 17-Jähriger, der seit sieben Jahren systematisch trainiert, kann bei planmäßiger Entwicklung bereits im Hochleistungsstadium sein. Ein 45-Jähriger, der seit einem Jahr trainiert, ist im Anfängerstadium und sollte nicht mehr trainieren, als in der zweiten Trainingsklasse vorgesehen ist, um seine weitere Entwicklung nicht zu gefährden. Ein bestimmter Trainingszustand kann bei unterschiedlichem Trainingsalter unterschiedlich gewertet werden. So ist für einen Ausdauersportler ein Trainingszustand (= Abweichung der persönlichen Leistungsfähigkeit vom Referenzwert in %: LF%Ref) von 150% bei einem Trainingsalter von drei Jahren angemessen, während der gleiche Trainingszustand bei einem Trainingsalter von sechs Jahren auf einen Stillstand in der Entwicklung schließen lässt.

13.2.2 Gegenwärtige Trainingsperiode

Hier wird gefragt, in welcher Periode des Makrozyklus, also Vorbereitungs-, Wettkampf- oder Übergangsperiode, gegenwärtig trainiert wird. Auch hier kann in Abhängigkeit von der Trainingsperiode ein- und dasselbe Testergebnis verschieden eingeschätzt werden. Um wieder das

Beispiel des Ausdauersportlers zu nehmen: Ein Trainingszustand von 150% kann am Beginn der Vorbereitungsperiode angemessen sein, das heißt dem Trainingsalter und dem sportlichen Ziel entsprechend, weil ja in der folgenden Vorbereitungsperiode eine Verbesserung geplant ist; am Ende der Vorbereitungsperiode weist der gleiche Trainingszustand darauf hin, dass das absolvierte Training nicht erfolgreich war und das sportliche Ziel zumindest gefährdet ist.

13.2.3 Summe aller Trainingseinheiten pro Woche

Dieser Punkt verschafft einen allgemeinen Überblick über das Gesamtausmaß der Beanspruchung.

13.3 Angaben zum Ausdauertraining

13.3.1 Trainingsumfang des Vorjahres

Der mehrjährige Trainingsaufbau eines Nachwuchssportlers sollte im Wesentlichen den Trainingsklassen des Standardplans folgen (▶ Tab. 9.3).

Die Trainingsklassen sind durch die von Klasse zu Klasse systematisch und angemessen ansteigende Jahres-Nettotrainingszeit (JNTZ), also den Trainingsumfang, definiert. Die Frage nach dem Trainingsumfang des Vorjahres dient dazu, den Sportler in eine der Trainingsklassen einordnen zu können. Dabei kann überprüft werden, ob der Trainingsumfang des Vorjahres dem Trainingsalter entspricht. So kann die weitere Entwicklung nachhaltig gefährdet werden, wenn z. B. bei einem Trainingsalter von drei Jahren der Umfang der 6. Trainingsklasse absolviert worden ist. In ähnlicher Weise kann auch beurteilt werden, ob die wöchentliche Netto-Trainingszeit (WNTZ) des laufenden Trainingsjahres gegenüber dem Vorjahr einer angemessenen Steigerung entspricht oder ob allenfalls eine oder gar mehrere Trainingsklassen übersprungen worden sind. (Das kann z. B. bei der Übersiedelung eines jugendlichen Nachwuchssportlers in ein Leistungszentrum passieren.)

13.3.2 Training vor 10 Wochen und vorher

Dieser Punkt dient der Kontrolle, ob die Entwicklung des Trainingsumfanges im laufenden Trainingsjahr systematisch und angemessen ist. Mögliche Fehler sind einerseits ein Verzicht auf die systematische Steigerung der Trainingsbelastung in der Vorbereitungsperiode, aber auch eine unangemessene Steigerung, z. B. bei einem neuen Trainer, oder bei Beginn der Schulferien.

13.3.3 Training der letzten 10 Wochen vor dem Test

Dies ist die entscheidende Einflussgröße für das Ergebnis des Leistungstests. Das Training, das vor diesem Zeitraum absolviert wurde, wird durch die letzten 10 Wochen modifiziert. Training, das seit weniger als 6 Wochen durchgeführt wird, hat seine volle Wirkung noch nicht entfaltet. Die wichtigste Maßzahl, die erfasst werden muss, ist die WNTZ in Stunden/Woche. Liegen nur km/Woche vor, dann müssen sie mit der sportarttypischen Durchschnittsgeschwindigkeit auf Stunden umgerechnet werden.

Der enge Zusammenhang zwischen der WNTZ und der LF%Ref ist allerdings nur dann gewährleistet, wenn die WNTZ systematisch und angemessen aufgebaut und tatsächlich nur das Nettotraining erfasst worden ist. Wie beschrieben, ist bei einem unangemessen hohem Trainingsumfang mit einem Übertraining und in der Folge zu niedriger LF%Ref zu rechnen.

13.3.4 Struktur des Trainings

Diese Frage hat die Aufgabe, die Zusammensetzung des Ausdauertrainings entsprechend den vier Ausdauerformen beurteilen zu können. Es geht also um den Anteil des extensiv- und des intensiv-aeroben Trainings, um die Zahl der Zyklen oder Minuten laktazid-anaeroben Trainings und die Zahl der Zyklen Schnelligkeitstrainings.

So kann ein zu hoher Anteil von intensiv-aerobem oder gar laktazid-anaerobem Ausdauertraining auch bei an sich angemessener WNTZ ein Übertraining erklären.

13.4 Angaben zum Krafttraining

Die Fragen betreffen den Umfang des Hypertrophietrainings in Sätzen/Muskelgruppe/Woche (S/MG/W) und allenfalls den Umfang des Kraftausdauertrainings ebenfalls in S/MG/W. Das Krafttraining unterliegt ebenso wie das Ausdauertraining den Grundregeln des Trainings. Die Fragen zum Krafttraining, die auch bei der Beratung von Ausdauersportlern zu stellen sind, sollen klarstellen, ob überhaupt ein Krafttraining durchgeführt wurde, und ob es ganzjährig, angemessen, systematisch gesteigert und periodisiert durchgeführt wurde.

13.5 Sportliches Ziel

Um ein Testergebnis individuell interpretieren zu können, muss das sportliche Ziel bekannt sein. Vom Niveau des sportlichen Ziels hängt ab, wie gut der Trainingszustand der motorischen Fähigkeiten sein muss, um als Grundlage der sportlichen Leistung das sportliche Ziel realistisch zu machen.

13.6 Momentane sportliche Leistung

Sie wird durch die Teilnahme an Wettkämpfen oder wettkampfähnliche Belastungen im Training bestimmt und hilft die Frage zu klären, ob der Gesamtaufwand des Trainings in einem vernünftigen Verhältnis zur sportlichen Leistung steht.

13.7 Kurzfristige Einflussfaktoren

Hierunter fallen solche Faktoren, durch die ein an sich stabiles Leistungsniveau kurzfristig, das heißt innerhalb weniger oder sogar eines Tages, negativ beeinflusst werden kann. Wurde z. B. am Tag vor dem leistungsmedizinischen Test sehr hart trainiert, kann die beim Test erbrachte Leistung bis zu 20% geringer sein als bei einem Vergleichstest im ausgeruhten Zustand (Schagerl 1983).

Bei Frauen ist die Zeit kurz vor oder während der Menstruation besonders ungünstig, da auch hier die Testwerte bis zu 20% unter den sonst erbrachten Werten liegen können. Ein weiterer wichtiger Faktor, der vor allem laktatabhängige Testergebnisse nachhaltig beeinflussen kann, ist der Kohlenhydratanteil der Ernährung. Ist durch eine Kombination von umfangreichem Training und nicht ausreichender Kohlenhydrataufnahme das Glykogendepot der Muskulatur am Tag des Tests weitgehend entleert, dann kann der maximale Laktatspiegel kurzfristig bis zu 30% verschlechtert sein, während die anaerobe Schwelle sogar falsch hohe Werte präsentieren kann. Aber auch kleine Infekte, die Witterung oder Schlafstörungen etc. sind von Interesse.

Können ungünstige Einflussfaktoren eruiert werden, kann es zweckmäßig sein, den Test zu verschieben, um enttäuschende Ergebnisse und darauf basierende Empfehlungen zu vermeiden. Auf jeden Fall sollte eine Beratung dahingehend erfolgen, dass künftig ein leistungsdiagnostischer Test nur bei guter Verfassung durchgeführt wird. Der Termin sollte bei Frauen allenfalls auch mit dem Menstruationskalender abgestimmt werden. Jedenfalls sollte am Tag vor einer leistungsmedizinischen Untersuchung nur regeneratives Training und kohlenhydratreiche Kost angesetzt werden.

13.8 Persönlichkeit des Sportlers

Insbesondere bei jugendlichen Sportlern kann es auch eine Aufgabe des Sportarztes sein, die Persönlichkeit und die psychoemotionelle Situation mit einigen diesbezüglichen Fragen zu beurteilen. Es kann durchaus vorkommen, dass der Sportarzt die wohlverstandenen physischen und psychischen gesundheitlichen Interessen des Sportlers gegen Trainer, Funktionäre oder auch Eltern nach bestem Vermögen in Schutz nehmen muss.

Zusammenfassend kann durch die Trainingsanamnese überprüft werden, ob das Training dem Muster eines angemessenen, systematischen und mehrjährigen Trainingsaufbaus entspricht.

Die komplexen Informationen, die in der Trainingsanamnese abgefragt werden, sind nur dann verfügbar, wenn eine geeignete Trainingsdokumentation geführt wird. Aus dieser ist der Ablauf des tatsächlich durchgeführten Trainings (nicht des geplanten) quantitativ ersichtlich. Durch die Auswertung der täglichen Aufzeichnungen entstehen dann ähnliche Tabellen, wie sie bei der Trainingsplanung vorgestellt worden sind. Am besten werden in einem Formular für die Trainingsdokumentation in zwei nebeneinanderliegenden Spalten die Zahlen der Dokumentation direkt den Planziffern der gleichen Woche gegenübergestellt. Auf diese Weise ist ein laufender Vergleich der Istwerte des Trainings mit den Sollwerten möglich (Trainingscontrolling). Fertige Dokumentationssoftwareprogramme oder auch auf den persönlichen Bedarf eingerichtete Excel-Tabellen erleichtern die Dokumentation und Auswertung.

Eine derartige Trainingsdokumentation ist eine wesentliche Grundlage einer zufriedenstellenden leistungsmedizinischen Trainingsberatung, da ein planmäßiges Training etwa ab der Trainingsklasse 4 ohne Dokumentation kaum mehr möglich ist. Fehlt eine genaue Dokumentation, dann ist auch die Sinnhaftigkeit aufwändiger leistungsdiagnostischer Tests in Frage gestellt.

Literatur

Schagerl G (1983) Praxisbezogene sportmedizinische Leistungsdiagnostik am Beispiel der Fahrradspiroergometrie Diplomarbeit, Universität Wien

Leistungsdiagnostische Untersuchung (Test)

14.1	Absolute Leistungsfähigkeit – 236
14.2	Relative Leistungsfähigkeit – 236
14.2.1	Körpermasse – 236
14.2.2	Körperoberfläche – 239
14.3	Der Bezug auf einen Referenzwert (Trainingszustand) – 239
14.4	Beurteilung des Trainingszustandes – 240
14.4.1	Relation zum Trainingsaufwand – 240
14.4.2	Relation zum angestrebten sportlichen Ziel – 240
14.4.3	Trainingscontrolling – 240
14.4.4	Trainingsmittelüberprüfung – 241
	Literatur – 241

14.1 Absolute Leistungsfähigkeit

Die Leistungsfähigkeit wird zunächst in absoluten Zahlen, z. B. in Metern, Sekunden, Watt (W), kg oder O_2-Aufnahme ($\dot{V}O_2$), ermittelt. Das ist das primäre Testergebnis und in vielen Fällen, vor allem in Wettkämpfen, die auch ein Test sind, ist die absolute Leistungsfähigkeit die entscheidende Größe. Allerdings ist sie positiv mit der Körpergröße bzw. mit der aktiven Körpermasse korreliert, d. h. größere Menschen können meist mehr an Gewicht heben und am Ergometer mehr Watt leisten. Außerdem wird die absolute Leistungsfähigkeit vom Geschlecht beeinflusst: Frauen sind bei gleicher Körpermasse durchschnittlich weniger leistungsfähig; und vom Alter: die Leistungsfähigkeit nimmt in gesetzmäßiger Weise ab dem 35. Lebensjahr rund 1% pro Jahr ab (der Altersgang). Es ist also, ohne Berücksichtigung der erwähnten Variablen, nicht so ohne Weiteres möglich, eine Leistungsfähigkeit von, sagen wir, 150 W als gut, normal oder schlecht zu beurteilen. Bei Kindern und Jugendlichen kann die Körpergröße in kurzer Zeit stark zunehmen und damit verbessern sich, sozusagen automatisch, auch die Leistungsfähigkeit und ebenfalls die Wettkampfleistungen. In so einem Fall kann der Leistungszuwachs nicht ohne Weiteres einem Trainingseffekt zugeordnet werden.

Die absolute Leistungsfähigkeit ist zwar häufig das, worauf es praktisch ankommt, z. B. wenn bei einer Tätigkeit ein Gewicht von 80 kg zu heben ist (z. B. bei der Feuerwehr oder als Sanitäter, der auch eine Bahre tragen muss); dann sind nur solche Personen geeignet, die mindestens 80 kg heben können, unabhängig von Geschlecht, Größe, Alter oder Trainingszustand (natürlich sind für solche Aufgaben Frauen, kleine und ältere Menschen benachteiligt und müssten die Benachteiligung allenfalls durch einen höheren Trainingszustand ausgleichen).

Die absolute Leistungsfähigkeit ist aber nicht gut geeignet, den Trainingszustand (als Abweichung vom Normalwert) zu beurteilen. Sie kann daher, zur Ausschaltung dieser anthropometrisch bedingten Unterschiede, auf mehrfache Weise „relativiert" werden.

14.2 Relative Leistungsfähigkeit

Zur Ausschaltung jener Unterschiede in der absoluten Leistungsfähigkeit, die auf unterschiedlichen Körpermaßen beruhen, wird das Ergebnis auf ein Körpermaß bezogen (mathematisch: durch das Körpermaß dividiert). Es ist allerdings möglich, dass sich ein Testergebnis schlecht für diese Art von Relativierung eignet (z. B. wenn das Testergebnis eine Zeit ist). Zwei Körpermaße finden dafür vor allem Verwendung:

14.2.1 Körpermasse

Das Testergebnis wird pro Kilogramm Körpermasse (x/kg) angegeben und mit dem Adjektiv „relativ" versehen, z. B. **relative Leistung**: W/kg oder relative, maximale O_2-Aufnahme: $\dot{V}O_{2max}$/kg; bei einem Krafttest kann die relative Leistung auch in N/kg oder kp/kg angegeben werden. Der Vorteil ist evident: Der Einfluss der Körpermasse auf die absolute Leistungsfähigkeit wird ausgeschaltet. Die $\dot{V}O_{2max}$ wird daher häufig nur auf diese relative Weise angegeben. Allerdings gibt es auch zwei nicht unerheblich Nachteile:

- **Adipositas**

Normalerweise steht die Körpermasse in enger Abhängigkeit zu der Körpergröße. Dies gilt allerdings nur bei normalem Körperfettanteil, der bei Frauen 20 bis 30% und bei Männern 10 bis 20% der Körpermasse ausmacht. Ein höherer Körperfettanteil wird als Adipositas bezeichnet

14.2 · Relative Leistungsfähigkeit

und lockert die Beziehung zwischen Körpergröße und Körpermasse auf. Adipositas bedeutet daher nicht unbedingt eine in Relation zur Körpergröße zu geringe aktive Körpermasse. Diese könnte normal sein, wegen des zu hohen Fettanteils ist aber die gesamte Körpermasse zu hoch. Relative Leistungswerte würden bei Adipositas daher auch dann zu gering ausfallen, wenn die Leistungsfähigkeit in Bezug auf die aktive Körpermasse normal wäre. Durch die Relativwerte wird die Leistungsfähigkeit von adipösen Menschen daher unterschätzt. Um diesen Fehler möglichst gering zu halten, kann man bei der Berechnung des Relativwertes bei stark adipösen Menschen statt der tatsächlichen Körpermasse, zumindest zusätzlich, auch das Sollgewicht nach Broca verwenden (Sollmasse [kg] = Körpergröße [cm] − 100), das eher der aktiven Körpermasse entspricht.

■ Unterschiedliche Körpermasse

Wie unter ▶ Abschn. 14.1 erwähnt, zeigt die absolute Leistungsfähigkeit eine starke positive Korrelation zur Körpermasse (KM), d. h., dass die Leistungsfähigkeit mit der Körpermasse zunimmt.

Diese enge Abhängigkeit der $\dot{V}O_{2max}$ von der Körpermasse gilt übrigens für alle Säugetiere, also vom kleinsten Säugetier, der 2 g schweren etruskischen Spitzmaus, bis zum Elefanten, und kann mit folgender Formel beschrieben werden:

$$\dot{V}O_{2max} \text{ (ml)} = 106{,}8 \times KM^{0{,}864} \qquad \text{Gl. 14.1}$$

Diese Formel besagt, dass die $\dot{V}O_{2max}$ umso größer wird, je größer die Körpermasse wird. Allerdings ist die Zunahme der $\dot{V}O_{2max}$ geringer als die der Körpermasse. Bei der relativen $\dot{V}O_{2max}$ gibt es daher eine negative Korrelation zur Körpermasse, die besonders klar zur Darstellung kommt, wenn man sie über die ganze Bandbreite der Klasse der Säugetiere betrachtet. Die entsprechende Formel lautet (Taylor, Maloiy et al. 1981):

$$\text{Relative } \dot{V}O_{2max} \text{ (ml/sec/kg)} = 1{,}94 \times KM^{-0{,}25} \qquad \text{Gl. 14.2}$$

Diese Formel besagt, dass die relative $\dot{V}O_{2max}$ umso kleiner wird, je größer die Körpermasse wird. Mit ihr errechnen sich die in ◘ Tab. 14.1 dargestellten relativen $\dot{V}O_{2max}$-Werte (dort in ml/min/kg).

Diese negative Korrelation des Relativwertes $\dot{V}O_{2max}$/kg zur Körpermasse gilt auch für den Menschen (Israel und Brenke 1966). Sie wurde auch sehr klar durch eine Untersuchung demonstriert, in der die $\dot{V}O_{2max}$/kg von Endlaufteilnehmern in Ausdauerdisziplinen bei olympischen Spielen und Weltmeisterschaften erhoben wurde. Es handelte sich also um Sportler, die die höchsten durch Training erreichbaren Ausdauerwerte aufweisen, die ja gut 100% über den

◘ Tab. 14.1 $\dot{V}O_{2max}$ (ml/min/kg) für verschieden schwere Säugetiere und Männer		
Spezies	Körpermasse (kg)	$\dot{V}O_{2max}$ (ml/kg)
Spitzmaus	0,002	550 (!)
Mann	60	41,5
Mann	100	33,5
Stier	500	26

Normalwerten liegen. Diese, durch Training äußerstenfalls erreichbare $\dot{V}O_{2max}$/kg kann nach folgender Formel geschätzt werden, wobei auch hier die negative Korrelation zur Körpermasse auffällt (Szögy und Lacarescu 1977):

$$\text{Relative } \dot{V}O_{2max} \text{ (ml/kg)} = 107 - 0{,}4 \times \text{KM (kg)} \qquad \text{Gl. 14.3}$$

Das bedeutet, dass große, schwere Menschen bei gleichem Training zwar größere absolute Werte für die $\dot{V}O_{2max}$ erreichen, aber kleinere Werte für die $\dot{V}O_{2max}$/kg. Für die Belange der Leistungsdiagnostik heißt das, dass ein und derselbe Relativwert der $\dot{V}O_{2max}$, von, sagen wir, 60 ml/kg, bei einem großen und schweren Menschen nicht die gleiche Bedeutung hat wie bei einem kleinen und leichten: Für den großen Menschen zeigen 60 ml/kg einen wesentlich besseren Trainingszustand an als für einen kleinen. Für die Kraft gilt dies übrigens ganz analog. Diese reziproke Abhängigkeit der relativen $\dot{V}O_{2max}$ von der Körpermasse wird auch im Lehrbuch von Astrand und Rohdal besprochen, dem absoluten Klassiker unter den Lehrbüchern der Leistungsphysiologie (Astrand, Rodahl et al. 2003).

Dort wird empfohlen, bei der Berechnung von $\dot{V}O_{2max}$/kg die KM mit einem Exponenten (0,6) zu versehen (ähnlich wie bei (Taylor, Maloiy et al. 1981) für die Berechnung bei Säugetieren). Ein fast identischer Exponent von 0,58 wurde bei Ruderern ermittelt, deren Körpermasse zwischen < 70 kg (Leichtgewicht) und 100 kg variieren kann (Bourdin, Messonnier et al. 2004). ◻ Tab. 14.2 zeigt die $\dot{V}O_{2max}$, die $\dot{V}O_{2max}$/kg nach Szögyi bei unterschiedlicher Körpermasse, aber gleichem Trainingszustand; dies kommt tatsächlich durch gleiche Werte für $\dot{V}O_{2max}/kg^{0{,}58}$ zum Ausdruck.

Szögyis Formel ergibt für einen 60 kg schweren, hochausdauertrainierten Mann eine $\dot{V}O_{2max}$/kg von 83 ml, das ist genau 100% mehr als der in ◻ Tab. 14.1 angeführte Normalwert. Auch für einen 100 kg schweren Mann ergibt die Formel mit 67 ml etwa doppelt so viel, wie in der ◻ Tab. 14.1 als Normalwert errechnet worden ist. Und das entspricht genau dem in Sektion I erläuterten Umstand, dass die $\dot{V}O_{2max}$ durch Training bis zu 100% verbessert werden kann, aber nicht mehr.

Abgesehen von der negativen Korrelation zur Körpermasse wird vom Relativwert auch der Einfluss des Alters auf die Leistungsfähigkeit nicht erfasst.

◻ **Tab. 14.2** $\dot{V}O_{2max}$ und $\dot{V}O_{2max}$/kg. Letztere berechnet nach der Formel von Szögyi und $\dot{V}O_{2max}/kg^{0{,}58}$ bei jeweils hochausdauertrainierten Männern unterschiedlichen Gewichts.

KM (kg)	$\dot{V}O_{2max}$	$\dot{V}O_{2max}$/kg: 100% Szögyi	$\dot{V}O_{2max}/kg^{0{,}58}$
60	5000	83,0	465,2
70	5530	79,0	470,5
80	6000	75,0	472,5
90	6390	71,0	469,9
100	6700	67,0	463,5

Die $\dot{V}O_{2max}$ nimmt, bei vergleichbarem Ausdauertraining, mit der Körpermasse zu, die relative $\dot{V}O_{2max}$ nimmt mit der Körpermasse ab, aber die relative $\dot{V}O_{2max}$ mit der mit dem Exponenten 0,58 korrigierten Körpermasse ist für alle gleich.

14.2.2 Körperoberfläche

Die Körperoberfläche (KO) wird, nach DuBois (DuBois und DuBois 1916), mit folgender Formel berechnet:

$$KO\ (m^2) = 0{,}007184 \times KM^{0{,}425} \times H^{0{,}725} \qquad \text{Gl. 14.4}$$

KM = Körpermasse in kg, H = Körpergröße in cm

Durch den größeren Exponenten bei der Körpergröße und ihre Angabe in cm bestimmt sie die Körperoberfläche in erheblich größerem Ausmaß als die Masse. Da sich die Größe, im Gegensatz zur Masse, bei Adipositas nicht ändert, werden Relativwerte, die auf die Körperoberfläche bezogen sind (= Absolutwert/m²), durch Zu- oder Abnahme von einigen kg nicht wesentlich verändert. Ansonsten sind die Probleme die gleichen wie beim Bezug auf die Körpermasse.

Erstaunlicherweise sind also auch die Relativwerte für die individuelle Leistungsbeurteilung nicht sehr gut geeignet, weil sie ebenso wie die Absolutwerte eine Abhängigkeit von den Körpermaßen aufweisen, allerdings eine umgekehrt proportionale. Während die Absolutwerte mit den Körpermaßen zunehmen (positiv korrelieren), zeigen die Relativwerte eine negative Korrelation (sie werden umso kleiner, je größer die Körpermaße werden).

14.3 Der Bezug auf einen Referenzwert (Trainingszustand)

Eine Lösung dieses Problems mit den absoluten und relativen Messwerten ist der Bezug des Absolutwertes der Leistung auf einen **Referenzwert** oder Normalwert oder Sollwert. Derartige Referenzwerte müssen empirisch ermittelt werden, indem eine große Anzahl von Personen, deren Alter über die gesamte gewünschte Spannweite streut und die auch nach Größe und Körpermasse breit gestreut sind, einschlägig getestet werden. Durch statistische Bearbeitung können dann Regressionsgleichungen ermittelt werden. Mit Hilfe derartiger Regressionsgleichungen, in die Alter, Größe und Körpermasse als Variable eingesetzt werden, können Mittelwerte bzw. Normalwerte für die Leistungsfähigkeit geschätzt werden. Werden dann noch getrennte Gleichungen für Männer und Frauen ermittelt, so sind alle anthropometrischen Variablen, welche die Leistungsfähigkeit beeinflussen können, berücksichtigt. Derartige Gleichungen können als Referenzwerttabellen dargestellt oder direkt in Computerprogrammen verwendet werden.

Die tatsächliche gemessene Leistung, der Istwert, wird dann in Prozent dieses Referenzwertes ausgedrückt (= LF%Ref), wobei folgende Formel verwendet werden kann:

$$\text{Leistungsfähigkeit in \% des Referenzwertes (LF\%Ref)}$$
$$= \text{Istwert}/\text{Referenzwert} \times 100 \qquad \text{Gl. 14.5}$$

Eine Leistungsfähigkeit von 100% ist daher immer, in jedem Alter und mit jeder Statur, normal.

Ein im Sport gebräuchlicher Terminus für LF%Ref ist **Trainingszustand**, der folgendermaßen definiert werden kann:

Definition des Trainingszustandes

Trainingszustand ist die Abweichung der individuellen Leistungsfähigkeit vom Referenzwert.

Die Abweichung, also der Trainingszustand, wird ebenfalls in Prozent angegeben. Ein Trainingszustand von 120% hat dabei immer die gleiche Bedeutung, nämlich 20% über dem Normalwert einer Population gleichen Alters, Geschlechts, gleicher Größe und Masse. Dies entspricht der LF%Ref. Natürlich ist auch ein negativer Trainingszustand möglich, wenn die LF%Ref z. B. nur 80% beträgt. Wichtig ist die folgende Feststellung:

> Der Trainingszustand kann mit einer Zahl, also quantitativ angegeben werden.

Leistungstests, für die keine Referenzwerte zur Verfügung stehen, sind für die leistungsmedizinische Beurteilung des Trainingszustandes daher schlecht geeignet.

14.4 Beurteilung des Trainingszustandes

Der so zahlenmäßig ermittelte Trainingszustand, also die LF%Ref, kann in mehrfacher Hinsicht beurteilt werden:

14.4.1 Relation zum Trainingsaufwand

Der Trainingszustand wird in Beziehung zum Training (zur wöchentlichen Netto-Trainingsbelastung: WNTB) gesetzt, das den aktuellen Trainingszustand herbeigeführt hat. Grundlage für das Ausdauertraining ist die Dosis-Wirkungs-Beziehung, wie sie in ▶ Abb. 9.1. dargestellt ist. Dies ermöglicht Aussagen zur Wirksamkeit und Effektivität des Trainings, indem der aktuelle Trainingszustand mit dem trainingsabhängigen Erwartungswert verglichen wird.

14.4.2 Relation zum angestrebten sportlichen Ziel

In vielen Fällen ist es durchaus möglich, für die Ausdauer und/oder die Kraft jenen Trainingszustand zu definieren, der eine allgemeine Voraussetzung für eine erfolgreiche Teilnahme an internationalen Großveranstaltungen oder auch die allgemeine Voraussetzung für die konditionell problemlose Teilnahme an einer schwierigen Trekkingtour ist. Es kann also überprüft werden, ob der individuelle Trainingszustand diesen Voraussetzungen entspricht.

14.4.3 Trainingscontrolling

Controlling ist ein Begriff aus der Betriebswirtschaftslehre bzw. dem Projektmanagement. Es besteht zunächst darin, dass der Controller von den Akteuren, das sind beim Training der Trainer und der Sportler, die Angabe von Zielen und Zwischenzielen für ein Trainingsjahr oder auch für mehrere Trainingsjahre, z. B. den Zeitraum einer Olympiade (4 Jahre), einfordert, ferner auch die Angabe der Mittel, also des Trainings, mit denen diese Ziele erreicht werden sollen. Controlling setzt also einen detaillierten und langfristigen Trainingsplan voraus.

Sofern diese Ziele motorische Fähigkeiten betreffen, können sie mit leistungsmedizinischer Diagnostik, die keineswegs immer sehr aufwändig sein muss, regelmäßig überprüft werden. Der Vergleich der tatsächlichen Istwerte mit den im Trainingsplan vorgesehenen Sollwerten ermöglicht dann die Beurteilung, ob der Trainingsprozess planmäßig verläuft oder ob es Abweichungen von der geplanten Entwicklung gibt, die eine Korrektur des Plans erforderlich machen. Bei kontinuierlichem Controlling können Abweichungen frühzeitig erkannt werden, so dass es meistens noch möglich ist, gravierende Defizite, welche die Erreichung des Zieles gefährden, zu vermeiden.

Trainingscontrolling setzt nicht nur einen systematischen Trainingsplan voraus, sondern auch die Bereitschaft des Trainers und Sportlers, notwendige Korrekturen auch wirklich durchzuführen, z. B. mehr oder weniger Umfang oder auch ein anderes Training, z. B. Krafttraining zusätzlich zum Ausdauertraining. Diese Korrekturen, nämlich die Auswahl der zur Erreichung des angestrebten Zieles geeigneten Mittel, sind die **Trainingssteuerung**. In der Praxis wird die Korrektur des Trainingstempos an Hand von Laktatspiegeln oder einer Herzfrequenz meist als Steuerung bezeichnet. Tatsächlich handelt es sich dabei, wenn man den regeltechnisch korrekten Begriff verwenden will, um eine **Regelung** des Tempos.

14.4.4 Trainingsmittelüberprüfung

Außer zur Leistungsdiagnostik können medizinische Messungen physiologischer Parameter auch eingesetzt werden, um zu überprüfen, ob eine Trainingsmethode korrekt durchgeführt wird, wie z. B. die Herzfrequenz zur Kontrolle des extensiv-aeroben Ausdauertrainings oder das Laktat zur Kontrolle des intensiv-aeroben Ausdauertrainings oder des laktazid-anaeroben Ausdauertrainings.

Literatur

Astrand PO, Rodahl K et al. (2003) Textbook of work physiology, Human Kinetics
Bourdin M, Messonnier L et al. (2004) Peak Power Output Predicts Rowing Ergometer Performance in Elite Male Rowers. Int J Sports Med 25: 368–373
DuBois D, DuBois EF (1916) A formula to estimate the approximate surface area if height and weight be known. Arch Int Med 17: 863–871
Israel S, Brenke H (1966) Die Beziehung zwischen Körpergewicht und absoluter sowie relativer körpergewichtsbezogener Leistung auf dem Fahrradergometer. Medizin und Sport 6: 190
Szögy A, Lacarescu D (1977) Zur Beurteilung der maximalen O_2-Aufnahme bei Hochleistungssportlern unter besonderer Berücksichtigung des Körpergewichts. Sportarzt und Sportmedizin 28: 163–165
Taylor CR, Maloiy GMO et al. (1981) Design of the mammalian respiratory system. III. Scaling maximum aerobic capacity to body mass: wild and domestic mammals. Respir. Physiol. 44: 25–37

Qualitätskriterien eines Tests

15.1 Gültigkeit, Validität – 244

15.2 Zuverlässigkeit, Reliabilität – 244

15.3 Objektivität – 244

15.4 Standardisierung – 244

© Springer-Verlag GmbH Deutschland 2018
P. Haber, *Leitfaden zur medizinischen Trainingsberatung*,
https://doi.org/10.1007/978-3-662-54321-4_15

Ein Test muss mehreren Qualitätskriterien genügen, damit seine Ergebnisse mit ausreichender Zuverlässigkeit und Genauigkeit die gewünschten Informationen geben, die ja, wie erwähnt, die Grundlagen für gezielte Eingriffe in den Trainingsprozess sein können.

15.1 Gültigkeit, Validität

Die Validität gibt an, ob ein Test tatsächlich jene Eigenschaften oder Fähigkeiten erfasst, zu deren Beurteilung er durchgeführt wird. So ist z. B. ein Ergometertest gültig für die Erfassung der Ausdauer, aber nicht für die Erfassung der Maximalkraft.

15.2 Zuverlässigkeit, Reliabilität

Die Reliabilität gibt an, mit welcher Genauigkeit das zu testende Merkmal erfasst wird, und bedeutet, dass mehrfach unter gleichen Bedingungen durchgeführte Tests ähnliche Ergebnisse zeitigen. Ein Maß für die Zuverlässigkeit von Tests ist der Variationskoeffizient, der in Prozent angegeben wird. Er ist eine statistische Größe, für deren Ermittlung der Test mehrfach durchgeführt werden muss, so dass der arithmetische Mittelwert (x) und die Standardabweichung (s) aus allen Testergebnissen gebildet werden kann. Der Variationskoeffizient (V) ist:

$$V = 100 \times s/x\%$$

Gl. 15.1

Für einen zuverlässigen Test sollte der Variationskoeffizient unter 10% liegen. (Die Ergometrie hat einen Variationskoeffizienten von 5–6%). Ein anderes, häufig verwendetes Verfahren ist die Test-Retest-Methode. Dabei wird der Test nicht bei einer Person mehrmals durchgeführt, sondern bei mehreren Personen je zweimal und die mittlere Differenz zwischen erstem und zweiten Test geprüft.

15.3 Objektivität

Die Objektivität gibt an, wie sehr ein Testergebnis unabhängig von der Person des Untersuchers, des Auswerters und der interpretierenden Person ist.

15.4 Standardisierung

Zur Verwirklichung dieser Qualitätsmerkmale muss ein Test möglichst streng standardisiert sein. Das heißt, dass der Test so konzipiert werden muss, dass er unter immer gleichen Bedingungen durchgeführt werden kann. Im Idealfall ist die einzige Größe, die sich verändert, jene, die durch den Test erfasst wird. Beeinflussen mehrere Variablen gleichzeitig das Testergebnis, so ist schwer anzugeben, in welchem Maße die einzelnen Variablen zum Ergebnis beitragen. So wird z. B. durch Ausdauertraining bei einer gleichen Testbelastung die Herzfrequenz niedriger. Durch eine deutlich höhere Umgebungstemperatur wird die Herzfrequenz aber angehoben. Wenn also der Test zur Kontrolle des Ausdauertrainings bei einer deutlich höheren Temperatur stattfindet als der Ausgangstest, kann der Effekt des Trainings auf die Herzfrequenz durch den Effekt der höheren Außentemperatur abgeschwächt oder sogar aufgehoben werden. Daraus ergibt sich z. B. die Forderung, dass ein Test zur Erfassung der Ausdauer immer bei gleicher Umgebungstemperatur durchgeführt werden soll.

Die sportliche Leistung kommt auf sehr komplexe Weise als Synthese verschiedener Fähigkeiten zu Stande. Nicht nur die motorischen Grundfähigkeiten Kraft und Ausdauer mit ihren Unterformen bestimmen das Niveau der sportlichen Leistung, sondern natürlich auch die sportliche Technik, die psychischen Eigenschaften und viele andere. Vor allem Ausdauer und Kraft hängen aber ganz wesentlich von der Funktionsfähigkeit von Organsystemen ab, und daher stehen diese motorischen Fähigkeiten im Vordergrund des diagnostischen Interesses der Leistungsmedizin.

Die Fragestellung der medizinischen Leistungsdiagnostik ist analytisch. Das heißt, dass nicht in erster Linie die sportliche Leistung, als komplexe Summe bzw. Synthese aller motorischen und psychischen Eigenschaften, erfasst werden soll. Dies ist am besten, und auch am einfachsten, durch einen Wettkampf oder durch einen wettkampfähnlichen Versuch im Training möglich. Die leistungsmedizinische Diagnostik erfasst die Leistungsfähigkeit einzelner motorischer Fähigkeiten bzw. prüft die Funktionsfähigkeit der zu Grunde liegenden Organsysteme und vergleicht sie mit Referenzwerten. Auf diese Weise wird klar, auf welchen Grundlagen eine sportliche Leistung aufbaut und zu welchem Anteil die einzelnen motorischen Fähigkeiten zur sportlichen Leistung beitragen. Daher können dann auch sehr gezielte Hinweise zum Training der einzelnen motorischen Fähigkeiten gegeben werden.

Für die differenzierte leistungsmedizinische Diagnostik sind folglich eher Tests anzuwenden, deren Ergebnis möglichst nur durch eine einzige motorische Fähigkeit beeinflusst wird. Zur Erfassung des Funktionsniveaus der motorischen Grundfähigkeiten Kraft und Ausdauer als allgemeine Grundlagen der sportlichen Leistung sind daher solche Tests besser geeignet, die jeweils nur für eine motorische Grundfähigkeit valide sind und von anderen nicht beeinflusst werden. Bei der Wettkampfdisziplin wirken immer alle beteiligten motorischen Fähigkeiten zusammen, also sowohl die Ausdauer als auch die Kraft als auch die Technik. Daher sind sportartspezifische Testverfahren für eine analytische Leistungsdiagnostik einzelner motorischer Grundfähigkeiten dann nicht optimal, wenn es sich um Sportler handelt, die in mehrjährigem Aufbau mit starken trainingsbedingten und womöglich auch wachstumsbedingten Veränderungen der motorischen Grundfähigkeiten begriffen sind. Im wirklichen Hochleistungssport, wenn die motorischen Grundfähigkeiten schon auf hohem Niveau stabil sind, sind allerdings für besondere Fragestellungen sportartspezifische Tests von Vorteil.

Das folgende Beispiel soll die Notwendigkeit für eine derartige analytische Vorgangsweise erläutern: Einem jugendlichen Schwimmer gelingt innerhalb eines Jahres eine wesentliche Verbesserung seiner Wettkampfleistung. Diese Verbesserung kann fünf verschiedene Ursachen haben:

1. Ein Lern- und Übungseffekt: Durch die Verbesserung der sportlichen Technik wird auch die Wettkampfleistung besser. Dieser Leistungszuwachs beruht nicht auf Trainings-, sondern auf Lerneffekten, was am Gleichbleiben der LF%Ref erkannt werden kann.
2. Der Wachstumseffekt auf die Ausdauerleistungsfähigkeit: Bei gleichbleibendem Ausdauertrainingszustand verbessert sich die Ausdauerleistung alleine durch das Körperwachstum. Dieser Leistungszuwachs beruht nicht auf einem Trainingseffekt, was am Gleichbleiben der LF%Ref erkannt werden kann.
3. Der Wachstumseffekt auf die Kraft: Bei gleichbleibendem Krafttrainingszustand verbessert sich die Kraftleistung durch die Zunahme der Körpermasse als Folge des Längenwachstums. Dieser Zuwachs beruht ebenfalls nicht auf einem Trainingseffekt.

4. Ein Trainingseffekt auf die Ausdauer: Zusätzlich zum Wachstumseffekt kommt es zu einer Verbesserung des Ausdauertrainingszustandes, was an der Zunahme der LF%Ref bzw. der relativen W_{max} oder $\dot{V}O_{2max}$ erkannt werden kann.
5. Ein Trainingseffekt auf die Kraft: Zusätzlich zum Wachstumseffekt kommt es zu einer Verbesserung des Krafttrainingszustandes, kenntlich durch eine Zunahme der relativen Kraftleistungen.

Ein sportartspezifischer Schwimmtest stellt im Wesentlichen nur das Faktum der Veränderung der sportlichen Leistungsfähigkeit fest und ermöglicht nicht die differenzierte Aufschlüsselung und quantitative Beurteilung dieser fünf Haupteffekte.

Einige Leistungsdiagnostische Tests

16.1 Ruhepuls und Körpermasse – 248

16.2 Sportartspezifisches Testsystem – 248

16.3 Standardisiertes Testtraining – 249

16.4 Feldtest – 249
16.4.1 Annahme 1 – 250
16.4.2 Annahme 2 – 250

16.5 Maximalkrafttest – 252
16.5.1 Sportarten für die Beine – 253
16.5.2 Sportarten für die Arme – 254
16.5.3 Krafttest in Prävention und Rehabilitation – 255

16.6 Kraftausdauertest – 255

Literatur – 257

© Springer-Verlag GmbH Deutschland 2018
P. Haber, *Leitfaden zur medizinischen Trainingsberatung*,
https://doi.org/10.1007/978-3-662-54321-4_16

16.1 Ruhepuls und Körpermasse

Ruhepuls und Körpermasse sollen regelmäßig (täglich) unter vergleichbaren Bedingungen registriert und in einem Tagebuch protokolliert werden. Die Messung des Ruhepulses soll immer zur selben Tageszeit, vor dem Training, vor einer großen Mahlzeit und nach fünf Minuten Liegen erfolgen.

> Ein Anstieg des Ruhepulses um mehr als 5/min zeigt bereits eine Störung an.

Die Körpermasse soll immer morgens, vor dem Frühstück, nach dem Gang auf die Toilette, ohne Kleider bestimmt werden. Kurzfristige Änderungen der Körpermasse innerhalb eines Tages sind in der Regel durch den Wasserhaushalt bedingt, während längerfristige Gewichtsänderungen eher eine tatsächliche Zu- oder Abnahme der Körpermasse anzeigen. Es gibt keine Entschuldigung für das Nichtregistrieren dieser beiden einfachen, aber im Bedarfsfall informativen Parameter.

16.2 Sportartspezifisches Testsystem

Das ist eine Batterie von standardisierten Teststrecken in der jeweiligen Sportart, die in der Regel an der Trainingsstätte absolviert und als Bestleistungsversuch mit Zeitnehmung durchgeführt werden. Es sind, der Definition entsprechend, eigentlich sportmotorische Tests. Allerdings sollte, wegen des hohen Informationsgehaltes und der Einfachheit der Durchführung, auch von leistungsmedizinischer Seite auf die regelmäßige Durchführung gedrungen werden. Wünschenswert wären Testsysteme, die für jeweils dieselbe Sportart einheitlich angewandt würden.

Beispielhaft ist in 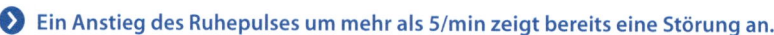 Tab. 16.1 ein sportartspezifisches Testsystem für alle vier Ausdauerarten angeführt, wie es für Ausdauersportarten über verschiedene Distanzen angewandt werden könnte. Es besteht aus fünf verschiedenen Strecken, die als Zeitversuch ausgeführt werden. Entweder als Wettkampf oder als Training unter Wettkampfbedingungen: Alle 4–6 Wochen wird immer wieder eine passende Auswahl der genannten Distanzen in der entsprechenden Sportart absolviert. Die registrierten Testleistungen werden chronologisch aufgezeichnet und am besten graphisch dargestellt. Sie ergeben dann über das Trainingsjahr eine detaillierte und sehr anschauliche Übersicht über die sportartspezifische Entwicklung der einzelnen Ausdauerformen und der Schnelligkeit. Durch die regelmäßige Durchführung, die ja keinerlei apparativen Aufwandes bedarf, ist eine frühzeitige Entdeckung einer Fehlentwicklung möglich. Diese Testbatterie für

Tab. 16.1 Sportartspezifisches Testsystem mit Maximalbelastungen (Zeitversuche) über verschiedene Distanzen (m) für verschiedene Ausdauerformen für die Sportarten Schwimmen und Laufen

Ausdauerform	Belastungsdauer	Schwimmen (m)	Laufen (m)
Alaktazid-anaerob	5–7 sec	15	60
Laktazid-anaerob	40–60 sec	100	400
Intensiv-aerob	4–6 min	400	1500
Intensiv-aerob	8–10 min	800	3000
Extensiv-aerob	35–45 min	2500	10000

Ausdauer kann z. B. für Sportspiele mit sportmotorischen Tests für Kraftfähigkeiten, wie Standhochsprung, Standweitsprung, 5- oder 10-m-Sprint u. a. ergänzt werden.

Aus einem 10.000- oder 5000-m-Lauf auf Zeit lässt sich außerdem mit guter Näherung mit folgenden Formeln eine Marathonzeit abschätzen (Steffens und Grünning 2004; Hawley 2000):

$$\text{Marathonzeit [min]} = 10.000\text{m} - \text{Zeit} \times 4{,}667 \qquad \text{Gl. 16.1}$$

$$\text{Marathonzeit [min]} = 5000\text{m} - \text{Zeit} \times 9{,}798 \qquad \text{Gl. 16.2}$$

Eine Sonderform eines derartigen sportartspezifischen Ausdauertests ist der **Cooper-Test** (Cooper 1968). Gemessen wird die Laufstrecke, die in 12 Minuten zurückgelegt werden kann.

16.3 Standardisiertes Testtraining

Dies bedeutet die Anwendung von Zeit- und Pulsmessung während standardisierter Trainingsbelastungen.

Ein Beispiel: Jede Woche wird die gleiche Strecke, z. B. 400 m Schwimmen oder 1500 m Laufen, mit immer dem gleichen submaximalen Belastungspuls von 140/min zurückgelegt. Der Puls wird mit einer Pulsuhr kontrolliert. Dabei ist die Zeit die Testvariable, die hervorragend sowohl mit der maximalen O_2-Aufnahme ($\dot{V}O_{2max}$) als auch mit der sportartspezifischen Ausdauerleistung korreliert und ebenfalls chronologisch dokumentiert werden soll (Leibetseder, Ekmekcioglu et al. 2002) (siehe auch ▶ Abb. 11.8.).

16.4 Feldtest

Der Name leitet sich davon ab, dass dieser Test „im Feld", also an der Trainingsstätte und mittels der entsprechenden Sportart, durchgeführt wird. Die einfachste Form eines Feldtests ist ein wettkampfähnlicher Zeitversuch. Auch das bereits besprochene sportartspezifische Testsystem ist eigentlich eine Form des Feldtests. Im engeren Sinn bezieht sich der Feldtest auf eine Testanordnung, bei der einzelne Teilstrecken von 4–6 Minuten Dauer wiederholt zurückgelegt werden. Bei jeder Wiederholung wird die Geschwindigkeit erhöht, bis nach 4–5 Wiederholungen die Höchstgeschwindigkeit erreicht ist. Auf jeder Stufe werden die Herzfrequenz und der Blutlaktatspiegel gemessen. Daraus wird eine **Laktat-Leistungskurve** abgeleitet, wobei auf der Abszisse die Leistung, in Minuten oder m/sek, und auf der Ordinate die Laktatkonzentration, in mmol/l, und die Herzfrequenz aufgetragen wird. Aus dieser Laktat-Leistungskurve können dann verschiedene Schwellen abgeleitet werden, z. B. die 4-mmol-Schwelle oder verschiedene individuelle Schwellen, bzw. wird zu jedem beliebigen Laktatspiegel eine dazugehörige Herzfrequenz bestimmt. Diese Aufgabe kann auch von einem Computerprogramm übernommen werden. Für Spielsportarten werden Testparcours aufgebaut, die verschiedene, für das Spiel typische Bewegungselemente enthalten, wobei der Parcours nach dem gleichen Prinzip der ansteigenden Belastung mehrere Male absolviert wird. Derartige Feldtests werden sehr häufig durchgeführt und bieten die Möglichkeit, Fortschritte in der Entwicklung der Ausdauerleistung bzw. deren Ausbleiben festzustellen, indem die aktuelle Laktat-Leistungskurve bzw. die Leistung an den verschiedenen Schwellen mit den Ergebnissen von früheren Tests verglichen wird. Nachteilig ist dabei, dass in der Regel gute Referenzwerte fehlen, so dass die Möglichkeiten der Beurteilung des Trainingszustandes eingeschränkt sind. Deshalb sind nur semiquantitative Angaben möglich, wie z. B. „besser" oder „schlechter", und keine exakten Angaben, z. B. in Prozent des Referenzwertes. Dies trifft insbesondere dann zu, wenn bei einem derartigen Test auf die Ausbelastung verzichtet wird.

Eine Domäne von Feldtests ist die Angabe einer Reihe von Herzfrequenzen, die definierten Blutlaktatkonzentrationen entsprechen sollen. Diese Herzfrequenzen werden an Hand der individuellen Laktat-Leistungskurve ermittelt, was ebenfalls durch diverse Computerprogramme automatisiert erledigt werden kann. In der Regel wird davon ausgegangen, dass die Ausdauertrainingswirkung bestimmten Laktatkonzentrationen zugeordnet werden kann.

Die Empfehlung einer Trainingsherzfrequenz geht davon aus, dass bei Einhaltung dieser Frequenz während des Ausdauertrainings, kontrolliert durch eine Pulsuhr, auch die entsprechende Laktatkonzentration konstant gehalten wird. Leider geht diese Vorgangsweise von zwei unzutreffenden Annahmen aus:

16.4.1 Annahme 1

> Die Entwicklung der motorischen Grundfähigkeit Ausdauer (= $\dot{V}O_{2max}$) hängt in irgendeiner Weise von der Einhaltung einer bestimmten Laktatkonzentration ab.

Dafür gibt es nicht den geringsten wissenschaftlichen oder sonstigen Beleg. Tatsächlich hängt, wie geschildert, die Entwicklung der $\dot{V}O_{2max}$, bei Einhaltung der qualitativen Minimalkriterien und einer systematischen und angemessenen Steigerung des Ausdauertrainings, ausschließlich von der WNTZ ab. Ob dabei auch eine bestimmte Schwelle eingehalten wird, sei es das maximale Laktat-Steady-State oder irgendeine der vielen individuellen Schwellen oder eine der respiratorischen, ist wirklich ohne Belang. Insbesondere die Zuordnung „regeneratives Training" für Belastungen mit einem Laktatspiegel unter 2 mmol/l (was suggeriert, dass derartiges Training keine Entwicklung der Ausdauer zur Folge hat) und „entwickelndes Training" für Belastungen mit einem Laktatspiegel über 2 (– 4) mmol/l (Kindermann 2004) ist durch die Trainingspraxis erfolgreicher Ausdauersportler nicht gedeckt: Weit über 80% des gesamten Ausdauertrainings der erfolgreichen Ausdauersportler findet bei einem Laktatspiegel von bis zu 2 mmol/l statt (Seiler 2010).

Auch im Rahmen der medizinischen Trainingstherapie gibt es für Laktat-Schwellenbestimmungen zum Zweck der Festlegung der Trainingsintensität keine sachliche Begründung.

16.4.2 Annahme 2

> Die Relation zwischen Herzfrequenz und Laktatkonzentration ist korrekt und stabil.

Auch diese Annahme ist nicht gerechtfertigt. Die Relation ist sehr variabel und hängt von zwei Haupteinflussgrößen ab:

- **Die Dauer der Belastungsstufe**

Die Herzfrequenz hat nach 2 Minuten fast 100% des dieser Belastung entsprechenden steady states erreicht. Die Einstellung des Laktat-Steady-States dauert hingegen 8–12 Minuten. Nach 4–6 Minuten einer Belastungsstufe ist daher wohl die dieser Belastung entsprechende Herzfrequenz erreicht, nicht aber die dieser Belastung entsprechende Laktatkonzentration.

Dabei kann die Laktatkonzentration einerseits zu hoch ausfallen. Dies trifft häufig bei geringer Belastung zu, wenn die durch das anfängliche O_2-Defizit entstandene Laktatkonzentration in der Folge langsam bis zum Niveau des endgültigen steady states abgebaut wird, das dann weniger als 4 mmol/l beträgt. Die Laktatkonzentration kann aber auch zu niedrig ausfallen: Dies ist in der Regel dann der Fall, wenn, bei höherer Belastung, die Laktatkonzentration kontinuierlich im Verlauf von bis zu 12 Minuten bis zum Laktat-Steady-State ansteigt, das dann über 4 mmol/l beträgt.

Bei Belastungsstufen von 4–6 Minuten werden daher die den verschiedenen Laktatkonzentrationen entsprechenden Herzfrequenzen meist viel zu hoch bestimmt. Das kann durchaus die Art des Trainings verändern, z. B. wird aus einem an sich geplanten extensiv-aeroben ein intensiv-aerobes Ausdauertraining. Und dies kann wiederum sehr ungünstige Folgen für den gesamten Trainingsprozess haben, z. B. die Entwicklung eines Übertrainings. Das ist im Lauf der Jahre in der praktischen Anwendung des Trainings den Trainern natürlich nicht verborgen geblieben, weshalb sich auch die Empfehlung: „Herzfrequenz an der anaeroben Schwelle minus 10%" eingebürgert hat (Kindermann 2004).

Das ist zwar eine pragmatische Notlösung, um eine offensichtlich falsche Empfehlung zu vermeiden, ist aber leistungsphysiologisch ebenso wenig begründet wie die Empfehlung der anaeroben Schwelle selbst.

▪ Der Glykogengehalt der Muskulatur

Eine entscheidende Voraussetzung für die Möglichkeit, überhaupt nennenswert Laktat zu bilden, ist ein normaler Glykogengehalt der beanspruchten Muskulatur. Der aber kann, bedingt durch Ernährung und Training, erheblichen Schwankungen unterworfen sein. Ist er stark reduziert, dann wird bei einer bestimmten Belastung, mangels Substrat, weniger Laktat gebildet als sonst und so ein guter Trainingszustand vorgetäuscht (Hoffmann, Lamprecht et al. 1998). Auch die Herzfrequenz wird bei gleicher Laktatkonzentration in Richtung höherer Werte verändert, was in der Empfehlung zu hoher Herzfrequenzen für das Training resultiert.

Zusammenfassend ist Folgendes festzustellen: Die Ableitung einer Herzfrequenz oder eines Tempos für das Ausdauertraining aus der Laktat-Leistungskurve, wie sie aus einem üblichen Feldtest mit mehreren Stufen von 4–6 Minuten Dauer gewonnen wird, ist für Trainingsbelastungen von mehr als 6 Minuten Dauer nicht sehr zuverlässig. Es ist auch nicht sinnvoll, da die diversen anaeroben Schwellen weder mit der Entwicklung der allgemeinen noch einer speziellen Ausdauer etwas zu tun haben. Wenn, aus welchen Gründen auch immer, ein Ausdauertraining mit einer bestimmten Blutlaktatkonzentration gewünscht ist, dann bleibt nichts anderes übrig als öfters (am besten jedes Mal) während des normalen Trainings die Laktatkonzentration zu messen und das Trainingstempo dann entsprechend zu korrigieren. Für die Verlaufsbeobachtung von sportartspezifischen Ausdauerfähigkeiten ist das oben geschilderte sportartspezifische Testsystem dem Laktattest zumindest gleichwertig, wenn nicht überlegen, und außerdem jederzeit verfügbar. Diese kritische Sicht der Anwendung von anaeroben Schwellen wird von Trainerseite schon seit langem durchaus geteilt (Bueno 1990; Gomes-Pereira und Alves 1998). Auffallend ist auch, dass im amerikanischen Schrifttum die anaerobe Schwelle zwar im Zusammenhang mit Ergometrie und Spiroergometrie untersucht und diskutiert wird, dass aber in der trainingswissenschaftlichen Literatur Feldtests zur Bestimmung von Laktat-Leistungskurven meistens nur am Rande erwähnt werden (Bompa 1994; Hawley 2000). Neben diesen massenhaft durchgeführten und häufig falsch interpretierten Laktat-Feldtests gibt es natürlich auch sinnvolle Anwendungen der Laktatbestimmung, vor allem im Hochleistungssport, wo es sehr spezielle Fragestellungen gibt. Für die Behandlung derartiger spezieller Probleme ist es erforderlich, einen für die Fragestellung validen Test zu entwickeln, der dann natürlich sehr speziell zugeschnitten und daher auf weniger diffizile Probleme im Hobby- und Breitensport nicht übertragbar ist.

Ein solcher Test ist z. B. die Überprüfung der Bewegungsökonomie bei zyklischen Sportarten. Das sind solche, bei denen der immer gleiche Bewegungsablauf wiederholt wird, wie Laufen, Schwimmen, Rudern und viele andere. (Die Bewegungsökonomie basiert auf der sportlichen Technik.) Dabei wird zunächst die Bewegungsgeschwindigkeit, also die Lauf-, Schwimm- oder Radfahrgeschwindigkeit, bei einem Laktatspiegel von exakt 4 mmol/l gemessen, bei möglichst authentischem Bewegungsablauf, also auf einem Laufband, im Schwimmkanal oder mit dem eigenen Rennrad auf einem rennradtauglichen Laufband. Danach wird an der sportlichen Technik gefeilt (z. B. mittels Videoanalyse oder ähnlichem). Sodann wird der Test wiederholt und, wenn die Maßnahmen erfolgreich waren (und sonst keine Änderungen stattgefunden haben), ist nun die Geschwindigkeit bei 4 mmol/l höher. D. h., dass aus dem gleichen Energieumsatz nun mehr an Geschwindigkeit herausgeholt werden kann, die Bewegungsökonomie (der mechanische Wirkungsgrad) ist besser geworden.

Ein anderer sinnvoller Einsatzbereich für einen Feldtest ist die Überprüfung von Trainingsmethoden, also ob z. B. das Trainingstempo für intensiv-aerobes Ausdauertraining hoch genug ist oder die Pause für laktazid-anaerobes Ausdauertraining lang genug ist u. ä. Diese Notwendigkeit kann sich aus der leistungsmedizinischen Beratung ergeben (siehe Sektion IV).

16.5 Maximalkrafttest

Die Maximalkraft stellt eine Bruttogröße für die Beurteilung der Funktion des Organsystems „Muskel" bezüglich der motorischen Grundfähigkeit Kraft dar. Sie ist damit der $\dot{V}O_{2max}$ vergleichbar, die die Bruttogröße für die Beurteilung der Organkette „Lunge, Herz, Kreislauf, aerober Muskelstoffwechsel" bezüglich der motorischen Grundfähigkeit Ausdauer ist. Die Maximalkraft repräsentiert ziemlich direkt die organische Grundlage (nämlich den Muskelquerschnitt, allerdings modifiziert durch die intramuskuläre Synchronisation), auf der alle speziellen Fähigkeiten, z. B. Kraftausdauer oder Schnellkraft, entwickelt werden können. Sie gibt einen Rahmen vor, der die Entwicklungsmöglichkeiten der speziellen Kraftfähigkeiten limitiert, weshalb die langfristige Entwicklung von Wurf- oder Sprungkraft, aber auch Schnelligkeit (Sprint) oder Kraftausdauer, vom ausreichenden Aufbau der Maximalkraft abhängt. Die Maximalkraft wird messtechnisch durch das **Ein-Wiederholungs-Maximum** (EWM) erfasst.

Im leistungssportlichen Bereich kann ein Test der Maximalkraft auch an der Trainingsstätte mit der olympischen Scheibenhantel durchgeführt und das Ergebnis dann zur leistungsmedizinischen Beratung zur Verfügung gestellt werden. Im Verlauf eines mehrjährigen Trainingsaufbaus sollte die Bestimmung des EWM, ebenso wie eine Spiroergometrie, 2- bis 3-mal pro Jahr stattfinden, damit man die Entwicklung der motorischen Grundfähigkeit Kraft verfolgen kann. Mit drei Übungen, die wie erwähnt mit der olympischen Scheibenhantel durchgeführt werden und in ihrer Durchführung standardisiert sein müssen, kann das allgemeine Maximalkraftniveau zuverlässig beurteilt werden:
- Bankdrücken
- Bankziehen
- Tiefkniebeuge

Wenn als Zielniveau internationaler Hochleistungssport angenommen wird, dann hängen die dafür erforderlichen Sollwerte für das EWM für diese drei Übungen von drei Faktoren ab (eine Altersbegrenzung von 20–40 Jahren vorausgesetzt):
- der Sportart,
- der Wettkampfdauer bzw. der Anzahl der Bewegungszyklen,
- dem Geschlecht.

16.5 · Maximalkrafttest

Die im Folgenden angeführten Richtwerte gelten nur für Ausdauersportarten und nicht für Wurf, Stoß, Sprung, Sprint oder Schwerathletik, da bei diesen Sportarten die Kraftentwicklung erheblich weiter, beim Gewichtheben auch bis an die Grenze des biologisch Möglichen erfolgt.

Um die Kraftleistungen individuell anpassen zu können, und in Ermangelung komplexer Referenzwerte, wird das EWM auf die Körpergröße bezogen:

$$\text{Körpergröße (cm)} - 100 \qquad \text{Gl. 16.3}$$

Dieser Wert wird mit einem **EWM-Faktor** multipliziert, um auf den entsprechenden Sollwert für das EWM zu kommen, der in kp angegeben wird.

16.5.1 Sportarten für die Beine

Darunter ist z. B. Lauf, Eisschnelllauf, Radfahren u. a. zu verstehen. Die Schlüsselübung für diese Sportarten ist die Tiefkniebeuge.

- **Disziplinen bis 1 Minute Wettkampfdauer**

Diese Belastungsdauer wird auch Kurzzeitausdauer genannt (allerdings ohne Sprint), z. B. 400-m-Lauf, 500-m-Eisschnelllauf, Radverfolgung 1000 m u. a.
— EWM-Faktor: 2–2,5

Als Beispiel nehmen wir einen Eisschnellläufer, der 180 cm groß ist: Um 500 m in 36 Sekunden oder schneller laufen zu können, muss die Tiefkniebeuge mindestens mit folgender Last auf der Schulter bewältigt werden können (Zakarias 1992):

$$\text{EWM} = (180 - 100) \times 2 = 160 \text{ kp} \qquad \text{Gl. 16.4}$$

Dies bedeutet keineswegs, dass jeder, der diese Leistung erbringt, den 500-m-Eisschnelllauf auch in 36 Sekunden oder weniger bewältigen kann. Dazu ist z. B. auch eine optimale sportliche Technik erforderlich. Es bedeutet aber, dass jemand, der diese Kraftleistung nicht erbringt, die 500 m sicher nicht unter 36 laufen wird, auch nicht mit optimaler Technik. Diese Aussage ist unabhängig vom Geschlecht und vom Alter. Mehr als 200 kp bringen übrigens für die sportartspezifische Leistung keine zusätzlichen Vorteile.

- **Disziplinen bis 8 Minuten Wettkampfdauer**

Das wird auch Mittelzeitausdauer genannt, z. B. Rudern, 4000 m Radverfolgung u. a.
— EWM-Faktor: 1,5–2

Das Beispiel ist ein Ruderer mit einer Körpergröße von 190 cm.

$$\text{EWM} = (190 - 100) \times 1,5 = 135 \text{ kp} \qquad \text{Gl. 16.5}$$

Das ist das zumindest erforderliche EWM für die Tiefkniebeuge.

- **Disziplinen mit mehr als 8 Minuten Wettkampfdauer**

Das ist die Langzeitausdauer, also auch Marathon, inklusive Sportspiele u. a.
— EWM-Faktor: 1,2–1,5

Auch bei Sportarten für die Beine sollen Rumpf, Schultern und Arme eine athletische Grundausbildung haben. Für die Übungen Bankdrücken und Bankziehen sollen daher auch Sportler in derartigen Sportarten folgende Sollwerte erreichen:
— EWM-Faktor: 1–1,2

Für Frauen gilt generell: minus 20%.

16.5.2 Sportarten für die Arme

Darunter ist z. B. Schwimmen, Kanu, Rudern u. a. zu verstehen. Die Schlüsselübungen sind Bankdrücken und Bankziehen.

- **Disziplinen bis 1 Minute Wettkampfdauer**

(Kurzzeitausdauer (ohne Sprint), z. B. 100 m Schwimmen, 200 m Kanu u. a.)
— EWM-Faktor: 1,4–1,6

Als Beispiel nehmen wir diesmal einen 180 cm großen Schwimmer. Um 100 m Kraul in 50 Sekunden oder schneller schwimmen zu können, muss mit der Scheibenhantel bei den Übungen Bankdrücken und Bankziehen mindestens das folgende Gewicht bewältigt werden können (Gruber 1995):

$$EWM = (180 - 100) \times 1,4 = 112 \text{ kp} \qquad \text{Gl. 16.6}$$

Dieser Wert ist übrigens unabhängig von Alter und Geschlecht. Wer ihn nicht schafft, schwimmt nicht unter 50 Sekunden (bei vergleichbarer Technik). Mehr als ca. 130 kp bringen keine zusätzlichen Vorteile für die 100-m-Zeit.

- **Disziplinen bis 8 Minuten Wettkampfdauer**

(wie z. B. Rudern, 1000 m Kanu)
— EWM-Faktor: 1,2–1,4

Als Beispiel nehmen wir wieder den Ruderer mit 190 cm:

$$EMW = (190 - 100) \times 1,2 = 108 \text{ kp} \qquad \text{Gl. 16.7}$$

- **Alle anderen Disziplinen**

(also auch Langstrecke und im Übrigen alle Körpersportarten)
— EWM-Faktor: 1,0–1,2

Auch bei den Sportarten für die Arme sollen die Beine eine athletische Grundausbildung haben. Für die Tiefkniebeuge sollen daher auch Sportler in derartigen Sportarten folgende Sollwerte erreichen:
— EWM-Faktor: 1,3–1,5

Für Frauen gilt generell: minus 20%.
    Nachdem nun die langfristigen Zielwerte der Maximalkraft für den Hochleistungssport festgelegt worden sind, müssen noch plausible Trainingsziele (Zwischenziele) für jedes Trainingsalter

bestimmt werden. Die prinzipielle Vorgangsweise, wie man zu derartigen Zwischenzielen gelangen kann, soll im Folgenden demonstriert werden. (Besser wäre natürlich die Erarbeitung jahrgangsbezogener Referenzwerte für die verschiedenen Sportarten.)

Ein 14-jähriger Anfänger im Rudern sollte, noch ohne besonderes Training, die Übung Bankziehen mit ca. 25–30 kp bewältigen können. Er soll innerhalb von etwa 6 Jahren seine Maximalkraft um etwa das 4-Fache (auf ca. 110–120 kp) erhöhen. Als Richtwert für die Zwischenziele von sechs aufeinanderfolgenden Trainingsklassen kann also gelten, dass jedes Jahr durchschnittlich etwa 15 kp zugelegt werden sollen. Das ist weniger schlimm als es klingt, da ein guter Teil des Kraftzuwachses, etwa die Hälfte, sich sozusagen automatisch mit dem Wachstum einstellt (siehe ▶ Tab. 11.7).

16.5.3 Krafttest in Prävention und Rehabilitation

Abseits vom Leistungssport ist die Verwendung der Scheibenhantel als Testgerät problematisch, da nicht mit der technisch einwandfreien Beherrschung der Übungen gerechnet werden kann und dann durchaus die Gefahr einer Verletzung besteht. Vor allem im Bereich Rehabilitation ist die Verwendung eines Dynamometers zweckmäßig. Gut geeignet sind auch moderne Krafttrainingsmaschinen mit geführten Bewegungen für definierte Muskelgruppen. Allerdings stehen hier in der Regel keine Referenzwerte zur Verfügung, so dass sie vor allem für Verlaufsbeobachtungen eingesetzt werden können.

16.6 Kraftausdauertest

Die Kraftausdauer als gesondert zu trainierende motorische Fähigkeit ist nur im Leistungssport von Bedeutung. In allen anderen Zielgruppen wird die Kraftausdauer in ausreichendem Maße durch das Hypertrophietraining mittrainiert. Auch im Leistungssport soll die Kraftausdauer schwerpunktmäßig erst dann trainiert werden, wenn die Maximalkraft das geplante Subziel erreicht hat. Das gilt sowohl für das einzelne Trainingsjahr, als auch für die mehrjährige Entwicklung.

Die Kraftausdauer kann allgemein definiert werden: Die Zahl der Wiederholungen, die mit einer bestimmten Übung und einem bestimmten Gewicht möglich ist. Fasst man die Kraftausdauer jedoch als sportart- und wettkampfspezifische motorische Fähigkeit auf, sollten folgende Faktoren bei der Gestaltung des Kraftausdauertests und -trainings berücksichtigt werden:

> **Faktoren zur Gestaltung des speziellen Kraftausdauertests (und -trainings)**
> — Die Sportart: Sie ist maßgeblich für die Auswahl der Testübung(en).
> — Die Wettkampfdauer
> — Die Bewegungsfrequenz
> — Die Gesamtzahl der Bewegungszyklen: Sie ergibt sich aus der Wettkampfdauer und der Bewegungsfrequenz.

Ein spezieller Kraftausdauertest kann nun folgendermaßen gestaltet werden:

> **Gestaltung eines speziellen Kraftausdauertests**
> — Eine der Sportart entsprechende Übung (z. B. Bankziehen für Rudern, Schwimmen oder Kajak; Kniebeuge für Rad, Lauf, Eisschnelllauf)
> — Ein fixer Prozentsatz des aktuellen EWM (Intensität), welches bereits dem Subziel entsprechen sollte: Die Intensität ist umgekehrt proportional zur Dauer des Wettkampfes bzw. der Gesamtzahl der Bewegungszyklen, d. h. je länger der Wettkampf, desto geringer die Intensität.
> — Eine vorgegebene Bewegungsfrequenz, die vom Wettkampf abgeleitet wird und am besten mit einem Metronom kontrolliert wird.

Die Variable, die das Testergebnis ausmacht, ist die maximale Wiederholungszahl. Die Zielgröße für die Wiederholungszahl ist die für die Wettkampfdistanz typische Gesamtzahl der Bewegungszyklen. Wird diese im Kraftausdauertraining erstmals erreicht, so soll das Trainingsgewicht erhöht werden, wodurch die individuell mögliche Wiederholungszahl zunächst wieder abnimmt. Sodann wird die wettkampftypische Gesamtzahl der Bewegungszyklen wieder angestrebt. Jeder Trainingssatz für die Kraftausdauer, bis zur lokalen Ermüdung, ist somit auch gleich ein Test.

In Abhängigkeit von der Gesamtzahl der Bewegungszyklen im Wettkampf können folgende Richtwerte der Intensität für den Kraftausdauertest und -training vorgeschlagen werden, die im konkreten Fall natürlich individuell variiert werden können:

> **Richtwerte für die Intensität im Kraftausdauertraining**
> — Bis 100 Zyklen: 60% des EWM
> — Bis 250 Zyklen: 50% des EWM
> — Mehr als 250 Zyklen: 40% des EWM

Bei Sportlern in der Anfängerphase sind eigene Kraftausdauertests nicht notwendig, da zunächst die spezielle Fähigkeit „Kraftausdauer" mit der allgemeinen Fähigkeit „Maximalkraft" mitwächst. Erst bei trainierten Sportlern kann es dazu kommen, dass die Maximalkraft ausreichend, das Kraftausdauerniveau aber zu gering ist.

Diese Angaben sollen nun an einem Beispiel konkretisiert werden: Bei Ruderern beträgt die Schlagzahl (= Bewegungsfrequenz) ca. 30–40/min, die Wettkampfdistanz von 2000 Metern wird in ca. 5–8 Minuten zurückgelegt (je nach Bootsgattung), d. h., für eine Wettkampfstrecke sind maximal etwa 250 Bewegungszyklen erforderlich. Daraus ergibt sich folgende Modifikation des Kraftausdauertests:
— Übung: Bankziehen
— Prozentsatz des EWM: 50%
— Bewegungsfrequenz: 30/min
— Maximale Zahl der Bewegungszyklen: 250 Wiederholungen

Ein zweites Beispiel vom Schwimmen: 100 m Delphin. Die Schlagzahl ist ca. 50/min, die Wettkampfdauer rund 1 Minute, so dass insgesamt maximal 60 Bewegungszyklen anfallen.
- Übungen: Bankziehen und Bankdrücken
- Prozentsatz des EWM: 60%
- Bewegungsfrequenz: 50/min
- Maximale Zahl der Bewegungszyklen: 60 Wiederholungen

Literatur

Bompa TO (1994) Theory and methodology of training. The key to athletic performance. Dubuque, Iowa, Kendall/Hunt Publishing company

Bueno M (1990) Die anaerobe Schwelle – Von der Euphorie zur Vertrauenskrise. Leistungssport 20: 13–17

Cooper KH (1968) A means of assessing maximum oxygen intake. JAMA 203: 201

Gomes-Pereira J, Alves F (1998) Lactat testing is meaningless for competitive swimming performances. Med Sci Sports Exerc 30: Supplement, Abtst. 190

Gruber U (1995) Zusammenhang zwischen motorischen Grundeigenschaften und spezifischen Testergebnissen im Schwimmen Diplomarbeit, Universität Wien

Hawley JA (Ed.) (2000) Running. Handbook of sports medicine and science. Oxford, Blackwell Science

Hoffmann P, Lamprecht M et al. (1998) Einfluss unterschiedlicher Diätformen auf die Laktatleistungskurve im Stufentest und das Laktatverhalten bei Dauerbelastung auf dem Fahrradergometer – eine Einzelfallstudie. Dtsch Z Sportmed 49: 82–87

Kindermann W (2004) Anaerobe Schwelle. Dtsch Z Sportmed 55: 161–162

Leibetseder VJ, Ekmekcioglu C et al. (2002) A simple running test to estimate cardiorespiratory fitness. J Exerc Physiol online 5: 6–16

Seiler S (2010) What is best practice for training intensity and duration distribution in endurance athletes? Int J Sports Physiol Perform 5(3): 276–291

Steffens T, Grünning M (2004) Marathon, die besten Programme. Reinbeck/Hamburg, RoRoRo Sport

Zakarias Z (1992) Korrelation zwischen aerober Kapazität, Kraft und sportlicher Leistung im Eisschnelllauf. Diplomarbeit, Universität Wien

Ergometrie

17.1 Ergometrieprinzip – 260

17.2 Ergometrieformen – 260
17.2.1 Sportartunspezifische Fahrradergometrie – 261
17.2.2 Sportartspezifische Ergometrie – 261

17.3 Belastungsverfahren (Ergometrieprotokolle) – 262
17.3.1 Rektanguläre Rechteckbelastung, Einstufentest – 262
17.3.2 Trianguläre, kontinuierlich ansteigende Belastung, Rampentest – 262
17.3.3 Stufenförmig ansteigende, rektangulär-trianguläre Belastung, Stufentest – 262
17.3.4 Steady-State-Belastung – 262
17.3.5 Symptomlimitierte, maximale Ergometrie – 263
17.3.6 Submaximale Ergometrie – 264

17.4 Ergometrische leistungsdiagnostische Messwerte – 265
17.4.1 Maximale, symptomlimitierte Leistungsfähigkeit – 265
17.4.2 EKG, Herzfrequenz (HF) – 267
17.4.3 Blutdruck (RR) – 268
17.4.4 Maximale Laktatkonzentration – 270
17.4.5 Anaerobe Schwelle – 270
17.4.6 Herzgrößenleistungsquotient (HGLQ) – 270

Literatur – 271

© Springer-Verlag GmbH Deutschland 2018
P. Haber, *Leitfaden zur medizinischen Trainingsberatung*,
https://doi.org/10.1007/978-3-662-54321-4_17

17.1 Ergometrieprinzip

Ergometrie bedeutet Leistungsmessung. Sie ist das Verfahren zur Messung der Ausdauerleistungsfähigkeit, also des maximal möglichen Energieumsatzes zur ATP-Resynthese. Je nach dem angewandten Belastungsprotokoll kann die alaktazid-anaerobe, die laktazid-anaerobe oder die aerobe Ausdauer gemessen werden. Die anaeroben Ausdauerformen können z. B. mit dem schon erwähnten Wingate-Test erfasst werden, der auf der Fahrradergometrie beruht (Bar-Or 1987). Allerdings sollten die anaeroben Ausdauerformen, wie ausführlich erläutert worden ist, nur sportartspezifisch trainiert werden und daher ist auch ein sportartspezifisches Testsystem für die Beurteilung der anaeroben Ausdauerformen dem Wingate-Test vorzuziehen.

Für die Ergometrie ist zunächst ein Gerät erforderlich, das bei seiner Betätigung Leistung in physikalischen Einheiten, Watt oder Geschwindigkeit, exakt und eichbar abverlangt: das Ergometer. Wird bei der Betätigung des Ergometers mehr als ca. 30% der gesamten Muskelmasse eingesetzt, dann spricht man von allgemeiner Ausdauer. Im Fall der aeroben Ausdauer ist die maximal mögliche Leistung durch die Kapazität der Organkette Atmung, Kreislauf und Muskelstoffwechsel begrenzt und es werden die Maximalwerte für Herzminutenvolumen und Herzfrequenz erreicht. Ist die eingesetzte Muskelmasse geringer, dann limitieren lokale Gegebenheiten die Leistung, die Maximalwerte werden nicht erreicht und es werden keine Zeichen der allgemeinen Erschöpfung registriert. Radfahren mit einem Bein ist bereits unter dieser Grenze, Radfahren mit zwei Beinen deutlich darüber (ca. 40%). Reine Armkurbelergometrie ist nur knapp über dieser Grenze und daher für die medizinische Leistungsdiagnostik schlecht geeignet, auch dann, wenn es sich um Kanuten oder Schwimmer handelt. (Anders ist die Situation z. B. bei Beinamputierten, wo die Muskelmasse kleiner ist, und daher die Armkurbelergometrie einen größeren Teil ausmacht.) Aber auch Gehen und Laufen, Rudern oder Schwimmen und andere zyklische Sportarten sind prinzipiell geeignet, und es gibt auch derartige Spezialergometer.

Mit der Ergometrie alleine kann bereits die entscheidende leistungsdiagnostische Untersuchung vorgenommen werden, nämlich die Ermittlung der maximalen Leistungsfähigkeit und der Leistungsfähigkeit in % eines Referenzwertes (LF%Ref). Durch zusätzliche Untersuchungen und Messungen können noch zusätzliche Informationen über die Funktion der einzelnen die Leistungsfähigkeit unterstützenden Organsysteme gewonnen werden. Das reicht von der Registrierung der Pulsfrequenz und des Blutdrucks bis zum Rechtsherzkatheter und der Stressechokardiographie.

Die zusätzliche Messung der Atemgase (Spiroergometrie) erlaubt Einblicke in den Energiestoffwechsel (indirekte Kalorimetrie).

17.2 Ergometrieformen

In Europa ist für die Standardergometrie vor allem das Radfahren in Form des Fahrradergometers gebräuchlich, das auch für den Hobbysport und den Nachwuchsbereich gut geeignet ist. Alternativ steht, vor allem für den leistungssportlichen Bereich, auch das Laufbandergometer zur Verfügung. Andere Ergometrieformen, wie z. B. Fahrradergometrie mit dem eigenen Rennrad, Ruder-, Schilanglauf-, Kanu- oder Schwimmergometer, sind sportartspezifische Spezialergometer, die für spezielle Fragestellungen im Hochleistungssport eingesetzt werden können. Für die leistungsmedizinischen Fragestellungen außerhalb des Hochleistungssports, und das ist der Regelfall in der leistungsmedizinischen Trainingsberatung, von der Rehabilitation bis zur mehrjährigen Aufbauphase im Leistungssport, sind solche Ergometrieformen weniger gut geeignet und im Großen und Ganzen überflüssig.

17.2.1 Sportartunspezifische Fahrradergometrie

Die Vorteile des Fahrradergometers sind: geringer Platzbedarf, alles, von der Trittfrequenz über die Kurbellänge, die Sattelhöhe bis zur Lenkerstellung, ist standardisierbar. Alle Zusatzuntersuchungen, vom Blutdruck bis zum Mikroherzkathether, sind im Sitzen oder im Liegen ohne Einschränkung und ohne Unterbrechung der Belastung möglich. Die Leistung wird in Watt angegeben. Durch die Unspezifität der Belastungsform ist das Ergebnis für die allgemeine Ausdauer valide und wird weder durch die sportliche Technik noch durch die speziellen Ausdaueranpassungen beeinflusst, sondern ausschließlich durch den Umfang des Ausdauertrainings, als wöchentliche Netto-Trainingszeit (WNTZ), und die allgemeine Anpassungsreaktion von Atmung, Kreislauf und Stoffwechsel an dieses Training. Diese analytische Beurteilung von Organfunktionen (und nicht von sportlichen Leistungen) ist die tatsächliche ärztliche Aufgabe im Rahmen der Leistungsdiagnostik. Dies ist für die Beurteilung des Trainings von Sportlern, die sich in einem mehrjährigen Aufbau befinden, ebenso von Bedeutung, wie für die Beurteilung der Leistungsfähigkeit im Rahmen von Rehabilitationsmaßnahmen.

17.2.2 Sportartspezifische Ergometrie

Sportartspezifische Ergometer sind zunächst als Trainingsgerät sehr gut geeignet, wenn die Sportart selbst, z. B. witterungsbedingt, nicht ausgeübt werden kann. So hat die Entwicklung des schon erwähnten Ruderergometers Concept II®, das mit einem Windrad gebremst wird, zu einer eigenen Hallensaison im Rudersport geführt.

Die Anwendung von sportartspezifischen Ergometern für die Leistungsdiagnostik ist eine Domäne des Hochleistungssports. Da hier sehr differenzierte Fragestellungen im Training, in der Vorbereitung auf den Wettkampf und in der Regeneration auftauchen, sind die Protokolle für derartige Tests nicht nur auf die Sportart, sondern auch auf die Disziplin, also die Wettkampfdauer, abgestimmt. Für Langzeitausdauerdisziplinen, wie z. B. Straßenrad, Marathon, Schilanglauf oder Triathlon, sind daher Testprotokolle mit einer Belastungsdauer von bis zu einer Stunde keine Seltenheit. Derartige Testprotokolle sind für die Betreuung von Sportlern konzipiert, die erfolgreich an internationalen Großveranstaltungen teilnehmen. Es ist daher problematisch, solche Verfahren in der Betreuung von Sportlern einzusetzen, die nicht zu dieser Leistungsklasse gehören – nicht nur wegen des größeren Aufwandes, sondern auch weil die Fragestellungen und Probleme in der leistungsmedizinischen Beratung von Nachwuchs- oder Hobbysportlern, also von „im Aufbau begriffenen Sportlern", andere sind als in der Betreuung von wirklichen Hochleistungs- und Weltklassesportlern. Bei sportartspezifischen Ergometern mangelt es meist an geeigneten Referenzwerten die Möglichkeit, den Blutdruck und das EKG zu registrieren, ist oft eingeschränkt oder fehlt und häufig sind auch die submaximalen Belastungsstufen nicht gut standardisierbar (z. B. Schrittlänge und Schrittfrequenz). Sie sind damit für die Leistungsdiagnostik nur eingeschränkt verwendbar, weil Informationen verloren gehen, die bei der Beurteilung des Trainings von im Aufbau befindlichen Sportlern von Bedeutung sind. Anzumerken ist noch, dass die meisten leistungsmedizinisch tätigen Ärzte nur sehr selten mit der Betreuung von wirklichen Hochleistungssportlern befasst sind, da diese Spezies sehr selten vorkommt und meistens in einschlägigen Zentren betreut wird. Die meisten Sportler, und damit der Normalfall für die leistungsmedizinische Trainingsberatung, gehören nicht zur Gruppe der Hochleistungssportler.

17.3 Belastungsverfahren (Ergometrieprotokolle)

Im Zusammenhang mit der Ergometrie sind mehrere Begriffe gebräuchlich, die zunächst erläutert werden sollen:

17.3.1 Rektanguläre Rechteckbelastung, Einstufentest

Der Test besteht aus einer einzigen gleichförmigen Belastung, die 4–6 Minuten dauert. Wegen der Form bei der grafischen Darstellung wird diese Belastungsform auch Rechteckbelastung genannt. Die Belastung kann in absoluten Werten angegeben werden, z. B. 100 Watt, oder relativ, z. B. 1 Watt/kg oder 20 oder 40% des Referenzwertes für die maximale Leistungsfähigkeit. Mit einem derartigen Test kann durchaus die Regulation von Herzfrequenz und Blutdruck beurteilt werden, was z. B. zur Einschätzung der Regeneration von Bedeutung sein kann (Strasser, Schwarz et al. 2011). Dafür ist die relative Belastung aber besser als eine für alle gleiche, absolute Belastung. Der Test ist aber nicht zur Schätzung der maximalen Leistungsfähigkeit geeignet. Das ist aus einem Einstufentest seriöser Weise nicht möglich (Petzl, Haber et al. 1988).

17.3.2 Trianguläre, kontinuierlich ansteigende Belastung, Rampentest

Dieses Protokoll sieht vor, dass die Belastung kontinuierlich und pausenlos gesteigert wird. Mit Hilfe einer elektronischen Regelung des Ergometers können unterschiedliche Anstiegssteilheiten der Belastung eingestellt werden, die in W/min angegeben werden. Ein wesentlicher Nachteil ist die Unmöglichkeit, bei submaximalen Belastungen die Messwerte definierten Belastungsstufen zuzuordnen. Dadurch wird insbesondere die Beurteilung der submaximalen Werte für Herzfrequenz und Blutdruck erschwert bzw. unmöglich gemacht.

Ein Vorteil dieses Protokolls ist die Möglichkeit, die Anstiegssteilheit so einzustellen, dass der Referenzwert für die maximale Leistungsfähigkeit nach genau 10 Minuten erreicht wird (oder erreicht werden würde). Die Belastungsdauer in Minuten (mal 10) ist dann identisch mit der Leistungsfähigkeit in % des Referenzwertes (LF%Ref).

17.3.3 Stufenförmig ansteigende, rektangulär-trianguläre Belastung, Stufentest

Dieses Protokoll sieht mehrere, pausenlos aufeinander folgende rektanguläre Stufen mit zunehmender Belastungshöhe mit jeweils ein- bis mehreren Minuten Dauer vor. Diese Form mit einer Belastungsdauer von 1 oder 2 Minuten pro Stufe entspricht dem derzeit in Österreich gebräuchlichen, von der Österreichischen Kardiologischen Gesellschaft empfohlenen Standardprotokoll für die Ergometrie (Wonisch, Berent et al. 2008).

17.3.4 Steady-State-Belastung

Diese Form bedeutet, dass eine rektanguläre, gleichbleibende Belastung so gewählt wird, dass sich nach etwa 3 Minuten ein Steady State einstellt. Das heißt, dass sich alle hämodynamischen und biochemischen Parameter auf ein gleichbleibendes Niveau einstellen, was einer Leistungshomöostase entspricht.

Dazu muss die Belastung unterhalb der anaeroben Schwelle liegen. Das steady state wird aus dem Fehlen eines Anstieges der Herzfrequenz und/oder der O_2-Aufnahme ($\dot{V}O_2$) von der 3. zur 6. Minute festgestellt. Auch ein Stufentest kann so konzipiert werden, dass die einzelnen Belastungsstufen mindestens 6 Minuten dauern, so dass auf den niedrigen Stufen mehrere unterschiedliche Steady States möglich sind. Das Erreichen des Steady States bringt aber gegenüber Stufentests mit kürzeren Belastungsstufen von höchstens 3 Minuten Dauer im Normalfall keinen diagnostischen Vorteil, so dass in der Praxis auf die zeitraubenden Steady-State-Belastungen verzichtet werden kann. (Nach 2 Minuten haben die Herzfrequenz, der Blutdruck und die Sauerstoffaufnahme bereits das Steady-State-Niveau erreicht, sofern sich überhaupt eines einstellen würde. Biochemische Parameter, wie das Laktat oder auch die Muskeltemperatur, brauchen 8–12, also länger als 6 Minuten.)

17.3.5 Symptomlimitierte, maximale Ergometrie

Bei dieser Form der Ergometrie wird bei triangulärer oder stufenförmig ansteigender Belastung der Test solange fortgesetzt, bis Symptome den Abbruch des Tests erzwingen, der Proband (oder Patient) also ausbelastet ist.

Symptome, die den Belastungsabbruch erzwingen
Subjektive, wie
— Erschöpfung,
— Schmerz,
— Dyspnoe (Atemnot),

oder objektive (dann handelt es sich um Abbruchkriterien), wie
— zu starker Blutdruckanstieg,
— fehlender Blutdruckanstieg oder
— EKG-Veränderungen (z. B. Herzrhythmusstörungen, ST-Senkung).

Die dabei gemessenen Werte sind die Maximalwerte für die Leistung, $\dot{V}O_{2max}$, Herzfrequenz u. a. Die Ausbelastung ist zwar mitarbeitsabhängig, dennoch ist bei guter Motivation das Ergebnis sehr gut reproduzierbar (der Variationskoeffizient ist 5–6%). Nur das symptomlimitierte Testprotokoll mit Ausbelastung ermöglicht die diagnostische Feststellung der maximalen Leistungsfähigkeit und anderer leistungsdiagnostischer Messwerte in absoluten, reproduzierbaren und vergleichbaren Zahlen. Wird die Ergometrie vor dem Erreichen der Ausbelastung abgebrochen, z. B. weil schon die Referenzwerte für die maximale Leistung oder die maximale Herzfrequenz erreicht worden sind, so ist dieser Test für die Leistungsdiagnostik (und Trainingsberatung) nicht geeignet (und übrigens auch klinisch nur eingeschränkt aussagekräftig).

Eine Kombination von maximaler Belastung und Einstufentest ist der **6-Minuten-Gehtest** (6-MGT), der immer wieder auch zur Leistungsprüfung, besonders gerne bei Patienten mit Erkrankungen der Lunge, verwendet wird (American Thoracic Society and American College of Chest Physicians 2003). Bei diesem Test wird die Wegstrecke gemessen, die innerhalb von

6 Minuten zurückgelegt werden kann. Allerdings kann außer der Leistung nichts festgestellt werden. Es ist daher unmöglich, das Auftreten von Abbruchkriterien während des Tests zu erkennen. Der 6-MGT erfüllt daher nicht jene Mindestanforderungen an die Sicherheit, die von einem Leistungstest für den klinischen Gebrauch gefordert werden müssen. Für Patienten ist der 6-MGT als alleiniger Test daher problematisch. Da außer der Leistung keine weiteren Messwerte zur Verfügung stehen, kann auch nicht weiter differenziert werden, ob eine allfällige Leistungsverbesserung auf einer Verbesserung der Koordination, der Motivation, der $\dot{V}O_{2max}$ oder einer Kombination aller beruht.

Eine ähnlicher Test wie der 6-Minuten-Gehtest ist der **Cooper-Test** (Cooper 1968), bei dem die Strecke gemessen wird, die bei einem 12-Minuten-Lauf zurückgelegt werden kann. Seine Zielgruppe sind die Hobbysportler. Es gelten aber, insbesondere bei älteren Hobbysportlern, die gleichen Vorbehalte wie für den 6-Minuten-Gehtest. Für Menschen ab 40 Jahren ist er, zumindest als erster Test, abzulehnen.

17.3.6 Submaximale Ergometrie

Dies bedeutet, dass auf eine symptomlimitierte Ausbelastung des Probanden (oder Patienten) verzichtet wird und der Test planmäßig vor Erreichen der Maximalwerte, in der Regel nach 1–3 Belastungsstufen, abgebrochen wird. Die Ergebnisse sind zwar von der Mitarbeit des Probanden weitgehend unabhängig, dafür ist bei Patienten oder Personen über 40 Jahren eine seriöse Feststellung der maximalen Leistungsfähigkeit nicht möglich. Brauchbar ist ein submaximaler 2-Stufentest für die Beurteilung der Leistungsfähigkeit nur für gesunde Jugendliche unter 30 Jahren und vor allem dann, wenn Gruppen (z. B. Schulklassen) miteinander verglichen werden sollen und daher die Beurteilung im Einzelfall nicht so entscheidend ist (Haber, Schlick et al. 1976; Haber, Niederberger et al. 1978). Als Maß für die Leistungsfähigkeit dient die PWC 170 (Physical working capacity 170), das ist die aus den submaximalen Belastungspulswerten extrapolierte Leistung, die bei einer Herzfrequenz von 170/min erreicht werden würde.

Das optimale Testprotokoll für die meisten leistungsmedizinischen Ergometrien ist der symptomlimitierte Stufentest am Fahrradergometer im Sitzen. Für leistungsdiagnostische, aber auch klinische Fragestellungen mit der Registrierung von EKG, Blutdruck, Mikroblutabnahme aus dem Ohrläppchen und Atemgasanalyse (Spiroergometrie) hat sich ein Protokoll mit Belastungsstufen von 2 Minuten Dauer und 25 Watt Differenz sehr bewährt. Ein entsprechendes Protokoll ist in Österreich auf Initiative der Österreichischen Kardiologischen Gesellschaft bundesweit seit 1980 mit einem einheitlichen Protokollblatt standardisiert (ARGE Ergometrie der Österreichischen Kardiologischen Gesellschaft 1978; Wonisch, Berent et al. 2008). Bei sehr geringer Leistungsfähigkeit müssen kleinere, bei sehr guter Leistungsfähigkeit auch größere Wattstufen (bis 50 Watt) gewählt werden. Das Ziel dabei ist, die Gesamtdauer der Belastung nicht kürzer als 8 und nicht länger als 16 Minuten zu halten. Wenn die Ausbelastung innerhalb dieser Zeitspanne liegt, sind die Werte, die für die maximale Leistungsfähigkeit und die $\dot{V}O_{2max}$ gemessen werden, am höchsten.

Auch beim symptomlimitierten Stufentest mit 2 Minuten Belastungsdauer pro Stufe ist es möglich, den Test so zu modifizieren, dass nach 10 Minuten Testdauer der individuelle Referenzwert für die maximale Leistung erreicht wird (oder erreicht werden würde), so dass die Testdauer in Minuten mal 10 die LF%Ref. bzw. den Trainingszustand ergibt: Die Stufenhöhe wird individuell errechnet, indem der Referenzwert für die maximale Leistung durch 5 dividiert (und auf

5er-Stufen gerundet) wird. Nur in Ausnahmefällen, bei sehr hochtrainierten Probanden, wird die Testdauer bei dieser Variante 16 Minuten (= 160%) übersteigen. Ist die LF, bei sehr schwachen Patienten, unerwarteter Weise weniger als 70%, die Testdauer daher weniger als 7 min, dann sollte der Test wiederholt und die Stufenhöhe in der Weise adaptiert werden, dass mit einer Testdauer von über 8 min gerechnet werden kann.

17.4 Ergometrische leistungsdiagnostische Messwerte

17.4.1 Maximale, symptomlimitierte Leistungsfähigkeit

Die Leistungsfähigkeit ist die Hauptinformation jeder Ergometrie und wird am genauesten durch den symptomlimitierten Test erfasst. Sie entspricht der Leistung im Augenblick des Belastungsabbruchs aus subjektiven oder objektiven Gründen und repräsentiert den individuell größtmöglichen aeroben Energieumsatz. Der Referenzwert der maximalen Leistungsfähigkeit ist von den Körpermaßen (Größe oder Masse oder Körperoberfläche), dem Geschlecht und dem Alter abhängig.

Die Leistungsfähigkeit kann in zwei verschiedenen Maßeinheiten angegeben werden:

- **Die maximale Leistung (Watt)**

Nach den Empfehlungen für die Standardergometrie der österreichischen kardiologischen Gesellschaft entspricht die maximale Wattleistung (W_{max}) der Leistung zum Zeitpunkt des symptomlimitierten Belastungsabbruches. Hier muss allerdings berücksichtigt werden, dass die letzte Belastungsstufe meistens nicht über die gesamte vorgesehene Zeit durchgeführt wird, die bei der Standardergometrie 2 Minuten beträgt. Die W_{max} muss daher aus einigen Angaben errechnet werden:

- aus der letzten Belastungsstufe, die der Proband über die volle vorgesehene Zeit arbeitet (W_v),
- aus der Zeit, die der Proband auf der letzten Stufe (allerdings nicht über die volle Zeit) arbeitet (T_{letzt}),
- aus der Differenz zwischen den Belastungsstufen (ΔSt),
- aus der vorgesehenen vollen Dauer der Belastungsstufen (T_v).

Diese Angaben werden in folgende Formel eingesetzt:

$$W_{max} = W_v + (T_{letzt}/T_v) \times \Delta St \qquad \text{Gl. 17.1}$$

Diese Formel kann natürlich für jede Stufendauer und jede Stufenhöhe verwendet werden.

- **Die maximale Sauerstoffaufnahme ($\dot{V}O_{2max}$)**

Werden bei der Ergometrie die exspiratorischen Atemgase analysiert, dann kann zusätzlich die $\dot{V}O_2$ und bei Belastungsabbruch auch die $\dot{V}O_{2max}$ gemessen werden. Sie wird in Liter oder ml pro Minute angegeben (immer unter STPD-Bedingungen: **S**tandard **T**emperature (0°), **P**ressure (760 mmHg), **D**ry (0% Wasserdampf)).

Die Information der $\dot{V}O_{2max}$ ist in etwa die gleiche wie der W_{max}. Die $\dot{V}O_{2max}$ entspricht der gesamten oxidativ bereitgestellten Energie, inklusive der als Wärme abgegebenen unter Berücksichtigung des energetischen Äquivalents des O_2 für die verschiedenen Nährstoffe.

Die W_{max} ist der mechanisch nutzbare Anteil von ca. 22%, entsprechend dem mechanischen Wirkungsgrad. Der Wirkungsgrad wird noch durch die Bewegungskoordination beeinflusst: Wenn jemand beim Radfahren den Oberkörper stark bewegt, dann erbringen die Muskeln des Oberkörpers auch Leistung und verbrauchen O_2. Diese Leistung wird aber nicht an der Fahrradkurbel wirksam, verschlechtert den Wirkungsgrad und erhöht daher die $\dot{V}O_2$ bei gleicher Leistung. Dennoch besteht zwischen Leistung und O_2-Aufnahme eine enge lineare Beziehung, so dass die $\dot{V}O_2$ aus der Leistung in Watt auch durch eine Regressionsgleichung geschätzt werden kann. Eine derartige Gleichung lautet:

$$\dot{V}O_2 = KM \times 6{,}3 + 10{,}2 \times Watt \qquad \text{Gl. 17.2}$$

Die Körpermasse (KM) in kg mal 6,3 ergibt die $\dot{V}O_2$ in ml für das Sitzen am Ergometer, inklusive dem Leertreten mit 0 W (ohne Widerstand), das entspricht übrigens in etwa 2 metabolischen Äquivalenten (MET). Dazu kommen 10,2 ml für jedes zusätzliche Watt an Leistung (Wasserman, Hansen et al. 2012).

Auch die $\dot{V}O_{2max}$ kann am besten beurteilt werden, wenn sie in Prozent eines Referenzwertes angegeben wird. Leider ergeben viele Referenzwertformeln für die $\dot{V}O_{2max}$ im Vergleich zu den in Österreich verwendeten Referenzwerten für W_{max} zu hohe Werte. Dies hat zur Folge, dass W_{max}%Ref häufig deutlich höhere Werte ergibt als $\dot{V}O_{2max}$ %Ref.

Um das zu vermeiden, kann folgende Vorgangsweise vorgeschlagen werden: Nach der Berechnung des Referenzwertes für einen Probanden für W_{max} nach der österreichischen Standardformel (siehe unten) wird mit obiger Regressionsgleichung der entsprechende Referenzwert für $\dot{V}O_{2max}$ berechnet.

- **Die maximale Leistungsfähigkeit in % des Referenzwertes (LF%Ref)**

Nach der ergometrischen Ermittlung der maximalen Leistungsfähigkeit folgt die Berechnung der individuellen Leistungsfähigkeit in Prozent des Referenzwertes als eigentliche Grundlage der Beurteilung des Trainingszustandes.

Die österreichischen Empfehlungen für die Standardergometrie (Wonisch, Berent et al. 2008) stellen dazu geschlechtsspezifische Formeln zur Verfügung, mit denen aus der Körperoberfläche in m^2 (KO; siehe Gl. 14.4.) und dem Alter in Jahren (A) die Referenzwerte der W_{max} für Männer und Frauen berechnet werden können:

Männer:

$$W_{max} = 6{,}773 + 136{,}141 \times KO - 0{,}064 \times A - 0{,}916 \times KO \times A \qquad \text{Gl. 17.3}$$

Frauen:

$$W_{max} = 3{,}993 + 86{,}641 \times KO - 0{,}015 \times A - 0{,}346 \times KO \times A \qquad \text{Gl. 17.4}$$

Diese Formeln repräsentieren einen linearen Altersgang und sind sehr gut bis etwa zum 70. Lebensjahr geeignet und auch mit Untersuchungsdaten abgedeckt (Arstila 1972).

Für noch ältere Menschen gibt es derzeit noch keine ausreichend durch Messungen abgedeckte Referenzwerte. Bis das der Fall ist, ist es sicher zulässig, vorläufig mit diesen Formeln zu extrapolieren. Beobachtungen sprechen aber dafür, dass der Altersgang doch nicht ganz linear ist und sich jenseits von 70 Jahren beschleunigt. Dies würde bedeuten, dass durch die oben angeführten Referenzwertgleichungen die Leistungsfähigkeit von sehr alten Menschen etwas zu hoch angegeben wird und der Trainingszustand daher unterschätzt wird.

Aus einer Erhebung, in der 283 Schulkinder aus Wien und Umgebung untersucht worden sind (Gruss 1994), stammen folgende Referenzwertformeln für Knaben und Mädchen (mit der Körperoberfläche in m² als anthropometrische Variable):
Knaben (bis inklusive 15 Jahre):

$$W_{max} = -113{,}8 + 200{,}7 \times KO \qquad \text{Gl. 17.5}$$

Mädchen (bis inklusive 13 Jahre):

$$W_{max} = -20 + 118 \times KO \qquad \text{Gl. 17.6}$$

Ab dem 16. Lebensjahr bei Knaben und dem 14. Lebensjahr bei Mädchen können die Formeln für Erwachsene verwendet werden.

Nun kann nach der folgenden Formel die LF%Ref berechnet werden:

$$\text{LF\%Ref} = 100 \times W_{max}/\text{Referenzwert} \qquad \text{Gl. 17.7}$$

Auch die $\dot{V}O_{2max}$ kann als LF%Ref angegeben werden, wenn in dieser Formel W_{max} durch $\dot{V}O_{2max}$ ersetzt wird.

Für alle Menschen, unabhängig von Alter, Größe und Geschlecht, ist die normale Leistungsfähigkeit 100%. Der Normalbereich ist 90–110%. Weniger als 90% bedeutet eine verminderte, mehr als 110% eine überdurchschnittliche Leistungsfähigkeit (z. B. nach einer Ausdauertrainingsperiode).

Wichtig ist festzuhalten, dass eine verminderte Leistungsfähigkeit nicht automatisch auch „krank" bedeutet. Auch eine erheblich verminderte Leistungsfähigkeit kann das Ergebnis eines langjährigen, ausgeprägten Bewegungsmangels sein, bei an sich gesunden Organsystemen. Die morphologische und funktionelle Atrophie gesunder Organsysteme bei Nichtbeanspruchung ist ein normaler physiologischer Vorgang, der bei adäquater Beanspruchung auch reversibel ist (Saltin, Blomqvist et al. 1968). Dies gilt auch dann, wenn eine chronische Erkrankung besteht, so dass das Ausmaß der Verminderung der Leistungsfähigkeit keineswegs mit dem Schweregrad der Erkrankung korrelieren muss.

Wie bereits ausführlich erklärt worden ist, sind die Relativwerte der Leistungsfähigkeit, wegen ihrer negativen Korrelation zur Körpermasse, zur leistungsdiagnostischen Beurteilung des Trainingszustandes nicht so gut geeignet wie die Angabe in LF%Ref. Auf die Besprechung kann daher hier verzichtet werden.

17.4.2 EKG, Herzfrequenz (HF)

Die fortlaufende Registrierung des EKG, mit Beobachtung am Monitor, ist integraler Bestandteil jeder medizinischen und natürlich auch leistungsmedizinischen Ergometrie.

Das EKG wird vor allem nach Ischämiezeichen (Mangeldurchblutung des Myokards) und Rhythmusstörungen ausgewertet. Außerdem dient es der Ermittlung der genauen HF. Letztere kann, ebenfalls mit EKG-Genauigkeit, auch mit einer Pulsuhr gemessen werden.

Die HF ist die am einfachsten zu registrierende physiologische Antwort auf eine Belastung. Bei der Ergometrie nimmt sie, ausgehend vom Ruhewert, im Wesentlichen linear mit der Belastungshöhe zu, bis beim symptomlimitierten Abbruch der Maximalwert erreicht wird. Die durchschnittliche maximale HF (HF_{max}) ist unabhängig vom Geschlecht, den Körpermaßen und vom Trainingszustand, korreliert aber negativ mit dem Alter nach der (in Österreich gebräuchlichen) Formel:

$$HF_{max} = 220 - \text{Alter (Jahre)} \qquad \text{Gl. 17.8}$$

Es muss aber besonders darauf hingewiesen werden, dass diese Formel nur einen statistischen mittleren Schätzwert ergibt und dass die HF_{max} im Einzelfall davon sowohl nach oben als auch nach unten erheblich abweichen kann.

Das wird insbesondere nach dem 40. Lebensjahr relevant. In der 6. Dekade beträgt die Spannweite etwa ± 30/min (Beck 1968; Haber und Niederberger 1977). Die tatsächliche individuelle HF_{max} kann somit nur durch die symptomlimitierte Ergometrie ermittelt werden.

Daher ist auch das Erreichen des nach obiger Formel ermittelten Schätzwertes in keinem Fall ein Abbruchkriterium. Die individuelle HF_{max} ist auch unabhängig von der aktuellen LF%Ref; das heißt, dass bei einer stufenförmigen Ergometrie die HF bei schlechterer Leistungsfähigkeit in Relation zur Leistung oder zur $\dot{V}O_2$ steiler ansteigt.

Die Anstiegssteilheit gibt an, um wie viele Schläge/min die HF ansteigt, wenn die $\dot{V}O_2$ um 1 l ansteigt, und kann mit folgender Formel berechnet werden ($\dot{V}O_{2max}$ in l/min, HF_{max}: maximale Herzfrequenz, HF_{Ruhe}: Ruheherzfrequenz):

$$\text{Anstiegssteilheit} = (HF_{max} - HF_{Ruhe}) / (\dot{V}O_{2max} - \dot{V}O_{2Ruhe}) \text{ Schläge/Liter} \qquad \text{Gl. 17.9}$$

Der Normalbereich:
- Männer: bis 40 Schläge/l O_2
- Frauen: bis 60 Schläge/l O_2

Bei schlechtem Trainingszustand ist die HF_{Ruhe} normal, wegen des steileren Anstiegs ist die HF aber sowohl bei gleichen absoluten Belastungsstufen, z. B. 50 Watt, als auch bei gleichen relativen Belastungen, z. B. 1 W/kg, höher als normal.

Wird die stufenförmige Ergometrie regelmäßig wiederholt, kann die Herzfrequenz auf gleichen submaximalen Belastungsstufen verglichen werden.

Wird dabei nach einer Ausdauertrainingsperiode ein Anstieg festgestellt, obwohl auf Grund des Trainings eigentlich ein Abfall zu erwarten gewesen wäre, dann kann auf eine Störung der vegetativen Anpassung geschlossen werden, z. B. wegen einer aktuellen Ermüdung oder einem beginnenden Übertraining. Aber auch bei einer einzigen Ergometrie ist eine derartige Beurteilung möglich, wenn die Herzfrequenz auf einer submaximalen, körpermassenbezogenen Standardbelastung mit Referenzwerten verglichen wird. So beträgt bei Erwachsenen die Herzfrequenz bei 1 W/kg: 115 ± 15/min (Beck 1968).

Für Kinder gelten die in ◘ Tab. 17.1 dargestellten Werte für die HF bei körpermassenbezogener Belastung (Gruss 1994).

17.4.3 Blutdruck (RR)

Solange ein Arm bei der Fahrradergometrie halbwegs ruhig gehalten werden kann, ist die Methode nach Riva Rocchi und Korotkoff ausreichend genau.
- Ein Ruhewert von mehr als 220/120 mmHg ist eine Kontraindikation gegen eine Ergometrie.
- Ein Wert von mehr als 260/130 mmHg unter Belastung ist ein Abbruchkriterium.

Auch der Blutdruck steigt mit zunehmender Belastung etwa linear vom Ruhewert bis zum Maximalwert bei Belastungsabbruch an. Für jede Belastungsstufe gibt es, ebenso wie für den Ruhewert,

17.4 · Ergometrische leistungsdiagnostische Messwerte

Tab. 17.1 Herzfrequenz (min^{-1}) im Altersgang bei körpermassenbezogener Belastung bei Kindern

Alter	Knaben			Mädchen	
	10–12	13–14	15–16	10–13	14–16
1 W/kg	135	130	112	142	124
2 W/kg	166	160	138	171	151

obere Grenzwerte. Mit der folgenden Formel kann ein oberer Grenzwert (OGW) des systolischen RR in Abhängigkeit vom Alter und der ergometrischen Belastung geschätzt werden (Rost und Hollmann 1982):

$$\text{OGW syst. RR} = 145 + 1/3 \times \text{Alter[Jahre]} + 1/3 \times W \qquad \text{Gl. 17.10}$$

Dazu ein Beispiel für 60 Jahre und 100 W: OGW syst. RR = 145 + 60/3 + 100/3 = 198 mmHg.

Der obere Grenzwert für den diastolischen RR bei Belastung ist generell 100 mmHg.

Für Kinder gelten die in ◘ Tab. 17.2 dargestellten Werte für den RR bei körpermassenbezogener Belastung (Gruss 1994).

- **Interpretation der RR-Werte**
- Liegen die RR-Werte in Ruhe und bei Belastung über den Grenzwerten, so liegt eine Hypertonie vor.
- Ist der Ruhewert normal, aber die Belastungswerte sind überhöht, so liegt eine Belastungshypertonie vor. Eine solche ist eventuell trotz normaler Ruhewerte behandlungsbedürftig, da während des Berufsalltags überwiegend eine Hypertonie bestehen kann, was mit der Gefahr der Entwicklung einer Herzmuskelhypertrophie und nachfolgender Schädigung (Cor hypertonicum) einhergehen kann.
- Sind der Ruhewert erhöht, aber die Belastungswerte normal, dann kann eine „Weißkittelhypertonie" vorliegen, also ein aus Nervosität erhöhter Ruhewert. Unter Belastungsbedingungen hat die Nervosität keinen nennenswerten Einfluss auf den Blutdruck.
- Die Bestimmung des Blutdrucks auf gleichen submaximalen Belastungsstufen bei aufeinanderfolgenden Tests ermöglicht eine vergleichende Beurteilung. Ein Anstieg des RR auf gleichen Belastungsstufen hat einen ähnlichen leistungsdiagnostischen Wert wie die HF: Es kann dies als Symptom eines Überforderungssyndroms auf eine Störung in der vegetativen Anpassung hinweisen.

Tab. 17.2 Systolischer Blutdruck (mmHg) im Altersgang bei körpermassenbezogener Belastung bei Kindern

Alter	Knaben			Mädchen	
	10–12	13–14	15–16	10–13	14–16
1 W/kg	123	141	126	127	110
2 W/kg	132	156	141	139	116

17.4.4 Maximale Laktatkonzentration

Die maximale Laktatkonzentration ist das Maß für die Kapazität der laktazid-anaeroben Ausdauer und dient auch als Parameter für die Ausbelastung. Der Normalbereich ist 10–15 mmol/l. Für die Beurteilung der laktazid-anaeroben Ausdauer als Komponente der speziellen Ausdauer ist die Durchführung eines sportartspezifischen Feldtests allerdings besser geeignet, da gegenüber der Fahrradergometrie meistens höhere Werte erreicht werden können.

17.4.5 Anaerobe Schwelle

Die Bedeutung der anaeroben Schwelle ist von allen (spiro)ergometrischen Messwerten am schlechtesten definiert und auch nach ca. fünf Jahrzehnten Beforschung immer noch nicht klar (Röcker 2008; Faude, Kindermann et al. 2009). Man kann sie metabolisch, mittels Laktatmessungen, ermitteln oder spiroergometrisch. Auf beide Weisen werden zwei Schwellen definiert: Lactatthreshold (Laktatschwelle LT) 1 und 2 und ventilatory threshold (VT) 1 und 2. VT1 wird auch häufig als VAT (ventilatory anaerobic threshold) bezeichnet (Normalbereich 40–60% der $\dot{V}O_{2max}$) und VT2 als RCP (respiratory compensation point). Es sind insgesamt über zwei Dutzend verschiedene Methoden der Schwellenbestimmung beschrieben worden, was sehr deutlich belegt, dass es „die" Methode nicht gibt. Einen sehr hohen Vorhersagewert für die Leistung im Langzeitausdauerbereich (40 km Radzeitfahren) scheint die spiroergometrische Leistung mit dem geringsten Atemäquivalent für O_2 zu haben (Amann, Subudhi et al. 2004). Die Höhe der Schwelle wird erheblich vom Glykogengehalt der Muskulatur beeinflusst (Maassen und Schneider 2011), paradoxerweise je weniger Glykogen desto besser die Schwelle (ohne Glukose kann kein Laktat gebildet werden); aber auch vom Ergometrieprotokoll: Je niedriger die Stufenhöhe und je länger die Stufendauer, desto niedriger wird die Schwelle und umgekehrt (Heck und Beneke 2008). Änderungen sind also nur bei immer gleichem Ergometrieprotokoll und immer gleichem Ernährungszustand beurteilbar, wobei letzterer allerdings kaum überprüfbar ist. Der physiologische Hintergrund von LT1 und VT1 sind die Mitochondriendichte und die Kapillarisierung der aktiven Skelettmuskulatur, das funktionelle Korrelat ist der nutzbare Anteil der $\dot{V}O_{2max}$. Die Schwelle ist allerdings nicht identisch mit dem speziellen nutzbaren Anteil, da dieser in hohem Maß von der Belastungsdauer abhängt (Saltin 1973). Das Tempo an der anaeroben Schwelle entspricht auch nur bei Wettkampfdistanzen zwischen 2 und 3 Stunden in etwa dem Wettkampftempo; kürzere Distanzen sind schneller, längere langsamer (Röcker 2008). Auch das Trainingstempo sollte sich nicht an Schwellen oder Laktatkonzentrationen orientieren, sondern nach der Trainingsaufgabe: Grundlagenausdauertraining (extensiv-aerob) kann sehr gut über die Herzfrequenz geregelt werden und das spezielle (intensiv-aerobe) Ausdauertraining sollte sich am angestrebten Wettkampftempo orientieren. Insgesamt ist die Bedeutung der ergometrisch bestimmten anaeroben Schwelle für die medizinische Trainingsberatung eher bescheiden.

17.4.6 Herzgrößenleistungsquotient (HGLQ)

Ein Übergang von der Leistungsdiagnostik zur klinischen Diagnostik ist der HGLQ. Er setzt die Parameter der Herzgröße, die mit Echokardiographie ermittelt worden sind, mit der funktionellen Größe $\dot{V}O_{2max}$ (in l/min) in Beziehung. Auf diese Weise kann beurteilt werden, ob einem Herz, das größer ist als normal, auch eine größere $\dot{V}O_{2max}$ entspricht, es sich also um ein

□ **Tab. 17.3** Der Herzgrößen-Leistungsquotient (HGLQ: TEDD/ $\dot{V}O_{2max}$) bei Frauen und Männern, in Abhängigkeit von der $\dot{V}O_{2max}$ (ml), mit oberem Grenzwert (OGW). Liegt der ermittelte Wert über dem OGW, ist außer der Trainingsanpassung noch eine weitere, in der Regel pathologische, Ursache für eine Vergrößerung des Herzens anzunehmen

$\dot{V}O_{2max}$	Frauen		Männer	
	HGLQ	OGW	HGLQ	OGW
1500	42,0	47,0		
2000	32,1	37,1		
2500	24,8	29,8	27,4	31,4
3000	20,2	25,2	24,0	28,0
3500	18,1	23,1	21,3	25,3
4000	18,7	23,7	19,0	23,0
4500	21,9	26,9	17,4	21,4
5000	32,0	37,0	16,3	20,3
5500			15,8	19,8
6000			15,9	19,9

leistungsfähiges Sportherz handelt. Wenn außer dem Trainingseffekt noch andere Einflüsse auf die Herzgröße wirken, dann ist die $\dot{V}O_{2max}$ nicht so groß, wie auf Grund der Herzdimensionen zu erwarten wäre. Dieser zusätzliche Einfluss kann z. B. eine Hypertonie oder eine Kardiomyopathie anderer Ursache sein. Der HGLQ ist daher besonders bei älteren Trainierenden ein nützlicher differentialdiagnostischer Index.

Der Parameter der Herzgröße ist der totale enddiastolische Durchmesser (TEDD) in mm. Er ist die Summe der enddiastolischen Werte der Dicke der linken Hinterwand, des Durchmessers des linken Ventrikels und der Dicke des Ventrikelseptums. Nun wird folgender Quotient gebildet:

$$HGLQ = TEDD/\dot{V}O_{2max}$$ Gl. 17.11

Dieser HGLQ nimmt mit zunehmender $\dot{V}O_{2max}$ ab. (Die Beziehung zwischen Herzgröße und Leistungsfähigkeit ist keine lineare (Haber und Kumpan 1980).) Daher ergeben sich, in Abhängigkeit von der $\dot{V}O_{2max}$, die in □ Tab. 17.3 gezeigten Normwerte für den HGLQ. Liegt der individuelle HGLQ über diesen Werten, dann ist das Herz größer, als es der Leistungsfähigkeit entspricht, und es ist ein zusätzlicher, in der Regel pathologischer, Einfluss anzunehmen (Lercher 1999).

Literatur

Amann M, Subudhi AW et al. (2004) An evaluation of the predictive validity and reliability of ventilatory threshold. Med Sci Sports Exerc 36: 1716–1722

American Thoracic Society and American College of Chest Physicians (2003) ATS/ACCP Statement on cardiopulmonary exercise testing. Am J Respir Crit Care Med 167: 211–277

ARGE Ergometrie der Österreichischen Kardiologischen Gesellschaft (1978) Leitlinien für die Ergometrie. Österreichische Ärztezeitung 33: 7–15

Arstila M (1972) Pulse-conducted triangular exercise ECG-test. Acta Med Scand (Supp. 529): 3–109

Bar-Or O (1987) The Wingate anaerobic Test. An update on Methodology, Reliability and validity. Sports Medicine 4: 381–394

Beck B (1968) Über die Sollwerte direkt gewonnener Herz- und Kreislaufgrößen während gewichtsbezogener submaximaler Belastung. Zschr f Kreislaufforschung 57: 986–996

Cooper KH (1968) A means of assessing maximum oxygen intake. JAMA 203: 201

Faude O, Kindermann W et al. (2009) Lactate threshold concepts: how valid are they? Sports Med 39(6): 469–490

Gruss K (1994) Die Erhebung von jahrgangsbezogenen Normwerten für Ergometrien bei männlichen und weiblichen Kindern und Jugendlichen zwischen 10 und 17 Jahren. Diplomarbeit, Universität Wien

Haber P (2013) Lungenfunktion und Spiroergometrie. Interpretation und Befunderstellung unter Einschluss der arteriellen Blutgase. Wien, New York, Springer Verlag

Haber P, Kumpan W (1980) Die Bedeutung des Herzvolumen-Leistungsquotienten bei der Interpretation leistungsmedizinischer Befunde. Internat. Symposium: Neue Aspekte der Leistungsmedizin, Graz

Haber P, Niederberger M (1977) Einschätzung der kardialen Reserve und der Kreislaufregulation mittels einfacher ergometrischer Messwerte. Herz/Kreislauf 9: 453–457

Haber P, Niederberger M et al. (1978) Der Wert submaximaler Ergometertests für die Bestimmung der körperlichen Leistungsbreite. Schweiz. med. Wschr. 108: 652–654

Haber P, Schlick W et al. (1976) Die Einschätzung der Leistungsbreite gesunder Jugendlicher mit der PWC 170. Acta med. Austr. 3: 164–166

Heck H, Beneke R (2008) 30 Jahre Laktatschwellen – was bleibt zu tun. Dtsch Z Sportmed 59: 297–302

Kroidl RF, Schwarz S et al. (2010) Kursbuch Spiroergometrie; Technik und Befundung verständlich gemacht. Stuttgart, New York, Georg Thieme

Lercher P (1999) Quantitative Aspekte des Ausdauertrainings. Dissertationen der Universität Wien, WUV-Universitätsverlag

Maassen N, Schneider G (2011) Die kapilläre Laktatkonzentration als Maß für die Belastungsreaktion. Dtsch Z Sportmed 62: 92–97

Petzl D, Haber P et al. (1988) Reliability of estimation of maximum performance capacity on the basis of submaximal ergometry stress tests in children 10–14 years old. European J. Pediatrics 147: 174–178

Röcker K (2008) Steit um des Kaisers Bart: welche Laktatschwelle ist die beste? Dtsch Z Sportmed 59: 303–304

Rost R, Hollmann W (1982) Belastungsuntersuchungen in der Praxis. Stuttgart, Thieme

Saltin B (1973) Oxygen transport by the circulatory system during exercise in man. Limiting factors of physical performance. J. Keul. Stuttgart, Thieme: 235–252

Saltin B, Blomqvist G et al. (1968) Response to exercise after bed rest and after training. A longitudinal study of adaptive changes in oxygen transport and body composition. Circulation 38, Suppl. 7

Strasser B, Schwarz J et al. (2011) Richtwerte für Herzfrequenz und Blutdruck bei 20, 40, 60 und 80% der maximalen ergometrischen Referenzleistung unter Berücksichtigung von Alter, Geschlecht und Körpermasse bei untrainierten Personen. Wien Med Wochenschr 161(23): 550–556

Wasserman K, Hansen JE et al. (2012) Principles of exercise testing and interpretation: including pathophysiology- and clinical applications. Philadelphia, Baltimore, Hong Kong, London, Buenos Aires, Sydney, Tokyo, Wolters Kluwer Health/Lippincot Williams & Wilkins

Wonisch M, Berent R et al. (2008) Praxisleitlinien Ergometrie. J Kardiol 15 (Suppl. A)

Leistungsmedizinische Trainingsberatung

Kapitel 18　Leistungsmedizinische Trainingsberatung in Ausdauersportarten – 275

Kapitel 19　Beratung von Sporttreibenden mit erhöhtem Risiko und/oder chronischen Erkrankungen – 291

Kapitel 20　Medizinische Trainingstherapie (MTT) – 299

Kapitel 21　Training bei alten Menschen – 317

Kapitel 22　Frauen betreiben Sport – 329

Kapitel 23　Kinder betreiben Sport – 335

Die leistungsmedizinische Trainingsberatung ist, ähnlich wie die medizinische Trainingslehre, kein traditioneller Begriff der klinischen Medizin und bedarf daher einer Erläuterung.

Die ärztliche Tätigkeit kann allgemeinmedizinisch als Beratungstätigkeit definiert werden. Nach dieser Terminologie ist der Grund, der den Patienten, oder in der Leistungsmedizin auch den Klienten, zum Arzt führt, der Beratungsanlass. Der Zweck bzw. das Ergebnis der ärztlichen Tätigkeit ist die zufriedenstellende ärztliche Beratung. Diese Beratung beinhaltet meist die Empfehlung von Verhaltensweisen, also z. B. die Einnahme von Medikamenten oder das Befolgen einer Diät. Die Empfehlung wird häufig in Form eines Rezeptes gegeben, das für den Patienten eine strukturierte Handlungsanweisung, also ein Programm ist.

Auch die internistisch-sportmedizinische Tätigkeit ist ohne jeden Abstrich eine ärztliche Tätigkeit. Daher ist auch für den leistungsmedizinisch tätigen Arzt der Schwerpunkt der Tätigkeit eindeutig die Beratung. Der Beratungsanlass ist in der Regel ein Problem mit der körperlichen Leistungsfähigkeit und damit ein Problem, das durch die therapeutische Anwendung von Training gelöst oder zumindest gebessert werden kann. Daher bezieht sich auch die Beratung auf die Erhaltung oder Verbesserung der körperlichen Leistungsfähigkeit durch Training. Das Äquivalent des Rezeptes, also die strukturierte Handlungsanweisung, ist im Fall der leistungsmedizinischen Beratung das Trainingsprogramm. Es bezieht sich im Wesentlichen auf die Entwicklung der motorischen Grundfähigkeiten Ausdauer und Kraft, da diese auf der Funktion von Organsystemen beruhen und die Beeinflussung der Funktion von Organsystemen eine klassische medizinische Aufgabe ist. In vielen Bereichen, wie Rehabilitation, Prävention, gesundheitsorientierter Freizeitsport bis hin zur gelegentlichen Teilnahme an einem Volkslauf ist eine derartige Beratung ausreichend. Dabei ist die Kenntnis der physiologischen Grundlagen und der medizinischen Trainingslehre eine wichtige Grundlage für die qualifizierte Trainingsberatung. Die bloße Angabe von Herzfrequenzen oder Geschwindigkeiten auf der Basis von Laktat-Leistungskurven, also die ausschließliche Angabe einer Trainingsintensität, ist keine ausreichende leistungsmedizinische Beratung. Das Ableiten von Trainingsherzfrequenzen aus der Laktat-Leistungskurve ist erstens in den meisten Fällen gar nicht zulässig (siehe Sektion II) und lässt zweitens die bei weitem wichtigere Angabe zum Ausdauertraining, nämlich den Umfang (wöchentliche Netto-Trainingszeit: WNTZ) unberücksichtigt, ganz zu schweigen von Empfehlungen zur Periodisierung oder zyklischen Gestaltung. Schließlich ist eine leistungsmedizinische Beratung, vom Leistungssport bis hin zur Rehabilitation, die nicht auch das Training der Kraft umfasst, meistens unvollständig. Natürlich muss die Beratung für Krafttraining nach den gleichen qualitativen Kriterien erfolgen wie für Ausdauertraining.

Leistungsmedizinische Trainingsberatung in Ausdauersportarten

18.1 Das Wesen der Trainingsberatung – 277

18.2 Systematische Trainingsberatung – 278
18.2.1 Gibt es eine Trainingsanamnese? – 278
18.2.2 Sind die Angaben der Trainingsanamnese plausibel? – 278
18.2.3 Prüfung auf Einhaltung der Grundregeln des Trainings – 279
18.2.4 Beurteilung der Effektivität des gesamten aeroben Ausdauertrainings – 280
18.2.5 Beurteilung der Erreichbarkeit des sportlichen Zieles auf Grund des Ausdauertrainingszustandes – 285
18.2.6 Beurteilung der Effektivität des laktazid-anaeroben Ausdauertrainings (Wiederholungstraining) – 285
18.2.7 Beurteilung der Effektivität des alaktazid-anaeroben Ausdauertrainings (= Schnelligkeit) – 286
18.2.8 Beurteilung der Effektivität des Trainings der Maximalkraft – 287
18.2.9 Beurteilung der Effektivität des Trainings der Kraftausdauer – 287
18.2.10 Beurteilung der Erreichbarkeit des sportlichen Zieles auf Basis der Kraftfähigkeiten – 288
18.2.11 Beurteilung der Effektivität des gesamten Trainings – 288

Literatur – 289

© Springer-Verlag GmbH Deutschland 2018
P. Haber, *Leitfaden zur medizinischen Trainingsberatung*,
https://doi.org/10.1007/978-3-662-54321-4_18

Die leistungsmedizinische Beratung alleine ist für den Bereich des Leistungssports meist nicht ausreichend, da hier am zu Stande kommen einer sportlichen Leistung, neben den organgestützten motorischen Grundfähigkeiten, noch eine ganze Reihe weiterer Faktoren maßgeblich beteiligt sind. Dabei können in sehr technischen Sportarten, z. B. Segeln, die anderen Faktoren durchaus überwiegen, so dass die Leistungsmedizin in derartigen Sportarten nur einen bescheidenen Beitrag zu leisten vermag. Die entscheidende Kompetenz in der komplexen Ausbildung von Leistungssportlern kommt einem Trainer zu, der eine umfassende Ausbildung in der Trainingslehre des Sports hat und mit dem der internistische Sportarzt im Idealfall in Bezug auf die Entwicklung der körperlichen Leistungsfähigkeit kooperieren kann. Im Zentrum der leistungsmedizinischen Tätigkeit steht jedenfalls die Trainingsberatung und nicht die Leistungsdiagnostik, die lediglich Informationen als Grundlage für die zufriedenstellende Beratung liefert.

Ein weiterer Aspekt, der sich aus dem Umstand ergibt, dass die leistungsmedizinische Trainingsberatung eine ärztliche Handlung darstellt, ist die Verpflichtung auf die ethischen Grundlagen des ärztlichen Handelns. Dies sei an zwei Bespielen erläutert:

Eine wesentliche ärztlich-ethische Forderung ist jene, keinen Schaden zuzufügen (Primum nihil nocere). Bei der Beratung Gesunder ist die Gefahr einer Schädigung meist gering. Wird aber Training als therapeutisches Mittel eingesetzt, dann gilt auch beim Training, dass „die Dosis macht, dass ein Ding kein Gift sei": Ein Zuwenig bewirkt Unwirksamkeit und ein Zuviel eine Gefährdung von Patienten, die im Extremfall z. B. durch die Gefahr eines Herzinfarktes oder einer Verletzung gegeben ist („Vergiftung" mit Training).

Ein zweiter Aspekt der ärztlichen Ethik ist die ärztliche Schweigepflicht, die uneingeschränkt auch im Bereich des Leistungs- und Hochleistungssports gilt. (Auch eine leistungsdiagnostische Untersuchung ist eine ärztliche Untersuchung!)

Zu beachten ist daher, dass auch die Daten des Sportlers der Schweigepflicht unterliegen. Dies gilt auch dann, wenn der Sportler Angehöriger eines Kaders ist, und bedeutet, dass ohne die Einwilligung des Sportlers die Ergebnisse einer leistungsdiagnostischen Untersuchung an niemanden weitergegeben werden dürfen, auch nicht an Trainer und Funktionäre und schon gar nicht an Journalisten. Natürlich besteht in der Regel ein berechtigtes und begründetes Interesse des Trainers an den Daten. Daher empfiehlt sich in solchen Fällen die routinemäßige Entbindung von der Schweigepflicht gegenüber dem Trainer einzuholen bzw. auch gegenüber anderen Personen, die vernünftigerweise ein Interesse an den Ergebnissen der leistungsdiagnostischen Untersuchung haben.

Wie in der klinischen Medizin kann man auch bei der leistungsmedizinischen Trainingsberatung die strategische Vorgangsweise in vier wesentliche Schritte gliedern:

1. Erhebung der Anamnese. Bei der leistungsmedizinischen Beratung ist es die Trainingsanamnese.
2. Die Erhebung des Ist-Zustandes mittels körperlicher Untersuchung ohne großen apparativen Einsatz (Status präsens) und den vielfältigen chemischen und technischen Zusatzuntersuchungen. In der Leistungsmedizin entspricht das der Leistungsdiagnostik.
3. Der Vergleich des Ist-Zustandes mit einem Referenzwert oder Sollwert. Der Referenzwert ist in der inneren Medizin der Normalzustand gesunder, untrainierter Personen. In der Leistungsmedizin kommt hinzu, dass typische Messwerte, z. B. die $\dot{V}O_{2max}$, als Folge des Trainings von diesen Referenzwerten abweichen können. Es müssen also für das Ausmaß der Abweichung vom Normalwert trainingsabhängige Erwartungswerte, nämlich der zu erwartende Trainingszustand, definiert werden. Die Abweichung des Ist-Zustandes vom Referenzwert ist die erste und die Abweichung vom trainingsabhängigen Erwartungswert die zweite entscheidende Information. Diese Abweichungen führen in der inneren Medizin

zur Diagnose und ermöglichen in der Leistungsmedizin die Feststellung von Fehlern in der Anwendung des Trainings und in der Entwicklung der Leistungsfähigkeit. Entscheidend für diesen Schritt ist die Verfügbarkeit von Referenzwerten, ohne die der diagnostische Aufwand ins Leere führt.
4. Der vierte Schritt ist die Beratung, welche die angemessene Therapie beinhaltet. Das sind Maßnahmen, die geeignet sind, den Ist-Zustand an den Sollwert anzugleichen und deren Wirksamkeit in der Schulmedizin wissenschaftlich belegt ist. In der Leistungsmedizin ist das Äquivalent zur Therapie das richtige Training der motorischen Grundfähigkeiten Ausdauer und Kraft, mit dem der Istwert einem trainingsabhängigen Erwartungswert angeglichen werden soll.

Die im Folgenden dargestellte Systematik ist nicht in erster Linie zur Beratung von jenen Sportlern gedacht, die schon erfolgreich im internationalen Hochleistungssport etabliert sind und seit Jahren mit Regelmäßigkeit in den Endläufen und auf den Medaillenrängen internationaler Großveranstaltungen zu finden sind. Solche gibt es in Österreich sehr wenige. Solche Sportler haben die im Folgenden behandelten Probleme bereits gelöst, sonst wären sie nicht so erfolgreich. Sie haben aber häufig sehr differenzierte Fragestellungen, die dann sehr individuell zugeschnittene und möglicherweise auch besonders aufwändige Untersuchungsmethoden erfordern. Zielgruppe für die im Folgenden dargestellte leistungsmedizinische Trainingsberatung sind vielmehr die in Entwicklung befindlichen Sportler, keineswegs nur Jugendliche, deren Zahl in Österreich sicher mehrere 100.000 beträgt, und die sich in- oder außerhalb von Sportvereinen betätigen, im letzteren Fall häufig auch ohne Trainer und daher ganz besonders durch falsches Training gefährdet.

18.1 Das Wesen der Trainingsberatung

Die Trainingsberatung kann erst nach der Erhebung der Trainingsanamnese und der Durchführung der leistungsmedizinischen diagnostischen Maßnahmen beginnen. Die Grundlage hierfür ist der Vergleich des mittels der Trainingsanamnese und Tests erhobenen Ist-Zustandes mit jenen trainingsabhängigen Erwartungswerten, die in den Kapiteln Trainingsplanung und Leistungsdiagnostik vorgestellt worden sind. Bei diesem Vergleich gibt es drei prinzipielle Möglichkeiten der Beurteilung:

- **Ist-Zustand entspricht dem Erwartungswert**

Wenn die erhobenen Werte, die den Ist-Zustand definieren, den Erwartungswerten entsprechen, kann man davon ausgehen, dass ein planmäßiges Training vorliegt bzw. dass das Training die erwarteten Effekte bewirkt hat.

- **Ist-Zustand ist größer als der Erwartungswert**

Wenn die erhobenen Werte größer als die Erwartungswerte sind, so klingt dies zunächst erfreulich, was aber keineswegs immer der Fall ist. Tatsächlich kann diese Konstellation z. B. darauf hinweisen, dass neben dem planmäßigen Training noch „heimlich" zusätzlich trainiert wird. Das ist für ein systematisch aufgebautes Training eher kontraproduktiv und führt häufig, infolge einer Überforderung, zu einer Stagnation der sportlichen Entwicklung auf einem Niveau, das unterhalb des eigentlichen Potenzials des Sportlers liegt.

Diese Konstellation kann aber auch auf ein besonders gutes Ansprechen auf Training hinweisen, also auf sogenanntes „Talent".

- **Ist-Zustand ist kleiner als der Erwartungswert**

Wenn die erhobenen Werte kleiner als die Erwartungswerte sind, muss man davon ausgehen, dass entweder die Planung oder die Durchführung des Trainings nicht den Grundregeln entspricht und deshalb die erwarteten Ergebnisse nicht erreicht werden konnten. Das ist ein typischer Beratungsanlass.

18.2 Systematische Trainingsberatung

Die Überprüfung der Untersuchungsergebnisse und die darauf basierende Beratung erfolgt nun in mehreren systematisch aufeinander folgenden Schritten. In jedem Schritt wird das Training einer bestimmten motorischen Fähigkeit (Ausdauer und Kraft) auf seine Effektivität geprüft. Dies geschieht an Hand der durch die Anamnese und die Tests erhobenen Werte und den Vergleich mit den trainingsabhängigen Erwartungswerten. Bei Abweichungen von diesen Erwartungswerten wird man zunächst versuchen, die Ursache der Diskrepanz zwischen dem Ist-Zustand und dem Erwartungswert festzustellen. Sehr häufig liegt die Ursache in einer Missachtung der Grundregeln des Trainings.

Sodann kann eine gezielte Beratung erfolgen, die, ganz allgemein, das Training dem durch die Grundregeln vorgezeichneten Weg annähern soll. Gelegentlich sind dazu auch zusätzliche Untersuchungen, vor allem in Form von sportartspezifischen Feldtests, nützlich.

18.2.1 Gibt es eine Trainingsanamnese?

Dieser erste Schritt bezieht sich auf die Frage, ob eine Trainingsanamnese, die die Angaben zu den wesentlichen Punkten enthält, überhaupt vorliegt bzw. zu erheben ist.

Ist dies der Fall, kann man zu ▶ Abschn. 18.2.2 weitergehen.

Ist dies nicht der Fall, ist zunächst nach der Ursache zu forschen. In der Regel beruht der Mangel auf dem Fehlen einer geeigneten Trainingsdokumentation, aus der die Daten entnommen werden können. Dieses Defizit ist bereits in diesem Stadium Anlass zu einer wesentlichen Beratung: Es soll eine Trainingsdokumentation mit Auswertung geführt werden, aus der jene Kennziffern des Trainings entnommen werden können, die zur Beurteilung der leistungsdiagnostischen Ergebnisse notwendig sind. Eine derartige Beratung durch den Sportarzt könnte durchaus auch im Rahmen eines Vereinsabends für eine ganze Gruppe von Sportlern zusammen mit dem Trainer erfolgen.

18.2.2 Sind die Angaben der Trainingsanamnese plausibel?

Natürlich kann in Einzelfällen auch die Frage auftauchen, ob man sich auf die Angaben der Trainingsanamnese verlassen kann oder ob sie aus Anlass der Untersuchung kurzfristig „erfunden" worden sind, z. B. weil sich der Sportler scheut zuzugeben, dass keine Trainingsdokumentation geführt wird. Die Angaben können durch einfache Testfragen überprüft werden, wie z. B.:
Frage nach dem Umfang des extensiven Ausdauertrainings? Antwort: 6 Stunden.
Testfrage: Trainingsherzfrequenz? Antwort: 100/min.

Ausdauertraining mit einer Herzfrequenz von 100/min ist normalerweise nicht trainingswirksam, daher gibt es zwei Möglichkeiten der Bewertung:
— Die Angabe zur Trainingsherzfrequenz mit 100/min ist richtig, dann ist die Trainingsmethode falsch und die 6 Stunden fallen nicht unter die WNTZ.
— Es wurde richtig trainiert, aber die Angabe zur Trainingsherzfrequenz ist falsch (weil z. B. die Herzfrequenz nie gemessen wurde).

Im ersten Fall würde die Beratung darauf abzielen, die Trainingsmethode zu optimieren. Im zweiten Fall sollte man den Sportler darauf hinweisen, nur Fakten anzugeben und allenfalls „Ich weiß nicht" einzutragen.

Bei unplausiblen Angaben sollte eine Beratung, ähnlich wie in ▶ Abschn. 18.2.1, erfolgen: Führen einer Trainingsdokumentation und richtige Angaben bei der Trainingsanamnese.

Ist die Trainingsanamnese plausibel, erfolgt der Übergang zu ▶ Abschn. 18.2.3.

18.2.3 Prüfung auf Einhaltung der Grundregeln des Trainings

Die Grundlage für diese Überprüfung ist die in den wesentlichen Punkten vollständige und plausible Trainingsanamnese. Mit ihrer Hilfe können bereits jetzt offensichtliche Abweichungen von den Grundregeln erkannt und eine entsprechende Beratung angeboten werden. Dabei können in etwa folgende Punkte beurteilt werden:

> **Fragen zur Prüfung auf Einhaltung der Grundregeln des Trainings**
> — Entspricht die Entwicklung des jährlichen Trainingsumfanges in etwa dem allgemeinen Generalplan zur mehrjährigen Entwicklung der aeroben Ausdauer (siehe ▶ Tab. 9.3)?
> — Ist die Entwicklung des Trainingsumfanges im laufenden Trainingsjahr systematisch und angemessen?
> — Ist das Trainingsjahr periodisiert und das Training zyklisch gestaltet?
> — Ist das angegebene Trainingsziel realistisch?
> — Ist das Training geeignet, das angestrebte Ziel zu erreichen?
> — Ist das Verhältnis von intensivem zu extensivem Training angemessen?
> — Wird ein systematisches und angemessenes Krafttraining durchgeführt?
> — Wird das Training methodisch richtig durchgeführt?
> — Stehen die sportlichen Leistungen in einer angemessenen Relation zum Gesamtaufwand des Trainings?

Sind Abweichungen von wesentlichen Grundsätzen des Trainings erkennbar, können bereits in diesem Stadium der leistungsmedizinischen Beratung wesentliche Hinweise erfolgen. Dies soll an einem konkreten Beispiel demonstriert werden: Es soll eine Schülerin eines Schwimmleistungszentrums leistungsmedizinisch beraten werden. Das laufende Trainingsjahr ist ihr erstes im Leistungszentrum, aber insgesamt ihr drittes. Sie hat bei einem Schwimmverein zu trainieren begonnen und weil sie sehr talentiert ist, in kurzer Zeit, mit noch geringem Trainingsaufwand, relativ gute Leistungen erbracht. Sie hat im zweiten Trainingsjahr vielleicht

200 Jahres-Nettotrainingsstunden (JNTZ) absolviert, entsprechend einer durchschnittlichen wöchentlichen Netto-Trainingszeit (WNTZ) von 4 Stunden (etwa 500 km/Jahr, dies ist der Trainingsumfang des Vorjahres). Sie fiel überregional auf und kam deshalb in das schwimmsportliche Leistungszentrum, deren es in Österreich einige gibt. In diesen Leistungszentren ist die Trainingsgestaltung erfahrungsgemäß relativ unflexibel, so dass diese Schülerin in ein Training eingeschleust wurde, das 500 Nettotrainingsstunden pro Jahr vorsieht (etwa 1500 km), was einer durchschnittlichen WNTZ von 10 Stunden entspricht. Es sind somit zwei Trainingsklassen übersprungen worden und der Istwert der WNTZ ist erheblich größer als der Sollwert von höchstens 6 Stunden, der auf Grund des Trainingsalters und des Trainingsumfanges des Vorjahres angemessen erscheint.

Bereits auf Grund dieser trainingsanamnestischen Angaben ist eine fundamentale Beratung möglich: Reduktion auf eine dem tatsächlichen Trainingsalter und dem Umfang des Vorjahres entsprechende WNTZ und Umstellung auf einen systematischen und altersentsprechenden mehrjährigen Trainingsaufbau. Auch wenn die Leistungstests ganz gute Ergebnisse erbringen sollten, ist dieser Trainingsaufbau dennoch grundfalsch und für die weitere sportliche Entwicklung der Schülerin katastrophal.

Ergibt die Prüfung der Trainingsanamnese, dass die wesentlichen Grundsätze des Trainings beachtet wurden, wird zu ▶ Abschn. 18.2.4 übergegangen.

18.2.4 Beurteilung der Effektivität des gesamten aeroben Ausdauertrainings

Diese Prüfung erfolgt an Hand der ergometrisch ermittelten Leistungsfähigkeit in % des Referenzwertes (LF%Ref), die den allgemeinen Trainingszustand, also die allgemeine oder **Grundlagenausdauer** repräsentiert. Für Nachwuchssportler in Ausdauersportarten ist das die wichtigste Überprüfung, da die Entwicklung der Grundlagenausdauer in den ersten 4–5 Trainingsklassen ein eindeutiger Trainingsschwerpunkt ist. Bei ungenügender allgemeiner Ausdauer gefährdet eine Konzentration auf spezielles Ausdauertraining die weitere sportliche Entwicklung. Aus der Trainingsanamnese wird die mittlere WNTZ der letzten 10 Wochen entnommen und mittels der in ▶ Abschn. 9.1.4. beschriebenen Regressionsgleichung die zu erwartende LF%Ref geschätzt (die entsprechenden nummerischen Schätzwerte sind in ◘ Tab. 18.1 dargestellt): Dies ist der trainingsabhängige Erwartungswert für den Trainingszustand, der mit dem beim (spiro)ergometrischen Test ermittelten Ist-Trainingszustand verglichen wird. Folgende drei Möglichkeiten gibt es:
1. Der Istwert ist kleiner als der Erwartungswert.
2. Der Istwert ist größer als der Erwartungswert.
3. Der Istwert entspricht dem Erwartungswert.

Aus einer WNTZ von 8 Stunden wird z. B. eine LF%Ref von 177% geschätzt. Von größer und kleiner kann man erst dann wirklich sprechen, wenn der Istwert der LF%Ref mehr als 16 Prozentpunkte über oder unter dem Erwartungswert (▶ Abschn. 9.1.4.), also über 193% oder unter 161% liegt.

- **Der Istwert ist kleiner als der Erwartungswert**

Es handelt sich um eine schlechte, unökonomische Umsetzung der in der Trainingsanamnese erfassten WNTZ. Für einen derartigen Befund kommen vor allem zwei Ursachen in Frage, die als **Untertraining** und **Übertraining** bezeichnet werden können. Besonders hervorzuheben

Tab. 18.1 Der Zusammenhang zwischen der WNTZ (x, in Stunden) und der LF%Ref (y) für Männer und Frauen ermittelt mit den Regressionsgleichungen

WNTZ	$y = 110 + 12x - 0{,}45x^2$ Männer LF%Ref	$y = 110 + 17x - 0{,}62x^2$ Frauen LF%Ref
1	122	126
2	132	142
3	142	155
4	151	168
5	159	180
6	166	190
7	172	199
8	177	206
9	182	213
10	185	218
11	188	222
12	189	225
13	190	226
14	190	226
15	189	226
16	187	223

ist, dass sowohl das Untertraining als auch das Übertraining ein gemeinsames Hauptsymptom haben, nämlich, dass der Trainingszustand schlechter ist als auf Grund der WNTZ zu erwarten wäre.

■ ■ a) Untertraining

Dieser Begriff bedeutet, dass die WNTZ in Wahrheit geringer ist, als in der Trainingsanamnese angegeben worden ist, z. B. weil der Sportler die WNTZ mit der gesamten für das Training aufgewendeten Zeit verwechselt. Deshalb hat der Sportler auch Bewegungszeiten mit zu geringer Intensität oder gar Pausen in die WNTZ einbezogen, wie z. B. Radfahren bergab oder im Windschatten, oder die Pausen beim Intervalltraining. Diese Zeiten werden zwar radfahrend bzw. an der Trainingsstätte verbracht, sind aber nicht trainingswirksam und dürfen daher auch nicht in die WNTZ eingerechnet werden. Für die Entwicklung der Ausdauer sind derartige Trainingszeiten Leerläufe, obwohl natürlich die Pausen beim Intervalltraining methodisch notwendig sind.

Eine zufriedenstellende Beratung könnte in so einem Fall folgendermaßen aussehen: kontinuierliche Kontrolle der Trainingsintensität durch regelmäßige Messung der Trainingsherzfrequenz. Zweckmäßig ist dafür die Verwendung einer Pulsuhr. Eventuell ist sogar eine Reduzierung der gesamten Trainingszeit möglich, obwohl die WNTZ höher wird.

▪▪ b) Übertraining oder Ermüdung

Dies tritt ein, wenn die Erholungsfähigkeit durch die Summe aller Belastungen überfordert worden ist. Bei einem kurzfristig auftretenden Missverhältnis handelt es sich um eine Ermüdung. Dauert dieses Missverhältnis zwischen Belastung und Erholung schon länger an, dann führt die chronische Ermüdung zu einem Übertraining. Wichtig erscheint folgende Feststellung: Übertraining kann unabhängig vom Leistungsniveau auftreten, also sowohl bei mäßig trainierten Personen jeden Alters, als auch bei Hochleistungssportlern. Bei mäßig trainierten, aber sehr ehrgeizigen Hobbysportlern tritt ein Übertraining sogar eher häufiger auf als bei Leistungssportlern, da letztere doch meistens unter der Anleitung eines Trainers trainieren. Entscheidend ist natürlich die Unterscheidung zwischen Übertraining und Untertraining. Für Übertraining sprechen eines oder besser mehrere der im Folgenden angeführten Symptome:

- Der Sportler gibt an, in letzter Zeit einen höheren Ruhepuls zu haben als sonst. Bereits 5 Schläge/min sind diagnostisch relevant.
- Die Herzfrequenz auf den submaximalen Belastungsstufen der Ergometrie ist ungünstiger, d. h. höher als beim Vortest. Schon ein Anstieg von nur 5/min ist relevant. Unter Umständen hat sogar schon das Gleichbleiben der Belastungsherzfrequenz diese Bedeutung, wenn auf Grund des Trainings ein Absinken zu erwarten gewesen wäre.
- Die Herzfrequenz bei einer körpermassenbezogenen Belastung von 1 W/kg weist keine Trainingsbradykardie aus: statt unter 115/min z. B. 125/min.
- Der Blutdruck auf submaximalen Belastungsstufen ist ungünstiger, d. h. höher als beim Vortest.
- Der BUN (Blut-Urea-Stickstoff = Harnstoff) ist erhöht bzw. ist noch im Normalbereich, aber im Vergleich zu Vorwerten stark angestiegen. Dies weist auf eine allgemein katabole Situation des Eiweißstoffwechsels hin (allerdings muss eine Dehydrierung ausgeschlossen sein, da eine solche ebenfalls einen Anstieg des BUN bewirkt).
- Der Harnsäurewert im Blut ist erhöht; dies weist auf eine noch nicht abgeschlossene Regeneration nach intensiven Belastungen hin, bei denen infolge der hohen energetischen Beanspruchung ATP bis auf die Stufe des Adenosin abgebaut worden ist.
- Der CPK (auch CK, Kreatinphosphokinase)-Wert im Blut ist erhöht. Dies weist auf eine stärkere muskuläre Überbeanspruchung hin. Werte von mehr als dem Doppelten des Normalwertes sollten bereits berücksichtigt werden.
- Hormonblutspiegel, wie z. B. Testosteron, können vermindert sein.
- Der Sportler gibt an, in letzter Zeit vermehrt müde gewesen zu sein, trotzdem hat die Schlafqualität abgenommen. (Das ist eines der empfindlichsten Symptome.)
- Die sportlichen Leistungen (siehe Dokumentation der Testbatterie) stagnieren oder sind sogar rückläufig.
- Es kommt zu ungewolltem Gewichtsverlust oder häufiger zu banalen Infekten oder auch zu Verletzungen. Manchmal treten auch im EKG vermehrt Extrasystolen auf. Dies sind aber Zeichen eines bereits sehr fortgeschrittenen Übertrainings (Überforderungssyndrom).

Eine zufriedenstellende Beratung könnte etwa so aussehen: Einlegen einer aktiven Pause von einer oder auch mehreren Wochen. Bei einem ausgeprägten Überforderungssyndrom, das schon lange angehalten hat, kann die vollständige Regeneration auch Wochen bis Monate erfordern. Eine allgemein verbindliche Dauer kann daher nicht angegeben werden. Die Regenerationsphase enthält extensives Ausdauertraining mit niedriger Intensität (60%) und einem Umfang von der Hälfte oder weniger gegenüber dem bisherigen Training. Ferner sollten auch verstärkt regenerationsfördernde Maßnahmen, wie Sauna, Massage u. a., angewandt werden. Diese Maßnahmen

Tab. 18.2 Ergometrische Messwerte eines 57-jährigen Mannes, der vor einem Jahr seine WNTZ von 1 auf 9 Stunden gesteigert hatte. Die Befundkombination beim 1. Test spricht für ein Überforderungssyndrom. Die LF%Ref ist, bei korrekter Ausbelastung, im Normalbereich, HF und RR zeigen eine hyperkinetische bzw. hypertone Regulation. Nach einer Reduktion der WNTZ auf 2 Stunden für 4 Wochen haben sich alle Werte gebessert, entsprechen aber noch immer nicht den Erwartungswerten. Man beachte, dass sich auch die hypertonen Blutdruckwerte normalisiert haben

Messwert	1. Test	2. Test
WNTZ, Stunden	9	2
HF50Watt	126	116
HF100Watt	146	135
HF150Watt	165	159
Hf_{max}	170	174
RRsy50Watt	195	175
RRsy100Watt	220	190
RRsy150Watt	220	210
Wmax	175	205
LF%Ref	105	123

können durch die Supplementierung mit den Vitaminen A (über 4 Wochen), B_1, B_2, B_6, C und E und eventuell auch Magnesium unterstützt werden. Die vollständige Regeneration ist z. B. an einem Wiederanstieg der Leistungsfähigkeit trotz (beziehungsweise auch: wegen!) des reduzierten Trainings und an einem Verschwinden der subjektiven Symptome zu erkennen. Erst dann soll wieder mit einem angemessenen und systematischen Trainingsaufbau begonnen werden.

Die ◘ Tab. 18.2 zeigt die ergometrischen Werte eines Hobbyradfahrers, der allerdings bei der ersten Untersuchung eine WNTZ von 9 Stunden angab. Die Ergebnisse zeigen als Hauptsymptom eine massive Verfehlung des Bereiches der bei dieser WNTZ zu erwartenden LF%Ref von wenigstens 166%. Die deutliche hyperkinetische Herzfrequenzregulation weist diese Konstellation als ausgeprägtes Überforderungssyndrom aus, der systolische Blutdruck ist unter Belastung hyperton. Wir empfahlen die WNTZ auf 2 Stunden zu verkürzen bei strikter Beachtung der HF_{Tr} für das extensiv-aerobe Ausdauertraining und den Ergometertest nach 4 Wochen zu wiederholen. Wie in ◘ Tab. 18.2 gezeigt, haben sich sämtliche Werte erheblich verbessert und die hypertonen Blutdruckwerte normalisiert. Allerdings ist das HF-Verhalten dem nunmehr besseren Trainingszustand noch immer nicht angemessen. Wir haben daher empfohlen, das reduzierte Training noch 8 Wochen beizubehalten und dann die WNTZ 4-mal, im Abstand von 6 Wochen um je 30 Minuten auf letztlich 4 Stunden/Woche zu erhöhen und das für ca. 1 Jahr beizubehalten.

Die Ursache des Übertrainings ist häufig eine Verletzung des Grundsatzes der Angemessenheit, entweder, vor allem bei Anfängern, durch eine zu hohe WNTZ gleich zu Beginn eines Trainings, oder durch eine zu starke Steigerung der WNTZ, z. B. bei Trainerwechsel oder Übersiedlung in ein Trainingszentrum.

Eine andere Ursache ist der Verzicht auf die zyklische Gestaltung sowohl im Mikro- als auch im Mesozyklus, wodurch die Adaptation nachhaltig behindert werden kann. Die Beratung zielt grundsätzlich auf die Eingliederung in einen systematischen, angemessenen und zyklisch gestalteten Trainingsaufbau ab. Eine andere Ursache ist das Durchziehen des Trainings trotz einer „banalen" Erkältung bzw. das zu frühe Wiederaufnehmen des vollen Trainings nach einer Erkrankung.

Ergibt sich aus der Trainingsanamnese, dass der Sportler müde ist oder auf Grund eines harten Trainings am Vortag, eines leichten Infekts, bei einer Sportlerin wegen der Menstruation oder anderen Gründen in schlechter Tagesverfassung, lautet die Beratung: Der Test soll wie ein Wettkampf ernst genommen werden, da er sonst sinnlos wird. Es wird ein neuer Termin vereinbart, auf den sich der Sportler mit einem Tag regenerativen Trainings und kohlenhydratreicher Kost vorbereiten soll.

- **Der Istwert ist größer als der Erwartungswert**

Für diesen Befund sind ebenfalls zwei Ursachen möglich:

a) Falsche Trainingsanamnese

Der Sportler hat beim Ausfüllen außer Acht gelassen, dass jede Ausdauerbelastung, sofern sie die qualitativen Minimalkriterien erfüllt, trainingswirksam ist. Natürlich auch dann, wenn sie nicht im Rahmen des Trainings stattfindet.

Dazu ein Beispiel:

Ein Ruderer trainiert mit einer WNTZ von 3 Stunden/Woche, aufgeteilt auf 4 Trainingseinheiten, die er auch bei der Trainingsanamnese angibt. Zusätzlich aber fährt er mit dem Fahrrad zum Training und auch in die Schule. Und weil er dabei immer recht flott fährt, erreicht er damit weitere 3 Stunden Nettotraining pro Woche, die er aber nicht angibt, da es eben kein Rudertraining ist. Der unspezifische Ergometertest entspricht, überraschend, aber korrekt, einer WNTZ von 6 Stunden. In diesem Fall muss der Arzt gemeinsam mit dem Sportler nach derartigen Ursachen für die Divergenz zwischen Ist- und Erwartungswert suchen. Das „Mehr" ist nämlich nicht immer positiv zu werten. Absolut unerwünscht ist es z. B., wenn jugendliche Sportler „heimlich" zusätzlich trainieren, nämlich zusätzlich zu dem durch den Trainer gestalteten Training (z. B. bei übergroßem Ehrgeiz des Sportlers oder auch der Eltern).

b) Talent

Wenn trotz der entsprechenden Nachfrage tatsächlich keine handfesten Ursachen für einen unerwartet hohen Trainingszustand gefunden werden können, dann könnte man, mit aller Vorsicht und sozusagen mittels Ausschlussdiagnose, ein überdurchschnittlich gutes Ansprechen des Sportlers auf Ausdauertraining feststellen. Das heißt, dass der Sportler eine bestimmte LF%Ref schon mit einer geringeren WNTZ als üblich erreicht. Dies entspricht einer allgemeinen Definition des Begriffes Talent:

> **Definition Talent**
> **Talent** ist die Relation zwischen (Trainings-)Aufwand und Effekt.

Ein besonders talentierter Sportler erreicht also mit derselben WNTZ einen deutlich höheren Trainingszustand bzw. denselben Trainingszustand mit einer deutlich geringeren WNTZ.

- **Der Istwert entspricht dem Erwartungswert**

In diesem Fall kann man annehmen, dass ein angemessenes Training auch effizient umgesetzt worden ist und geht weiter zu ▶ Abschn. 18.2.5.

18.2.5 Beurteilung der Erreichbarkeit des sportlichen Zieles auf Grund des Ausdauertrainingszustandes

Im Laufe eines langfristigen, 7- bis 10-jährigen Trainingsaufbaus, in dem der Trainingsumfang von 0 auf 700–1000 Jahres-Nettotrainingsstunden gesteigert wird, kann der Trainingszustand bzw. die LF%Ref von 100% auf über 200% entwickelt werden, was in etwa die Grenze der menschlichen Ausdauertrainierbarkeit darstellt. Auf sportlich sinnvolle Weise kann die LF%Ref daher im Lauf eines Jahres höchstens um ca. 10–15 Prozentpunkte verbessert werden. „Sportlich sinnvoll" bedeutet in diesem Zusammenhang, dass der erreichte Trainingszustand als Grundlage für eine Wettkampfperiode mit einer Dauer von 4 Monaten oder länger dienen kann. Natürlich kann man den Trainingszustand in einer Vorbereitungsperiode von 7 Monaten Dauer auch um mehr als 15% steigern, insbesondere wenn die Leistungsfähigkeit noch nicht sehr gut entwickelt ist. Dieser Zustand hält dann aber höchstens einige Wochen an und kann nicht als Grundlage für den Aufbau eines stabilen Wettkampfstereotyps dienen.

Erfahrungsgemäß ist für eine erfolgreiche Teilnahme an einer internationalen Großveranstaltung in irgendeiner Ausdauersportart tatsächlich eine LF%Ref von etwa 200% oder mehr erforderlich. Wenn ein Sportler in der Trainingsanamnese eine derartige Veranstaltung als sportliches Ziel angibt, so muss er zu Beginn der ersten Vorbereitungsperiode des Jahres eine LF%Ref von mindestens 185% haben. Liegt die tatsächliche LF%Ref deutlich darunter, ist der Aufbau der notwendigen stabilen Grundlagenausdauer in einem Trainingsjahr schwer möglich. Damit kann auch die spezielle Vorbereitung nicht auf dem erforderlichen Niveau stattfinden. Das angegebene sportliche Ziel ist daher nicht sehr realistisch.

In gleicher Weise unrealistisch wird das sportliche Ziel, wenn die LF%Ref am Ende der Vorbereitungsperiode nur 185% oder weniger beträgt. In der nun folgenden Wettkampfperiode soll die allgemeine Ausdauer, wie sie mit der LF%Ref erfasst wird, nicht mehr gesteigert werden, sondern als Grundlage für die Entwicklung der sportlichen Hochform dienen. Zum Zeitpunkt des Hauptwettkampfes hat der Sportler daher eine für das sportliche Ziel ungenügende Grundlagenausdauer, wenn in der Wettkampfperiode die WNTZ, und damit die LF%Ref, konstant gehalten worden ist. Wird hingegen in der Wettkampfperiode die WNTZ weiter gesteigert, dann bleibt zu wenig Zeit für die Ausbildung der sportlichen Hochform.

In beiden Fällen lautet die Beratung: Überprüfung, ob das sportliche Ziel realistisch ist.

Vielleicht sollte das gegenwärtige Jahr lieber als Vorbereitungsjahr verwendet werden. Scheint das Ziel aus Sicht des Ausdauertrainingszustandes realistisch, gehen wir weiter zu ▶ Abschn. 18.2.6.

18.2.6 Beurteilung der Effektivität des laktazid-anaeroben Ausdauertrainings (Wiederholungstraining)

Die Prüfgröße für die laktazid-anaerobe Ausdauer (LAA) ist der maximale Laktatspiegel. Durch die Ergometrie wird vor allem der metabolische Aspekt der LAA beurteilt und da vor allem die Kapazität, also die Größe des O_2-Defizits. Der sportliche Effekt des Wiederholungstrainings muss durch einen sportartspezifischen Zeitversuch überprüft werden (siehe sportartspezifisches Testsystem). Für Wettkämpfe, bei denen die LAA eine entscheidende Rolle spielt (bis etwa 3 Minuten Wettkampfdauer), soll ein Laktatspiegel von 18 mmol/l oder mehr erreicht werden können (möglich sind Werte bis über 25 mmol/l). Bei einer Wettkampfdauer bis etwa 8 Minuten können immer noch Werte von ca. 14–16 mmol/l aufgebaut werden. Dabei muss aber berücksichtigt werden, dass in der Spezialsportart und bei der Anwendung der Wettkampfdistanz durchaus deutlich höhere Laktatspiegel erzielt werden können als bei der Fahrradergometrie. Dies gilt besonders für Laufsportler, deren laktazid-anaerobes O_2-Defizit beim ergometrischen Standardtest unterschätzt werden kann (dies wird im Folgenden berücksichtigt). Werden die der Wettkampfstrecke entsprechenden erwähnten Werte deutlich unterschritten, kann mit mehreren gezielten Fragen die Bedeutung dieses Befundes näher eingegrenzt und eine angemessene Beratung angeboten werden:

— Sind die optimalen Voraussetzungen für die Bestimmung der LAA gegeben? (D. h. ausgeruhter Zustand und kohlenhydratreiche Nahrung an den Vortagen)
    — Bei NEIN erfolgt eine Beratung: Vorbereitung auf einen leistungsmedizinischen Test mit einem Tag regenerativen Trainings und kohlenhydratreicher Ernährung.
    — Bei JA weiter zur nächsten Frage.
— Ist die LAA in der gegenwärtigen Trainingsperiode ein vorrangiges Trainingsziel? (Siehe Trainingsanamnese)
    — Bei NEIN, z. B. in der allgemeinen Vorbereitungsperiode oder bei noch niedrigem Trainingsalter kann ein niedriger Wert vorläufig ignoriert werden, da die LAA vergleichsweise kurzfristig entwickelt werden kann.
    — Bei JA weiter zur nächsten Frage.
— Ist Wiederholungstraining in angemessenem Umfang durchgeführt worden? (Siehe Trainingsanamnese)
    — Bei NEIN erfolgt eine Beratung: Aufnahme von Wiederholungstraining in den Trainingsplan.
    — Bei JA weiter zur nächsten Frage.
— Ist das Wiederholungstraining methodisch richtig durchgeführt worden? (Methode schildern lassen!)
    — Bei NEIN erfolgt eine Beratung: über die richtige Methodik des Wiederholungstrainings; z. B. Training nur in ausgeruhtem Zustand, am Anfang der Trainingseinheit, richtige Distanz, Tempo und Pausenlänge beachten.
    — Bei JA weiter zum nächsten Punkt.
— Feldtests mit einem Zeitversuch über die Wettkampfdistanz:
    — Ist nun der Laktatspiegel angemessen, dann können wir mit der nächsten Prüfung (▶ Abschn. 18.2.7) fortfahren.
    — Ist der Laktatspiegel auch jetzt ungenügend, weiter zum nächsten Punkt.
— Trainingsmittelüberprüfung: Durchführung eines Feldtests mit einer Trainingsaufgabe für Wiederholungstraining, Überprüfung mittels Laktatmessung und Stoppuhr und gezielte Korrektur der Methode.

18.2.7 Beurteilung der Effektivität des alaktazid-anaeroben Ausdauertrainings (= Schnelligkeit)

Die alaktazid-anaerobe Ausdauer ist ergometrisch mit dem Wingate-Test messbar (Bar-Or 1987), der sehr motivationsabhängig ist und auch ein eigenes Ergometer erfordert. Einfacher und auch sportartspezifisch ist daher ein sportmotorischer Test für Schnelligkeit im Rahmen des sportartspezifischen Testsystems. Die Prüfgröße ist die Zeit für einen Sprint (Belastungszeit etwa 5–8 Sekunden, die Streckenlänge hängt von der sportarttypischen Geschwindigkeit ab), der mit der absolut größtmöglichen Geschwindigkeit absolviert wird. Das Ergebnis hängt allerdings auch erheblich von der Maximalkraft und der Koordination (= Technik) ab.

18.2.8 Beurteilung der Effektivität des Trainings der Maximalkraft

Es gibt kaum eine Körpersportart, in der die Maximalkraft nicht eine wichtige Rolle spielt, wenn auch häufig nur als allgemeine Grundlage für spezielle Kraftfähigkeiten. Die Bestimmung des Ein-Wiederholungsmaximums (EWM) sollte daher ebenso selbstverständlich 2- bis 3-mal im Jahr erfolgen wie die Ergometrie. In der Regel kann der Krafttest an der Trainingsstätte, z. B. mit einer olympischen Scheibenhantel, durchgeführt und die Ergebnisse können anlässlich der leistungsmedizinischen Untersuchung zur Verfügung gestellt werden.

Liegen keine Krafttestwerte vor und ist der Trainingsanamnese zu entnehmen, dass kein systematisches Krafttraining durchgeführt worden ist, erfolgt eine grundlegende Beratung: Aufnahme eines systematischen Krafttrainings (Hypertrophietraining) in den Trainingsplan.

Liegen Krafttestwerte vor, die entsprechenden Zielwerte (siehe Leistungsdiagnostik) werden aber deutlich unterschritten, kann mit gezielten Fragen die Bedeutung dieses Befundes näher eingegrenzt und eine angemessene Beratung angeboten werden:
— Waren die optimalen Voraussetzungen für die Bestimmung des EWM gegeben? (Ausgeruhter und aufgewärmter Zustand)
    — Bei NEIN erfolgt eine entsprechende Beratung.
    — Bei JA weiter zum nächsten Punkt.
— Ist das Muskelhypertrophietraining methodisch richtig durchgeführt worden? (Methode schildern lassen!)
    — Bei NEIN erfolgt eine Beratung: Über die richtige Methodik des Hypertrophietrainings; z. B. Training in ausgeruhtem Zustand, Beachtung des Prinzips der ermüdungsbedingt letzten Wiederholung u. a.

Richtig durchgeführtes Muskelhypertrophietraining ist eigentlich immer wirksam.

18.2.9 Beurteilung der Effektivität des Trainings der Kraftausdauer

Auch für diese motorische Fähigkeit wird der Test zweckmäßigerweise an der Trainingsstätte durchgeführt und das Ergebnis zur Verfügung gestellt.

Liegen keine Testwerte für die Kraftausdauer vor und ist der Trainingsanamnese zu entnehmen, dass kein systematisches Kraftausdauertraining durchgeführt worden ist, erfolgt eine grundlegende Beratung: Aufnahme eines systematischen Kraftausdauertrainings in den Trainingsplan.

Liegen Testwerte für die Kraftausdauer vor, die entsprechenden Zielwerte (siehe Leistungsdiagnostik) werden aber deutlich unterschritten, kann mit gezielten Fragen die Bedeutung dieses Befundes näher eingegrenzt und eine angemessene Beratung angeboten werden:
— Ist die Kraftausdauer in der gegenwärtigen Trainingsperiode oder in der aktuellen Trainingsklasse ein vorrangiges Trainingsziel? (Siehe Trainingsanamnese)
    — Bei NEIN, z. B. in der allgemeinen Vorbereitungsperiode oder bei noch niedrigem Trainingsalter, kann ein niedriger Wert vorläufig ignoriert werden, da die Kraftausdauer als spezielle Fähigkeit erst auf der Basis der ausreichenden Maximalkraft schwerpunktmäßig entwickelt wird.
    — Bei JA weiter zum nächsten Punkt.
— Ist das Kraftausdauertraining methodisch richtig durchgeführt worden? (Methode schildern lassen!)
    — Bei NEIN erfolgt eine Beratung: über die richtige Methodik des Kraftausdauertrainings, z. B. Wiederholungszahlen steigern, angemessene Prozentsätze des EWM festlegen usw.

18.2.10 Beurteilung der Erreichbarkeit des sportlichen Zieles auf Basis der Kraftfähigkeiten

Diese Prüfung ist vor allem bei Zielstellungen im Bereich des internationalen Hochleistungssports relevant. Werden die Sollwerte für die Maximalkraft bzw. die Kraftausdauer deutlich verfehlt (um mehr als 20%), sind sportliche Erfolge auf internationalem Hochleistungsniveau sehr unwahrscheinlich. Es ist daher wirklich erstaunlich, dass die Kraftfähigkeiten in der sportmedizinischen Literatur und der üblichen leistungsmedizinischen Diagnostik und Beratung praktisch keine Rolle spielen.

18.2.11 Beurteilung der Effektivität des gesamten Trainings

Das Ziel einer guten Trainingsvorbereitung sind letztlich nicht gute Werte bei der leistungsmedizinischen Untersuchung, sondern gute sportliche Leistungen und gute Platzierungen. Die entscheidende Prüfgröße für die Effektivität des Trainings insgesamt ist daher die Wettkampfleistung. Richtwerte für entwicklungsgemäß angemessene, gute Wettkampfleistungen können den Bestenlisten bzw. für Jugendliche den Jahrgangsbestenlisten der jeweiligen Sportarten und Disziplinen entnommen werden. Derartige Listen gibt es auf nationaler Ebene ebenso wie auf Europaebene bzw. als Weltbestenlisten; sie sind üblicherweise über den jeweiligen Sportfachverband erhältlich.

Entspricht der Sportler ▶ Abschn. 18.2.1 bis ▶ Abschn. 18.2.10 gut, aber die Wettkampfleistung entspricht nicht diesem guten Trainingszustand, so handelt es sich um eine ganz entscheidende Diskrepanz. Zwei mögliche Ursachen seien exemplarisch angeführt:

- „Trainingsweltmeister"

Die typische Situation, die dieser Begriff umschreibt, ist, dass der Sportler nur bei Wettkämpfen schlecht ist, die sportartspezifischen Tests im Training aber gut sind. Die Ursachen können vielfältig sein: Nervosität, falsche Ernährung, Fehler in der unmittelbaren Wettkampfvorbereitung, aber auch falsche Periodisierung etc. Die Beratung sollte dem Problem angemessen erfolgen und z. B. bei Bedarf auch eine sportpsychologische Beratung empfehlen.

- Schlechte Technik

Der Abgleich der sportlichen Wettkampfleistungen mit dem Trainingszustand ergibt, dass die Leistungen generell schlecht sind, also nicht nur im Wettkampf, sondern auch das sportartspezifische Testsystem zeigt, dass die Leistungen dem Trainingsaufwand und dem an sich guten Trainingszustand nicht entsprechen.

Hier ergibt sich geradezu zwingend die Schlussfolgerung, dass die sportliche Technik mangelhaft ist. Da die weitere Entwicklung der sportlichen Leistung in solch einem Fall durch die schlechte sportliche Technik nachhaltig limitiert ist, ist eine weitere Fortsetzung und auch Steigerung des Trainings nicht sinnvoll.

Hier könnte eine von den beiden folgenden, durchaus weitgehenden Beratungen angemessen sein:
— Zuerst die sportliche Technik verbessern und erst dann die weitere Verbesserung der körperlichen Grundlagen forcieren. Unter Umständen ist dafür ein ganzer Makrozyklus zu veranschlagen.
— Die Sportart wechseln. Diese Empfehlung ist vor allem dann gerechtfertigt, wenn die technische Fehlentwicklung zu schwerwiegend ist, um noch optimal korrigiert werden zu

können. In einer anderen Sportart kann eine neue Technik aber von Grund auf neu gelernt werden und mit den bereits entwickelten organischen Grundlagen könnte der Sportler in der anderen Sportart durchaus rasch erfolgreich werden, z. B. Umsteigen von Schwimmen auf Rudern oder Kanu mit 16–18 Jahren.

- Im 1. Jahr: Das Training von Ausdauer und Kraft wird in der alten Sportart fortgesetzt, um die konditionellen Grundlagen zu erhalten und gleichzeitig wird die neue Sportart technisch einwandfrei erlernt.
- Im 2. Jahr: Das gesamte Training erfolgt in der neuen Sportart.

Literatur

Bar-Or O (1987) The Wingate anaerobic Test. An update on Methodology, Reliability and validity. Sports Medicine 4: 381–394

Beratung von Sporttreibenden mit erhöhtem Risiko und/oder chronischen Erkrankungen

19.1	Fünf allgemeine Regeln, die bei der sportärztlichen Beratung zu beachten sind – 293
19.1.1	Chronische Erkrankung – 293
19.1.2	Patientenschulung – 293
19.1.3	Notfall – 293
19.1.4	Planung – 294
19.1.5	Körperliche Voraussetzungen – 294
19.2	Ablauf der Beratung – 294
19.2.1	Anamnese – 294
19.2.2	Festlegen des Zielwertes für die LF%Ref – 295
19.2.3	Feststellung des Ist-Zustandes – 295
19.2.4	Abgleichung des Zielwertes mit dem Ist-Zustand – 296

Literatur – 298

© Springer-Verlag GmbH Deutschland 2018
P. Haber, *Leitfaden zur medizinischen Trainingsberatung*,
https://doi.org/10.1007/978-3-662-54321-4_19

Dieses Kapitel befasst sich mit der sportärztlichen Beratung von Personen mit dauerhaft erhöhtem gesundheitlichen Risiko, die auf eigenen Wunsch Sport betreiben wollen. Das erhöhte gesundheitliche Risiko ist entweder durch das Alter verursacht, wobei vor allem der mit dem Altern einhergehende Verlust an Leistungsfähigkeit maßgeblich ist. Oder es ist die Folge einer chronischen Erkrankung, wobei hier vor allem das Risiko einer plötzlichen Verschlechterung oder das Auftreten einer Komplikation eine Rolle spielt. Natürlich ist auch die Kombination nicht selten, da chronische Erkrankungen im Alter häufiger sind. Der Wunsch, einen Sport auszuüben oder eine Unternehmung mit hoher körperlicher Beanspruchung durchzuführen, kommt vom Ratsuchenden selbst. Die Beratung bezieht sich auf die Frage, inwieweit im besonderen Fall eine bestimmte körperliche Tätigkeit zuträglich oder überhaupt möglich ist. Es ist durchaus von Bedeutung festzustellen, dass hier die Sportausübung nicht auf ärztliche Empfehlung erfolgt. Die allenfalls mit der geplanten Unternehmung verbundenen Risiken, z. B. des Höhenbergsteigens, werden bewusst in Kauf genommen, da, nach einer individuellen Güterabwägung, der Gewinn an Lebensqualität das mögliche Risiko überwiegt. Das gilt uneingeschränkt auch für die Teilnahme an „Masters" Wettkämpfen in verschiedenen Sportarten, bei denen die Teilnahmeberechtigung ab etwa dem 30. Lebensjahr beginnt und die altersmäßig nach oben offen sind (Masters-Weltmeisterschaften in einer Sportart wie Schwimmen gehören zu den weltweit größten Sportveranstaltungen überhaupt mit bis zu 15.000 Teilnehmern). Die Regeln des Trainings verändern sich mit zunehmendem Alter nicht und auch die Relation von wöchentlicher Netto-Trainingszeit (WNTZ) und Trainingszustand (Leistungsfähigkeit in % des Referenzwertes: LF%Ref) ist im Großen und Ganzen altersunabhängig. Es ist aber zu berücksichtigen, dass die Regenerationsfähigkeit mit zunehmendem Alter abnimmt, wodurch die Verarbeitung hoher Trainingsumfänge beeinträchtigt wird mit möglichen nachteiligen Wirkungen. Z. B. scheint sich das Risiko des Auftretens von Vorhofflimmern zu erhöhen. Ab der 7. Lebensdekade sollte daher von einer WNTZ von mehr als 8 Stunden eher abgeraten werden.

Die Beratung hat das Ziel, jene zusätzlichen Risiken zu minimieren, die durch eine schlechte körperliche Verfassung und/oder durch die chronische Erkrankung entstehen. Damit soll das Gesamtrisiko sozusagen berechenbar gemacht werden. Diese Berechenbarkeit ist die Grundlage der erwähnten Güterabwägung zwischen dem Risiko und der Lebensqualität. Natürlich kann diese Güterabwägung dazu führen, dass ärztlicherseits von der speziellen Sportausübung oder der Unternehmung abgeraten wird, weil eben das Risiko unberechenbar bleibt. Selbstverständlich bleibt auch bei jeder Unternehmung ein mehr oder weniger großes, nicht zu beseitigendes Restrisiko bestehen, gemäß der bekannten Lebensweisheit: „Leben ist immer lebensgefährlich". Und sicher ist dieses Restrisiko bei älteren und/oder chronisch kranken Menschen größer als bei jungen und gesunden Personen. Aber:

> In jedem Alter ist es vor allem gefährlich, seine eigenen Grenzen nicht zu kennen oder zu missachten.

Die Aufgabe des Sportarztes besteht vor allem darin, dem Ratsuchenden zu helfen, seine gewünschte Aktivität auch tatsächlich durchführen zu können. Nur wenn sich dieser Wunsch nicht mit den körperlichen Voraussetzungen vereinbaren lässt, soll abgeraten werden. Ein Abraten muss dabei immer qualifiziert begründet werden können. Eine Voraussetzung für eine qualifizierte Beratung ist es, die Beanspruchungsprofile, Gefahren und Risiken der diversen Sportarten zu kennen.

19.1 Fünf allgemeine Regeln, die bei der sportärztlichen Beratung zu beachten sind

19.1.1 Chronische Erkrankung

Eine allenfalls bestehende chronische Erkrankung muss kurativ ausreichend und stabil behandelt sein: Sport ist keine Alternative für eine korrekte medizinische Behandlung. Er kann jedoch häufig eine Ergänzung oder ein Teil einer Therapie sein. Fällt bei der leistungsmedizinischen Untersuchung auf, dass eine chronische Erkrankung unzureichend behandelt ist (z. B. wenn die Ergometrie wegen des Blutdrucks abgebrochen werden muss oder wenn Blutzuckerwerte über 250 mg/dl auftreten), soll für eine entsprechende Verstärkung der Behandlung gesorgt werden (was nicht unbedingt durch den Sportarzt geschehen muss, falls der behandelnde Arzt ein anderer ist).

19.1.2 Patientenschulung

Ein Patient, der an einer chronischen Erkrankung leidet, soll mit dieser Erkrankung umgehen können. Er muss die Prinzipien der Behandlung verstehen und, in einem gewissen Rahmen, auch in der Lage sein, die Behandlung geänderten Bedingungen anzupassen. Er soll auch Symptome soweit interpretieren können, dass er eine drohende Verschlechterung frühzeitig erkennen und rechtzeitig therapeutische Gegenmaßnahmen ergreifen kann. Nur wenn derartige Kenntnisse und Fähigkeiten vorhanden sind, ist die Sportausübung, insbesondere größere Unternehmungen, auch ausreichend sicher.

Derartige Fähigkeiten und Kenntnisse werden im Rahmen einer Patientenschulung erworben. Natürlich soll ein Patient mit einer chronischen Erkrankung bei der Sportausübung auch immer seine krankheitsspezifischen, einschlägigen Notfallmedikamente bei sich haben.

19.1.3 Notfall

Trotz aller Vorsichtsmaßnahmen kann es natürlich dennoch immer wieder vorkommen, dass sich die Erkrankung während der Sportausübung in Form eines Anfalls manifestiert (Asthma, Hypoglykämie bei Diabetes, Angina pektoris u. a.) Für diesen Fall gilt folgender Grundsatz:

> **Ein Patient muss seinen Sport jederzeit gefahrlos abbrechen können, ohne sich oder andere zu gefährden.**

Das bedeutet, dass sich ein Patient im gegebenen Fall auch gefahrlos hinsetzen oder hinlegen können muss. Der entscheidende Punkt dabei ist weniger die Sportart, sondern dass das plötzliche, erzwungene Abbrechen der sportlichen Tätigkeit keine Gefahr an sich darstellen darf, wie das z. B. beim freien Felsklettern oder Tauchen mit Gerät der Fall sein kann. Ein sportärztliches Attest, das die Teilnahme an derartigen Sportarten ermöglicht, kann daher grundsätzlich nicht gegeben werden. Anders verhält es sich, wenn durch entsprechende Sicherungsmaßnahmen ein jederzeitiges gefahrloses Abbrechen möglich ist. Klettern in einem Klettergarten, wenn der kletternde Patient mit einem Sitzgurt und einer Seilwinde gesichert ist, ist in diesem Sinne unproblematisch.

19.1.4 Planung

Neben der Möglichkeit, die sportliche Tätigkeit selbst gefahrlos unter- oder abbrechen zu können, muss insbesondere bei sportlichen touristischen Unternehmungen auch bedacht werden, dass eine Rückkehr zu einem sicheren Stützpunkt in angemessener Zeit möglich sein muss. Dort sollte, für den Bedarfsfall, allenfalls auch medizinische Hilfe, unmittelbar oder nach Abtransport, verfügbar sein. Ein konkretes modernes Beispiel, wo dies möglicherweise nicht gegeben ist, sind mehrtägige Trekkingtouren, bei denen nach einigen Tagen der Wanderung der nächste Stützpunkt länger als eine Tagesreise entfernt ist und auch die verfügbare medizinische Hilfe möglicherweise nicht dem europäischen Standard entspricht. Aber auch in den heimischen Alpen kann ein Wetterumschwung bei einer Wanderung im Hochgebirge die Bedingungen dramatisch verschlechtern. Dann wird aus der geplanten leichten Wanderung ein schwieriges Unterfangen, das noch dazu nicht ohne Weiteres abgebrochen werden kann (z. B. weil die nächste Schutzhütte unbedingt erreicht werden muss, um eine Übernachtung im Freien zu vermeiden). Je ausgesetzter eine Gegend ist, in der der Sport ausgeübt wird, desto größer wird das Problem beim Auftreten von unerwarteten Zwischenfällen. Für einen Menschen mit einer chronischen Krankheit muss aber zusätzlich noch eine Verschlechterung der chronischen Erkrankung befürchtet werden.

Menschen mit chronischen Erkrankungen müssen ihre sportliche Aktivität daher grundsätzlich besser planen und dabei die Möglichkeit eines akuten Problems mit bedenken.

19.1.5 Körperliche Voraussetzungen

Eine speziell leistungsmedizinische Aufgabe ist es, zu überprüfen, ob für die geplante Aktivität das konditionelle Niveau ausreichend ist. Das betrifft insbesondere jenes der motorischen Grundfähigkeiten Ausdauer und Kraft.

19.2 Ablauf der Beratung

Nach der Besprechung der allgemeinen Regeln geht es nun um die Abhandlung der Vorgangsweise im Einzelfall.

19.2.1 Anamnese

Auch bei der sportmedizinischen Beratung chronisch Kranker steht die Anamnese am Beginn. Sie braucht nicht so detailliert zu sein wie bei Leistungssportlern, dafür müssen mehr medizinische Details enthalten sein.

- **Die medizinische Anamnese**

Die medizinische Anamnese muss eingehend genug sein, um sich vergewissern zu können, dass eine allfällige chronische Erkrankung kurativ ausreichend behandelt ist und der leistungsmedizinischen Rat suchende Patient mit den Notfallmedikamenten umgehen kann. Der Sportarzt muss keineswegs selbst auch der behandelnde Arzt sein.

▪ **Die Trainingsanamnese**

Die Trainingsanamnese erfragt ähnliche Punkte wie die leistungssportliche, wenn auch nicht so detailliert:

> **Trainingsanamnese bei erhöhtem Risiko**
> — Wie war die sportliche Aktivität in den früheren Jahren?
> — Wird die aktuelle Sportart schon gut beherrscht oder soll sie neu erlernt werden? (Unter Umständen ist das Erlernen einer neuen Sportart problematischer als das weitere Ausüben einer gut beherrschten, weil das Erlernen mit unberechenbaren Belastungen und Verletzungsrisiken verbunden ist.)
> — Wie hoch war die durchschnittliche WNTZ in den letzten Jahren?
> — Wie hoch war die durchschnittliche WNTZ in den letzten Monaten?
> — Was ist das Trainingsziel bzw. das sportliche oder touristische Ziel?

19.2.2 Festlegen des Zielwertes für die LF%Ref

Vom Trainingsziel bzw. dem sportlichen Ziel, wie es in der Trainingsanamnese erfragt worden ist, hängt ab, wie gut der Trainingszustand sein soll, der die körperliche Voraussetzung ist, um dieses Ziel auch möglichst problemlos erreichen zu können. Der gewünschte Trainingszustand wieder definiert die WNTZ, die erforderlich ist, um diesen Trainingszustand zu erreichen und im Weiteren zu erhalten.

Für den Bereich des Freizeit- und Hobbysports, zu dem auch die Zielgruppe der Sporttreibenden mit erhöhtem Risiko gehört, aber auch für den Bereich des Präventiv- und Rehabilitationstrainings kann man die Trainings- bzw. sportlichen Ziele in drei Gruppen kategorisieren, wie sie in ► Abschn. 9.8.2. beschrieben worden sind.

Nach der Zuordnung des Trainingszieles zu einer der drei Leistungsgruppen kann nun individuell festgelegt werden, wie viel WNTZ nötig ist, damit jene Ausdauerleistungsfähigkeit erreicht wird, die dem angestrebten sportlichen Ziel angemessen ist.

19.2.3 Feststellung des Ist-Zustandes

Die Grundlage der Zuordnung zu den Leistungsgruppen ist die ergometrische LF%Ref. Die Ergometrie, nach dem in Österreich standardisierten einheitlichen Untersuchungsprotokoll der österreichischen kardiologischen Gesellschaft, ist daher die zentrale leistungsdiagnostische Untersuchung.

Die leistungsmedizinische Ergometrie dient, im Gegensatz zur kardiologischen, nicht primär der Diagnose einer Erkrankung, obwohl natürlich auch anlässlich einer solchen Untersuchung behandlungsbedürftige Zustände aufgedeckt werden können, z. B. eine Hypertonie. In der Regel sind Erkrankungen aber schon bekannt und sollten auch bereits ausreichend behandelt sein. Die leistungsmedizinische Ergometrie dient der Feststellung der Leistungsfähigkeit und der Berechnung der individuellen Trainingsherzfrequenz. Daher besteht ein wesentlicher Unterschied zur Ergometrie aus klinischer Indikation: Bei einer kardiologisch indizierten Ergometrie sollten vor der Untersuchung alle Medikamente abgesetzt werden, um die Krankheitssymptome nicht zu verschleiern; bei der leistungsmedizinischen Ergometrie müssen alle Medikamente eingenommen werden, da natürlich auch das Training unter dem Einfluss der Therapie durchgeführt wird. Daher muss vor allem die Trainingsherzfrequenz unter dem Einfluss der Medikamente, z. B. von Betablockern, bestimmt werden. Durch die Einnahme von Medikamenten (inklusive Betablockern) wird im Übrigen weder der Ablauf der Ergometrie noch die Interpretation noch die Berechnung der Trainingsherzfrequenz verändert. Wenn unter dem Einfluss von Betablockern bei korrekter Durchführung der symptomlimitierten Ergometrie eine Trainingsherzfrequenz von, sagen wir, 100–115/min für eine Intensität von 60–70% errechnet wird, so ist das richtig und wirksam, solange die Medikation, und damit der Einfluss auf die Herzfrequenz, nicht verändert wird.

19.2.4 Abgleichung des Zielwertes mit dem Ist-Zustand

- **Der Istwert entspricht dem Zielwert oder ist größer**

Diese Konstellation bedeutet, dass die bisherigen Trainingsmaßnahmen ausreichend waren. Falls ein bestimmtes sportliches Ziel angestrebt wird, steht der Inangriffnahme unter dem Gesichtspunkt der körperlichen Leistungsfähigkeit nichts im Wege.

- **Der Istwert ist deutlich kleiner als der Zielwert**

In diesem Fall sind zwei Aspekte der Beratung zu beachten:

▪▪ a) Die Realisierung des sportlichen Ziels

Wenn es sich beim sportlichen Ziel um eine aufwändige und mehrtägige Unternehmung handelt, womöglich in exponiertem Gelände, wie z. B. bei einer Trekkingtour, dann muss von der unmittelbaren Inangriffnahme abgeraten werden. Die Gefahr einer körperlichen Erschöpfung mit allen möglichen unberechenbaren Konsequenzen ist tatsächlich gegeben.

Diese Vorgangsweise soll mit dem folgenden Beispiel erläutert werden: Eine etwa 50-jährige Frau kam zur leistungsmedizinischen Untersuchung. Der Beratungsanlass war das Angebot, einen durch Krankheit freigewordenen Platz in einer Reisegruppe einzunehmen, die in drei Wochen aufbricht, um den Kilimandscharo, den höchsten Berg Afrikas, zu besteigen. Die Frage war, ob sie konditionell fit genug ist, um sich diese Unternehmung zutrauen zu können. Die Besteigung des Kilimandscharo ist aus alpinistischer Sicht unkompliziert, es handelt sich eher um eine höhenbergsteigerische Wanderung, die allerdings im Verlauf einer Woche bis auf ca. 6000 m führt. Diese Unternehmung ist eindeutig der Leistungsgruppe III zuzuordnen und erfordert daher als allgemeine konditionelle Voraussetzung eine LF%Ref von 130–150%.

Die ergometrische Untersuchung ergab eine LF%Ref von 95%. Dies entspricht zwar völlig dem Normalbereich, ist aber eindeutig und erheblich unter den als Zielwert festgelegten 130%. Da des Weiteren in den verbleibenden drei Wochen nicht die geringste Chance besteht, den Zielwert durch Training auch nur annähernd zu erreichen, wurde dringend abgeraten, mit diesen Voraussetzungen an dieser Unternehmung teilzunehmen.

▪▪ b) Das Trainingsprogramm

Natürlich bestand die Beratung nicht nur im Abraten, sondern in diesem und in jedem anderen Fall, wenn der Istwert deutlich unter dem Zielwert liegt, besteht die Beratung auch in der Empfehlung eines angemessenen Trainingsprogramms, mit dem der Zielwert erreicht und im Weiteren auch erhalten werden kann. Grundlage dieser Empfehlung ist der standardisierte Trainingsplan zur Entwicklung der Ausdauer, der den Bereich Hobbysport, gesundheitsorientierter Sport und Rehabilitation abdeckt und der in ▶ Tab. 9.4, dargestellt ist. Der Standardplan umfasst 10 Trainingsklassen. Sie entsprechen den Zeilen, die jeweils durch eine WNTZ und durch eine LF%Ref definiert sind. Die WNTZ jeder Klasse ist dem Trainingszustand angemessen, der durch die jeweilige LF%Ref in der gleichen Zeile angegeben wird. Es ist daher zu erwarten, dass die konsequente Durchführung der WNTZ jeder Klasse den Trainingszustand der nächsthöheren Klasse bewirkt.

Daher kann auch die Trainingsklasse für den Beginn des Trainings durch die ergometrisch ermittelte LF%Ref festgelegt werden: Diejenige Trainingsklasse, deren LF%Ref der ergometrisch ermittelten entspricht, enthält auch die angemessene WNTZ für den Beginn des Ausdauertrainings. Wie erwähnt, wird der Zielwert für die LF%Ref an Hand der Leistungsgruppe festgelegt, der das Trainingsziel zuzuordnen ist. Ist man nach etwa sechs Wochen und erfolgter Anpassung mit dem erreichten Trainingszustand zufrieden, wird die WNTZ beibehalten, um diesen Trainingszustand auch zu erhalten. Ist man noch nicht zufrieden, muss auf die WNTZ der nächsthöheren Klasse übergegangen werden, um eine weitere Steigerung des Trainingszustandes auszulösen. Dieser Zyklus wird so oft wiederholt, bis der Zielwert für den Trainingszustand erreicht ist. Da bei konsequentem und regelmäßigem Training für jede Klasse etwa 6 Wochen zu veranschlagen sind, kann auch für die Zeitspanne, die erforderlich ist, um den angestrebten Trainingszustand zu erreichen, eine ungefähre Größenordnung angegeben werden.

In unserem Beispiel ist der Rat, von einer Teilnahme an der Fahrt zum Kilimandscharo zum gegenwärtigen Zeitpunkt abzusehen, verbunden mit der Empfehlung eines Trainingsplanes, der folgende Eckdaten umfasst:

> **Eckdaten des Trainingsplans**
> - Beginn mit einer WNTZ von 60 Minuten entsprechend der Klasse 3 (LF%Ref von 95%) mit 3 Trainingseinheiten á 20 Minuten an 3 Tagen der Woche mit je einem Tag dazwischen.
> - Alle 6 Wochen systematische Steigerung der WNTZ entsprechend dem Plan, d. h. je 5 Minuten pro Trainingseinheit.
> - Steigerung bis Klasse 8, mit deren WNTZ von 2,5 Stunden (3 × 50 Minuten) bei Frauen eine LF%Ref von ca. 150% zu erwarten ist.

Da dieser Aufbau mindestens 36 Wochen in Anspruch nimmt, kann man den Trainingsplan mit der Beratung kombinieren, dass, wenn gewünscht, eine Fahrt zum Kilimandscharo mit angemessenen konditionellen Grundlagen in etwa 10 Monaten durchgeführt werden kann.

Dieser Standardplan geht bis zu einer WNTZ von 4 Stunden. Besteht der Wunsch, das Training darüber hinaus zu steigern, sollten, auch wenn es sich um Hobbysport handelt, bereits die wesentlich komplexeren Planungsgrundlagen des Leistungssports angewandt werden. Hierbei soll insbesondere auch die zyklische Gestaltung, vor allem auf der Ebene des Mikro- und Mesozyklus, berücksichtigt werden.

Der Standardplan ist unabhängig von der gewählten Sportart. Es muss sich nur um eine gültige Ausdauersportart handeln. Aber natürlich ist es zur Vorbereitung auf die Trekkingtour zweckmäßig, Sportarten wie Laufen, Radfahren oder Rollschuhlaufen zu wählen, um nicht nur die allgemeinen Trainingseffekte, sondern auch die speziellen Anpassungen in den beanspruchten Muskelgruppen zu erzielen.

Auch für den Bereich des Krafttrainings kann man, analog zum Ausdauertraining, einen Standardplan formulieren, der für die Bereiche Rehabilitation, Freizeit und Hobbysport konzipiert ist und in ▶ Tab. 9.6 dargestellt ist. Er enthält 7 systematisch aufeinanderfolgende Trainingsklassen, die durch die Sätze/Muskelgruppe/Woche (S/MG/W) definiert sind. Vor Beginn des eigentlichen Trainings sollen 4–6 Trainingseinheiten (also etwa 2 Wochen) eingeschaltet werden, in denen mit geringem Gewicht ausschließlich die Bewegungskoordination geschult wird, also jede im Training verwendete Übung unter Aufsicht korrekt erlernt wird. Erst dann beginnt das eigentliche, auf Hypertrophie ausgerichtete Krafttraining nach der ausführlich besprochenen Methode des fortlaufend adaptierten Krafttrainings (FAKT). Sehr geschwächte und bewegungsungewohnte Personen beginnen dann in Stufe 1 (1 S/MG/W). Um von Anfang an das Training an wenigstens zwei Tagen der Woche zu etablieren, können die 8–10 verschiedenen Übungen, die erforderlich sind, um den gesamten aktiven Bewegungsapparat systematisch zu erfassen, auf zwei Trainingseinheiten an zwei Tagen der Woche aufgeteilt werden. „Normale" untrainierte Personen beginnen in Stufe 2 (2 S/MG/W). Für Rehabilitation und gesundheitsorientiertes Training wird die Trainingsklasse 4 angestrebt und im Weiteren gehalten (4 S/MG/W).

Auch Patienten mit Erkrankungen von Herz und Kreislauf, also z. B. Hypertonie oder sogar koronarer Herzkrankheit, profitieren von einem richtigen, auf Hypertrophie ausgerichteten Krafttraining. Die Vorbehalte, die viele Ärzte gegen das Krafttraining für Patienten und ältere Menschen haben, stammen von der Vorstellung, dass beim Krafttraining hohe und unkontrollierbare Blutdruckspitzen auftreten. Dies ist beim üblichen sportlichen Krafttraining auch tatsächlich der Fall und beruht darauf, dass beim Krafttraining die angespannte Muskulatur nicht durchblutet wird. Der arterielle Gesamtgefäßquerschnitt wird daher während der Belastung von großen Muskelgruppen schlagartig verkleinert, was den gefürchteten Blutdruckanstieg zur Folge hat. Die richtige Schlussfolgerung ist nun nicht die Vermeidung des Krafttrainings, sondern die methodische Anpassung. Wesentlich ist dabei, dass die Kontraktion großer Muskelgruppen vermieden wird. Das kann durch zwei Maßnahmen erreicht werden:

- linke und rechte Seite nicht gleichzeitig, sondern hintereinander belasten,
- Übungen für große Muskelgruppen auf mehrere Übungen für kleine Muskelgruppen aufteilen.

Also z. B. die Übung Kniebeuge beidbeinig auf die Übungen: Knie strecken, Knie beugen und Hüfte strecken, getrennt für links und rechts aufteilen. Bei dieser Art der Gestaltung des Krafttrainings, vor allem beim Einsatz moderner Krafttrainingsgeräte, ist der Blutdruck nicht höher als beim Ergometertraining (Featherstone, Holly et al. 1993; Grosse, Kreulich et al. 2001; Meyer und Foster 2004).

Literatur

Featherstone JF, Holly RG et al. (1993) Physiologic response to weight lifting in coronary artery disease. Am J Cardiol 71: 287–292
Grosse T, Kreulich K et al. (2001) Peripheres Muskelkrafttraining bei schwerer Herzinsuffizienz. Dtsch Z Sportmed 52: 11–14
Meyer K, Foster C (2004) Muskelaufbau im Zentrum des kardiovaskulären Trainings. Deutsche Zeitschrift für Sportmedizin 55: 70–74

Medizinische Trainingstherapie (MTT)

20.1		Indikationen für die medizinische Trainingstherapie – 300
	20.1.1	Verminderte Leistungsfähigkeit – 300
	20.1.2	Hypertonie – 303
	20.1.3	Fettstoffwechselstörungen – 303
	20.1.4	Diabetes mellitus II – 303
	20.1.5	Adipositas – 304
	20.1.6	Arteriosklerose, koronare Herzkrankheit – 305
	20.1.7	Chronische Lungenerkrankungen – 305
	20.1.8	Neurologische Indikationen – 306
	20.1.9	Rheumatischer Formenkreis – 307
20.2		Zur Sicherheit der Trainingstherapie – 308
	20.2.1	Verletzungsrisiko – 308
	20.2.2	Gefahr der Überforderung – 308
20.3		Kontraindikationen – 310
20.4		Kontrollen – 310
20.5		Verschiedene Fragen – 311
	20.5.1	Sport und Spiel? – 311
	20.5.2	Wie viel und wie lange Trainingstherapie? – 312
	20.5.3	Wann soll trainiert werden? – 312
	20.5.4	Ist das Training bei verschiedenen Erkrankungen verschieden? – 313
		Literatur – 313

© Springer-Verlag GmbH Deutschland 2018
P. Haber, *Leitfaden zur medizinischen Trainingsberatung*,
https://doi.org/10.1007/978-3-662-54321-4_20

Im Gegensatz zum vorhergehenden Kapitel, das die Beratung von Personen behandelt, die trotz gesundheitlicher Risiken von sich aus Sport betreiben möchten, handelt es sich im Folgenden um die Beratung von Patienten, die von sich aus keineswegs zu körperlichem Training motiviert sind, sondern denen vom Arzt aus medizinischer Indikation dazu geraten wird. Es handelt sich also um eine ärztlich verordnete Therapie mit definierten therapeutischen Zielen, die meistens einen nicht unbeträchtlichen Eingriff in bisherige Lebensgewohnheiten bedeutet.

Medizinische Trainingstherapie ist also weniger mit Sport vergleichbar, der aus Freude oder Ehrgeiz (jedenfalls aber aus eigener Motivation) betrieben wird, sondern mit anderen medizinischen, etwa medikamentösen oder physikalischen, Therapien. Die ärztliche Empfehlung, ein Training zu beginnen, muss daher mit der gleichen Sorgfalt und Qualität erfolgen wie die Verordnung eines Medikaments. Das heißt, dass auch für die Verordnung von Training folgende Kriterien erfüllt sein müssen:

> **Kriterien für die ärztliche Verordnung von Training**
> - Eine klare Indikation, aus der sich auch das Therapieziel ableitet.
> - Die Verordnung muss nach klaren, wissenschaftlich begründbaren sowie lehr- und lernbaren Regeln (konkret: der medizinischen Trainingslehre) erfolgen.
> - Die Therapie muss sicher sein und der Nutzen allfällige Risiken bei weitem überwiegen.

20.1 Indikationen für die medizinische Trainingstherapie

20.1.1 Verminderte Leistungsfähigkeit

Die verminderte körperliche Leistungsfähigkeit bedeutet eine massive Einschränkung der Lebensqualität bei chronisch kranken und/oder alten Menschen und ist daher eine der wichtigsten Indikationen für die Anwendung von therapeutischem Training. Die Verbesserung der motorischen Grundfähigkeiten Ausdauer und Kraft ist ein erstrangiges therapeutisches Ziel in den Bereichen Rekonvaleszenz und Rehabilitation. Eine hochgradig verminderte Leistungsfähigkeit ist bei alten und/oder chronisch kranken Menschen nicht selten die eigentliche Ursache, dass z. B. in einem Haus ohne Lift die Wohnung im 3. Stock nicht mehr verlassen werden kann. Das Problem ist der Aufstieg durch das Stiegenhaus, der jedes Mal eine exorbitante, erschöpfende Anstrengung bedeutet und daher letztlich vermieden wird.

Eine besondere Erwähnung verdient das Krafttraining als therapeutische Maßnahme in der Behandlung und Rehabilitation chronisch kranker und/oder alter Menschen, da Krafttraining bislang in diesem Bereich, hauptsächlich auf Grund traditioneller Vorurteile, praktisch nicht existent war. Dabei ist die Verbesserung und Erhaltung von Muskelmasse und der davon abhängigen Muskelkraft eine entscheidende Grundlage für die Verbesserung und Erhaltung von Gesundheit sowie von Leistungsfähigkeit und Lebensqualität bei chronischen Krankheiten und im Alter (Wolfe 2006; Ciccolo, Carr et al. 2010).

So ist die Kraftleistungsschwäche häufig die eigentliche Ursache für schwerwiegende Funktionsdefizite bei Alltagstätigkeiten, z. B. beim Aufstehen aus einem Stuhl oder beim Einsteigen in eine Straßenbahn. Für den gefürchteten Oberschenkelhalsbruch, der bei alten Menschen epidemische Ausmaße annimmt und auf Grund von Folgekomplikationen eine hohe Mortalität hat, ist nur vordergründig die Osteoporose die Ursache. Tatsächlich ist der unmittelbare Anlass für den Oberschenkelhalsbruch ein Sturz. Dieser ist häufig die Folge von Gangunsicherheiten oder

Stolpern, für die wiederum hochgradige Kraftdefizite der Bein- und Hüftmuskulatur ursächlich verantwortlich sind. Daher ist Muskelaufbautraining und die mit dem Kraftzuwachs einhergehende bessere Körperbeherrschung wahrscheinlich eine wesentlich effektivere Prävention des Oberschenkelhalsbruches als eine rein medikamentöse Therapie der Osteoporose. Ganz allgemein ist die Muskelmasse, die mittels Dynamometrie (Kraftmessung) beurteilt wird, ein starker Prognosefaktor für die Mortalität aus jeglicher Ursache (Cooper, Kuh et al. 2010; Leong, Teo et al. 2015). Bei Patienten mit Lungenkarzinom ist eine größere Muskelmasse mit einem späteren Auftreten von Metastasen und einer längeren Überlebenszeit verbunden (Kadar, Albertsson et al. 2000). Die Wirksamkeit von Krafttraining für die Vergrößerung der Muskelmasse und die Verbesserung der Kraft ist auch bei hochbetagten Personen belegt (Fiatarone, Marks et al. 1990; Rogers und Evans 1993; Mazzeo und Tanaka 2001; Wieser und Haber 2007).

Der Verlauf chronischer Erkrankungen ist sehr häufig durch einen ausgeprägten Mangel an körperlicher Bewegung gekennzeichnet. Bedingt durch die häufig auftretende Atemnot bei körperlichen Belastungen werden solche eher gemieden. Nicht selten wird dies durch eine ärztliche Empfehlung zur „Schonung" verstärkt. Zusätzliche Erkrankungen und akute kurzfristige Verschlechterungen der chronischen Erkrankung, vielleicht sogar verbunden mit einem Spitalaufenthalt, tun ein Übriges. Nun sei aber daran erinnert, dass Bewegungsmangel alleine auch bei völlig gesunden Personen zu atrophischen Vorgängen an Atmung, Kreislauf und Muskulatur führt und damit zu einem Verlust an Leistungsfähigkeit (Saltin, Blomqvist et al. 1968; Mujika und Padilla 2000; Dorfman, Levine et al. 2007; Breen, Stokes et al. 2013). Die Schwäche chronisch kranker Menschen besteht daher fast immer aus zwei Komponenten:
1. dem Funktionsdefizit, der durch die krankheitsbedingte Schädigung der betroffenen Organe verursacht ist, und
2. der durch den Bewegungsmangel bedingten „normalen" Schwäche.

Durch eine noch so gute konventionelle Therapie kann immer nur die auf der krankheitsbedingten Schädigung beruhende Komponente verbessert werden. Manchmal, wie z. B. bei einer chronisch obstruktiven Lungenerkrankung (COPD), führt die medikamentöse Verbesserung des Funktionsdefizits (im Spirogramm) überhaupt nicht zu der erwarteten Besserung der körperlichen Leistungsfähigkeit (Grove, Lipworth et al. 1996). Es besteht keine Korrelation zwischen dem Lungenfunktionswert, der den Schweregrad der Obstruktion repräsentiert (forciertes Exspirationsvolumen der 1. Sekunden: FEV_1), und der maximalen O_2-Aufnahme ($\dot{V}O_{2max}$), da letztere maßgeblich durch das Ausmaß an täglicher Bewegung und durch regelmäßiges Training bestimmt wird. Die Erklärung ist, dass die Folgen des Bewegungsmangels durch keine wie immer geartete medikamentöse, chirurgische oder physikalische Therapie reversibel sind, sondern ausschließlich durch ein angemessenes Training. Training zur Verbesserung der körperlichen Leistungsfähigkeit ist daher auch bei chronisch Kranken immer indiziert, sofern der Zustand unter Kontrolle und stabil ist. Die Art und Schwere der Erkrankung oder das Ausmaß der Leistungsschwäche spielen dabei keine Rolle. Bei der Empfehlung von Training im Rahmen einer Rehabilitation taucht häufig die Einschränkung auf, dass Patienten, deren Leistungsfähigkeit unter einem bestimmten Limit ist (z. B. < 0,5 Watt/kg), vom Training auszuschließen sind. Diese Empfehlung ist durch nichts begründet (außer durch traditionelle ärztliche Vorsicht) und bedeutet, dass die wirksamste Maßnahme zur Verbesserung der körperlichen Leistungsfähigkeit gerade jenen Patienten vorenthalten wird, die sie am dringendsten brauchen. Darüber hinaus ist die allgemeine aerobe Leistungsfähigkeit, wie sie durch die $\dot{V}O_{2max}$ erfasst wird, der stärkste einzelne Prädiktor für die Mortalität jeglicher Ursache: Je besser die $\dot{V}O_{2max}$, desto geringer ist die Häufigkeit fataler Ereignisse. Die $\dot{V}O_{2max}$ ist als Vorhersageparameter besser als jeder einzelne andere Risikofaktor wie Hypertonie, Zigarettenrauchen und viele andere. Das gilt sowohl für Patienten mit Erkrankungen des Kreislaufs, Diabetes mellitus II oder COPD als auch für Gesunde (Myers, Prakash et al. 2002; Talbot, Morrell et al. 2002; Gulati, Pandey et al. 2003; Oga, Nishimura et al. 2003; Pinto-Plata, Cote et al. 2004). In der Prävention und Rehabilitation ist daher das Therapieziel sowohl die Verbesserung der $\dot{V}O_{2max}$ als auch die Vermehrung der Muskelmasse. Das angestrebte Ausmaß der Verbesserung hängt von der Ausgangssituation ab. Bei fortgeschrittenem Krankheitsstadium bei Erkrankungen des Herzens oder der Lunge ist häufig das Erreichen einer normalen altersentsprechenden Leistungsfähigkeit (100 % des Referenzwertes) nicht mehr möglich, wohl aber eine Verbesserung z. B. von 50 auf 75 % des Referenzwertes. In allen übrigen Fällen sollte mindestens die normale Leistungsfähigkeit angestrebt werden bzw., sofern die entsprechende Motivation des Patienten vorhanden ist, eine Leistungsfähigkeit von wenigstens 8 metabolischen Äquivalenten (MET), um die therapeutischen Möglichkeiten der Verbesserung der Fitness optimal auszunutzen.

Eine wichtige Frage ist, was für diese gravierenden präventiven und therapeutischen Effekte von Bewegung und Training in erster Linie zuständig ist.

— Ist es die Bewegung an sich (physical activity), die quantitativ als Energieumsatz in kcal oder in MET-Stunden pro Woche (MET während der Bewegung × Bewegungszeit) angegeben wird? Dabei wird nicht berücksichtigt, ob es sich um Training handelt, das die $\dot{V}O_{2max}$ oder die Kraft verbessert, oder um Bewegung, die zu wenig intensiv ist, um trainingswirksam zu sein. Meist werden die Daten mit Fragebogen erhoben und die Leistungsfähigkeit wird nicht gemessen.
— Oder ist es die Ausdauer (physical fitness), die gezielt nur durch trainingswirksame Belastungen verbessert und die nur durch Ergometrie gemessen werden kann.

Diese Frage scheint entschieden. Der erheblich stärkere prognostische Faktor für die Mortalität ist die Ausdauer gemessen in MET, also nicht die absolute Leistung, die $\dot{V}O_{2max}$ und auch nicht die Leistungsfähigkeit in % des Referenzwertes (LF%Ref), sondern die Fähigkeit, den Energieumsatz über den Grundumsatz zu steigern, unabhängig vom Alter. Also: Ein 60-jähriger Mann nach Herzinfarkt mit 10 MET ist prognostisch günstiger einzuschätzen als ein 60-jähriger Mann ohne Herzinfarkt mit 6 MET. Die Bewegung und insbesondere die Fitness sind, jede für sich, stärkere Prädiktoren der Mortalität als andere bekannte Risikofaktoren, wie Rauchen, Bluthochdruck, Diabetes oder Adipositas (Williams 2001; Myers, Kaykha et al. 2004). Metaanalysen zeigen, dass Bewegung mit einem Energieumsatz von mehr als 6 MET, das ist eine trainingswirksame Intensität, eine deutlich größere Reduktion des Risikos für kardiovaskuläre Erkrankungen und Tod aus jeglicher Ursache bringt als Bewegung mit geringerem Energieumsatz (Swain und Franklin 2006; Samitz, Egger et al. 2011).

Aus dem Gesagten lässt sich schlussfolgern, dass die ärztliche Empfehlung für ein regelmäßiges Training auch für (noch) gesunde und beschwerdefreie Menschen sinnvoll ist, wenn die maximale Leistungsfähigkeit geringer ist als 8 MET.

In amerikanischen Richtlinien zur kardiologischen Rehabilitation wird als Therapieziel ein bestimmtes Maß an Bewegung angegeben (z. B. 3- bis 7-mal pro Woche 30–60 Minuten (Smith, Blair et al. 2001). Mit derartigen Angaben wird das therapeutische Ziel, nämlich die Verbesserung der $\dot{V}O_{2max}$, mit dem therapeutischen Mittel, nämlich dem Training, verwechselt. Es ist der gleiche Fehler, den man begehen würde, wenn als therapeutisches Ziel der Blutdruckbehandlung nicht der Zielwert (z. B. 135/85 mmHg) angegeben würde, sondern die Bandbreite der Dosis für die antihypertensive Therapie.

20.1.2 Hypertonie

Der Bluthochdruck ist eine dankbare Indikation, da etwa 80% der Hypertoniepatienten auf Ausdauertraining mit einer Senkung des Ruhe- und Belastungsblutdruckes reagieren. Dieser trainingsbedingte Effekt ist unabhängig von einer, ebenfalls blutdrucksenkenden, Gewichtsabnahme. Schon eine einzige Ausdauerbelastung von 30 Minuten Dauer senkt den Blutdruck bis zu 10 Stunden lang, wobei diese Wirkung in allen Altersgruppen festgestellt werden kann. Der systolische Blutdruck reagiert dabei stärker als der diastolische, erhöhte Blutdruckwerte werden stärker gesenkt als normale und der Blutdruck während des Tages wird stärker gesenkt als jener während der Nacht (Hagberg, Park et al. 2000). Daher führt Ausdauertraining weder zu einer Hypotonie (zu niedriger Blutdruck), noch wird eine eventuell bestehende verstärkt. Die gelegentlich publizierte Empfehlung, bei Hypotonie vom Ausdauertraining abzuraten, ist durch nichts gerechtfertigt (Hörtnagl, Baumgartner et al. 1986). Die blutdrucksenkende Wirkung des Ausdauertrainings kann eine bereits eingetretene linksventrikuläre Hypertrophie mindestens teilweise wieder zur Rückbildung bringen (Turner, Spina et al. 2000). Überraschenderweise hat auch das Krafttraining eine dem Ausdauertraining vergleichbare blutdrucksenkende Wirkung (Cauza, Hanusch-Enserer et al. 2005).

Training hat auch eine präventive Wirkung: Die Wahrscheinlichkeit, eine Hypertonie zu bekommen, ist bei regelmäßig trainierenden Menschen geringer.

Auch die herzfrequenzsenkende Wirkung des Ausdauertrainings kann genutzt werden. Sie trägt zur Verringerung des Druck-Frequenz-Produktes bei und senkt den O_2-Verbrauch des Herzmuskels bei gleichen Belastungen. Die Trainingswirkung hat damit Ähnlichkeit mit einer Beta-Blockade. Die Frequenzsenkung bewirkt auch, dass erstaunlicherweise die Belastung einer künstlichen Herzklappe bei Trainierten geringer ist als bei Untrainierten. Das gilt sogar für einen Tag, an dem trainiert wird! Man kann davon ausgehen, dass durch ein konsequentes und ganzjähriges Training die Herzfrequenz um durchschnittlich 10/min abgesenkt werden kann. Das sind in 24 Stunden um 14.400 Schläge (und Klappenaktionen) weniger. Wird an einem Tag eine Stunde trainiert und dabei die Herzfrequenz um 60/min über den Ruhewert angehoben, so sind das 3.600 zusätzliche Schläge in diesen 60 Minuten, aber netto immer noch 10.800 Schläge weniger in 24 Stunden als für das untrainierte Herz ohne Training.

20.1.3 Fettstoffwechselstörungen

Sowohl Triglyzeride als auch Cholesterin werden durch ein extensives aerobes Ausdauertraining gesenkt. Auch hier sind erhöhte Werte stärker betroffen als normale. Das HDL-Cholesterin bleibt konstant bzw. steigt leicht an, so dass der Quotient Cholesterin/HDL bzw. LDL/HDL fällt. (Dieser Quotient hat für die Risikoprognose eine stärkere Bedeutung als das Cholesterin oder LDL-Cholesterin allein (Anderson und Hippe 1996.))

20.1.4 Diabetes mellitus II

Der Diabetes mellitus II (DM II) ist eine Krankheit, die direkt vom Bewegungsmangel mit verursacht wird. Zum einen spielt der atrophisch bedingte Verlust an Muskelmasse eine wichtige Rolle, da ca. 90% der mit der Nahrung aufgenommenen Glukose von der Muskulatur aus dem Blut entfernt wird. Da dieser Verlust an Muskelmasse wegen Bewegungsmangels enorme Ausmaße annehmen kann, wird alleine dadurch diese Glukoseclearance beeinträchtigt.

Dazu kommt eine Verminderung der Zahl der Insulinrezeptoren in der Muskelzellmembran, wodurch die Insulinsensitivität an sich vermindert wird. Letzteres ist auch eine regelmäßige Folge der Adipositas (die ebenfalls durch den Bewegungsmangel gefördert wird). Da die Inselzellen des Pankreas primär nicht geschädigt sind, wird zunächst die verminderte Insulinsensitivität und -clearance durch eine Mehrproduktion von Insulin ausgeglichen, weshalb der DM II in den ersten Stadien durch einen erhöhten Insulinspiegel im Blut bei noch normalen Blutzuckerwerten gekennzeichnet ist. Dies geht dann weiter bis zur schlussendlichen Überforderung der Kapazität der Inselzellen, was dann den Anstieg des Blutzuckers zur Folge hat. Berücksichtigt man diese Pathogenese (Krankheitsentstehung), so könnte man auch meinen, dass der DM II primär keine endokrine Erkrankung ist, da die Funktionsfähigkeit der endokrinen Inselzellen nicht gestört ist, sondern eine Bewegungsmangelkrankheit.

Insulin ist ein anabol wirkendes Hormon und fördert u. a. eine Hypertrophie der glatten Muskelfasern in den Gefäßwänden, wodurch eine Entwicklung zur Hypertonie und weiter zur Arteriosklerose eingeleitet wird. Ist dieses Bild noch mit einer Fettstoffwechselstörung vergesellschaftet, was häufig vorkommt, so spricht man von einem metabolischen Syndrom. Ausdauertraining erhöht die Dichte der Insulinrezeptoren in der Muskelzellmembran und verbessert damit die Insulinsensitivität. Auch die Normalisierung der Muskelmasse durch Krafttraining verbessert die Glukoseclearance. Schon seit langem wird Ausdauertraining für die Therapie des DM II empfohlen. Relativ neu ist, dass auch das Muskelaufbautraining alleine mindestens ebenso gut wirkt wie Ausdauertraining (Smutok, Reece et al. 1994; Honkola, Forsen et al. 1997; Cuff, Meneilly et al. 2003; Cauza, Hanusch-Enserer et al. 2005; Eves und Plotnikoff 2006). Sowohl Ausdauer- als auch Krafttraining sind daher für den DM II eine kausale Therapie, während einschlägige Medikamente und auch Insulin vor allem symptomatisch wirken (Eriksson 1999). Auch in der Prävention des DM II, bei gefährdeten Personen, ist Bewegung erheblich wirksamer als eine medikamentöse Prävention (Diabetes Prevention Program Research Group 2002).

20.1.5 Adipositas

In den Industriestaaten Europas und Amerikas sind gut 1/3 der erwachsenen Bevölkerung adipös, was in der Regel auf eine zu hohe Energieaufnahme mit der Nahrung als Ursache für eine langfristig positive Energiebilanz zurückgeführt wird. Tatsächlich hat die durchschnittliche Energieaufnahme vom Ende des 19. Jhdt. bis in die 50er Jahre des 20. Jhdt. deutlich abgenommen, bei Männern von ca. 3200 kcal/Tag auf ca. 2500 kcal/Tag (Keul und Witzigmann 1988). Seit den 1980ern bis heute hat die durchschnittliche Energieaufnahme wieder etwas zugenommen auf ca. 2700 kcal/Tag (Wright, Kennedy-Stephenson et al. 2004), was vor allem auf eine hohe Energiedichte der Nahrung wegen eines hohen Fettgehalts zurückgeführt wird. Insgesamt scheint aber die durchschnittliche Energieaufnahme mit der Nahrung geringer zu sein als vor 100 Jahren. Was sich allerdings dramatisch verringert hat, ist der Energieumsatz (umgangssprachlich nicht ganz korrekt: Energieverbrauch) durch körperliche Bewegung, was die einzige, leicht modifizierbare Möglichkeit ist, zusätzlich zum Grundumsatz Energie umzusetzen. Körperliche Bewegung ist aus der modernen Berufswelt weitgehend verschwunden („sitzende" Berufe) und auch in der Freizeit wird ein körperlich inaktiver Lebensstil gepflegt, was übrigens, durch den Verlust an Muskelmasse, auch zu einer Abnahme des Grundumsatzes führt. Dies führt bei vielen Menschen zu einer über viele Jahre positiven Energiebilanz, was, physiologisch betrachtet, die einzige Ursache für die Entwicklung einer Adipositas ist.

Die "gewöhnliche" Adipositas ist also zumindest ebenso sehr eine Störung des Bewegungsverhaltens wie des Essverhaltens. Die Verordnung von körperlicher Bewegung ist daher eine kausale Therapie und eine zentrale Maßnahme in der Behandlung der Adipositas, ohne die die Erfolgsaussichten einer nachhaltigen und dauerhaften Gewichtsreduktion minimal sind.

Für die Erhöhung des Energieumsatzes ist zunächst jede Form von körperlicher Bewegung geeignet, also auch Bewegung im Alltag, die nicht trainingswirksam ist. Empfehlenswert ist der Verzicht auf mechanische Bewegungshilfen, wie Auto, Straßenbahn, Aufzüge oder Rolltreppen. Zusätzliche Bewegung von einer Stunde/Tag mit 3 MET (normales Gehen), anstatt die gleiche Zeit zu sitzen, entspricht einem Mehrumsatz von 1,7 MET-Stunden/Tag (ca. 130 kcal) und 12 MET-Stunden pro Woche (ca. 900 kcal). Alle 10 Wochen bedeutet das den Abbau von 1 kg Körperfett, wenn der Mehrumsatz nicht durch mehr Nahrungsaufnahme kompensiert wird.

Training hat zusätzlich den Effekt der Verbesserung der körperlichen Fitness. Der kurzfristige Einfluss von Training auf die Körpermasse bzw. den Fettabbau wird allerdings in der Regel überschätzt. Setzt man für eine Stunde Training einen Mehrverbrauch von etwa 500 kcal an, so sind für den Abbau von 1 kg Körperfett, mit einem Energiegehalt von 9300 kcal, 19 Stunden Training erforderlich (da das Fett im Gewebe auch Wasser bindet, ist die tatsächliche Gewichtsabnahme sogar etwas größer). Nach dieser etwas demotivierenden Feststellung ist die Mitteilung beruhigend, dass diese 19 Stunden nicht auf einmal absolviert werden müssen: 10 Wochen, in denen je 2 Stunden trainiert werden, sind genauso gut, sofern der Mehrverbrauch an Energie nicht durch vermehrte Nahrungsaufnahme oder, was nicht selten den Fettabbau beeinträchtigt, durch weniger Bewegung im Alltag kompensiert wird (Pontzer, Durazo-Arvizu et al. 2016). Dem kann man entnehmen, dass sowohl Training als auch zusätzliche Alltagsbewegung hervorragende Therapien der Adipositas sind, wenn sie langfristig und sehr konsequent durchgeführt werden und die Gewichtsabnahme entsprechend langfristig und langsam geplant wird (½–1 kg pro Monat).

Auch das Muskelhypertrophietraining ist zur Behandlung der Adipositas geeignet. Nicht nur wegen des zusätzlichen Energieumsatzes während des Trainings, der nur etwa halb so groß ist wie während Ausdauertrainings, sondern wegen des Gewinns an Muskelmasse: Pro 1 kg (fettfreier) Muskelmasse kann man einen Grundumsatz von 20 kcal in 24 Stunde annehmen. Bei einem trainingsbedingten Zuwachs von 2 kg Muskelmasse (was auch bei 75-Jährigen binnen 3 Monaten systematischen Hypertrophietrainings erreicht werden kann (Wieser und Haber 2007)) bedeutet das ca. 40 kcal mehr Grundumsatz in 24 Stunden (auch an Tagen ohne Training!). Das sind ca. 15.000 kcal pro Jahr, was energetisch 2 kg Körpergewicht entspricht!

20.1.6 Arteriosklerose, koronare Herzkrankheit

Alle bisher genannten Indikationen, inklusive der verminderten Leistungsfähigkeit, sind auch erstrangige Risikofaktoren für die Arteriosklerose, insbesondere der koronaren Herzkrankheit mit ihrer akuten Manifestation des Herzinfarkts, aber auch der peripheren arteriellen Verschlusskrankheit und des Schlaganfalls. Es ist daher klar, dass das Training die wirksamste und umfassendste einzelne Behandlungsmaßnahme in der Prävention und der Rehabilitation dieser Erkrankungen ist.

20.1.7 Chronische Lungenerkrankungen

Für die chronisch obstruktiven Lungenerkrankungen (COPD) und auch für die fibrosierenden Lungenerkrankungen ist das Training eine der Kernkomponenten der Rehabilitation (Spruit, Singh et al. 2013). Eine direkte präventive oder therapeutische Beeinflussung gibt es aber nicht.

20.1.8 Neurologische Indikationen

- **Depression**

Körperliches Training, sowohl Ausdauer- als auch Krafttraining, wirkt stimmungsaufhellend und antidepressiv (Blumenthal, Babyak et al. 1999; Paluska und Schwenk 2000; Dunn, Trivedi et al. 2005), was in der Langzeitbehandlung chronisch Kranker oder auch alter Menschen eine nicht zu unterschätzende Rolle spielt. Auch in der Behandlung Suchtkranker kann Training mit dieser Indikation eingesetzt werden.

- **Demenz**

Regelmäßige körperliche Bewegung hat eine präventive Wirkung gegen den Abfall der kognitiven Gehirnfunktion und gegen die Entwicklung einer Demenz (Laurin, R. et al. 2001; Abbott, White et al. 2004; Weuve, Kang et al. 2004; Larson, Wang et al. 2006; Andel, Crowe et al. 2008; Freudenberger, Petrovic et al. 2016). Auch bei schon bestehender kognitiver Beeinträchtigung, z. B. Einschränkung der Gedächtnisleistung, kann körperliches Training eine Verbesserung bewirken (Kwak, Um et al. 2008; Erickson, Voss et al. 2011; Nagamatsu, Handy et al. 2012; Suzuki, Shimada et al. 2013).

- **Morbus Parkinson**

Regelmäßiges Training, in geringerem Ausmaß auch leichte Aktivität wie z. B. Spazierengehen, kann das Risiko einer Erkrankung an M. Parkinson um bis zu 40% verringern (Xu, Park et al. 2010). Aber auch bei schon bestehender Erkrankung kann durch regelmäßiges, angepasstes Training Gehen, Gleichgewicht, Muskelkraft, Stimmung, Kognition und Lebensqualität verbessert, sowie auch anderen durch Bewegungsmangel geförderten Problemen vorgebeugt werden. Nachteilige Wirkungen auf den Verlauf wurden nicht beobachtet (Reuter und Knapp 2015).

- **Multiple Sklerose**

Ein wesentliches Verhaltensmerkmal von Menschen mit Multipler Sklerose (MS) ist, dass sie sich im Vergleich zu gesunden gleichaltrigen Menschen deutlich weniger körperlich bewegen. Dieser Trend wird durch das Uhthoff-Phänomen gefördert, das ist eine Verstärkung der neurologischen Symptome unter Belastung, was bei ca. 50% aller Patienten mit MS auftritt (Uhthoff 1890). Inzwischen ist klar, dass
— die Ursache der Anstieg der Körpertemperatur unter Belastung ist,
— die Symptome meist binnen 1/2 Stunde nach Ende der Belastung wieder verschwinden (Dalgas, Stenager et al. 2008),
— das Phänomen keinerlei Auswirkung auf den Verlauf der MS hat.

Neben den neurologischen Symptomen treten bei Patienten mit MS aber auch häufiger andere Gesundheitsstörungen auf, die überwiegend durch den Bewegungsmangel mit verursacht werden, wie: chronische Müdigkeit, körperliche Schwäche, Adipositas, Erkrankungen des Herz-Kreislauf-Systems oder Diabetes mellitus. Während die MS durch Medikamente behandelt wird, können die Folgen von Bewegungsmangel nur durch körperliches Training rückgängig gemacht werden. Gesichert ist, dass auch intensives körperliches Training keinen wie immer gearteten negativen Einfluss auf den Verlauf der MS hat. Die Wirkungen von Training auf das Immunsystem lassen sogar positive Einflüsse vermuten (Karpatkin 2005).

20.1.9 Rheumatischer Formenkreis

- **Rheumatoide Arthritis**

Bei dieser Indikation scheint das Krafttraining wirksamer zu sein als Ausdauertraining oder nur Physiotherapie. Verlangsamung des Knochenabbaus (de Jong, Munneke et al. 2004), Verbesserung der Muskelkraft und der aeroben Leistungsfähigkeit (Strasser, Leeb et al. 2011) werden berichtet, ohne nachteiligen Einfluss auf den Verlauf der Krankheit.

- **Rücken- und Schulterschmerzen/Fibromyalgie**

Gut 90% der Schmerzen im Bereich von Nacken, Schultern und Rücken sind durch Verspannungen und Überforderung einer atrophischen Muskulatur verursacht. Die üblichen, traditionellen Maßnahmen, wie Massage, Medikamente oder auch lokale Infiltrationen, wirken nur symptomatisch und können die Schmerzen zwar lindern, beseitigen aber nicht die eigentliche Ursache, nämlich die Schwäche und Atrophie der Rückenmuskulatur. Deshalb kommen die Schmerzen mit einer hohen Wahrscheinlichkeit wieder. Im Gegensatz dazu ist Krafttraining eine kausale Therapie gegen Schmerzen im Bereich des Rückens, da durch die morphologisch und funktionell positiv veränderte Muskulatur die Schmerzentstehung verringert wird (Hartard, Haber et al. 1996). Auch bei Fibromyalgie scheint vor allem das Krafttraining eine Verbesserung des Befindens und eine deutliche Schmerzreduktion zu bewirken (Busch, Barber et al. 2007).

- **Osteoporose**

Wie schon erwähnt, ist Krafttraining eine sehr gute Prophylaxe des Sturzes, der einen Oberschenkelhalsbruch zur Folge haben kann.

Krafttraining ist aber auch hervorragend geeignet, den altersbedingten Abbau des Knochens zu verlangsamen und damit zur Prophylaxe und Therapie der Osteoporose beizutragen. So führt, bei Frauen in der Menopause, Krafttraining der Rückenmuskulatur zu einem erheblichen Rückgang der Wirbeleinbrüche im Vergleich zu einer Kontrollgruppe und zu einem Zuwachs an Knochendichte (Sinaki, Itoi et al. 2002; Kemmler, Lauber et al. 2004). Ganz generell ist die Muskelmasse die Hauptdeterminante der Knochendichte (Van Langendonck, Claessens et al. 2002). Entscheidend für diese Wirkung sind vor allem die bei richtigem Krafttraining auftretenden Zug- und Druckbelastungen des Knochens, die den entscheidenden Stimulus darstellen.

Körperliche Bewegung ohne derartige Belastungen des Knochens, z. B. Schwimmen und auch Alltagsbewegung, sind daher gegen Osteoporose erheblich weniger oder gar nicht wirksam (Kemmler, Weineck et al. 2004).

- **Karzinome**

Für einige Karzinomerkrankungen ist belegt, dass regelmäßiges, lebenslanges Training die Wahrscheinlichkeit des Auftretens verringert und ebenso die Wahrscheinlichkeit des Auftretens eines Rezidivs nach erfolgter Erkrankung und Behandlung, wie z. B. bei Karzinomerkrankungen der Prostata (Giovannucci, Liu et al. 2005; Orsini, Bellocco et al. 2009), der Mamma (McTiernan, Kooperberg et al. 2003; Holmes, Chen et al. 2005), des Dickdarms (Meyerhardt, Heseltine et al. 2006; Wolin, Yan et al. 2009) oder der Lunge (Thune und Lund 1997; Kadar, Albertsson et al. 2000).

Therapeutisches Training ist also präventiv/therapeutisch oder adjuvant, begleitend wirksam.

Auch für das therapeutische Ausdauertraining gilt dabei uneingeschränkt das Prinzip der Minimalintensität. Metaanalysen zeigen, dass eine Intensität von weniger als 4,0 MET (ca. 50%)

wenig oder gar keine Wirkung zeitigt (Lee und Paffenbarger 2000; Halle und Hambrecht 2016), am ehesten noch auf Fett- und Zuckerstoffwechsel, aber gar keine auf Hämodynamik und Leistungsfähigkeit (Duncan, Gordon et al. 1991; Björtorp und Krotkiewski 1995).

Die Grundlagen der Wirksamkeit des Krafttrainings sind auch im therapeutischen Bereich die Methode des fortlaufend adaptierten Krafttrainings (FAKT) und das Prinzip der ermüdungsbedingt letzten Wiederholung. Bei hochgradiger Schwäche und eventuell auch Bettlägerigkeit ist vor allem eine kreative Umsetzung dieser Prinzipien gefordert, keinesfalls der Verzicht auf die wirksame Methodik oder das Krafttraining überhaupt.

Zusammenfassend kann man zu den Indikationen feststellen, dass es im Bereich der häufigsten chronischen Erkrankungen des Kreislaufs, der Lunge, des Stoffwechsels und des Bewegungsapparates keine medikamentöse Therapie für Prävention und Behandlung gibt, die an Vielseitigkeit der Wirkung und Sicherheit der Anwendung dem Training von Ausdauer und Kraft gleichkommt.

20.2 Zur Sicherheit der Trainingstherapie

Wenn im Zusammenhang mit Trainingstherapie von Sicherheit gesprochen wird, so sind meistens zwei verschiedene Risiken gemeint:

20.2.1 Verletzungsrisiko

Bewegungsmaßnahmen im Rahmen der Rehabilitation sind bei sehr geschwächten und bewegungsungewohnten Patienten zunächst sicherlich mit einem erhöhten Risiko seitens des aktiven und passiven Bewegungsapparats behaftet. Dabei geht es nicht nur um die Möglichkeit von Verletzungen, sondern auch um Beschwerden durch Überforderung von Bändern, Sehnen oder Gelenken. Diesem Problem ist durch die zweckmäßige Gestaltung des Trainings zu begegnen, indem die Übungen im Sitzen oder Liegen durchgeführt werden bzw. im Stehen nur mit festem Stand und eventuell Anhalten. Somit kommt für das Ausdauertraining für diese Gruppe von Patienten vor allem ein stabiles Fahrradergometer in Frage. Es ist dies die „medizinischeste" Form des Ausdauertrainings. Es ist nicht nur sehr sicher, sondern es sind bei Bedarf auch alle Messungen, vom Puls über den Blutdruck bis zum EKG, leicht möglich. Erst in zweiter Linie, bei schon etwas besserer Koordination, kann auch an ein Laufband, mit Haltestangen, an ein Ruderergometer oder andere Kreislauftrainingsgeräte gedacht werden. Beim Laufband sollte dabei die Leistung weniger durch Erhöhung der Geschwindigkeit, sondern eher durch eine Erhöhung der Neigung gesteigert werden, da dadurch das Training eher mit dem gelenkschonenden Gehen erfolgen kann. Für Patienten, die mit den Knie- oder Hüftgelenken große Schwierigkeiten haben bzw. für beinamputierte Menschen, gibt es auch Handkurbelergometer. Auch beim Krafttraining können alle Übungen für alle wichtigen Muskelgruppen im Sitzen oder Liegen durchgeführt werden. Besonders wichtig bei therapeutischem Training ist die sorgfältige Haltungsschulung an den Geräten, die langsame Übungsausführung ohne Schwung und ohne Absetzen, sowie die ruhige Atmung während der Übung mit Ausatmung während der Kontraktion.

20.2.2 Gefahr der Überforderung

Die andere Befürchtung ist die Gefahr der Überanstrengung mit möglichen Komplikationen seitens des Herzens und des Kreislaufs.

Training hat, wie andere therapeutische Maßnahmen auch, drei Dosierungsbereiche:
- Unterdosierung, bedeutet Unwirksamkeit,
- richtige Dosierung, bedeutet Wirksamkeit,
- Überdosierung, bedeutet Gefährdung.

Zur Unterdosierung kommt es meist dann, wenn wegen der Furcht vor Komplikationen die richtige Intensität als zu anstrengend angesehen und daher vermieden wird. In so einem Fall sind zwar keine Komplikationen zu befürchten, dafür bleibt aber das Training unwirksam. Das gilt sowohl für das Ausdauertraining als auch für das Krafttraining. Beim Krafttraining entspricht die Empfehlung: „lieber weniger Gewicht dafür aber mehr Wiederholungen" nicht den Regeln und gefährdet daher die Wirksamkeit. Die Furcht vor Komplikationen, vor allem bei Patienten mit geringer Leistungsfähigkeit, ist bei richtig dosiertem Training fast immer unbegründet und beruht meist auf mangelnder Erfahrung in der Anwendung von Training.

Zur Überdosierung kann es, vor allem beim Ausdauertraining, sowohl durch zu hohe Intensität als auch durch zu hohen Umfang kommen. Die Intensität kann durch eine Pulsuhr zuverlässig kontrolliert werden. Die strikte Einhaltung der richtigen individuellen Intensität hat aber beispielsweise zur Folge, dass in einer Gruppe, die in einem Rehabilitationszentrum im Rahmen einer Terrainkur im Gelände unterwegs ist, nicht alle gleich schnell gehen können.

Im Rahmen des therapeutischen Trainings sollten Belastungen mit einer Intensität von über 70% vermieden werden, da einerseits das an sich sehr geringe Risiko einer Kreislaufkomplikation mit der Intensität zunimmt (von Klot, Mittleman et al. 2008), andererseits aber durch die höhere Intensität die therapeutische Wirkung langfristig nicht verstärkt wird.

Um eine Überforderung durch eine zu hohe WNTZ zu vermeiden, empfiehlt es sich, gemäß dem Standardplan vorzugehen und alle Trainingszeiten zu protokollieren.

Eine besonders interessante und wichtige Frage ist natürlich, wie häufig mit kardialen Zwischenfällen beim therapeutischen Training von Herzpatienten zu rechnen ist. In einer deutschen Untersuchung (1000 Koronargruppen mit ca. 20.000 Patienten) kam es zu einem schweren kardialen Ereignis auf 17.132 Patientenstunden Training und zu einem tödlichen Ereignis auf 111.384 Patientenstunden. Nimmt man an, dass pro Woche 2 × 1 Stunde trainiert wird, ergibt das einen schweren Zwischenfall auf 164 Patientenjahre, respektive ein tödliches Ereignis auf 1071 Patientenjahre (Krasemann und Traenckner 1989). Würden in Österreich alle in Frage kommenden Patienten nach einem Herzinfarkt auch tatsächlich ein Jahr an einem ambulanten Rehabilitationstraining teilnehmen, also bei flächendeckender Versorgung, so müssten etwa 10.000 Patienten betreut werden. Bei dieser Zahl muss, nach der oben zitierten Untersuchung, mit ca. 11 tödlichen Ereignissen pro Jahr gerechnet werden. Bei Patienten nach einem Myokardinfarkt muss aber generell im natürlichen Verlauf mit einer Letalität von ca. 1% pro Jahr gerechnet werden. Das heißt, dass bei 10.000 Patienten auf jeden Fall ca. 100 tödliche Ereignisse zu erwarten sind.

Die 11 Ereignisse während oder kurz nach den Trainingsstunden können daher nicht ohne Weiteres mit dem Training kausal in Zusammenhang gebracht werden, sondern liegen bei weitem im Bereich der natürlichen Letalität.

Eine weitere Analyse der zitierten Studie ergab, dass viele Patienten, die während der Trainingsstunde einen kardialen Zwischenfall erlitten, bereits vor der Stunde Beschwerden angegeben haben, aber dennoch am Training teilnahmen. Außerdem haben sich die meisten Zwischenfälle im ersten Trainingsjahr ereignet. Daraus kann die Schlussfolgerung gezogen werden, dass das Risiko eines Zwischenfalls während der Trainingsstunde deutlich verringert werden kann, wenn folgende Regel befolgt wird:

> Jeder Patient soll vor jeder Trainingsstunde nach seinem Befinden gefragt werden.

Es soll also ganz konsequent jedes Mal eine einfache Kurzanamnese erhoben werden:

> **Wie geht es Ihnen heute?**

Patienten mit Beschwerden sollen im Zweifelsfall an diesem Tag nicht am Training teilnehmen und eventuell einer medizinischen Abklärung zugeführt werden. Außerdem nimmt die Gefahr von Zwischenfällen mit der Dauer des Trainings und der Verbesserung des Trainingszustandes ab.

Es ist daher durchaus medizinisch begründbar, dass das ambulante Rehabilitationstraining für Koronarpatienten zumindest im ersten Jahr unter ärztlicher Überwachung und mit geschulten Übungsleitern stattfindet (Arbeitsgemeinschaft für ambulante kardiologische Rehabilitation in Österreich: „AGAKAR". www.agakar.at).

Der Sicherheit dienen auch die Beachtung von Kontraindikationen und die Durchführung von Kontrolluntersuchungen.

20.3 Kontraindikationen

Eine Kontraindikation für jegliches Training ist jede akute Erkrankung oder plötzliche Änderung des Befindens, sei es im Rahmen der Grunderkrankung oder anderweitig. Diese Kontraindikation ist vor jeder einzelnen Trainingseinheit zu beachten.

Eine weitere Kontraindikation ist auch die nicht ausreichend behandelte chronische Grunderkrankung, z. B. der Diabetes oder die Hypertonie. Therapeutisches Training ist in keiner Weise einfach ein Ersatz für die konventionelle kurative Therapie, sondern eine Ergänzung und Erweiterung des therapeutischen Repertoires. Training darf erst zum Einsatz kommen, wenn mit einer konventionellen Therapie eine gewisse Stabilisierung erreicht worden ist. So bewirkt Ausdauertraining bei Diabetes eine Abnahme eines erhöhten Blutzucker- und Ketonkörperspiegels – dies aber nur, wenn der Blutzuckerspiegel vor Beginn der Belastung unter 250–300 mg/dl liegt (der Wert kann individuell unterschiedlich sein und sollte von jedem Patienten durch entsprechende Selbstmessungen definiert werden). Liegt der Blutzuckerspiegel vor Beginn über diesem Wert, nehmen er und die Ketoazidose unter Belastung weiter zu.

Während des Trainings soll der Blutdruck Werte von 220/110 mmHg nicht überschreiten. Liegen die Ruhewerte bereits auf diesem Niveau, ist Training vorübergehend kontraindiziert. Zuerst soll der Blutdruck mindestens soweit medikamentös gesenkt werden, dass das erwähnte Limit während des Trainings nicht überschritten wird.

Die konventionelle Therapie wird unabhängig von einer allfälligen Trainingstherapie beibehalten und nach ihren Regeln verstärkt oder reduziert. Letzteres kann z. B. dann möglich werden, wenn das Training eine gute therapeutische Wirkung entfaltet.

20.4 Kontrollen

Diejenigen Untersuchungen und Kontrollen, die für die Langzeitbehandlung einer chronischen Grunderkrankung erforderlich sind, werden hier nicht besprochen. Aus leistungsmedizinischer Sicht sind diese Untersuchungen durch die Ergometrie bzw. Spiroergometrie und durch die Dynamometrie zu ergänzen, die zu Beginn, nach 3–6 Monaten, nach einem Jahr und dann etwa ein Mal pro Jahr durchgeführt werden sollen. Diese Untersuchungen dienen der Kontrolle des Trainingseffektes und der Überprüfung der Trainingsherzfrequenz.

Bei jeder einzelnen Trainingseinheit wird die Trainingsherzfrequenz mit einer Pulsuhr kontrolliert und die Belastung danach individuell geregelt. Da diese bei richtigem und wirksamem Training zunimmt, kann durch Dokumentation der Belastung bei der immer gleichen Trainingsherzfrequenz der Trainingseffekt laufend überprüft werden. Eine ähnliche Möglichkeit bietet die Dokumentation des Trainingsgewichtes für jede Übung beim Krafttraining bei Anwendung der FAKT-Methode.

Bei sehr geschwächten und bewegungsungewohnten Patienten kann es vorkommen, dass der Patient bei der ersten Ergometrie nicht in der Lage war, sich atmungs- und kreislaufmäßig auszubelasten, da er den Test schon vorher wegen lokaler muskulärer oder anderer Beschwerden abbricht. (Das ist am Fehlen von Ausbelastungskriterien bei der Ergometrie bzw. Spiroergometrie zu erkennen.) In solchen Fällen kann die Trainingsherzfrequenz nach etwa einem Monat (ca. 8 Trainingseinheiten) unter ambulanten Bedingungen neu bestimmt werden. Auf Grund der verbesserten Koordination und der ersten Adaptation ist dann wahrscheinlich eine bessere Ausbelastung möglich. Für den ersten Monat muss man in Kauf nehmen, dass die Intensität eventuell unterdosiert ist.

Das therapeutische Training ist, bei Beachtung der Regeln, nicht nur eine sehr wirksame, sondern auch eine sehr sichere Therapie. Den Problemkreis Sicherheit, Kontraindikationen und Kontrollen zusammenfassend, sei die folgende Stellungnahme gestattet:

> **Definition der medizinischen Trainingstherapie**
>
> Es gibt keine chronische Erkrankung und, mit Ausnahme terminaler Zustände, auch keinen Schweregrad und ganz sicher keine spiroergometrische Befundkombination, bei der der Versuch, die Leistungsfähigkeit durch die **medizinische Trainingstherapie** zu verbessern, von vornherein aussichtslos wäre. Auch wenn eine normale Leistungsfähigkeit auf Grund der fortgeschrittenen Grunderkrankung nicht mehr erreicht werden kann, so kann eine Verbesserung der Leistungsfähigkeit im Einzelfall doch die Differenz zwischen Hilflosigkeit und Pflegebedürftigkeit einerseits und der Fähigkeit, leichtere Belastungen des Alltags selbstständig zu bewältigen, andererseits bedeuten.

20.5 Verschiedene Fragen

20.5.1 Sport und Spiel?

Die medizinische Trainingstherapie darf nicht mit Sport verwechselt werden, der ja auch Tätigkeiten wie Drachenfliegen oder Motorsport umfasst, denen beim besten Willen keine positiven gesundheitlichen Aspekte zugeordnet werden können. Das ist nicht abwertend gemeint, da es auch andere sinnvolle und vernünftige Motivationen für das Ausüben eines Sports gibt (Spaß an der Sache, Ehrgeiz u. v. a.). Sport ist eine sinnvolle Freizeitgestaltung, ein Mittel, die Lebensqualität zu verbessern und das Wohlbefinden zu erhöhen, und ist von erheblicher gesellschaftlicher, kultureller und ökonomischer Bedeutung; aber er wird nur selten primär um der Gesundheit willen betrieben, häufig aber trotz gesundheitlicher Risiken. Die Begriffe Sport und auch Sporttherapie sind daher in diesem Kapitel konsequent vermieden worden.

Sportspiele sind keine adäquaten Mittel der medizinischen Trainingstherapie, da sie kaum Training enthalten und außerdem die Belastung nicht dosiert oder kontrolliert werden kann. Zu der geringen Wirkung im Sinne der Trainingstherapie gesellt sich noch die erhöhte Verletzungsgefahr. Das oft geäußerte Argument, dass Bewegung ja auch Spaß machen müsse, zäumt das Pferd am falschen Ende auf. Eine Therapie muss zuerst wirksam und sicher sein und dann soll man Maßnahmen zur Verbesserung der Compliance überlegen, wie z. B. Gruppenbildung oder Ergometertraining mit Fernsehen oder Zeitung lesen. Dafür kann die medizinische Trainingstherapie Patienten unter Umständen wieder in die Lage versetzen, in angemessener Weise einen Sport zu betreiben (z. B. Tennis oder Skifahren), wozu sie ohne diese Therapie nicht mehr in der Lage gewesen wären. Nicht nur die Berufsausübung, sondern auch viele Freizeitaktivitäten setzen eine gewisse körperliche Leistungsfähigkeit voraus. Leistungsfähigkeit ist daher eine wesentliche Voraussetzung für das „Mitmachen"-können, also die soziale Reintegration. Die Wiederherstellung bzw. Verbesserung der körperlichen Leistungsfähigkeit durch therapeutisches Training ist aus dieser Sicht eine der wichtigsten Säulen des gesamten Rehabilitationsprozesses, da eine erfolgreiche Normalisierung der Leistungsfähigkeit manche andere Maßnahme der Pflege oder Fürsorge überflüssig macht.

20.5.2 Wie viel und wie lange Trainingstherapie?

Gibt es für medizinische Zielstellungen (präventiv und therapeutisch) sinnvolle Obergrenzen für den Trainingsumfang, der in Stunden, Bewegungskilokalorien oder MET-Stunden pro Woche angegeben wird bzw. für die ergometrisch gemessene maximale aerobe Leistungsfähigkeit, die in MET angegeben wird? Tatsächlich zeichnet sich ziemlich eindeutig eine derartige Obergrenze ab. Das bedeutet, dass weniger Training weniger Effekt bringt, aber mehr Training nicht mehr. Das betrifft so unterschiedliche Maßzahlen wie: Tod aus jeglicher Ursache (Blair, Kohl et al. 1989; Schnohr, O'Keefe et al. 2015), Herzinfarkt (Paffenbarger, Wing et al. 1978; Elosua, Redondo et al. 2013), Überlebenszeit nach (behandeltem) Brustkrebs (Holmes, Chen et al. 2005) oder Dickdarmkrebs (Meyerhardt, Heseltine et al. 2006) und sogar für die Gesundheitskosten pro Person und Jahr (Weiss, Froelicher et al. 2004). Diese sinnvolle Obergrenze liegt bei etwa 2000–2500 kcal oder 20–25 MET-Stunden an Bewegungsenergie pro Woche oder einer maximalen aeroben Leistungsfähigkeit von ca. 10 MET, was auf etwa 2,5–3 Stunden Ausdauertraining hinausläuft. Mehr zu trainieren, ist zwar nicht ungesund, bringt aber keinen zusätzlichen medizinischen Nutzen. Für mehr Training sind daher nicht medizinische Ziele, sondern andere (vor allem sportliche) maßgeblich.

Wird ein Training beendet, gehen die erworbenen Trainingseffekte wieder verloren. Dieser Abbauprozess erfolgt besonders rasch, wenn die Trainingsperiode nur wenige Monate gedauert hat, und verläuft umso langsamer, je länger sie gedauert hat. Therapeutisches Training ist daher, gemäß der Grundregel der Ganzjährigkeit, eine lebenslange Maßnahme (mit der Ausnahme umschriebener Zielstellungen, wie z. B. die Wiederherstellung einer normalen Muskelkraft nach einem Beinbruch). Das heißt keineswegs, dass es immer unter ärztlicher Überwachung stattfinden muss. Dieser Überlegung entspricht auch die Praxis der ambulanten Rehabilitation, in der die Kostenträger einen Zeitraum von einem Jahr abdecken. Nach dieser Zeit sollte der Patient sowohl körperlich als auch geistig-seelisch in der Lage sein, das Training alleine weiter zu führen (evtl. auch im Rahmen von Selbsthilfegruppen).

20.5.3 Wann soll trainiert werden?

Der häufigste Vorbehalt von Patienten gegen Training ist die „mangelnde Zeit". Dem sollte man entgegenhalten, dass bereits eine WNTZ von 2 Stunden ausreicht, um eine überdurchschnittliche Leistungsfähigkeit zu erwerben und aufrecht zu erhalten. Inklusive Umziehen und Duschen ist das ein Zeitaufwand von maximal 2 × 2 Stunden pro Woche. Diese Zeit sollte im Terminkalender eingetragen und wie ein Geschäftstermin reserviert werden. Die entscheidende Frage für den Patienten ist weniger, ob genügend Zeit da ist, sondern ob ihm das Training, und damit seine eigene Gesundheit, wichtig genug ist. Trifft das zu, dann findet sich auch die Zeit.

Wird das Ergometertraining zu Hause durchgeführt, ist es zweckmäßig, das Training mit einer Tätigkeit zu kombinieren, die man auch ohne Training gemacht hätte, also z. B. die Nachrichten im Fernsehen anschauen oder die Zeitung lesen. Damit erreicht man, dass eigentlich gar keine zusätzliche Zeit erforderlich ist.

Die Tageszeit, zu der trainiert wird, ist im Prinzip egal. Um aber das Entstehen einer fixen Gewohnheit zu fördern, ist es günstig, immer zur selben Tageszeit zu trainieren. Nur wenn Patienten mit einer koronaren Herzkrankheit neu mit therapeutischem Training zu Hause beginnen und anfragen, zu welcher Tageszeit das Training am besten absolviert werden soll, ist es eine plausible Empfehlung, nicht in den ersten zwei Stunden nach dem morgendlichen Erwachen zu trainieren. In dieser Umstellungsphase von Ruhe auf Aktivität, in der z. B. der Blutdruck von den tieferen Nachtwerten auf die höheren Tageswerte ansteigt, ist die statistische Häufigkeit von Herzinfarkten und Schlaganfällen im gesamten Tagesverlauf am höchsten.

20.5.4 Ist das Training bei verschiedenen Erkrankungen verschieden?

Die Antwort ist nein! Grundsätzlich ist die Gestaltung und Planung eines systematischen Trainings von der Art der Erkrankung unabhängig. Die Durchführung erfolgt ausschließlich nach den Regeln der medizinischen Trainingslehre. Die Unterschiede bestehen allenfalls in der Versorgung mit Medikamenten, die zusätzlich zum Notfallkoffer für Patienten immer verfügbar sein sollen, also z. B. ein Nitroglyzerinspray, ein rasch wirkendes inhalatives Betamimetikum oder rasch verfügbare Kohlenhydrate, um für zu erwartende Probleme bei koronarer Herzkrankheit, Asthma oder Diabetes gerüstet zu sein. Bei Patienten mit Emphysem oder fibrosierenden Lungenerkrankungen, die mit einer Diffusionstörung einhergehen, kommt es unter Belastung zu einem Abfall des arteriellen pO_2, der starke Dyspnoe auslösen kann. In solchen Fällen kann durch eine kontinuierliche O_2-Zumischung zur Inspirationsluft mit einer Nasenbrille das Training ermöglicht werden.

Literatur

Abbott RD, White LR et al. (2004) Walking and dementia in physically capable elderly men. JAMA 292: 1447–1453
Andel R, Crowe M et al. (2008) Physical Exercise at Midlife and Risk of Dementia Three Decades Later: A Population-Based Study of Swedish Twins. J Gerontol A Biol Sci Med Sci 63 (1): 62–66
Anderson LB, Hippe M (1996) Coronary heart disease Risk. Sports Med 22: 213–218
Björtorp D, Krotkiewski M (1995) Exercise treatment in diabetes mellitus. Acta Med Scand 217: 3–7
Blair SN, Kohl HW et al. (1989) Physical fitness and all-cause mortality. A prospective study of healthy men and women. JAMA 262: 2395–2401
Blumenthal JA, Babyak MA et al. (1999) Effects off exercise training on older patients with major depression. Arch Intern Med 159: 2349–2356
Breen L, Stokes KA et al. (2013) Two Weeks of Reduced Activity Decreases Leg Lean Mass and Induces "Anabolic Resistance" of Myofibrillar Protein Synthesis in Healthy Elderly. J Clin Endocrinol Metab 98: 2604–2612
Busch AJ, Barber KAR et al. (2007) Exercise for treating fibromyalgia syndrome. Cochrane Database of Systematic Reviews (4)
Cauza E, Hanusch-Enserer U et al. (2005) The relative benifits of endurance and strength training on the metabolic factors and muscle function of people with type 2 diabetes mellitus. Arch Phys Med Rehab 86: 1527–1533

Ciccolo JT, Carr LJ et al. (2010) The Role of Resistance Training in the Prevention and Treatment of Chronic Disease. American Journal of Lifestyle Medicine 4(4): 293–308

Cooper R, Kuh D et al. (2010) Objectively measured physical capability levels and mortality: systematic review and meta-analysis. BMJ 341: c4467

Cuff JC, Meneilly GS et al. (2003) Effective exercise modality to reduce insulin resistance in women with type 2 diabetes. Diabetes Care 26: 2977–2982

Dalgas U, Stenager E et al. (2008) Multiple sclerosis and physical exercise: recommendations for the application of resistance-, endurance- and combined training. Multiple Sclerosis 14: 35–53

de Jong Z, Munneke M et al. (2004) Slowing of bone loss in patients with rheumatoid arthritis by long-term high-intensity exercise: results of a randomized, controlled trial. Arthritis Rheum 50: 1066–1076

Diabetes Prevention Program Research Group (2002) Reduction in the Incidence of Type 2 Diabetes with Lifestyle Intervention or Metformin. N Engl J Med 346(6): 393–403

Dorfman TA, Levine BD et al. (2007) Cardiac atrophy in women following bed rest. J Appl Physiol 103: 8–16

Duncan JJ, Gordon FN et al. (1991) Women walking for health and fitness. JAMA 66: 3265–3299

Dunn AL, Trivedi MH et al. (2005) Exercise treatment for depression: efficacy and dose response. Am J Prev Med 28: 1–8

Elosua R, Redondo A et al. (2013) Dose–response association of physical activity with acute myocardial infarction: Do amount and intensity matter? Preventive Medicine 57 567–572

Erickson KI, Voss MW et al. (2011) Exercise training increases size of hippocampus and improves memory. PNAS 108 (7): 3017–3022

Eriksson JG (1999) Exercise and the treatment of type 2 diabetes mellitus. Sports Med 27: 381–391

Eves ND, Plotnikoff RC (2006) Resistance training and type 2 Diabetes. Diabetes Care 29: 1933–1941

Fiatarone MA, Marks EC et al. (1990) High-intensity strength training in nonagenarians. JAMA 263: 3029–3034

Freudenberger P, Petrovic K et al. (2016) Fitness and cognition in the elderly: The Austrian Stroke Prevention Study. Neurology DOI: 10.1212/wnl.0000000000002329

Giovannucci EL, Liu Y et al. (2005) A prospective study of physical activity and incident and fatal prostate cancer. Arch Intern Med 165: 1005–1010

Grove A, Lipworth BJ et al. (1996) Effects of regular salmeterol on lung function and exercise capacity in patients with chronic obstructive pulmonary disease. Thorax 51: 689–693

Gulati M, Pandey DK et al. (2003) Exercise Capacity and the Risk of Death in Women: The St James Women Take Heart Project. Circulation 108(13): 1554–1559

Hagberg JM, Park J-J et al. (2000) The role of exercise training in the treatment of hypertension. Sports Medicine 30: 193–206

Halle M, Hambrecht R (2016) Körperliches Training in der Kardiologie – die Intensität ist entscheidend. Der Kardiologe 10 (3): 170–175

Hartard M, Haber P et al. (1996) Systematic strength training as a model of therapeutic intervention. A controlled trial in postmenopausal women with osteopenia. Am J Phys Med Rehabil 75: 21–28

Holmes MD, Chen WY et al. (2005) Physical activity and survival after breast cancer diagnosis. JAMA 293: 2479–2486

Honkola A, Forsen T et al. (1997) Resistance training improves the metabolic profile in individuals with type 2 diabetes. Acta Diabetol 34: 245–248

Hörtnagl H, Baumgartner H et al. (1986) Gezieltes Training als therapeutisches Mittel in der Behandlung der Hyper- und Hypotonie. Wiener klinische Wochenschrift 98: 652–658

Kadar L, Albertsson M et al. (2000) The Prognostic Value of Body Protein in Patients with Lung Cancer. Ann NY Acad Sci 904(1): 584–591

Karpatkin H (2005) Multiple sclerosis an exercise. A review of the evidence. Int J of MS Care 7: 36–41

Kemmler W, Lauber D et al. (2004) Benefits of 2 Years of Intense Exercise on Bone Density, Physical Fitness, and Blood Lipids in Early Postmenopausal Osteopenic Women Results of the Erlangen Fitness Osteoporosis Prevention Study (EFOPS). Arch Intern Med 164: 1084–1091

Kemmler W, Weineck J et al. (2004) The effect of habitual physical activity, non-athletic exercise, muscle strength, and VO2max on bone mineral density is rather low in early postmenopausal osteopenic women. J Musculoskelet Neuronal Interact 4(3): 325–334

Keul J, Witzigmann E (1988) Das kulinarische Fitness-Kochbuch. München, Heyne

Krasemann EO, Traenckner K (1989) Herz-Kreislauf-Komplikationen und Verletzungen in Herzgruppen. Herz/Kreislauf 21: 421–428

Kwak YS, Um SY et al. (2008) Effects of regular exercise on senile dementia patients. Int J Sports Med 29: 471–474

Larson EB, Wang L et al. (2006) Exercise Is Associated with Reduced Risk for Incident Dementia among Persons 65 Years of Age and Older. Ann Intern Med 144: 73–81

Laurin D, Verreault R et al. (2001) Physical activity and risk of cognitive impairment and dementia in elderly persons. Arch Neurol. 58: 498–504

Lee EM, Paffenbarger RS (2000) Associations of leight, moderate and vigorous intensity physical activity with longevity. Am J Epidemiol 151: 293–299

Leong DP, Teo KK et al. (2015) Prognostic value of grip strength: findings from the Prospective Urban Rural Epidemiology (PURE) study. The Lancet 366: 266–273

Mazzeo RS, Tanaka H (2001) Exercise prescription for the elderly: current recommendations. Sports Med 31(11): 809–818

McTiernan A, Kooperberg C et al. (2003). Recreational physical activity and the risk of breast cancer in postmenopausal women: the Women's Health Initiative Cohort Study. JAMA 290: 1331–1336

Meyerhardt JA, Heseltine D et al. (2006) Impact of Physical Activity on Cancer Recurrence and Survival in Patients With Stage III Colon Cancer: Findings From CALGB 89803. J Clin Oncol 24: 3535–3541

Mujika I, Padilla S (2000) Detraining: loss of training-induced physiological and perfomance adaptations. Part II: long term insufficient training stimulus. Sports Medicine 30: 145–154

Myers J, Kaykha A et al. (2004) Fitness versus physical activity patterns in predicting mortality in men. Am J Med 117: 912–918

Myers J, Prakash M et al. (2002) Exercise Capacity and Mortality among Men Referred for Exercise Testing. N Engl J Med 346(11): 793–801

Nagamatsu LS, Handy TC et al. (2012) Resistance Training Promotes Cognitive and Functional Brain Plasticity in Seniors With Probable Mild Cognitive Impairment. Arch Intern Med 172(8): 666–668

Oga T, Nishimura K et al. (2003) Analysis of the factors related to mortality in chronic obstructive pulmonary disease: role of exercise capacity and health status. Am J Respir Crit Care Med 167(4): 544–549

Orsini N, Bellocco R et al. (2009) A prospective study of lifetime physical activity and prostate cancer incidence and mortality. Br J Cancer 101 (11): 1932–1938

Paffenbarger RSJ, Wing AL et al. (1978) Physical activity as an index of heart attack risk in college alumni. Am J Epidemiol. 108: 161–175

Paluska SA, Schwenk TL (2000) Physical activity and mental health. Sports Medicine 29(3): 167–180

Pinto-Plata VM, Cote C et al. (2004) The 6-min walk distance: change over time and value as a predictor of survival in severe COPD. Eur Respir J 23: 28–33

Pontzer H, Durazo-Arvizu R et al. (2016) Constrained Total Energy Expenditure and Metabolic Adaptation to Physical Activity in Adult Humans. Current Biology

Reuter I, Knapp G (2015) Parkinson Syndrom. Prävention und Therapie durch Sport. C. D. Reimers, I. Reuter, B. Tettenbornet al. München, Elsevier, Urban und Fischer. 2: Neurologie, Psychiatrie/Psychosomatik, Schmerzsyndrome

Rogers MA, Evans WJ (1993) Changes in skeletal muscle with aging: effects of exercise training. Exerc Sport Sci Rev 21: 65–102

Saltin B, Blomqvist G et al. (1968) Response to exercise after bed rest and after training. A longitudinal study of adaptive changes in oxygen transport and body composition. Circulation 38, Suppl. 7

Samitz G, Egger M et al. (2011) Domains of physical activity and all-cause mortality: systematic review and dose–response meta-analysis of cohort studies. Int J Epidemiol, 1–19 DOI: doi: 10.1093/ije/dyr112

Schnohr P, O'Keefe JH et al. (2015) Dose of Jogging and Long-Term Mortality: The Copenhagen City Heart Study. J Am Coll Cardiol 65: 411–419

Sinaki M, Itoi E et al. (2002) Stronger back muscles reduce the incidence of vertebral fractures: a prospective 10 year follow-up of postmenopausal women. Bone 30: 836–841

Smith SC, Blair SN et al. (2001) AHA/ACC Guidelines for Preventing Heart Attack and Death in Patients With Atherosclerotic Cardiovascular Disease: 2001 Update: A Statement for Healthcare Professionals From the American Heart Association and the American College of Cardiology Circulation 104: 1577–1579

Smutok MA, Reece C et al. (1994) Effects of exercise training modality on glucose tolerance in men with abnormal glucose regulation. Int J Sports Med 15: 283–289

Spruit MA, Singh SJ et al. (2013) An Official American Thoracic Society/European Respiratory Society Statement: Key Concepts and Advances in Pulmonary Rehabilitation. American Journal of Respiratory and Critical Care Medicine 188(8): e13–e64

Strasser B, Leeb G et al. (2011) The effects of strength and endurance training in patients with rheumatoid arthritis. Clinical Rheumatology 30(5): 623–632

Suzuki T, Shimada H et al. (2013) A Randomized Controlled Trial of Multicomponent Exercise in Older Adults with Mild Cognitive Impairment. PLoS ONE 8(4): e61483

Swain DP, Franklin BA (2006) Comparison of Cardioprotective Benefits of Vigorous Versus Moderate Intensity Aerobic Exercise. Am J Cardiol 97: 141–147

Talbot LA, Morrell CH et al. (2002) Comparison of Cardiorespiratory Fitness Versus Leisure Time Physical Activity as Predictors of Coronary Events in Men Aged 65 Years. Am J Cardiol 89(10): 1187–1192

Thune I, Lund E (1997) The influence of physical activity on lung-cancer risk: a prospective study of 81.516 men and women. International Jounal of Cancer 70: 57–62

Turner MJ, Spina RJ et al. (2000) Effect of endurance exercise training on left ventricular size and remodeling in older adults with hypertension. J Gerontol A Biol Sci Med Sci 55: 245–251

Uhthoff W (1890) Untersuchungen über die bei der multiplen Herdsklerose vorkommenden Augenstörungen. Arch Psychiat Nervenkrankh 21: 305–410

van Langendonck L, Claessens AL et al. (2002) Association between bone mineral density (DXA) body structure and body composition in middle aged man. Amer. J. Human Biology 14: 735–742

von Klot S, Mittleman MA et al. (2008) Intensity of physical exertion and triggering of myocardial infarction: a case-crossover study. European Heart Journal 29: 1881–1888

Weiss JP, Froelicher VF et al. (2004) Health-Care Costs and Exercise Capacity. Chest 126: 608–613

Weuve J, Kang JH et al. (2004) Physical activity, including walking, and cognitive function in older women. JAMA 292: 1454–1461

Wieser M, Haber P (2007) The effects of systematic resistance training in the elderly. Int J Sports Med 28: 59–65

Williams PT (2001) Physical fitness and activity as separate heart disease risk factors: a meta-analysis. Med. Sci. Sports. Exerc. 33: 754–761

Wolfe RR (2006) The underappreciated role of muscle in health and disease. Am J Clin Nutrition 84: 475–482

Wolin KY, Yan Y et al. (2009) Physical activity and colon cancer prevention: a meta-analysis. Br J Cancer 100 (4): 611–616.

Wright JD, Kennedy-Stephenson J et al. (2004) Trends in Intake of Energy and Macronutrients – United States, 1971–2000. MMWR; Morbidity and Mortality weekly Report 53: 80–82

Xu Q, Park Y et al. (2010) Physical activities and future risk of Parkinson disease. Neurology 75(4): 341–348

Training bei alten Menschen

21.1	Altersgang der körperlichen Leistungsfähigkeit – 320
21.2	Altersgang der Trainierbarkeit – 321
21.3	Einfluss von regelmäßigem Training auf die Lebenserwartung – 322
21.4	Beachtenswertes beim Training alter Menschen – 327
21.4.1	Wasserhaushalt – 327
21.4.2	Motorische Lernfähigkeit – 327
21.4.3	Abnahme der Konzentrations- und Reaktionsfähigkeit – 327
	Literatur – 328

© Springer-Verlag GmbH Deutschland 2018
P. Haber, *Leitfaden zur medizinischen Trainingsberatung*,
https://doi.org/10.1007/978-3-662-54321-4_21

Alter ist ein „Risikofaktor" per se, und zwar der wichtigste, der noch dazu nicht beeinflussbar ist. Mit zunehmendem Alter steigt sozusagen automatisch die Wahrscheinlichkeit, dass jemand irgendeine Krankheit erleidet (oder auch verstirbt). Dennoch ist das Altern ein physiologischer Vorgang (der leider auch unausweichlich mit dem natürlichen Tod endet). Daher gilt:

> **Das Alter an sich ist keine Krankheit.**

Was kennzeichnet nun diesen physiologischen Alterungsprozess, der auch als Altersgang bezeichnet wird? Sieht man einmal von Falten und Brillen ab, dann lassen sich tatsächlich einige physiologische Altersmerkmale definieren. Mit zunehmendem Alter kommt es nämlich zu einer gesetzmäßigen Abnahme der Funktionsfähigkeit verschiedener Organsysteme.

Ein Hauptmerkmal des Alterungsprozesses aus leistungsphysiologischer Sicht ist die Abnahme der Ausdauerleistungsfähigkeit, also der Fähigkeit der Muskelzellen, den Energieumsatz zu steigern, und der Transportkapazität des Kreislaufs, was in der Abnahme der maximalen O_2-Aufnahme ($\dot{V}O_{2max}$) resultiert. Ein Weiteres ist der Rückgang der Muskelkraft, der auf einer Reduktion der Muskelmasse basiert und eine Abnahme des Ein-Wiederholungsmaximums (EWM) bedingt. Die Grundlage ist eine Veränderung der molekularen Mechanismen zur Proteinsynthese. Nach einer mechanischen Beanspruchung einer Muskelzelle mit Proteinkatabolismus kommt es zur Expression bestimmter Gene, die die Synthese von mitochondrialen oder Myofibrillenproteinen steuern, je nachdem, ob es sich um eine Ausdauer- oder um eine Kraftbeanspruchung gehandelt hat. Mit dem Alter nimmt das Ausmaß dieser Reaktion ab, weshalb die Masse der mitochondrialen Proteine einerseits und der Myofibrillenproteine andererseits nicht aufrecht gehalten werden kann. Das Ansprechen auf Trainingsreize bleibt erhalten (Cartee 1994), ist aber im Ausmaß möglicherweise vermindert (Hameed, Orrel et al. 2003; Rasmussen, Fujita et al. 2006).

Ein drittes funktionelles Merkmal des Altersganges ist die Abnahme des Tagesenergieumsatzes (Abb. 21.1).

Das Ausmaß der Abnahme kann aber bei Weitem nicht durch die Abnahme des Grundumsatzes erklärt werden. Diese beträgt ca. 3% pro Dekade, das ergibt vom 30. bis zum 80. Lebensjahr etwa 15%. Tatsächlich beträgt der Abfall des Tagesenergieumsatzes über diese 5 Dekaden

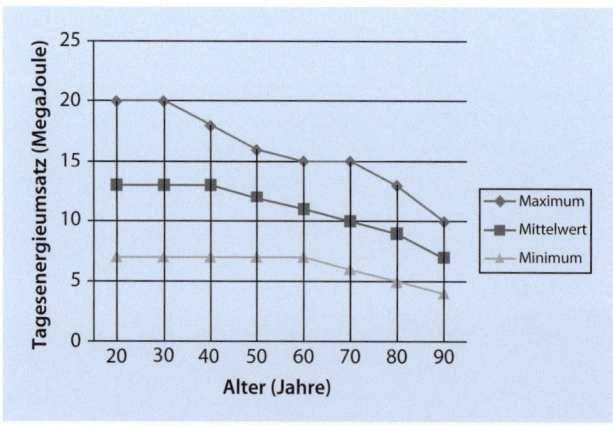

Abb. 21.1 Der Altersgang des Tagesenergieumsatzes (in Megajoule) in Abhängigkeit vom Alter (bei Männern).

etwa 50% (Black, Coward et al. 1996). Die Differenz kann nur auf eine entsprechende Verminderung des täglichen Bewegungsumfanges zurückzuführen sein. Offensichtlich ist die Abnahme des Umfanges an körperlicher Bewegung ein dominantes Merkmal des Alters.

Insgesamt kann man 8 markante physiologische Altersmerkmale definieren:

> **Physiologische Altersmerkmale**
> 1. Abnahme der $\dot{V}O_{2max}$
> 2. Abnahme der Muskelkraft
> 3. Abnahme des Tagesenergieumsatzes
> 4. Zunahme des prozentuellen Anteils des Körperfetts am Körpergewicht
> 5. Abnahme der Insulinempfindlichkeit der Körperzellen, insbesondere der Muskelzellen
> 6. Änderung der Relation der Cholesterinarten im Blut: mehr (ungünstiges) LDL-Cholesterin, weniger (günstiges) HDL-Cholesterin
> 7. Anstieg des arteriellen Blutdrucks
> 8. Abnahme der Knochenmasse (Osteopenie), gemessen als Knochendichte

Bei ungünstiger Ausprägung können diese Merkmale auch **Risikofaktoren** genannt werden. Sind alle diese Merkmale ungünstig ausgeprägt, dann ist der Mensch biologisch alt, auch wenn das chronologisch noch nicht so zutrifft. Umgekehrt kann ein chronologisch alter Mensch biologisch jünger sein, wenn diese Merkmale günstig ausgeprägt sind. Und, tatsächlich, es ist möglich, das biologische Alter individuell zu verringern, d. h. die verbleibende wahrscheinliche Lebenserwartung zu verlängern, indem die Altersmerkmale gezielt verbessert werden. Es bedeutet, dass altersabhängige Erscheinungen und Krankheiten, wie Schwäche, Arteriosklerose, Demenz oder bestimmte Karzinome, später oder gar nicht auftreten. Dabei ist aber besonders zu betonen, dass Medikamente immer nur einen Risikofaktor beeinflussen können und dabei unter Umständen auch eine ungünstige Wirkung auf andere in Kauf genommen werden muss. Kein Medikament kann allerdings die $\dot{V}O_{2max}$ verbessern oder die Muskelmasse vergrößern, das ist ausschließlich durch Training möglich. Umgekehrt bewirkt eine Verbesserung der $\dot{V}O_{2max}$ und der Muskelmasse durch Training nicht nur eine Zunahme der körperlichen Leistungsfähigkeit und damit eine Verbesserung der Lebensqualität, sondern auch eine günstige Beeinflussung aller anderen Altersmerkmale, ohne Ausnahme, und hat zudem auch eine neuroprotektive Wirkung (wie unter den „Indikationen zur medizinischen Trainingstherapie" geschildert). Daher kann eindeutig festgestellt werden:

> Das einzige Mittel, das nachweislich zu einer biologischen Verjüngung führt, ist das Training zur Verbesserung der $\dot{V}O_{2max}$ und Vermehrung der Muskelmasse (Melov, Tarnopolsky et al. 2007).

Darüber hinaus sind die Richtlinien für die zufriedenstellende leistungsmedizinische Beratung sporttreibender alter Menschen in den Kapiteln 19 und 20 abgehandelt worden. Auch für leistungssportlich aktive alte Menschen gilt die medizinische Trainingslehre in vollem Umfang. Die Trainingsprogramme werden gemäß den Grundregeln auf Basis der leistungsmedizinischen Diagnostik und im Hinblick auf die Trainingsziele gestaltet, die sportlicher, präventiver oder rehabilitativ-therapeutischer Art sein können.

21.1 Altersgang der körperlichen Leistungsfähigkeit

Mit ca. 25 Jahren wird bei beiden Geschlechtern die größte absolute aerobe Leistungsfähigkeit des gesamten Lebens erreicht, gemessen als W_{max} oder $\dot{V}O_{2max}$. (Die größte relative Leistungsfähigkeit, gemessen als W_{max}/kg oder $\dot{V}O_{2max}$/kg, besteht zwischen dem 12. und 15. Lebensjahr (Hollmann 1963; Shwartz und Reibold 1990.))

Untrainierte Männer haben mit 25 Jahren eine relative $\dot{V}O_{2max}$ von ca. 42 ml/kg, das sind 12 MET (metabolische Äquivalente), entsprechend einer Leistung von 3 W/kg. Die meisten Referenzwertformeln nehmen etwa ab diesem Alter einen linearen Altersgang an. Den in Österreich verwendeten Referenzwertformeln (Wonisch, Berent et al. 2008) liegt für Männer ein Altersgang von 10% pro Dekade zu Grunde, das heißt, dass die $\dot{V}O_{2max}$ bzw. W_{max} pro Dekade um etwa 10% des Ausgangswertes abnimmt. (In der Literatur schwankt dieser Wert zwischen 8 und 10%.) Die $\dot{V}O_{2max}$ beträgt daher nach 5 Dekaden im Alter von 75 Jahren ca. 21 ml/kg (6 MET oder 1,5 W/kg).

Untrainierte Frauen haben demnach mit 25 Jahren eine um 20% geringere $\dot{V}O_{2max}$, also etwa 34 ml/kg (11 MET oder 2,4 W/kg). Der Altersgang ist jedoch geringer und beträgt nach den österreichischen Referenzwertformeln 7% pro Dekade. (In der Literatur schwankt dieser Wert zwischen 5 und 7%.) Daher beträgt die $\dot{V}O_{2max}$ mit 75 Jahren 22 ml/kg (7 MET oder 1,56 Watt/kg). Ab 75 Jahren sind also die geschlechtsbedingten Unterschiede der Ausdauerleistungsfähigkeit weitgehend aufgehoben (◘ Abb. 21.2).

Die Annahme eines linearen Abfalls der Leistungsfähigkeit mit dem Alter und die entsprechenden Referenzwertgleichungen haben sich in jahrzehntelanger Praxis in Österreich sehr bewährt.

Allerdings scheint der Altersgang der Leistungsfähigkeit nicht wirklich linear zu sein. Zwischen dem 20. und dem 35. Lebensjahr scheint sie einem Plateau zu entsprechen.

Dafür ist dann der Abfall ab dem 40. Lebensjahr etwas ausgeprägter, wie dies in ◘ Abb. 21.3 dargestellt ist (Tanaka, Desouza et al. 1997). Als ziemlich gesichert erscheinen die erwähnten Werte für die 8. Dekade für Männer und Frauen.

Wenn die $\dot{V}O_{2max}$ im Altersgang auf unter 3 MET abgefallen ist, beansprucht der Grundumsatz mehr als 30% der $\dot{V}O_{2max}$. Dieser Zustand führt in absehbarer Zeit zur Erschöpfung und Dekompensation von Atmung und Kreislauf und damit zum natürlichen Tod.

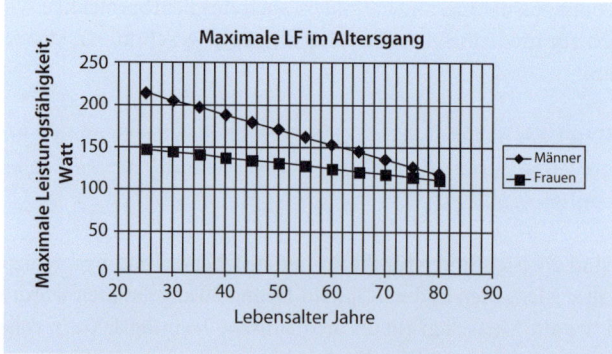

◘ **Abb. 21.2** Der normale Altersgang der ergometrischen Leistungsfähigkeit bei Männern und Frauen, bei angenommener gleicher Körperoberfläche, entsprechend den österreichischen Referenzwerten. Auf Grund der unterschiedlichen Geschwindigkeit des Altersganges sind die geschlechtsspezifischen Unterschiede der Ausdauerleistungsfähigkeit etwa mit dem 80. Lebensjahr aufgehoben.

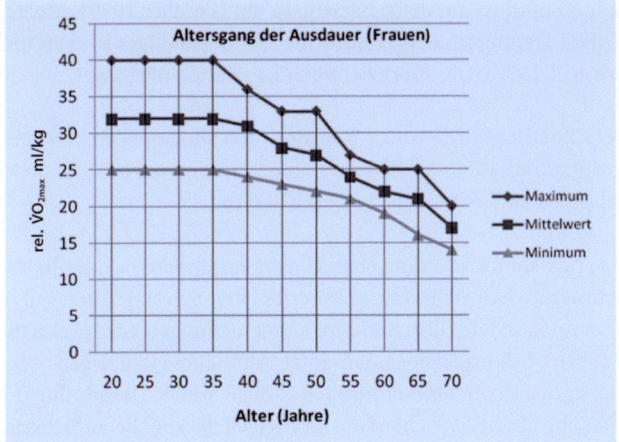

Abb. 21.3 Nichtlinearer Altersgang der Ausdauer (rel. $\dot{V}O_{2max}$) bei Frauen ohne besondere körperliche Aktivität.

Man kann daher aus leistungsmedizinischer Sicht, auf der Basis des Altersganges der Leistungsfähigkeit, eine Schätzung für eine maximale theoretische Lebenserwartung der Spezies homo sapiens wagen, indem man die Zeit berechnet, die vergeht, bis die $\dot{V}O_{2max}$ auf 3 MET abgefallen ist. Diese so geschätzte Lebenserwartung beträgt für Männer etwa 100 Jahre und für Frauen etwa 125 Jahre. Bei Annahme eines nichtlinearen Altersganges wäre die so geschätzte Lebenserwartung jeweils etwas geringer.

Der Altersgang für die Kraftleistungsfähigkeit (gemessen als Ein-Wiederholungs-Maximum: EWM) verläuft sehr ähnlich wie jener für die Ausdauer. Die Plateauphase geht bei Männern und Frauen sogar etwas länger, etwa bis zum 45. Lebensjahr (Hurley und Roth 2000; Marchart 2002).

21.2 Altersgang der Trainierbarkeit

Zunächst ist es natürlich notwendig, den Terminus Trainierbarkeit zu definieren:

> **Definition der Trainierbarkeit**
> **Trainierbarkeit** ist die Möglichkeit der Verbesserung der individuellen Leistungsfähigkeit durch Training.

Das Ausmaß der Änderung kann auch im Alter durch die Angabe des Trainingszustandes bzw. der Leistungsfähigkeit in % des Referenzwertes (LF%Ref) angegeben werden.

Nun ist natürlich für die Beurteilung des Nutzens von Training mit zunehmendem Alter die Frage von entscheidender Bedeutung, ob diese Trainierbarkeit ebenfalls einem Altersgang unterliegt, ob also der Effekt einer bestimmten wöchentlichen Netto-Trainingszeit (WNTZ) auf die LF%Ref mit zunehmenden Alter abnimmt.

Die Personen, an denen der bereits geschilderte Zusammenhang zwischen der WNTZ und der LF%Ref ermittelt worden ist, verteilten sich auf die 2. bis 9. Lebensdekade. Es war daher möglich, den Einfluss des Alters auf diese Korrelation zu prüfen. Das durchaus erstaunliche Ergebnis ist, dass das Alter keinen Einfluss auf diese Beziehung hat (Lercher 1999). Auch andere Untersuchungen zeigen, dass Trainierende in jedem Alter leistungsfähiger sind als nicht Trainierende (Tanaka, Desouza et al. 1997). Das führt zu folgender Schlussfolgerung:

> In jedem Alter führt die gleiche WNTZ (bei gesunden Personen) im Rahmen eines den Grundregeln entsprechenden Ausdauertrainings zur gleichen LF%Ref. Im Normalfall endet die Trainierbarkeit erst mit dem natürlichen Tod.

Die oben gestellte Frage kann also dahingehend beantwortet werden, dass die Trainierbarkeit der Ausdauer in Relation zum Normalwert untrainierter Personen vom Altersgang nicht wesentlich betroffen ist. Diese Aussage wird durch unsere Untersuchungen von regelmäßig trainierenden Sportlern in der 6. bis 8. Lebensdekade unterstützt. Ähnliches gilt übrigens, wie schon erwähnt, auch für das Training der Maximalkraft, wo auch in der 8. und 9. Dekade durch Training (2 Trainingseinheiten/Woche über 12 Wochen) ein Kraftzuwachs von 30–40% erreicht werden kann (Wieser und Haber 2007).

Obwohl also in jedem Alter durch die gleiche WNTZ auch die gleiche LF%Ref, also der gleiche Trainingszustand, erreicht werden kann, heißt das nicht, dass auch immer die gleiche Leistungsfähigkeit erreicht wird. Da der Referenzwert mit dem Alter abnimmt, nimmt auch bei immer gleicher LF%Ref die absolute Leistung natürlich entsprechend ab. Ein 75-jähriger Mann, der, z. B. mit dem Rennrad, eine mehrjährig, systematisch und angemessen aufgebaute WNTZ von 12 Stunden absolviert, kann damit eine LF%Ref von rund 200% erreichen. Damit ist er in etwa so leistungsfähig wie ein untrainierter 25-jähriger Mann, mit ca. 3 W/kg und einer $\dot{V}O_{2max}$ von 40 ml/kg.

Wer mit 50 Jahren zu trainieren beginnt und mit 55 eine LF%Ref von 150% erreicht hat, ist auch absolut gesehen besser leistungsfähig als jemals zuvor: Der Verlust an Leistungsfähigkeit durch den Altersgang macht etwa 30% aus, der Gewinn durch das Training aber 50%.

Aus dem Gesagten ergibt sich, dass leider auch bei Menschen, die Zeit ihres Lebens ohne Unterbrechung immer in etwa dasselbe Pensum trainieren, die absolute und relative Leistungsfähigkeit mit zunehmendem Alter abnimmt. Daher erlebt auch ein solcher Mensch den Altersgang, auch wenn die Leistungsfähigkeit immer, der WNTZ entsprechend, höher ist als der altersentsprechende Durchschnitt. Der altersbedingte Abfall ist bei solchen Menschen sogar absolut größer, da zwar der Endpunkt gleich ist (3 MET), das Ausgangsniveau aber höher (z. B. 18 MET statt 12 MET, ◘ Abb. 21.4).

Allerdings lässt sich auch bei Trainierenden jeden Alters ähnliches beobachten, wie das schon bei der Besprechung des normalen Altersganges geschildert worden ist: dem Rückgang der sportlichen Leistung mit zunehmenden Alter, hier konkret am Beispiel des 10.000-m-Laufs, entspricht ein noch stärkerer Rückgang der jährlichen Trainingsumfanges (Trainingsstunden/Jahr). Dies ist in ◘ Abb. 21.5 dargestellt (Neumann, Pfützner et al. 1999). Daher wird auch für die Trainierbarkeit im Altersgang diskutiert, ob der Abfall der jahrgangsbezogenen Leistungen tatsächlich nur durch den Alterungsprozess an sich sondern nicht auch durch weniger Training in einem bislang unbekanntem Ausmaß mit bedingt ist (Tanaka und Seals 2003).

21.3 Einfluss von regelmäßigem Training auf die Lebenserwartung

Zunächst einmal ist festzuhalten, dass der Begriff Lebenserwartung durchaus mehrdeutig ist. Die umfassendste Bedeutung hat sicher jene mittlere maximale Lebenserwartung, die ein für die Spezies „homo sapiens" allgemein typisches Merkmal ist, so wie auch andere Spezies ihre

21.3 · Einfluss von regelmäßigem Training auf die Lebenserwartung

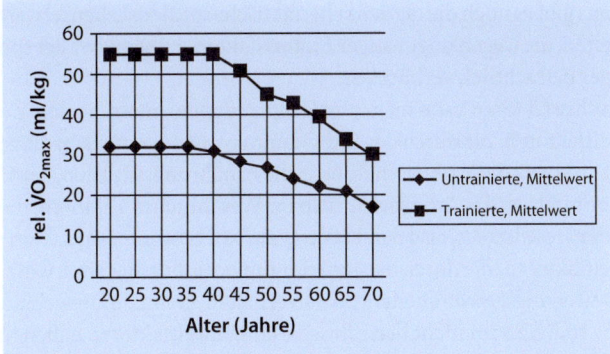

□ **Abb. 21.4** Der Altersgang (bei Frauen), die jeweils regelmäßig trainieren, im Vergleich zum Altersgang körperlich inaktiver Frauen. Die Leistungsfähigkeit nimmt auch bei Trainierten um den gleichen Prozentsatz pro Dekade ab, in absoluten Zahlen sogar stärker. Aber in jedem Alter sind Trainierte leistungsfähiger als Untrainierte. (Das gilt ohne Einschränkung auch für Männer.)

jeweils typische maximale Lebenserwartung haben (z. B. werden Hauskatzen typischerweise etwa 15–20 Jahre alt). Diese speziesspezifische Lebenserwartung entspricht jenem Alter, das Menschen unter bestmöglichen, idealen Lebensbedingungen erreichen können, und beträgt, wie erläutert und allgemein akzeptiert, für Männer ca. 100 Jahre und für Frauen etwas mehr. Diese allgemeine Lebenserwartung gilt für den Menschen an sich und war eigentlich auch schon für die Menschen des Altertums bestimmend. Auch damals hat es, wenn auch selten, Menschen gegeben, die weit über 80 Jahre alt geworden sind, wie z. B. der große ägyptische Pharao Ramses II (19. Dynastie, Alter 88 Jahre, Regierungszeit 66 Jahre: 1279–1213 v. Chr.) oder der Pharao Pepi II (6. Dynastie, Alter > 100 Jahre, Regierungszeit: 94 Jahre: 2246–2152 v. Chr.).

Diese mittlere maximale Lebenserwartung hat natürlich einen Schwankungsbereich von etwa ± 15%, so dass jeder Mensch noch eine individuelle maximale Lebenserwartung hat, die ebenfalls nur unter optimalen Lebensumständen erreicht werden kann. Sie ist zu ca. 30–35% genetisch determiniert und kann daher auch durchaus geringer oder höher als die speziesspezifische sein (die ja einen statistischen Mittelwert darstellt).

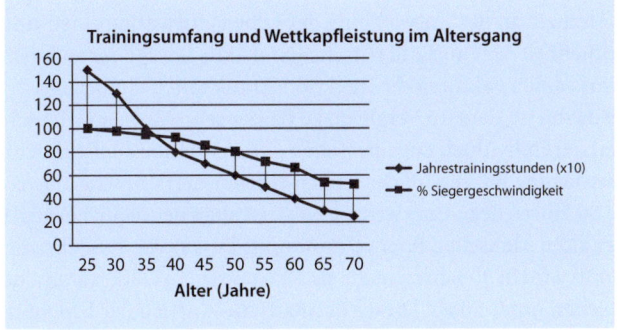

□ **Abb. 21.5** Am Beispiel eines 10.000-m-Laufs wird die jahrgangsbezogene Leistung dargestellt als Geschwindigkeit des Jahrgangsbesten in % der Siegergeschwindigkeit eines 25- bis 30-Jährigen und der jeweilige Trainingsumfang als Trainingsstunden pro Jahr. Es ist deutlich sichtbar, dass dem Rückgang der Leistung ein noch ausgeprägterer Rückgang des Trainingsumfanges entspricht.

Darüber hinaus gibt es noch die tatsächliche, faktische mittlere Lebenserwartung in verschiedenen Gesellschaften, die wegen ungünstiger Einflussfaktoren gegenüber der speziesspezifischen mehr oder weniger beträchtlich verkürzt ist.

Bei diesen Einflussfaktoren kann man zwei Hauptgruppen unterscheiden. Zum einen handelt es sich um Umweltfaktoren, die durch das Individuum nicht oder nur sehr eingeschränkt beeinflussbar sind. Das sind z. B. die Wohnverhältnisse, die Ernährungssituation, der Hygienestandard, der medizinische Standard, die Arbeitswelt, also im Wesentlichen Faktoren, die durch den Entwicklungsstand der Gesellschaft, also den Lebensstandard bestimmt sind. Zum anderen handelt es sich um Umweltfaktoren, die durch das Individuum beeinflussbar sind, wie z. B. Ernährungsgewohnheiten, Bewegungsgewohnheiten, Sozialverhalten, Genussmittelgebrauch u. a.

Die durch das Individuum nicht beeinflussbaren Umweltfaktoren haben bis zum Ende des 19. Jahrhunderts einen dominanten Einfluss gehabt und bewirkt, dass die mittlere Lebenserwartung im antiken Rom etwa 25–30 Jahre war und bis zur Wende zum 20. Jahrhundert, also über etwa 2000 Jahre, nur auf etwa 40 Jahre angestiegen ist. Das bedeutet tatsächlich, dass früher die meisten Menschen vorzeitig gestorben sind. Die Hauptursache für die gegenüber der speziesspezifischen Lebenserwartung erheblich reduzierte tatsächliche mittlere Lebenserwartung in der Vergangenheit waren die Infektionskrankheiten.

Auch abgesehen von den großen Seuchen sind die Menschen an gewöhnlichen Infektionen, wie Säuglingskrankheiten, Kindbettfieber, Blinddarmdurchbruch oder Lungenentzündung, in jungen Jahren massenhaft verstorben. Im antiken Rom sind 40% aller Kinder vor Erreichen des 5. Lebensjahres verstorben. Hat jemand dieses Alter überlebt, ist seine Lebenserwartung schon auf 40 Jahre angestiegen. Und wenn jemand trotz all dieser Widrigkeiten 50 Jahre alt geworden ist, und es war gerade kein Brutus anwesend, so waren seine Chancen, 70 zu werden, nicht viel geringer als heute. Der Hauptgrund für diese drastisch reduzierte Lebenserwartung in der Vergangenheit war also der vorzeitige Tod infolge einer Infektionskrankheit.

In der westlichen Welt hat, vor allem in der zweiten Hälfte des 20. Jahrhunderts, eine bemerkenswerte gesellschaftliche Entwicklung stattgefunden, die zu einer ungeheuren Verbesserung des hygienischen Standards, der Ernährungssituation, der Arbeitswelt, der medizinischen Versorgung und anderer wesentlicher Faktoren, die insgesamt den Lebensstandard ausmachen, geführt hat. Diese Entwicklung hatte zur Folge, dass die bisherige Hauptursache für einen Tod vor der Zeit, also vor Ablauf der individuell zugemessenen Lebensspanne, nämlich die Infektionskrankheiten, entscheidend zurückgedrängt werden konnten. Dabei spielen nicht so sehr die phantastischen Möglichkeiten, Infektionskrankheiten zu heilen, die Hauptrolle. (Angeblich hat die kurative Medizin an der Entwicklung der Lebenserwartung einen Anteil von bescheidenen 10%.) Vielmehr ist der Umstand entscheidend, dass infolge der anderen genannten, primär-präventiv wirksamen Faktoren die Infektionskrankheiten einfach drastisch seltener auftreten. Die Folge davon ist, dass im Vergleich zu früher sehr viel mehr Menschen einen erheblich größeren Teil der individuell zugemessenen Lebensspanne auch tatsächlich erleben und sich die Lebenserwartung im Verlauf des letzten Jahrhunderts annähernd verdoppelt hat und heute in etwa bei 80 Jahren liegt. Eine weitere Folge ist, dass der relative Anteil (an der Gesamtbevölkerung) der alten Menschen über 60 zunimmt: Er war vor 200 Jahren etwa 6%, beträgt heute über 15% und wird in 35 Jahren mehr als 30% betragen. Dafür nimmt der relative Anteil der jungen Menschen unter 30 ab. Dieser dramatische Anstieg der Lebenserwartung in den letzten 100 Jahre beschränkt sich allerdings weitgehend auf die entwickelten Industrieländer. Dies zeigt sehr deutlich, dass er nichts mit einer Zunahme der speziesspezifischen Lebenserwartung an sich zu tun hat.

Nach der entscheidenden Zurückdrängung der Infektionskrankheiten und der Zunahme der Zahl älterer und alter Menschen stehen heute degenerative Erkrankungen als Todesursachen im Vordergrund. Alleine die degenerativen Erkrankungen von Herz und Kreislauf und die bösartigen Tumore machen zusammen 75% aller Todesfälle aus. Diese Erkrankungen sind in ihrer Entstehung multifaktoriell, aber sie bewirken ebenfalls, dass Menschen vor ihrer an sich möglichen Lebenszeit sterben. Es lässt sich heute sehr deutlich nachweisen, dass individuell beeinflussbare Faktoren der erwähnten Art in der Entstehung derartiger degenerativer Erkrankungen eine wichtige Rolle spielen. Daher kann man heute davon ausgehen, dass die gesamte Spannweite von Lebenszeit und Gesundheit in unserer Gesellschaft zu etwa 25–30% genetisch erklärbar ist, zu 25–30% immer noch durch individuell nicht beeinflussbare Faktoren, wie z. B. Verkehr, Arbeitswelt, medizinische Versorgung u. v. a.; aber zu 40–50% durch Faktoren, die das Individuum selbst beeinflussen kann, wie z. B. Rauchen, Ernährung, Bewegung u. v. a.

Bei den degenerativen Erkrankungen des Stoffwechsels und des Kreislaufs, aber auch bei einigen häufigen bösartigen Tumoren (Brust, Lunge, Dickdarm) spielt der Mangel an körperlicher Bewegung eine wichtige Rolle. Und in der gleichen Weise wie durch Maßnahmen der Hygiene die Entstehung von Infektionskrankheiten und damit die Häufigkeit der einschlägigen Todesfälle zurückgedrängt wurde, wird durch regelmäßige, lebenslange, sozusagen gewohnheitsmäßige körperliche Bewegung die Entstehung von degenerativen Erkrankungen des Kreislaufs, des Stoffwechsels sowie von bösartigen Tumoren zurückgedrängt, und damit die Häufigkeit von einschlägigen Todesfällen. Dieser Effekt von körperlichem Training ist vor allem zwischen dem 40. und 70. Lebensjahr nachzuweisen (Pekkanen, Marti et al. 1987). Diese Sicht erklärt auch, warum kurzfristige klinische Studien über den Effekt von Training nach Herzinfarkt, die lediglich über einige Monate bis wenige Jahre gehen, in der Regel keinen Effekt auf die Überlebenszeit nachweisen können. Hingegen können Studien, die den präventiven Einfluss von Bewegung als Lebensgewohnheit über Jahrzehnte prüfen, regelmäßig eine Verringerung nicht nur der Rate koronarer Ereignisse, sondern Todesfälle jeglicher Ursache zeigen (Paffenbarger, Hyde et al. 1986; Blair, Kohl et al. 1989; Schnohr, O'Keefe et al. 2015) und auch eine präventive Wirkung für einige Karzinome, wie z. B. Lunge (Thune und Lund 1997; Lee, Sesso et al. 1999), Prostata (Giovannucci, Liu et al. 2005) und Mamma (McTiernan, Kooperberg et al. 2003). Generell ist festzustellen, dass die $\dot{V}O_{2max}$ und die Muskelmasse die besten einzelnen Vorhersageparameter für die verbleibende Lebenserwartung bei Gesunden, bei Herz-Kreislauf-Kranken oder bei Patienten mit COPD oder Lungenkarzinom sind (Kadar, Albertsson et al. 2000; Myers, Prakash et al. 2002; Talbot, Morrell et al. 2002; Pinto-Plata, Cote et al. 2004). Auch die Muskelkraft, als Marker für die Muskelmasse, hat eine ähnliche prognostische Bedeutung wie die $\dot{V}O_{2max}$ (Cooper, Kuh et al. 2010; Leong, Teo et al. 2015).

Nach diesen erläuternden Bemerkungen kann man nun die Frage nach dem Einfluss von Training auf die Lebenserwartung folgendermaßen beantworten:

Der Einfluss von Training auf die Lebenserwartung
Durch regelmäßiges, langjähriges körperliches Training wird nicht die stark genetisch determinierte, individuell zugemessene Lebensspanne verlängert, sondern es steigt die Wahrscheinlichkeit, diese Lebensspanne auch tatsächlich zu erleben und nicht vor der Zeit an einer im Prinzip vermeidbaren Krankheit zu sterben. Dem körperlichen Training kommt also bei der Vorbeugung von degenerativen Erkrankungen eine ähnliche Rolle zu wie der Hygiene bei der Vorbeugung von Infektionskrankheiten.

Darüber hinaus ist festzuhalten, dass eine allfällige Lebensverlängerung generell nicht das alleinige Ziel medizinischer Maßnahmen ist. Das gilt z. B. besonders in der plastischen Chirurgie. Eine ganz wichtige Indikation, vor allem für ältere und alte Menschen, ist die Verbesserung der Lebensqualität, unabhängig von der Anzahl der noch verbleibenden Jahre: „nicht nur dem Leben mehr Jahre, sondern auch den Jahren mehr Leben geben". Und hier spielt vor allem die Verbesserung bzw. Erhaltung der körperlichen Leistungsfähigkeit durch Training eine entscheidende Rolle. In Österreich sind etwa die Hälfte aller Menschen über 80 Jahre bei der Bewältigung des normalen Alltags (Einkaufen, Aufräumen, aber auch Baden) auf fremde Hilfe angewiesen, sind also hilfs- oder gar pflegebedürftig. Da die Zahl der über 80-jährigen Menschen in den nächsten Jahrzehnten zunehmen wird, wird sich auch dieses Problem verschärfen, was einen beträchtlichen zusätzlichen finanziellen, personellen und institutionellen Aufwand für Pflege erfordern wird. Die einzige Möglichkeit, dieser Entwicklung gegenzusteuern, sind Maßnahmen, die helfen, die Pflegebedürftigkeit zu vermeiden. In vielen Fällen von Pflegebedürftigkeit ist die eigentliche Ursache keineswegs eine chronische Krankheit. Wie erwähnt, besteht zwischen Parametern der Krankheit, wie z. B. der Auswurffraktion des Herzens oder dem FEV_1 der Lungenfunktion, und der Leistungsfähigkeit keine Korrelation. Die eigentliche Ursache ist körperliche Schwäche als Folge von chronischem Bewegungsmangel, der an sich ein Merkmal des Alters ist und durch eine chronische Krankheit verstärkt wird. Da die körperliche Leistungsfähigkeit, wie ausführlich beschrieben, in jedem Alter und auch bei chronischer Krankheit durch Training verbessert und erhalten werden kann, erscheint folgende Feststellung zulässig:

> **Körperliches Training und Pflegebedürftigkeit**
> Körperliches Training zur Verbesserung und Erhaltung von $\dot{V}O_{2max}$ und Muskelmasse ist das wirkungsvollste, wenn nicht das einzige Mittel, um die körperliche Leistungsfähigkeit im Alter (und bei chronischer Krankheit) zu erhalten bzw. zu verbessern, und damit Hilfs- und Pflegebedürftigkeit zu vermeiden bzw. zu verzögern oder auch zu verringern. Körperliches Training ist die Prävention und die Therapie der Pflegebedürftigkeit (◘ Abb. 21.6).

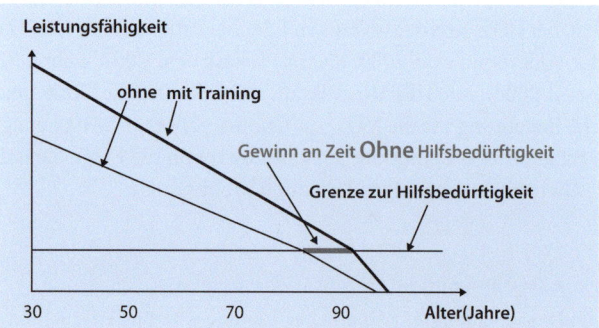

◘ **Abb. 21.6** Bei körperlich inaktiver Lebensweise nimmt bei der Hälfte aller Menschen etwa ab dem 80. Lebensjahr die Leistungsfähigkeit auf ein Niveau ab, das zur Bewältigung von Tätigkeiten des Alltags fremde Hilfe erforderlich macht. Menschen, die regelmäßig trainieren, erreichen dieses Niveau erheblich später oder gar nicht. Der persönliche Benefit des regelmäßigen Trainings ist der Gewinn an Lebenszeit ohne Hilfs- oder Pflegebedürftigkeit.

21.4 Beachtenswertes beim Training alter Menschen

21.4.1 Wasserhaushalt

Das Durstgefühl ist häufig nicht mehr so ausgeprägt. Der ältere Mensch neigt daher dazu, weniger Flüssigkeit zu sich zu nehmen, als notwendig wäre, was eine Dehydrierung zur Folge haben kann. Dies birgt einige Risiken, die bei alten Menschen eher schlagend werden als bei jüngeren, wie z. B.:

- Nierenfunktion: Nierenkoliken, prärenales Nierenversagen,
- Blutdruck: Hypotonie, Kollaps oder Kreislaufversagen,
- Blutgerinnung: Thromboseneigung.

Man muss ältere Menschen daher besonders darauf hinweisen, immer, auch ohne Durstgefühl, ausreichend Flüssigkeit aufzunehmen. 1,5 l/m² Körperoberfläche/Tag ist der Basisbedarf, das sind bei einem durchschnittlich großen und schweren Menschen ca. 2,5 l. Ca. 1 l wird üblicherweise mit der „festen" Nahrung aufgenommen, aber 1–1,5 l Wasser sollten getrunken werden. Dazu kommt noch der durch das Training und allenfalls hohe Außentemperaturen bedingte Mehrbedarf, der in Extremfällen auch mehrere Liter zusätzlich ausmachen kann. Körperliche Bewegung kann übrigens auch eine sommerliche Stadtbesichtigung zu Fuß sein.

21.4.2 Motorische Lernfähigkeit

Ältere Menschen erlernen komplexe Bewegungsabläufe nicht mehr so leicht wie jüngere. Wenn für ein neu zu beginnendes Training eine Sportart neu erlernt werden soll, sind daher einfachere Bewegungsabläufe besser geeignet, bei denen perfekte Technik nicht unbedingt notwendig ist (Wandern, Rudern in breiten Booten, Langlaufen, Schwimmen). Wenn allerdings ein alter Mensch eine technisch anspruchsvolle neue Sportart erlernen will und die Mühen dafür in Kauf nimmt, so ist dagegen aus leistungsmedizinischer Sicht nichts einzuwenden. Jeder ist dafür am besten geeignet, was ihm am meisten Spaß macht.

21.4.3 Abnahme der Konzentrations- und Reaktionsfähigkeit

Diesbezüglich anspruchsvolle Sportarten (z. B. Klettern, Drachenfliegen) oder solche mit sich rasch ändernden Bewegungsabläufen (z. B. Squash) sind weniger gut geeignet.

Prinzipiell gilt jedoch, dass jeder mündige Mensch, natürlich auch der alte, frei ist, alles zu machen, was ihm Spaß macht und was gesetzlich nicht untersagt. Ärzte sollen auch alten Menschen bei der Realisierung ihrer sportlichen Ziele durch eine leistungsmedizinische Beratung helfen, da das wesentlich zur Hebung der Lebensqualität beitragen kann. Natürlich bergen viele Sportarten auch Risiken. Diesen stehen aber ein beträchtlicher Erlebniswert und ein Gewinn an Lebensqualität gegenüber. In jedem Alter, auch in jungen Jahren, ist es vor allem gefährlich, seine Grenzen nicht zu kennen bzw. sich selbst zu überschätzen. Es gehört durchaus zu den wichtigen Aufgaben des Sportarztes, im Rahmen einer zufriedenstellenden Beratung einem alten Menschen zu helfen, die korrekte Selbsteinschätzung zu finden.

Literatur

Black AE, Coward WA et al. (1996) Human energy expenditure in affluent societies: an analysis of 574 doubly-labelled water measurements. Eur J Clin Nutr 50: 72–92

Blair SN, Kohl HW et al. (1989) Physical fitness and all-cause mortality. A prospective study of healthy men and women. JAMA 262: 2395–2401

Cartee GD (1994) Aging skeletal muscle: response to exercise. Exerc Sport Sci Rev 22: 91–120

Cooper R, Kuh D et al. (2010) Objectively measured physical capability levels and mortality: systematic review and meta-analysis. BMJ 341: c4467

Giovannucci EL, Liu Y et al. (2005) A prospective study of physical activity and incident and fatal prostate cancer. Arch Intern Med 165: 1005–1010

Hameed M, Orrel RW et al. (2003) Expression of IGF-I splice variants in young and old human skeletal muscle after high resistance exercise. J Physiol 547: 247–254

Hollmann W (1963) Höchst- und Dauerleistungsfähigkeit des Sportlers. München, Johann Ambrosius Barth

Hurley BF, Roth SM (2000) Strength training in the elderly. Effects on risk factors for age-related diseases. Sports Med 30(4): 249–268

Kadar L, Albertsson M et al. (2000) The Prognostic Value of Body Protein in Patients with Lung Cancer. Ann NY Acad Sci 904(1): 584–591

Lee EM, Sesso HD et al. (1999) Physical activity and risk of lung cancer. Int J Epidemiol 28: 620–625

Leong DP, Teo KK et al. (2015) Prognostic value of grip strength: findings from the Prospective Urban Rural Epidemiology (PURE) study. The Lancet 366: 266–273

Lercher P (1999) Quantitative Aspekte des Ausdauertrainings. Dissertationen der Universität Wien, WUV-Universitätsverlag

Marchart P (2002) Anthropometrisch und altersbezogene Referenzwerte für die Maximalkraft und Kraftausdauer bei Kindern (ab 12 J.), Jugendlichen und Erwachsenen, Universität Wien

McTiernan A, Kooperberg C et al. (2003) Recreational physical activity and the risk of breast cancer in postmenopausal women: the Women's Health Initiative Cohort Study. JAMA 290: 1331–1336

Melov S, Tarnopolsky MA et al. (2007) Resistance Exercise Reverses Aging in Human Skeletal Muscle. PLoS ONE 2(5): e465. doi:10.1371/journal.pone.0000465

Myers J, Prakash M et al. (2002) Exercise Capacity and Mortality among Men Referred for Exercise Testing. N Engl J Med 346(11): 793–801

Neumann G, Pfützner A et al. (1999) Optimiertes Ausdauertraining. Aachen, Meyer und Meyer

Paffenbarger RS, Hyde RT et al. (1986) Physical activity, all-cause mortality and longevity of college alumni. N Engl J Med 314: 605–613

Pekkanen J, Marti B et al. (1987) Reduction of premature mortality by high physical activity: a 20-year follow-up of middle-aged men. The lancet: 1473–1477

Pinto-Plata VM, Cote C et al. (2004) The 6-min walk distance: change over time and value as a predictor of survival in severe COPD. Eur Respir J 23: 28–33

Rasmussen BB, Fujita S et al. (2006) Insulin resistance of muscle protein metabolism in aging

Schnohr P, O'Keefe JH et al. (2015) Dose of Jogging and Long-Term Mortality: The Copenhagen City Heart Study. J Am Coll Cardiol 65: 411–419

Shwartz E, Reibold RC (1990) Aerobic fitness norms for males and females aged 6 to 75 years: a review. Aviat Space Environ Med. 61: 3–11

Talbot LA, Morrell CH et al. (2002) comparison of cardiorespiratory fitness versus leisure time physical activity as predictors of coronary events in men aged 65 years. Am J Cardiol 89(10): 1187–1192

Tanaka H, Desouza CA et al. (1997) Greater rate of decline in maximal aerobic capacity with age in physically active vs. sedentary healthy women. J Appl Physiol 83(6): 1947–1953

Tanaka H, Seals DR (2003) Dynamic exercise performance in masters athletes: insight into the effects of primary human aging on physiological functional capacity. J Appl Physiol 95: 2152–2162

Thune I, Lund E (1997) The influence of physical activity on lung-cancer risk: a prospective study of 81.516 men and women. International Jounal of Cancer 70: 57–62

Wieser M, Haber P (2007) The effects of systematic resistance training in the elderly. Int J Sports Med 28: 59–65

Wonisch M, Berent R et al. (2008) Praxisleitlinien Ergometrie. J Kardiol 15 (Suppl. A)

Frauen betreiben Sport

22.1 Leistungsrelevante Unterschiede zwischen Mann und Frau – 330
22.1.1 Körperzusammensetzung – 331
22.1.2 Fettverteilungsmuster – 332

22.2 Spezielle Probleme des Frauensports – 332
22.2.1 Menstruation – 332
22.2.2 Schwangerschaft – 333
22.2.3 Anderes Training – 334

Literatur – 334

© Springer-Verlag GmbH Deutschland 2018
P. Haber, *Leitfaden zur medizinischen Trainingsberatung*,
https://doi.org/10.1007/978-3-662-54321-4_22

Die Stellung der Frau in der Gesellschaft und damit auch im Sport hat sich in den letzten Jahrzehnten stark verändert. Zur Zeit der ersten olympischen Spiele der Neuzeit, 1896, ist die Frau als weniger begabt und für Sport als nicht geeignet angesehen worden. Diese keineswegs wissenschaftlich, sondern ausschließlich ideologisch begründete Sicht hat z. B. darin ihren Ausdruck gefunden, dass Frauen zunächst von den olympischen Spielen ausgeschlossen waren. Im Laufe der Zeit haben Frauen auch auf dem Gebiet des Sports einfach Dinge getan, die man vorher nicht für möglich gehalten hätte, wie z. B. Ultramarathon und Besteigung des Mt. Everest. Heute ist allgemein akzeptiert, dass es keine Sportart gibt, die nicht von Frauen in gleicher Weise betrieben werden kann wie von Männern, wenn auch nicht unbedingt mit gleichen Leistungen.

Die Biologie unterscheidet nicht zwischen einer Spezies Mann und einer Spezies Frau, sie kennt nur eine Spezies Homo sapiens, die in zwei Erscheinungsformen vorkommt: Mann und Frau. Es gibt keinen wie auch immer gearteten biologisch begründbaren Unterschied im Wert zwischen den beiden Geschlechtern. (Übrigens wird auch in der Schöpfungsgeschichte der Bibel kein qualitativer Unterschied gemacht. Die entsprechende Stelle im 1. Buch Moses lautet [Gen. 1: 27]: „Gott erschuf den Menschen nach seinem Bilde. Als Mann und Frau schuf er ihn." Man beachte den Singular! Mann und Frau zusammen sind nach dem Bilde Gottes!). Wer immer den Frauen Rechte absprechen möchte, seien es Bürgerrechte oder das Recht, einen Sport eigener Wahl zu betreiben, kann sich also weder auf die Natur noch auf Gott berufen.

22.1 Leistungsrelevante Unterschiede zwischen Mann und Frau

Natürlich gibt es anatomische, physiologische, psychologische und andere Unterschiede zwischen Mann und Frau, die in erster Linie mit der jeweils speziellen Rolle in der Reproduktion zusammenhängen, aber auch Konsequenzen für die körperliche Leistungsfähigkeit haben. Wenn es also heißt, dass Frauen für bestimmte Sportarten weniger gut geeignet sind, dann bezieht sich das immer auf den Vergleich mit Männern. Daraus ist lediglich die Schlussfolgerung zu ziehen, dass es im Wettkampf in den meisten Sportarten nicht fair ist, wenn Frauen unmittelbar gegen Männer antreten müssen. Daraus kann nicht der Schluss gezogen werden, dass die Ausübung irgendeines Sports und der Wettkampf von Frauen gegeneinander in irgendeiner Sportart unzulässig wäre. Der Unterschied kann ähnlich gesehen werden wie der zwischen kleinen und großen Männern. Wenn es medizinisch-ärztliche Vorbehalte gegen eine bestimmte Sportart gibt, betreffen sie beide Geschlechter.

Abgesehen von den Reproduktionsorganen unterliegen die anatomischen, physiologischen und psychologischen Eigenschaften auch innerhalb der Geschlechter einer beträchtlichen Streuung. Männer sind ganz allgemein größer und stärker als Frauen, das heißt konkret, dass sich die statistischen Mittelwerte signifikant unterscheiden. Auf Grund der erwähnten Streuung der individuellen Werte gibt es aber einen relativ breiten Bereich der Überlappung und das bedeutet, dass es viele Frauen gibt, die größer und stärker sind als viele Männer bzw. dass es viele Männer gibt, die schwächer und kleiner sind als viele Frauen. Ähnlich verhält es sich sicher auch mit den als typisch männlich oder typisch weiblich bezeichneten psychologischen Eigenschaften. Im Einzelfall kann daher aus dem Geschlecht nicht abgeleitet werden, ob jemand für eine bestimmte Sportart geeignet oder nicht geeignet ist.

> Jede/r ist für den Sport am besten geeignet, den sie/er am liebsten ausübt.

22.1.1 Körperzusammensetzung

Bis zur Pubertät bestehen keine wesentlichen Unterschiede in der Leistungsfähigkeit zwischen den Geschlechtern. So beträgt die ergometrische Leistungsfähigkeit, als Maß für die funktionelle Kapazität von Atmung, Kreislauf und Energiestoffwechsel, von 10- bis 12-jährigen Mädchen 3,2 W/kg und von gleichaltrigen Burschen 3,3 W/kg. Die Unterschiede beginnen erst mit der Pubertät unter dem Einfluss der unterschiedlichen Sexualhormone. Bei 15-jährigen Mädchen ist die Leistungsfähigkeit immer noch 3,2 W/kg, hingegen ist sie bei gleichaltrigen Burschen 4,0 W/kg. Der Unterschied beträgt 20% (Gruss 1994). Bei erwachsenen, untrainierten Frauen beträgt dieser Wert in unserem Probandengut 2,7 W/kg, bei ebensolchen Männern 3,3 W/kg. Der Unterschied ist somit relativ gleich und beträgt auch hier ca. 20%. Die österreichischen Referenzwertformeln ergeben für Männer mit 25 Jahren 3,0 Watt/kg und für Frauen 2,4 Watt/kg, ebenfalls 20% weniger. Auch in der Kraftleistungsfähigkeit treten mit der Pubertät quantitativ ähnliche Unterschiede auf.

Dabei ist aber festzustellen, dass es in der prinzipiellen Funktionsweise der die Leistungsfähigkeit bedingenden Organsysteme, vor allem Atmung, Kreislauf und Muskulatur, und auch in den entsprechenden Zellen bis hin zur molekularen Ausstattung mit Enzymen keinen entscheidenden Unterschied gibt. Das heißt, dass es keine für das männliche oder weibliche Geschlecht typischen morphologischen oder funktionellen Merkmale dieser Organe gibt. So ist z. B. die Muskelkraft, die bei einer elektrischen Stimulation pro cm^2 Muskelquerschnitt entwickelt werden kann, bei beiden Geschlechtern gleich. Auch der maximal mögliche Energieumsatz pro kg Muskelmasse bzw. pro ml Mitochondrienmasse ist gleich.

Der tatsächliche Unterschied in der Leistungsfähigkeit bei gleicher Körpermasse beruht auf einer geschlechtstypisch unterschiedlichen Körperzusammensetzung. Frauen haben einen geringeren Anteil an schlanker Körpermasse und einen größeren Anteil an Fett an der gesamten Körpermasse. Beim Mann sind dies 3–5% Baufett und 10–12% Depotfett, in summa also 15%, bei der Frau 13–15% Baufett und ebenfalls 10–12% Depotfett, in summa 25%. Der Hauptunterschied liegt also beim konturbildenden und eher schwer mobilisierbaren Baufett. Wird die maximale O$_2$-Aufnahme ($\dot{V}O_{2max}$) nicht auf die gesamte, sondern nur auf die schlanke Körpermasse bezogen, verringert sich der Unterschied von 20% auf weniger als 5% und ist nicht mehr signifikant. Die geringere Dimensionierung von Lungen- und Herzmuskelmasse bei Frauen erklärt sich daraus, dass diese Organe zur Versorgung der aktiven Körpermasse (ohne Berücksichtigung des Fettanteiles), dimensioniert sind.

Bei beiden Geschlechtern kann die Ausdauerleistungsfähigkeit durch Training gegenüber untrainierten Personen prinzipiell um ca. 100% verbessert werden, allerdings nur durch vieljähriges Training. Dabei erscheinen Frauen etwas besser trainierbar: Weibliche Muskeln enthalten durchschnittlich mehr rote Fasern und eine Stunde Netto-Trainingszeit bewirkt bei Frauen eine etwas stärkere Zunahme des Trainingszustandes (gemessen als Leistungsfähigkeit in % des Referenzwertes (LF%Ref)) als bei Männern bzw. kann die gleiche LF%Ref mit etwas weniger Training erreicht werden (▶ Abschn. 9.1.4.).

Die Kraft hingegen ist bei Männern, bedingt durch die Wirkung des Testosterons, besser trainierbar, d. h. dass der Kraftzuwachs bei gleichem Training bei Männern auch prozentuell größer ist. Dieser Unterschied ist am stärksten zwischen dem 20. und 50. Lebensjahr ausgeprägt. Dieses deutlich stärkere Ansprechen der Muskulatur auf Trainingsreize ist sicher einer der wesentlichen Gründe, dass die Muskelmasse bei normalgewichtigen Männern 40–45% der Körpermasse beträgt und bei ebensolchen Frauen etwa 30–35%.

Im Bereich der Ausdauersportarten kam es im Laufe der Zeit zu einer Annäherung der Spitzenleistungen der Geschlechter, da die Unterschiede im Fettanteil an der Körpermasse eindeutig geringer geworden sind (Werte von 5% bei Männern und 10% bei Frauen, somit beträgt die Differenz nur noch 5%). Im Bereich der Kraftsportarten haben sich die Leistungen nicht in gleicher Weise angenähert, da die Unterschiede in der Trainierbarkeit erhalten geblieben sind. Daraus könnte man ableiten, dass, geht es um die absoluten Spitzenleistungen, Frauen für Kraftsportarten weniger geeignet sind als Männer. Daraus kann man jedoch nicht ableiten, dass Frauen für Kraftsport an sich nicht geeignet sind, sondern lediglich, dass Wettkämpfe in Kraftsportarten, in denen Frauen gegen Männer antreten, nicht fair sind. Ähnlich unfair wären Wettkämpfe in Kraftsportarten zwischen großen und kleinen Männern (was durch die Einführung von Gewichtsklassen vermieden wird). Es gibt jedenfalls keinen medizinischen Grund dafür, dass Frauen Kraftsport bzw. irgendeinen Sport, der bisher nur von Männern ausgeübt worden ist, nicht ausüben sollten. (Manche Sportarten sollten allerdings auch von Männern nicht ausgeübt werden, wie z. B. die derzeitige Form des Profiboxens.)

22.1.2 Fettverteilungsmuster

Es gibt einen männlichen Typus der Fettverteilung, das ist die Stammfettsucht (Apfeltyp), mit bevorzugtem Fettansatz am Bauch und eher schlanken Extremitäten (in Anlehnung an eine Gestalt aus der Weltliteratur wird dies auch der Falstaff-Typ genannt). Es gibt auch einen weiblichen Typus der Fettverteilung, das ist der Reithosentyp oder Birnentyp, bei dem, bei eher schlankem Oberkörper, das Fett bevorzugt am Becken und an den Oberschenkeln ansetzt. Die Stammfettsucht ist es übrigens, die als ein Risikofaktor für die Entwicklung einer koronaren Herzkrankheit gilt, nicht der Reithosentyp. Die Unterscheidung zwischen den beiden Fettverteilungstypen wird durch den Taillen-Hüft-Index getroffen: Das ist der Taillenumfang/Hüftumfang. Werte von 1 und darüber sind typisch für den Apfeltyp und gelten als Marker eines erhöhten Risikos für das metabolische Syndrom samt den Folgekrankheiten für das Herz-Kreislauf-System und den Zuckerstoffwechsel.

Diese Zuordnungen schließen allerdings keineswegs aus, dass es Männer mit einer Adipositas vom Reithosentyp gibt und Frauen, die eher zur Stammfettsucht neigen. Es ist übrigens nicht möglich, durch Training oder andere Maßnahmen den individuellen, genetisch festgelegten Fettverteilungstypus zu verändern, also „gezielt" an den „Problemzonen" abzunehmen.

22.2 Spezielle Probleme des Frauensports

22.2.1 Menstruation

Die Sportausübung kann den Menstruationszyklus durchaus beeinflussen. Mädchen, die bereits vor der 1. Monatsblutung (der Menarche) viel Leistungssport betreiben, bekommen die Menstruation häufig später und haben in der Folge auch öfter einen unregelmäßigen Zyklus. Auch bei Frauen, die umfangreich Ausdauersport betreiben, können Zyklusunregelmäßigkeiten auftreten, die aber durchaus reversibel sind. Der Grund dafür ist letztlich nicht ganz geklärt.

Es besteht die Vermutung, dass auf Grund des geringeren Fettanteils von ausdauertrainierenden Frauen, wenn der Körperfettanteil unter 18% abgefallen ist, die endokrine Funktion des

Fettgewebes beeinträchtigt wird. Bei umfangreich trainierenden Frauen kann es auch leichter zu einer Mangel- bzw. Fehlernährung kommen bzw. auch zum Übertraining. Beides kann ebenfalls für die Zyklusstörungen mitverantwortlich sein und tritt häufiger bei Sportarten auf, bei denen eine niedrige Körpermasse Vorteile für die sportliche Leistung bringt, also z. B. beim Langstreckenlauf oder beim Turnen, da hier manchmal auch extrem kalorienreduzierte Nahrungsregimes eingehalten werden. In Sportarten, in denen die Körpermasse die Leistungsfähigkeit nicht oder eher positiv beeinflusst, also z. B. im Schwimmen oder Rudern, sind derartige Probleme seltener. Zyklusstörungen, egal welcher Ursache, behindern die Knochenbildung und verursachen langfristig eine Verminderung der Knochenmasse, die der Gesamtzahl der gestörten Zyklen in etwa entspricht.

Die Peak bone mass, das ist die höchste Knochenmasse während des ganzen Lebens, die zwischen dem 25. und 30. Lebensjahr erreicht wird, ist dann bereits vermindert. Zyklusstörungen aller Art, also auch die durch Training verursachten, sind daher ein echter Risikofaktor, nach der Menopause an Osteoporose zu leiden.

Der weibliche Zyklus hat zwei Phasen, wobei jede Phase durch das Überwiegen entweder des Östrogens oder der Gestagene gekennzeichnet ist. In der zweiten Hälfte des Zyklus kommt es auf Grund des Überwiegens von Gestagenen zu einer Wassereinlagerung im Gewebe, was bei manchen Frauen sogar bis zur Entwicklung von Knöchelödemen führen kann. Die Leistungsfähigkeit nimmt dabei ab und ist vor Einsetzen der Monatsblutung am schlechtesten. Sie bessert sich üblicherweise mit Einsetzen der Menstruation wieder, was jedoch kurzfristig durch Regelschmerzen überlagert sein kann und dann nicht wirklich zum Tragen kommt. Diese zyklische Schwankung der Leistungsfähigkeit kann unterschiedlich stark ausgeprägt sein, aber in Einzelfällen die Größenordnung von 20% erreichen. Es besteht kein medizinischer Grund, das Training wegen der Regel zu unterbrechen, außer die Sportlerin fühlt sich schlecht, oder, z. B. bei Schwimmerinnen, eventuell aus hygienischen Gründen.

Wegen der zyklischen Leistungsschwankung sollte darauf geachtet werden, dass ein großer Wettkampf nicht unbedingt in die 4. Zykluswoche fällt. Die Menstruation sollte rechtzeitig, d. h. mindestens 3 Monate vor dem großen Wettkampf, durch Einnahme eines Kontrazeptivums so verschoben werden, dass der Wettkampf in die 2. Zykluswoche fällt. Die Regelblutung kann zwar auch kurzfristig bis nach einen Wettkampf hinausgezögert werden, das ist aber die schlechtere Lösung. In einem solchen „Notfall" kann im letzten Zyklus, in dem der Wettkampf unmittelbar vor oder in die Menstruation fällt, durch längeres Einnehmen eines Kontrazeptivums die Regel um eine Woche hinausgeschoben werden.

22.2.2 Schwangerschaft

Bei einer normal verlaufenden Schwangerschaft können bis 8 Wochen vor der Geburt Ausdauer und Kraft wie gewohnt trainiert werden. Bislang körperlich inaktiven Frauen soll regelmäßige körperliche Bewegung empfohlen werden. Auch können Sportarten ausgeübt werden, bei denen kein besonderes Risiko einer Erschütterung oder eines Sturzes besteht. Das inkludiert auch Sportarten wie z. B. Schilauf für eine geübte Läuferin.

Eine leistungssportliche Karriere wird durch eine Schwangerschaft eher positiv beeinflusst. Es hat sich gezeigt, dass Frauen nach einer Schwangerschaft oft bessere sportliche Leistungen erzielen als vorher.

22.2.3 Anderes Training

Gelegentlich taucht die Frage auf, ob für Frauen grundsätzlich ein anderes Training angemessen ist als für Männer. Die Antwort ist ebenso grundsätzlich: nein. Für gleiche Ziele müssen Frauen ein qualitativ und quantitativ gleichartiges Training absolvieren. Unterschiede gibt es allerdings im pädagogischen und psychologischen Zugang.

Literatur

Gruss K (1994) Die Erhebung von jahrgangsbezogenen Normwerten für Ergometrien bei männlichen und weiblichen Kindern und Jugendlichen zwischen 10 und 17 Jahren Diplomarbeit, Universität Wien

Kinder betreiben Sport

23.1 Entwicklungsphasen – 336

23.2 Drei Hauptentwicklungslinien – 337
23.2.1 Wachstum des Gehirns – 337
23.2.2 Längenwachstum – 339
23.2.3 Trainierbarkeit – 339

23.3 Talent – 340

Bei ärztlichen Betrachtungen über den Sport im Kindes- und Jugendalter sind zwei Aspekte zu bedenken, denen vor allen Überlegungen zur Leistungssteigerung durch Trainieren oder Üben (letzteres in technischen Sportarten, wie Turnen oder Eiskunstlauf) Priorität eingeräumt werden soll.

> **Ein entwicklungsphysiologischer und ein ethischer Aspekt des Kindertrainings**
> - Kinder und Jugendliche sind in rasanter psycho-physischer Entwicklung begriffen, mit klar unterscheidbaren Stadien dieser Entwicklung. Sport und Training muss daher immer entwicklungsgemäß konzipiert sein.
> - Die ärztliche Verantwortung gilt dem betreuten Kind. Im Ernstfall müssen daher die wohlverstandenen Interessen des Kindes oder Jugendlichen vom Arzt, der von jeglicher Sportorganisation unabhängig sein muss, gegen Funktionäre, Trainer oder auch Eltern in Schutz genommen werden.

Grundsätzlich gelten für Kinder und Jugendliche die gleichen Grundregeln des Trainings, wie sie ausführlich besprochen worden sind. Die Unterschiede zwischen dem Training mit Kindern und Jugendlichen und dem mit Erwachsenen liegen nicht in erster Linie im methodischen, sondern vor allem im pädagogischen Bereich. Aber abgesehen davon ist immer auch die Frage zu stellen, ob ein bestimmtes Training in einem bestimmten Entwicklungsstadium sinnvoll oder überhaupt zulässig ist. Diese Frage ist immer unter zwei Gesichtspunkten zu stellen und zu beantworten:

> **Zwei Gesichtspunkte zum Training im Kindesalter**
> - Das Training kann in diesem Entwicklungsstadium sinnlos sein, weil die körperlichen und/oder die psychischen Voraussetzungen für die Entwicklung der jeweiligen Fähigkeiten noch nicht gegeben sind. Ein Beispiel für fehlende körperliche Voraussetzung ist das Muskelaufbautraining vor der Pubertät, ein Beispiel für fehlende psychische Voraussetzungen ist ein Mannschaftssport mit 6 oder 7 Jahren.
> - Das Training oder auch der Wettkampf ist potenziell gesundheitsschädlich, wie z. B. der Marathonlauf. Vor Abschluss des Knochenwachstums können durch die hohe Beanspruchung Schäden an den Wachstumsfugen auftreten.

23.1 Entwicklungsphasen

In der Entwicklung vom Neugeborenen zum Erwachsenen lassen sich einige klar definierte Entwicklungsphasen unterscheiden:

> **Entwicklungsphasen vom Neugeborenen zum Erwachsenen**
> - das Neugeborene bis 1–2 Wochen nach der Geburt,
> - das Säuglingsalter bis 2 Jahre,
> - das Kleinkindalter bis 6 Jahre (Schuleintritt),

- das Vollkindalter bis zur Pubertät,
- die Pubertät zwischen 11 und 15 Jahren,
- der jugendliche Heranwachsende bis zum Abschluss des Wachstums,
- der junge Erwachsene.

Jede Entwicklungsphase ist durch bestimmte vorherrschende Entwicklungsprozesse gekennzeichnet, die sowohl physiologischer als auch psychologischer Art sein können, ferner auch durch physische und psychische Fähigkeiten, die durch den jeweiligen Stand der Entwicklung gegeben sind. Körperliche Aktivität, die in jeder Entwicklungsphase von fundamentaler Wichtigkeit ist, muss dem jeweiligen Entwicklungstand entsprechend gestaltet werden.

Übrigens wird über dem Umstand, dass in der Medizin die Entwicklung des Kindes in der Regel erst von der Geburt an beobachtet wird, meistens vergessen, dass das Neugeborene weder physisch noch psychisch ein unbeschriebenes Blatt ist, sondern bereits eine mehrmonatige Entwicklung hinter sich hat. In dieser Zeit kann es fördernden, aber auch schädigenden Einflüssen ausgesetzt gewesen sein. Ein derartiger schädigender Einfluss ist z. B. das Zigarettenrauchen oder der Alkoholkonsum der werdenden Mutter.

23.2 Drei Hauptentwicklungslinien

Die Entwicklung wird von drei Hauptentwicklungslinien geprägt, aus deren kumulativem Zusammenwirken verschiedene Besonderheiten der einzelnen Entwicklungsphasen erklärt werden können (◘ Abb. 23.1).

23.2.1 Wachstum des Gehirns

Das typische an der Wachstumskurve des Gehirns ist, dass eine rasche Zunahme der Gehirngröße nur bis zum 6. Lebensjahr erfolgt. Mit dem 6. Lebensjahr ist das Wachstum des Gehirns weitgehend abgeschlossen und es erfolgt im Weiteren, bis zum Abschluss des gesamten Wachstums, keine wesentliche Größenzunahme mehr. Dem entspricht die bekannte Beobachtung, dass der Kopf in Relation zum Rumpf bei Kleinkindern erheblich größer ist als bei Erwachsenen.

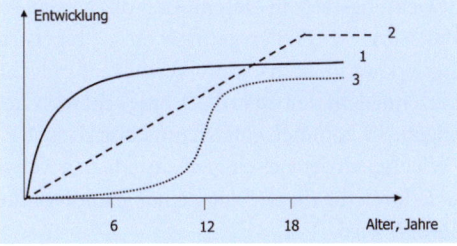

◘ **Abb. 23.1** Wachstumskurven, die repräsentativ für die Entwicklung von Kindern und Jugendlichen und von Bedeutung für die motorische Entwicklung sind (schematisch): 1. Größenwachstum des Gehirns. 2. Längenwachstum. 3. Entwicklung der Trainierbarkeit der Kraft.

Diesem Typ einer Wachstumskurve entspricht auch die Häufigkeit fundamentaler Entwicklungs- und Lernvorgänge, die eine morphologische Grundlage, vor allem in Form von synaptischen Verbindungen, im zentralen Nervensystem haben. Derartige Lernvorgänge bilden grundlegende Fähigkeiten aus und haben zum Teil eine lebensentscheidende Bedeutung. Die Wachstumskurve besagt, dass die Mehrzahl der fundamentalen und lebensentscheidenden Lernvorgänge bis zum 6. Lebensjahr bereits stattgefunden hat oder eben nicht bzw. nicht optimal. Ein Beispiel für eine entsprechende physische Fähigkeit ist das Erlernen des Gehens und für eine psychische Fähigkeit das Erlernen des Sehens.

Wesentlich für die Einschätzung der Bedeutung von Bewegungsreizen in dieser Phase, die dem Kleinkindalter entspricht, ist die Erkenntnis, dass sich etwa bis zum Zeitpunkt der Geburt eine der morphologischen Grundlagen der Leistungsfähigkeit des Gehirns, nämlich die Zahl der synaptischen Verbindungen, überschießend und weitgehend ungerichtet entwickelt. Die endgültige Anzahl der Synapsen ist letztlich stark genetisch determiniert. Bemerkenswert ist allerdings die Entwicklung nach der Geburt: Von den vielen synaptischen Kreuz- und Querverbindungen bleiben nur jene erhalten und sind in Funktion, die auch tatsächlich benützt werden. Das bedeutet, dass die Gesamtzahl der Synapsen nach der Geburt wieder abnehmen kann. Im Gegensatz zur vorgeburtlichen überschießenden Neubildung von Synapsen, die genetisch bestimmt ist, ist der nachgeburtliche Abbau von der funktionellen Beanspruchung abhängig, die durch Umweltreize zu Stande kommt. Dabei spielt nicht nur der Umstand, dass es geeignete Entwicklungsreize gibt, eine Rolle, sondern auch der Zeitpunkt des Einwirkens: Bestimmte Lernprozesse finden besonders stark in bestimmten Entwicklungsphasen statt. In besonders eindrucksvoller Weise ist diese Abhängigkeit der Entwicklung neuronal gestützter Fähigkeiten, sowohl vom Einwirken des Umweltreizes an sich als auch vom Zeitpunkt des Einwirkens, an der Entwicklung des Sehens demonstrierbar.

Aus Versuchen mit jungen Katzen ist bekannt, dass die Fähigkeit des Sehens sich nicht entwickelt, die Tiere also blind bleiben, wenn in den Tagen nach dem Öffnen der Augen die jungen Tiere im Dunkeln gehalten werden. Dies geht einher mit einer geringeren Anzahl von Synapsen pro mm^2 im Sehzentrum.

Ein verwandtes Phänomen ist aus der Augenheilkunde, bei Säuglingen mit angeborenem Schielen bekannt: Wenn das Kind nicht mit geeigneten Maßnahmen, wie Brillen oder Verdecken des gesunden Auges, dazu gebracht wird, auch mit dem schielenden Auge richtig zu schauen, dann erwirbt das schielende Auge die Fähigkeit des Sehens nicht und bleibt dauerhaft blind.

Diese Beobachtungen zeigen, dass trotz einer starken genetischen Komponente gerade im Säuglings- und Kleinkindalter den vielfältigen, adäquaten Umweltreizen eine enorme Bedeutung in der endgültigen Ausformung neuronal gestützter Fähigkeiten zukommt. Im Extremfall kann ein Mangel an Reizen ein strukturelles Defizit zur Folge haben. In der Regel sind die Folgen sicher weniger dramatisch als die erwähnte bleibende Blindheit. Aber man kann annehmen, dass durch das Fehlen adäquater Entwicklungsreize in diesem Alter das Niveau verschiedener fundamentaler physischer und psychischer Fähigkeiten geringer ausgeprägt ist, als es eigentlich möglich wäre. Diese Sicht der Dinge erklärt übrigens, wieso Versuche, Kinder aus sozial benachteiligten Schichten zu fördern, die erst mit dem Eintritt in die Schule beginnen, keine nachhaltige Wirkung für das spätere Leben zeitigen. Sie kommen einfach um Jahre zu spät.

Umgekehrt kann die Wichtigkeit der vielseitigen körperlichen Aktivität in diesem Alter nicht genug betont werden, da dadurch die Entwicklung einer grundlegenden „motorischen Intelligenz" entwickelt und gefördert wird.

Ab dem 4. Lebensjahr können – und sollen – Kinder komplexe Sportarten wie Radfahren, Skifahren, Eislaufen oder Schwimmen erlernen. Dabei muss pädagogisch auf kindliche Besonderheiten, wie z. B. die kurze Aufmerksamkeitsspanne, Rücksicht genommen werden.

Mit dem Schulbeginn beginnt auch die Entwicklung der sozialen Kompetenz, so dass etwa ab dem 10. Lebensjahr ein tatsächlicher Mannschaftssport möglich wird; davor besteht eine Mannschaft aus lauter Einzelkämpfern.

Zwischen dem 8. und dem 12. Lebensjahr besteht eine gewisse optimale Kombination des psychischen und motorischen Entwicklungsstandes, so dass in diesem Alter die größte motorische Lernfähigkeit des gesamten Lebens gegeben ist. Das ist der Grund, warum in den technischen Sportarten, wie Kunstturnen oder Eiskunstlauf, versucht wird, das Erlernen der wirklich schwierigen Bewegungsabläufe in dieses Alter zu legen. Das hat allerdings zur Folge, dass mit der Grundausbildung schon im Kleinkindalter von 4–5 Jahren begonnen werden muss. Aus der Sicht des Vierfachsprunges hat diese Vorgangsweise durchaus ihre entwicklungsphysiologische Logik. Aus ärztlicher und auch pädagogischer Sicht muss das Hochleistungstraining im Kindesalter allerdings eindeutig abgelehnt werden.

Auf jeden Fall sollte dieses Alter aber zum Erlernen mehrerer sportlicher Techniken und Sportarten genutzt werden, insbesondere sogenannter Lifetime-Sportarten, die ein ganzes Leben lang ausgeübt werden können. Dies gilt auch dann, wenn eine leistungssportliche Entwicklung in einer Sportart geplant ist.

23.2.2 Längenwachstum

Die zweite Hauptentwicklungslinie ist die des Längenwachstums. Es erfolgt über 1,5 bis maximal 2 Jahrzehnte, auffallend linear zum Lebensalter. Das heißt, dass der Längenzuwachs pro Jahr über die längste Zeit des gesamten Wachstums ziemlich konstant ist. Nur in den beiden ersten Lebensjahren und im Alter zwischen 12 und 15 Jahren ist der Längenzuwachs pro Jahr rund doppelt so groß wie in den übrigen Jahren, was aber dem Eindruck der perfekten Linearität der Körperlänge zum Lebensalter keinen nennenswerten Abbruch tut.

Die Körperlänge ist maßgeblich bestimmend für die aktive Körpermasse (und bestimmt auch zu ca. 70% die Körperoberfläche). Daher entwickeln sich sowohl die Muskelkraft, z. B. gemessen als Ein-Wiederholungs-Maximum, und die Ausdauerleistungsfähigkeit, gemessen als W_{max} oder $\dot{V}O_{2max}$, linear zur Körperlänge mit. Alle von der Ausdauer und/oder der Kraft abhängigen sportlichen Leistungen werden daher, auch ohne Trainingseffekt, automatisch mit der Körperlänge besser und stagnieren mit Ende des Wachstums. (Die Differenzierung von Wachstums- und Trainingseffekt ist eine Aufgabe für die leistungsmedizinische Diagnostik.)

23.2.3 Trainierbarkeit

Die Trainierbarkeit wird auch hier wie schon im Kapitel über die Sportausübung älterer Menschen definiert: Trainierbarkeit ist die Möglichkeit der Verbesserung der motorischen Grundfähigkeiten Ausdauer und Kraft durch Training. Gute Trainierbarkeit bedeutet, dass durch eine bestimmte wöchentlichen Netto-Trainingsbelastung (WNTB) ein hoher Leistungszuwachs erreicht wird, während schlechte Trainierbarkeit bedeutet, dass durch die gleiche WNTB, bei gleicher Ausgangslage, ein geringerer Leistungszuwachs erreicht wird.

- **Die Trainierbarkeit der Kraft**

Bis zur Pubertät, also im Vollkindalter, besteht bei der Trainierbarkeit der Kraft kein Unterschied zwischen den Geschlechtern. Sie ist auf der Grundlage der Muskelhypertrophie nur gering, da die Sexualhormone, als wesentliche physiologische Voraussetzung, noch fehlen. Es ist also nicht sehr sinnvoll, im Kindesalter ein Muskelhypertrophietraining zu betreiben. Die Maximalkraft kann allerdings durchaus durch Übung, also durch die Entwicklung der intramuskulären Synchronisation und Koordination, zunehmen. Es kann daher die koordinative Komponente der Schnelligkeit, des Wurfs oder des Sprungs verbessert werden und es können sportliche Techniken, z. B. des Gewichthebens, erlernt werden.

Während der Pubertät kommt es durch den Anstieg des Sexualhormonspiegels im Blut zu einer Zunahme der Trainierbarkeit durch Muskelhypertrophie bei beiden Geschlechtern. Da allerdings das männliche Testosteron wesentlich stärker anabol wirksam ist als die weiblichen Sexualhormone, ist diese Zunahme der Trainierbarkeit der Kraft bei Burschen erheblich stärker ausgeprägt als bei Mädchen. Dieser Unterschied bleibt im Erwachsenenalter erhalten.

- **Die Trainierbarkeit der Ausdauer**

Etwa ab dem 10. Lebensjahr ist die aerobe Ausdauer relativ in etwa gleich trainierbar wie bei Erwachsenen. Es sind also auch schon Werte von 70 ml/kg für die $\dot{V}O_{2max}$ berichtet worden. Dies macht das Training von „Wunderkindern" möglich, die in Sportarten, wo der Bewegungsapparat nicht extrem belastet wird, wie z. B. beim Schwimmen, noch im Kindesalter sportliche Hochleistungen erbringen. Aus ärztlicher Sicht ist dies aber, als Hochleistungssport im Kindesalter, abzulehnen.

Die anaeroben Ausdauerformen sind, ebenso wie die Kraft, vor der Pubertät nicht wesentlich trainierbar. Ein darauf ausgerichtetes Training, wie z. B. Wiederholungstraining, ist daher im Vollkindalter nicht sinnvoll.

Aus leistungsmedizinischer Sicht empfiehlt sich daher ein regelmäßiges, vielseitiges und vor allem kindgerechtes Bewegungsangebot bereits im Kleinkindalter. Dies erfordert allerdings eine entsprechende Sensibilisierung und auch Ausbildung von Erziehungsverantwortlichen, in erster Linie der Eltern, aber auch Erzieherinnen im Kindergartenbereich.

Eine wesentliche Rolle kommt in der Folge der Schule zu. Hier geht es weniger um die Etablierung von leistungssportlichen Veranstaltungen, wie z. B. Schülerligen, sondern um eine systematische Entwicklung der allgemeinen motorischen Grundlagen im Rahmen des normalen Turnunterrichts, wobei auf die erwähnten Besonderheiten der Entwicklungsphasen Rücksicht genommen werden sollte.

Eine frühzeitige Spezialisierung auf eine einzige Sportart führt oft zur Vernachlässigung der motorischen und athletischen Grundausbildung und ist daher auch für die Entwicklung in der Spezialsportart nachteilig. Bis zur Pubertät sollte der Schwerpunkt auf dem Erwerb koordinativer und technischer Fähigkeiten in mehreren Sportarten liegen. Eine Spezialisierung und die forcierte Entwicklung der motorischen Grundfähigkeiten Ausdauer und Kraft sollte frühestens ab Beginn der Pubertät geplant werden.

23.3 Talent

Eine häufige gestellte Forderung an die Leistungsmedizin ist die Suche nach Talenten. Ich bin nicht der Meinung, dass sich Sportärzte sehr viel mit der sogenannten Talentsichtung oder Talentfindung aufhalten sollen. Erheblich wichtiger und auch effektiver ist es, dafür zu sorgen, dass jene Kinder, die, wie auch immer, zum Sport kommen, auch tatsächlich entsprechend den geschilderten Grundregeln des Trainings betreut und trainiert werden. Im Übrigen sollte, insbesondere im Bereich des vereinsgebundenen Amateursports, bedacht werden, dass aus einem untalentierten Sportler dereinst ein höchst talentierter und segensreich wirkender Trainer oder auch Vereinskassier werden kann!

23.3 · Talent

Wie bereits erwähnt, kann Talent klar definiert werden:

> **Definition von Talent**
>
> **Talent** ist das Verhältnis von Aufwand, in Form von Training und Üben, zum Effekt, in Form von sportlicher Leistung.

Es ist daher nicht möglich, aus einer punktuellen Untersuchung, z. B. bei einer Aufnahmeprüfung in ein Sportgymnasium, mit ausreichender Sicherheit auf das Talent zu schließen. Faktoren, wie Wachstumsakzeleration oder -retardierung, sportlich ehrgeizige Eltern oder ein guter Leibeserzieher in der Volksschule oder der Unterstufe, können den aktuellen Leistungsstand maßgeblich beeinflussen. Da helfen auch Muskelbiopsien nichts, denn auch die Faserzusammensetzung ist, wie erläutert, keineswegs unveränderlich, sondern wird insbesondere durch Ausdauertraining modifiziert. So könnte ein Kind, das überdurchschnittlich viele rote Fasern hat, von seiner psychischen Struktur her eigentlich besser für den Sprint veranlagt sein. Da aber der Vater ein begeisterter Dauerläufer ist und das Kind gerne mitnimmt, sind im Moment eben die roten Fasern dominant.

Die sicherste Möglichkeit, die Talente herauszufinden, ist es, alle Kinder ein bis zwei Jahre mit einem gleichen, angemessenen, systematischen Programm zu trainieren, z. B. entsprechend dem geschilderten Österreichischen Ruderlehrplan. Die Kinder, die dann die besten sportlichen Leistungen haben, sind mit großer Wahrscheinlichkeit auch die talentiertesten.

Ernährung

Kapitel 24 Stellenwert der richtigen Ernährung – 345

Kapitel 25 Ernährungsbilanzen für eine ausgewogene Ernährung – 349

Kapitel 26 Nahrungsergänzungsstoffe – 381

Die im Folgenden angeführten Rechenbeispiele mit den exakten Zahlen sollen nicht suggerieren, dass es möglich oder auch nur sinnvoll wäre, Bilanzen auf die Kalorie oder das Milligramm genau zu erstellen. Es ist in den Beispielen lediglich auf das Abrunden der Zahlen verzichtet worden, damit beim Nachrechnen keine Unstimmigkeiten auftreten. Diese Zahlen sind Richtwerte, welche die Größenordnung angeben sollen. Wesentlich ist die im Folgenden geschilderte Vorgangsweise, durch die ein individueller Bedarf größenordnungsmäßig festgelegt werden kann. Z. B. könnte man auf diese Weise feststellen, dass ein Ausdauersportler bisher deutlich zu viel Eiweiß und Fett und zu wenig Kohlenhydrate verzehrt hat. (Auch der umgekehrte Fall ist möglich: Dass nämlich ein Ausdauersportler überraschenderweise zu wenig Eiweiß aufnimmt.) Das ermöglicht dann eine zielgerichtete Korrektur der Ernährungsgewohnheiten. Ein Computer ist dazu keineswegs erforderlich (allerdings durchaus nützlich). Auf jeden Fall erfordert es ein wenig Arithmetik und vor allem die Beschäftigung mit Nährwert- und Nährstofftabellen, in denen die Zusammensetzung der Nahrungsmittel aufgelistet ist und die in jeder guten Buchhandlung gekauft werden können. Die Bilanzen müssen keineswegs jeden Tag stimmen, vielleicht mit Ausnahme der Flüssigkeitsbilanz. Im Wesentlichen reicht es, wenn sie im Verlauf einer Woche ausgeglichen sind.

Die Grundsätze einer sportgerechten oder auch ganz allgemein „vernünftigen", ausgewogenen Ernährung lassen sich auf verschiedene Weise verwirklichen, z. B. auch vegetarisch.

Stellenwert der richtigen Ernährung

24.1 Stellenwert der Ernährung für Leistungssportler – 346

24.2 Stellenwert der Ernährung für Hobbysportler und alle, die etwas leisten müssen – 346

24.3 Was ist eine richtige Ernährung? – 346

24.4 Was ist eine Ernährungsbilanz? – 347
24.4.1 Positive Bilanz – 347
24.4.2 Negative Bilanz – 348
24.4.3 Ausgeglichene Bilanz – 348

Literatur – 348

© Springer-Verlag GmbH Deutschland 2018
P. Haber, *Leitfaden zur medizinischen Trainingsberatung*,
https://doi.org/10.1007/978-3-662-54321-4_24

24.1 Stellenwert der Ernährung für Leistungssportler

Das Ziel eines leistungssportlichen Trainings ist es, an einem bestimmten Termin, der meistens schon Monate vorher bekannt ist, an einem Wettkampf teilzunehmen und dort mit der bestmöglichen Leistung die bestmögliche Platzierung zu erreichen. Der Erfolg hängt davon ab, dass am entscheidenden Tag eine ganze Reihe von leistungsbestimmenden Fähigkeiten optimal ausgebildet ist, die mit sowohl langfristig als auch kurzfristig anzuwendenden Maßnahmen zu entwickeln sind. Langfristige Maßnahmen sind solche, die über Monate bis Jahre hinweg angewandt werden müssen und das allgemeine Niveau der sportlichen Leistungsfähigkeit bestimmen. Sie entwickeln die sportliche Technik, den allgemeinen Trainingszustand von Ausdauer und Kraft, den allgemeinen Gesundheitszustand u. a. Die kurzfristigen Maßnahmen modifizieren die Leistung auf dem durch die langfristigen vorgegebenen Niveau. Dazu gehören z. B. die unmittelbare Wettkampfvorbereitung (UWV), das Tapern (▶ Abschn. 9.6.1) oder das Kohlenhydratladen (siehe dort). Die kurzfristigen Maßnahmen beeinflussen unmittelbar die Motivation, die Tagesbefindlichkeit u. a. Sie bestimmen, wie viel von den vorhandenen Möglichkeiten ausgenützt und realisiert werden können, nämlich tatsächlich 100% oder weniger. Das bedeutet, dass auch bei guter langfristiger Vorbereitung durch Training eine unzweckmäßige Ernährung vor dem Wettkampf verhindern kann, dass die vorhandenen Leistungsreserven voll realisiert werden. Dabei ist zu bedenken, dass auch kleine Differenzen in der Leistung immerhin den Unterschied zwischen Sieg und Niederlage ausmachen können. Allerdings ist es nicht möglich, durch die Ernährung Möglichkeiten zu mobilisieren, die nicht durch entsprechendes Training vorher angelegt worden sind.

Grobe Ernährungsfehler während der Trainingsperiode können sogar die Ausbildung von Trainingsanpassungen verhindern, so dass es trotz an sich richtigem Training zu einer Stagnation oder gar zu einem Rückgang der sportlichen Leistungsfähigkeit kommen kann, z. B. zu wenig Eiweiß bei einem Muskelaufbautraining.

24.2 Stellenwert der Ernährung für Hobbysportler und alle, die etwas leisten müssen

Die körperliche Leistungsfähigkeit spielt nicht nur bei Leistungssportlern eine Rolle, hier ist sie nur von besonders augenfälliger Bedeutung. Auch für Hobby-Tennisspieler, Jogger, Radfahrer oder Bergsteiger, die dies regelmäßig oder auch nur gelegentlich zu ihrem Vergnügen tun, ist es sicher nicht ohne Belang, ob in der zweiten Tennisstunde oder im letzten Drittel der Radtour Schwäche und Unlust auftreten, die bei zweckmäßiger Ernährung vermeidbar gewesen wären. Auch hier trifft zu, dass unzweckmäßige Ernährung die Mobilisierung der vorhandenen Möglichkeiten beeinträchtigt, während zweckmäßige Ernährung alle vorhandenen Möglichkeiten zu mobilisieren hilft. Dies gilt auch für Alltagsbelastungen, wie Beruf oder Schule, die mit guter Leistungsfähigkeit besser bewältigt werden können.

24.3 Was ist eine richtige Ernährung?

Die Begriffe „ausgewogen, zweckmäßig, richtig" oder „sportgerecht" sind, bezogen auf die Ernährung, nicht absolut. Das heißt, dass es „die eine" richtige Ernährung nicht gibt. Die Ernährung kann nur in Hinblick auf ein bestimmtes, nach Art und Umfang gekennzeichnetes Training bzw. in Hinblick auf eine bestimmte sportliche Leistung richtig sein. So ist, um ein etwas extremes

Beispiel anzuführen, die Kost, die für einen Gewichtheber in der Vorbereitungsperiode richtig und zweckmäßig ist, für einen Marathonläufer in der Wettkampfperiode unzweckmäßig, um nicht zu sagen schädlich. Aber auch innerhalb einer Sportart kann es erhebliche Differenzen geben: Der Speisezettel eines Ruderers, der täglich zwei Mal trainiert und sich auf die Teilnahme an Weltmeisterschaften vorbereitet, ist auf einen Ruderer, der vier Mal pro Woche trainiert und bei der Österreichischen Meisterschaft Fünfter wird, nicht übertragbar, obwohl es sich in beiden Fällen um leistungssportliches Rudern handelt. Ein Gleiches gilt auch für das Krafttraining im Fitnessstudio: Die zum Teil sehr extremen Kostformen von Spitzenathleten im Bodybuilding sind für die große Mehrzahl der Fitnesssportler nicht beispielhaft.

Ganz allgemein kann festgehalten werden, dass die konkreten Ernährungsgewohnheiten von Weltklasseathleten für den Freizeitsportler oder gar körperlich inaktive Menschen in der Regel nicht zuträglich sind, da Hochleistungssport eine sehr extreme Lebensform ist. Für jede Empfehlung zur individuellen ausgewogenen Ernährung muss der Umfang und das Leistungsniveau des Trainings berücksichtigt werden sowie besondere Ziele, wie z. B. Gewichtsabnahme oder Wettkampfvorbereitung.

In Abhängigkeit von Trainingsumfang und Leistungsniveau werden, auch bei Einhaltung allgemeiner Regeln, individuell unterschiedliche Kostpläne resultieren. Aus diesen Überlegungen lässt sich ableiten, dass die häufig angebotene Angabe eines für eine Sportart typischen Kalorienbedarfs nicht sehr hilfreich ist. Dazu kommt, dass viele gängige Darstellungen von Ernährung für Sporttreibende sich am Bedarf von Hochleistungssportlern orientieren, z. B. abgeleitet vom Nahrungsmittelverbrauch in Trainingslagern, und daher für die große Mehrzahl der Sporttreibenden zu hohe Angaben machen.

Die Menge und die Art (Quantität und Qualität) der Ernährung werden durch die Beachtung und Beeinflussung von Ernährungsbilanzen geregelt.

24.4 Was ist eine Ernährungsbilanz?

Eine Bilanz setzt zwei Größen in Beziehung, nämlich
— Aufnahme bzw. Zufuhr und
— Verbrauch bzw. Ausscheidung.

Aufnahme oder Zufuhr ist die positive und Verbrauch oder Ausscheidung die negative Seite der Bilanz. Die letztere wird auch als Umsatz bezeichnet. Für die Erstellung einer Bilanz wird die arithmetische Differenz zwischen Aufnahme und Verbrauch gebildet.

Will man Ernährungsbilanzen zahlenmäßig erfassen, dann kann man die Zufuhr mit einem Ernährungsprotokoll erfassen, das über 3–5 Tage geführt wird. Dafür wird alles, was gegessen und getrunken wird, gewogen und im Protokoll notiert. Die Auswertung erfolgt mittels Nährstofftabellen (Kiefer 2003, Kiefer 2003, Elmadfa u. Fritzsche 2005) bzw. mit Hilfe einschlägiger Computerprogramme. Der jeweilige Bedarf wird, wie in ▶ Kap. 25 geschildert, ermittelt.

24.4.1 Positive Bilanz

Ist die Aufnahme größer als der Verbrauch, dann ist die Differenz – und die Bilanz – positiv. Dies ist in aller Regel irgendwie mit Zunahme verbunden, was keineswegs nur das Körpergewicht betrifft. Die Zunahme betrifft generell die gesamte jeweils im Körper enthaltene Menge eines Nährstoffes, die sich durchaus im Milligrammbereich bewegen kann, z. B. Vitamin A. Eine auf Dauer positive Bilanz ist fast immer schädlich und kann zu Vergiftungserscheinungen oder Krankheiten führen.

Ob eine Bilanz positiv ist, hängt nicht nur von der Größe der Aufnahme ab. Auch bei kleiner Aufnahme kann die Bilanz positiv sein, wenn der Verbrauch bzw. der Umsatz noch geringer ist, z. B. eine positive Energiebilanz bei „normaler" Nahrungsaufnahme, aber sehr geringem Energieumsatz durch eine sitzende Lebensweise.

24.4.2 Negative Bilanz

Ist die Aufnahme kleiner als der Verbrauch, dann ist die Differenz – und damit die Bilanz – negativ. Dies ist in der Regel in irgendeiner Weise mit Abnahme verbunden, was ebenfalls nicht nur das Körpergewicht, sondern auch die Gesamtmenge von einzelnen Nährstoffen im Körper betrifft. Auch eine dauerhaft negative Bilanz führt zu Mangelerscheinungen und Krankheiten, wie z. B. die Vitaminmangelkrankheiten.

Die negative Bilanz hängt ebenfalls nicht nur von der Größe des Verbrauchs bzw. des Umsatzes ab. Auch bei geringem Umsatz kann die Bilanz negativ werden, wenn die Zufuhr noch stärker reduziert ist. Ein Beispiel aus dem klinischen Alltag ist die Gewichtsabnahme bei bettlägerigen Patienten mit sehr geringem Energieumsatz, aber gestörter Nahrungsaufnahme, z. B. wegen Appetitlosigkeit.

24.4.3 Ausgeglichene Bilanz

Ist die Differenz zwischen Zufuhr und Verbrauch 0, dann ist die Bilanz ausgeglichen.

Dies entspricht einem homöostatischen Fließgleichgewicht und ist ebenfalls bei verschieden großen Umsätzen möglich.

Die ausgeglichene Bilanz ist der physiologische Normalfall. Das bedeutet aber nicht automatisch, dass der Zustand einer ausgeglichenen Bilanz insgesamt einem Normalzustand entspricht. So ist z. B. bei einer „stabilen", schwer adipösen Körpermasse von 180 kg der Zustand durchaus als krankhaft zu bezeichnen, obwohl die Energiebilanz ausgeglichen ist (andernfalls würde die Körpermasse entweder zu- oder abnehmen).

Sowohl eine positive als auch eine negative Bilanz kann im Rahmen einer zweckmäßigen Ernährung – zeitlich befristet – für bestimmte Zielstellungen von Bedeutung sein.

So kann zeitweise eine negative Energiebilanz in Sportarten mit Gewichtsklassen zur Gewichtsreduktion dienen oder, im Gegenteil, eine positive Eiweißbilanz für einen Muskelaufbau mit Gewichtszunahme angestrebt werden. Aber auch im gesundheitsorientierten und therapeutischen Training in Prävention und Rehabilitation ist sehr häufig ergänzend eine Ernährungsberatung mit gezieltem Einsatz von positiven oder negativen Bilanzen sinnvoll, z. B. eine negative Energiebilanz für Körperfettabbau oder eine positive Eiweiß- und Energiebilanz für Muskelaufbau nach einer Krankheit.

Literatur

Elmadfa I, Fritzsche D (2005) Unsere Lebensmittel. Stuttgart, Ulmer
Kiefer I (2003) Die Kalorienfibel I. 6.000 Nahrungsmittel in österreichischen Supermärkten. Leoben, Kneipp-Verlag
Kiefer I (2003) Die Kalorienfibel II. 3.000 Nährwert berechnete Menüs. Leoben, Kneipp-Verlag
Raschka Ch, Ruf St (2015) Sport und Ernährung; Wissenschaftlich basierte Empfehlungen, Tipps und Ernährungspläne für die Praxis. Stuttgart, New York, Thieme

Ernährungsbilanzen für eine ausgewogene Ernährung

25.1	Energiebilanz – 350	
25.1.1	Grundumsatz (GU) – 350	
25.1.2	Leistungsumsatz (LU) – 352	
25.1.3	Zunehmen und Abnehmen – 354	
25.1.4	Trainingsumsatz (TRU) – 361	
25.1.5	Gesamter Tagesumsatz (TEU) des Sportlers – 363	
25.2	Die Bilanzen der energietragenden Nährstoffe – 364	
25.2.1	Proteine – 364	
25.2.2	Fette – 369	
25.2.3	Kohlenhydrate (KH) – 371	
25.3	Bilanz der nicht energietragenden Nährstoffe – 375	
25.3.1	Wasser – 375	
25.3.2	Elektrolyte – 377	
25.3.3	Bilanz der Vitamine und Spurenelemente – 379	
	Literatur – 379	

© Springer-Verlag GmbH Deutschland 2018
P. Haber, *Leitfaden zur medizinischen Trainingsberatung*,
https://doi.org/10.1007/978-3-662-54321-4_25

25.1 Energiebilanz

Die Maßeinheit für die Energie ist, wie schon aus der Sektion I bekannt, die Kilokalorie (kcal), bzw. das Kilojoule (kJ). Der gesamte Energieumsatz in 24 Stunden, also der Tagesenergieumsatz (TEU) besteht aus zwei und bei Trainierenden aus drei Anteilen:
- Grundumsatz
- Leistungsumsatz
- Trainingsumsatz

25.1.1 Grundumsatz (GU)

Dies ist jene Energie, die zur Erhaltung des Lebens selbst erforderlich ist, also die Energie für die Erhaltung der Zellstrukturen, der vitalen Funktionen der Atmung, des Herzens, der Aufrechterhaltung der Körpertemperatur u. v. a. Eine Reihe von Faktoren beeinflusst den Grundumsatz.

- **Die Körpermasse**

Am stärksten wird der GU von der aktiven Körpermasse bestimmt, also von der Masse der Energie umsetzenden (atmenden) Gewebe. Der bei weitem größte Anteil davon ist übrigens das Muskelgewebe. Bei normalem Ernährungszustand ist der GU daher einfach von der Körpermasse abhängig.

Bei schlanken Männern beträgt der GU 1 kcal/kg/Stunde. Der GU in 24 Stunden kann nun mit folgender Formel kalkuliert werden:

$$GU\ (kcal) = (Soll-)\ Körpermasse\ (kg) \times 24 \qquad \text{Gl. 25.1}$$

Der GU für einen 70 kg schweren, normalgewichtigen Mann (15% Fettanteil an der Körpermasse) beträgt daher 1680 kcal. Das sind 1,17 kcal/Minute, entsprechend einer O_2-Aufnahme ($\dot{V}O_2$) von 241 ml/min oder 3,5 ml/kg/min (das entspricht einem metabolischen Äquivalent: MET).

- **Das Geschlecht**

Normalgewichtige Frauen haben einen Körperfettanteil von ca. 25%, also um 10% mehr als Männer. Da, wie erwähnt, das im Fettgewebe abgelagerte Fett keinen O_2 verbraucht, ist der GU bei Frauen bei gleicher Körpermasse um 10% niedriger als bei Männern, also 0,9 kcal/kg/Stunde, das ist eine $\dot{V}O_2$ von 3,1 ml/kg. Der mit obiger Formel für Männer ermittelte Wert muss also mit 0,9 multipliziert werden. Für eine 60 kg schwere, schlanke Frau ergibt sich daher ein GU in 24 Stunden von 1296 kcal.

- **Der Ernährungszustand**

Die obige Schätzung ist bei Übergewichtigen allerdings problematisch, da das im Fettgewebe abgelagerte Fett zwar zur Körpermasse beiträgt, aber keinen O_2 verbraucht, also nicht zum Grundumsatz beiträgt.

Übergewichtige, adipöse Menschen haben daher bei gleicher Körpermasse einen geringeren GU pro kgKM. Die isolierende, d. h. Wärme (= Energie) sparende, Wirkung der Fettschicht ermöglicht eine Reduktion der basalen, zur Aufrechterhaltung der Körpertemperatur erforderlichen Wärmeproduktion, was eine Reduktion des GU ermöglicht. Allerdings haben stark übergewichtige Personen eine etwas höhere Muskelmasse, weil sie ja bei allem, was sie tun, mehr

25.1 · Energiebilanz

Gewicht bewältigen müssen. Das wieder würde den GU etwas anheben. Bei starkem Übergewicht wird der GU daher am besten nach der Soll-Körpermasse (KM) nach Broca (Soll-KM = Körpergröße [cm] – 100) geschätzt.

- **Die zitterfreie Thermogenese**

Der Körper strahlt beständig Energie in Form von Wärme ab, die im oxidativen Stoffwechsel erzeugt wird (Thermogenese). Das geschieht auch bei völliger körperlicher Ruhe, also ohne Muskeltätigkeit (daher die Bezeichnung zitterfreie Thermogenese), da aus thermodynamischen Gründen immer etwa 60% der in den Nährstoffen gebundenen Energie bei der oxidativen ATP-Synthese in Form von Wärme frei wird. Es gibt aber auch, vor allem im Fettgewebe und hier vor allem im „braunen" Fettgewebe, eine Oxidation, die von der Adenosin-Tri-Phosphat (ATP)-Synthese abgekoppelt verläuft und daher mehr Wärme produziert. Tatsächlich nimmt die von der ATP-Synthese abgekoppelte Thermogenese in den Adipozyten mit dem Bodymass-Index (BMI) signifikant ab, was heißt, dass adipöse Menschen eine geringere zitterfreie Thermogenese haben als normalgewichtige. Das heißt, dass aus der gleichen Menge an Nährstoffen mehr ATP gewonnen und weniger in Form von Wärme abgestrahlt wird (Böttcher 2004). Der Prozentsatz der insgesamt auf diese Weise als Wärme abgegebenen Energiemenge kann genetisch bedingt bei Individuen gleichen Geschlechts, gleicher Größe und gleichen Alters schwanken.

Diese geringere zitterfreie Thermogenese könnte ein genetisches Korrelat für die „angeborene" Neigung zur Adipositas sein, da als Wärme verstrahlte Energie nicht mehr als Fett abgelagert werden kann. Dies hat folgende praktische Bedeutung: Wenn zwei vergleichbare Menschen den gleichen Beruf haben, gleich viel essen und ähnliche Freizeitgewohnheiten haben, aber einer hat eine um 5% stärkere zitterfreie Thermogenese, so kann resultieren, dass dieser gertenschlank bleibt, während der andere langsam und langfristig zunimmt, da 5% vom GU, je nach Geschlecht und Körpermasse, etwa 60–90 kcal in 24 Stunden bedeuten. Die zitterfreie Thermogenese ohne ATP-Synthese wird durch hormonelle Einflüsse (z. B. Schilddrüsenhormon) und übrigens auch durch Nikotin erhöht. Wenn Exraucher leicht an Gewicht zunehmen, so hat das daher nicht unbedingt mit einem größeren Appetit, sondern auch mit einer Reduktion der Thermogenese zu tun. Es wird also nicht nur die positive Seite der Bilanz erhöht, sondern auch die negative reduziert. Der Effekt ist auf jeden Fall eine Positivierung der Energiebilanz.

- **Das Alter**

Der Grundumsatz zeigt vor allem in den ersten drei Lebensdekaden eine enorme Dynamik. Von der Geburt bis zum 25. Lebensjahr nimmt der Grundumsatz zwar insgesamt natürlich mit der Körpermasse beträchtlich zu, aber der relative GU pro kg Körpermasse nimmt um ca. 30% ab, also durchschnittlich 10% pro Dekade. Dies ist vor allem auf das Wachstum zurückzuführen: Die – wärmeproduzierende – Körpermasse wächst proportional zur 3. Potenz der Längenänderung, während die – wärmeabstrahlende – Körperoberfläche nur proportional zum Quadrat wächst und daher mit dem Wachstum relativ kleiner wird. Mit zunehmender Größe reicht daher eine geringere Wärmeproduktion zur Aufrechterhaltung der Körpertemperatur. Diese umgekehrte Proportionalität zwischen Körpermasse und relativem Grundumsatz gilt übrigens generell für unterschiedlich große Säugetiere. Außerdem ist die Thermogenese ohne ATP-Synthese im Fettgewebe bei Kleinkindern erheblich größer als bei Erwachsenen auf Grund eines höheren Anteils an braunem Fettgewebe.

Ab dem 30. Lebensjahr nimmt der Grundumsatz insgesamt um ca. 50–60 kcal pro Dekade ab, das sind etwa 3%. Dies ist vor allem auf die altersbedingte Abnahme der Muskelmasse zurückzuführen, was auch eine Änderung der Körperzusammensetzung (weniger Muskeln und mehr Fett) bewirkt.

25.1.2 Leistungsumsatz (LU)

Dies ist der Mehrbedarf an Energie, der durch die beruflichen und sonstigen Tätigkeiten des Alltages verursacht wird und zum Grundumsatz dazukommt. Der LU wird quantitativ sehr anschaulich durch die Angabe in metabolischen Äquivalenten (MET; siehe ▸ Abschn. 1.4.1.) beschrieben. Da im Grundumsatz die anthropometrischen Maße sowie Alter und Geschlecht bereits enthalten sind, werden durch die Angabe des Energieumsatzes in MET Belastungen für verschiedene Individuen vergleichbar. So bedeutet eine Belastung von 100 Watt immer eine $\dot{V}O_{2max}$ von ca. 1,5 l, entsprechend etwa 7,5 kcal/min. Das sind allerdings für eine 50 kg schwere Frau ca. 8,5 MET, also etwa 80% der $\dot{V}O_{2max}$, hingegen bedeuten 100 W für einen 90 kg schweren Mann nur ca. 5 MET und damit weniger als die Hälfte des Maximums. Es ist daher sehr sinnvoll, den Energieumsatz von Tätigkeiten, vor allem beruflicher Art, nicht nur in kcal/min anzugeben, sondern auch in MET. Auf diese Weise kann der Schweregrad beruflicher Tätigkeit auch individuell, aber unabhängig von den Körpermaßen definiert werden.

Da der LU von den alltäglichen Berufs- und sonstigen Gewohnheiten bestimmt ist, ist er auch in der Regel über längere Zeit konstant und ändert sich nur, wenn sich die Lebensumstände – beruflich oder privat – stark ändern, z. B. ein anderer Beruf mit weniger (oder auch mehr) körperlicher Bewegung oder die Anschaffung eines Autos (oder auch nur eines Mopeds) statt des bisher benützten Fahrrads u. ä.

- **Leichte körperliche Tätigkeit**

Dies entspricht der sogenannten Schreibtischtätigkeit. Dabei wird der Energieumsatz gegenüber dem Grundumsatz um etwa 30% (z. B. Bildschirmarbeit) bis100% (Gehen mit 2 km/h) erhöht. Der Energieumsatz für die Zeit leichter körperlicher Aktivität beträgt daher (inklusive GU) 1,3–2 MET, also im Mittel 1,5 MET (da meist weniger gegangen als gesessen wird).

Der Tagesumsatz in 24 Stunden für einen 70 kg schweren, schlanken Mann mit einem 8-stündigen Arbeitstag beträgt bei einem Beruf mit leichter körperlicher Arbeit 2345 (± 200) kcal (◘ Tab. 25.1) Das sind 33,5 (± 3) kcal/kgKM; diese Angabe gilt für alle schlanken Männer jeglicher Körpermasse mit leichter beruflicher Tätigkeit ohne sonstige physische Aktivität.

- **Mittelschwere körperliche Tätigkeit**

Das sind Tätigkeiten wie: Gehen, Anstreichen, Ziegellegen, Lenken eines LKW. Dabei wird der Energieumsatz gegenüber dem Grundumsatz um etwa 100–200% erhöht. Der Energieumsatz für die Zeit mittelschwerer körperlicher Tätigkeit beträgt daher: 2–3 MET.

Dies entspricht in etwa einer Leistung am Ergometer von 20–25 Watt (2 MET für das Treten mit 0 Watt und 1 MET mechanische Leistung). Der entsprechende Tagesumsatz (bei Annahme von 2–3 MET für die berufliche Tätigkeit mit 2 Stunden leichter Tätigkeit mit 1,3 MET) beträgt, wieder berechnet für einen 70 kg schweren schlanken Mann 2639 (± 250) kcal (◘ Tab. 25.2). Das sind 37,7 ± 4 kcal/kgKM.

25.1 · Energiebilanz

Tab. 25.1 Aufschlüsselung des Tagesumsatzes nach Stunden (h) bei einem Beruf mit leichter körperlicher Tätigkeit bei einem Mann mit 70 kg ohne sonstige körperliche Aktivität

Tätigkeit	Energieumsatz		Umsatz für x h	
Schlafen	1 MET	70 kcal/h	8 h	560 kcal
Beruf	1,5 MET	105 kcal/h	8 h	840 kcal
Freizeit	1,5 MET	105 kcal/h	7 h	735 kcal
Freizeit	3 MET	210 kcal/h	1 h	210 kcal
Summe			24 h	2345 kcal

Natürlich gibt es auch jede Menge Zwischenstufen, also Tätigkeiten, bei denen der Grundumsatz um mehr als 50%, aber um weniger als 200% erhöht wird.

Für Frauen lauten die entsprechenden Werte (−10%, 60 kg):
- Leichte körperliche Tätigkeit: 1809 ± 180 kcal, bzw. 30,2 ± 3 kcal/kgKM
- Mittelschwere körperliche Tätigkeit: 2036 ± 200 kcal, 33,9 ± 3,5 kcal/kgKM

Die relativen Angaben pro kgKM gelten für schlanke Frauen jeglichen Gewichts mit leichter bzw. mittelschwerer beruflicher Tätigkeit ohne sonstige körperliche Aktivität.

Schwere körperliche Tätigkeit kommt heute in der Berufswelt praktisch nicht mehr vor.

Die Genauigkeit auf einzelne kcal ist natürlich nur rechnerisch. Tatsächlich entsprechen diese Zahlen eher Größenordnungen, also plausiblen Kalkulationen des Energieumsatzes. Z. B. ist die Größe des Faktors zitterfreie Thermogenese und sein Einfluss auf die Energiebilanz im Einzelfall unbekannt. Bei schlanken übergewichtigen Sportlern, z. B. Bodybuildern, ist der Grundumsatz bei gleichem Broca- oder Bodymass-Index größer, weil die zusätzliche Masse ja aus atmendem Muskelgewebe besteht. Bei allen übergewichtigen Personen mit gleichem Broca-Index, egal ob das Übergewicht aus Muskelmasse oder Fett besteht, ist der Leistungsumsatz bei vergleichbaren Tätigkeiten größer, weil ja bei jeder Bewegung mehr Körpermasse getragen oder bewegt werden

Tab. 25.2 Aufschlüsselung des Tagesumsatzes nach Stunden (h) bei einem Mann mit einem Beruf mit mittelschwerer körperlicher Tätigkeit ohne sonstige physische Aktivität

Tätigkeit	Energieumsatz		Umsatz für x h	
Schlafen	1 MET	70 kcal/h	8 h	560 kcal
Beruf	2,5 MET	175 kcal/h	6 h	1050 kcal
Beruf	1,3 MET	91 kcal/h	2 h	182 kcal
Freizeit	1,3 MET	91 kcal/h	7 h	637 kcal
Freizeit	3 MET	210 kcal/h	1 h	210 kcal
Summe			24 h	2639 kcal

muss und daher auch mehr Arbeit zu leisten ist. Dieser Unterschied kann bei starkem Übergewicht mehrere hundert kcal ausmachen. Das sind alles Faktoren, die schwer einzuschätzen sind.

Glücklicherweise kann die Energiebilanz einfach und zuverlässig mit der Badezimmerwaage kontrolliert werden, die bei regelmäßiger Benützung positive, negative und ausgeglichene Energiebilanzen durch entsprechende Gewichtsveränderungen anzeigt. Sie muss allerdings immer zur gleichen Zeit in gleichem Zustand benützt werden, also z. B. immer morgens, nach der Toilette, vor dem Frühstück, ohne Kleider (standardisiertes Testprotokoll, siehe Sektion III).

25.1.3 Zunehmen und Abnehmen

Auch eine kleine, aber tägliche Unausgewogenheit der Energiebilanz kann, wenn sie über eine genügend lange Zeitspanne erfolgt, enorme Gewichtsveränderungen nach sich ziehen. Jede aufgenommene, aber nicht durch eine biologische Leistung welcher Art auch immer umgesetzte Energiemenge wird als Depotfett gespeichert. Umgekehrt gilt, dass eine langfristig negative Energiebilanz, auch wenn das Defizit nur wenige kcal pro Tag beträgt, nur aus den Fettdepots ausgeglichen werden kann. Dies ist sozusagen ein ehernes Gesetz. Dabei genügen wirklich kleine Bilanzunregelmäßigkeiten, um langfristig enorme Gewichtsunterschiede zu bewirken.

- **Zunehmen**

Jemand beginnt, bei an sich ausgeglichener Energiebilanz, drei Mal am Tag eine Tasse Kaffee mit je 2 Stück Würfelzucker zu trinken (vielleicht an einem neuen Arbeitsplatz). Da ein Stück Würfelzucker etwa 16 kcal enthält, bedeutet das von diesem Tag an einen täglichen Energiebilanzüberschuss von 96 kcal. Dies summiert sich alle 97 Tage auf 9300 kcal, die im Körper als 1 kg Depotfett abgelagert werden. Eine Arbeitswoche hat 5 Tage, daher rechnen wir: 97 : 5 = 19,4; also 1 kg Depotfett etwa alle 19 Wochen. Im Jahr macht das 2,7 kg und in 10 Jahren, z. B. zwischen dem 30. und 40. Lebensjahr rund 25 kg(!). Und die Behauptung des dann dicken Menschen, dass er eigentlich gar nicht so viel isst, ist nicht einmal falsch. Diese Gewichtszunahme ist in der Regel limitiert, da durch die zunehmende Körpermasse auch der TEU ansteigt und sich irgendwann dann wieder eine ausgeglichene Energiebilanz einstellt, nunmehr aber bei erhöhtem Körperfettanteil und erhöhtem TEU.

Das gleiche Ergebnis bezüglich der positiven Energiebilanz und der langfristigen Gewichtszunahme resultiert, wenn jemand einen täglichen Fußweg von 20–30 Minuten Dauer aufgibt (z. B. zur und von der Arbeitsstätte) und damit zwar die Energieaufnahme nicht erhöht, aber den Energieumsatz um ca. 100 kcal pro Arbeitstag einschränkt. Da der Bilanzüberschuss in beiden Fällen gleich ist, ist auch der Effekt auf das Körperfett gleich.

> Übergewicht ist immer, ohne Ausnahme, die Folge einer langfristig positiven Energiebilanz.

Diese wieder ist die Folge eines individuellen Ess- und Bewegungsverhaltens, das langfristig die positive, manchmal auch eine nur gering positive Energiebilanz zur Folge hat. Dies gilt auch für solche Menschen, die eine niedrige zitterfreie Thermogenese als angeborene Eigenschaft aufweisen und somit einen niedrigeren Grundumsatz haben. Diese Eigenschaft ist wahrscheinlich das Äquivalent zum sogenannten „angeborenen" Übergewicht. Auch hier ist das Zu- und Abnehmen in Wahrheit ein Bilanzproblem, allerdings bei geringerem Umsatz. Die Schwierigkeit ist, dass solche Menschen schon normalerweise, nur um ihr Gewicht zu halten, weniger essen müssen als allgemein üblich. Zum Abnehmen müssen sie eben noch weniger essen oder

25.1 · Energiebilanz

sich noch mehr bewegen als üblich, um eine individuell negative Energiebilanz, bei geringerem Umsatz, zu erreichen.

Eine amerikanische Untersuchung hat gezeigt, dass bei Männern der Körperfettanteil vom 25. bis zum 50. Lebensjahr im Mittel von 15 auf 25% zunimmt. Erstaunlicherweise waren aber die Essgewohnheiten, inklusive der täglichen Kalorienaufnahme, über diesen langen Zeitraum praktisch unverändert. Das trifft für österreichische Männer in gleicher Weise zu, bei Frauen geht die Zunahme des Körperfettanteils im gleichen Zeitraum von 25 auf 35%, siehe ◘ Abb. 25.1 (Marchart 2002).

Die Körperfettzunahme kann also nicht einfach mit „mehr Essen" erklärt werden. Die logische Schlussfolgerung ist, dass die Änderung der Bewegungsgewohnheiten ebenfalls ein entscheidender Faktor ist, nämlich weniger Bewegung insgesamt und auch weniger Intensität vor allem in der Arbeitswelt (Church, Thomas et al. 2011).

In einer eigenen Untersuchung (Haber und Lercher 2001) ist der Zusammenhang zwischen dem Körperfettanteil und dem Alter sowie der ergometrischen relativen Leistungsfähigkeit (W/kg) und dem Alter regressionsanalytisch untersucht worden.

Zunächst hat sich, wenig überraschend, ergeben, dass die Leistungsfähigkeit mit dem Alter abnimmt und der Körperfettanteil mit dem Alter zunimmt, dass aber der Körperfettanteil mit zunehmender Leistungsfähigkeit abnimmt. Salopp formuliert heißt das, dass die Jüngeren sowohl leistungsfähiger als auch schlanker sind. Diese Zusammenhänge können mittels der partiellen Korrelationsanalyse einer differenzierteren Betrachtung zugeführt werden, indem der Zusammenhang zwischen zwei Größen jeweils unter Ausschluss des Einflusses der dritten geprüft wird. Diese Analyse ergab, dass nach Ausschluss des Einflusses des Alters der Zusammenhang zwischen der Leistungsfähigkeit und dem Körperfettanteil immer noch gegeben war. Hingegen war, nach Ausschluss des Einflusses der Leistungsfähigkeit, der Zusammenhang zwischen dem Körperfettanteil und dem Alter geschwunden. Das bedeutet, dass, unabhängig vom Alter, die fitteren Individuen auch die schlankeren sind.

Da eine höhere Leistungsfähigkeit durch ein größeres Maß an regelmäßiger Bewegung bedingt ist, könnte man aus leistungsmedizinischer Sicht, etwas pointiert, auch formulieren, dass das weitverbreitete „gewöhnliche" Übergewicht primär nicht auf einer Störung des Essverhaltens, sondern auf einer Störung des Bewegungsverhaltens beruht!

- **Abnehmen**

Für das Abnehmen, genauer gesagt, für die Reduktion des Körperfettanteiles, gibt es nur eine einzige Bedingung, in Umkehrung des Zunehmens:

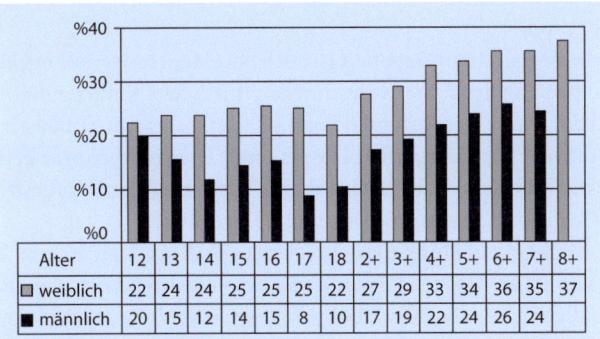

◘ **Abb. 25.1** Der Körperfettanteil in % der Körpermasse bei österreichischen Männern und Frauen von der 2. bis zur 9. Lebensdekade.

> **Die Energiebilanz muss langfristig negativ sein.**

Das heißt, jeden Tag um 24 Uhr muss die umgesetzte Energiemenge größer sein als die aufgenommene.

> **Wie dies erreicht wird, ist zunächst gleichgültig!**

Das heißt, dass Fatburningtraining oder Dinnercanceling völlig wirkungslos sind, sofern die Bedingung der negativen Energiebilanz nicht eingehalten wird. Wird sie eingehalten, dann sind derartige Empfehlungen überflüssig und auch die Zusammensetzung der Nahrung ist ohne Bedeutung. Das Abnehmen hängt nur vom Ausmaß des Energiedefizits ab (Strasser, Spreitzer et al. 2007). Das heißt, dass man durchaus auch mit einer Kost abnehmen kann, die einen hohen Anteil von Fett am Tagesumsatz hat, sofern die Bilanz negativ ist; es ist nur schwieriger, weil wegen der hohen Energiedichte des Fetts die Portionen nicht sehr groß sein dürfen! Es folgt nun die Besprechung einiger häufig angewandter Diäten und einer Strategie zum Körperfettabbau.

Die Fastenkur

Eine Gewichtsabnahme sollte nicht durch drastische, kurzfristige Hungerkuren (0-Diät) erzwungen werden, da solche mit einer fast 100%igen Rückfallquote behaftet sind. Das Ess- und Bewegungsverhalten, das über längere Zeit zum Übergewicht geführt hat, wird durch eine solche Kur, wie übrigens auch durch jede andere Kur mit beschränkter Dauer, nur unterbrochen und nicht verändert. Nach Abschluss der Kur und Wiederaufnahme der alten Essgewohnheiten ist daher das Wiederzunehmen vorprogrammiert.

Ein weiterer Umstand, der die langfristige Effektivität solcher Diätkuren mit drastischer Kalorieneinschränkung stark beeinträchtigt, ist die Fähigkeit des Organismus, sich an eine geringe Energiezufuhr zu gewöhnen, indem der Grundumsatz zu einem eingeschränkten Hungerstoffwechsel heruntergefahren und der Umfang an körperlicher Bewegung eingeschränkt wird. Der Körper lernt, mit erheblich weniger Energie auszukommen. Nach einigen Wochen einer stark kalorienreduzierten Diät mit, sagen wir, 800 kcal, ist daher, trotz korrekten Einhaltens, die weitere Gewichtsabnahme erheblich verlangsamt. Wird die Diät dann abgebrochen, dann kommt es bei nunmehr wieder normaler Nahrungsaufnahme zu einer umso rascheren Gewichtszunahme.

Da es ebenfalls einige Zeit braucht, bis der Grundumsatz wieder auf das ursprüngliche Niveau hochgefahren ist, besteht nach Beendigung einer derartigen Hungerdiät zunächst eine positive Energiebilanz. Je öfter derartige Hungerkuren durchgeführt werden, desto geringer ist die jeweilige Abnahme und desto rascher kommt es nach der Beendigung wieder zur Zunahme. Dies ist als Yo-Yo-Effekt bekannt.

Die tatsächliche Abnahme an Depotfett ist auch bei einer Hungerkur beklagenswert gering: Selbst wenn man pro Tag des Fastens ein durchschnittliches Kaloriendefizit von 1500 kcal annimmt, so sind das nach einer Fastenzeit von 14 Tagen insgesamt 21.000 kcal. Das entspricht dem Energiegehalt von 2,1 kg Körperfett. Die gesamte Gewichtsabnahme bei einer 14-tägigen Fastenkur kann zwar durchaus ein Vielfaches davon betragen. Allerdings besteht der größte Teil des zusätzlichen Gewichtsverlustes aus Wasser und Darminhalt.

Ein weiterer Effekt einer Hungerkur ist, dass es während der Kur zu einem durchaus unerwünschten Verlust an Muskelmasse kommt. Auch während der Hungerkur geht natürlich der normale allgemeine Eiweißkatabolismus, wenn auch eingeschränkt, weiter. Normalerweise wird das für den angemessenen Anabolismus erforderliche Protein mit der Nahrung zugeführt. Fällt das bei einer Fastenkur aus, dann greift der Organismus auf das einzige nicht lebensnotwendige Protein zurück – und das ist eben das Muskelprotein. Zusätzlich werden Aminosäuren auch für die Glukoneogenese gebraucht, da beim Fasten ja auch keine Kohlenhydrate zugeführt werden.

Bei einer geringstmöglichen Eiweissausscheidung von ca. 0,35 g/kg und Tag ergibt das ca. 25 g Muskelprotein pro Tag. Das entspricht ca. 75 g Muskelmasse. Bei der 2-wöchigen Fastenkur werden also rund 1 kg Muskelmasse abgebaut, was ein durchaus unerwünschter Gewichtsverlust ist. Durch körperliche Bewegung während des Fastens, ohne Zufuhr des Eiweißminimums, kann der Verlust an Muskelmasse übrigens nicht verhindert werden.

Da nach Abbruch der Hungerkur sehr selten ein Muskelaufbautraining betrieben wird, erfolgt die erwähnte Gewichtszunahme überwiegend durch Fett. Eine mögliche Folge wiederholter derartiger Radikalkuren sind daher Individuen, die bei annäherndem Normalgewicht (und normalem Bodymass-Index) und normaler Silhouette einen erhöhten Körperfettanteil und einen verminderten Muskelanteil an der Körpermasse haben. Es sind dies also „schlanke, fette" Individuen, die von den Risiken der Fettleibigkeit durchaus betroffen sind. Der Muskelabbau kann durch eine Versorgung mit der minimal erforderlichen Eiweißmenge abgeschwächt werden, was als „modifizierte Fastenkur" bekannt ist, für die diverse Fertigprodukte angeboten werden.

Die ernüchternde Bilanz einer 2-wöchigen Fastenkur mit einer Gewichtsabnahme von 10–12 kg lautet also:
- 2,1 kg Depotfett: erwünschte Gewichtsabnahme
- 1 kg Muskelmasse: unerwünschte Gewichtsabnahme
- 7–9 kg Wasser und Darminhalt: neutrale Gewichtsabnahme

Diese Bilanz und die geschilderte Dynamik nach dem Fastenbrechen erklärt eindrücklich, warum radikale Fastenkuren sehr problematisch sind und aus medizinischer Sicht nicht empfohlen werden können: Für das Ziel einer nachhaltigen und bleibenden Körperfettreduktion, bei Erhaltung der Muskelmasse, sind sie wirklich kontraproduktiv.

Die Protein-Fett-Diät

Dies ist eine kohlenhydratarme „Low-Carb"-Diät. Dabei wird die nahrungsmittelinduzierte Thermogenese des Eiweiß zur Gewichtsreduktion nutzbar gemacht. Sie besteht in einer Erhöhung der Thermogenese nach einer Nahrungsaufnahme und bewirkt, dass bis zu 25% des Energiegehaltes von Eiweiß (unabhängig von der oxidativen ATP-Produktion) als Wärme abgestrahlt wird, wodurch die Energiebilanz entsprechend entlastet wird. Diese Thermogenese findet vor allem im Verdauungstrakt und in der vermehrt aktiven Leber statt und erreicht das Maximum innerhalb einer Stunde nach der Nahrungsaufnahme. Ein weiterer Energieverlust entsteht, wenn beim Abbau des Eiweiß aus den Aminogruppen in der Leber unter ATP-Verbrauch Harnstoff synthetisiert wird. Insgesamt sind von der bei der Oxidation von Protein freigesetzten Energie nur 70% biologisch nutzbar. Bei Fett und Kohlehydraten macht die nahrungsmittelinduzierte Thermogenese nur ca. 3% aus. Auf diesen Effekten beruht die Wirkung von Protein-Fett-Diäten zur Gewichtsreduktion, z. B. der Atkins-Diät (Atkins 2003). Der Effekt kann folgendermaßen kalkuliert werden: In einer gemischten Normalkost mit einem Eiweißenergieanteil von 10% beträgt die nahrungsmittelinduzierte Thermogenese 5,7% des TEU. Wird der Eiweißenergieanteil auf 30% erhöht, dann steigt die nahrungsmittelinduzierte Thermogenese auf 11%. Die Differenz beträgt 5,3%, das macht bei einem TEU von 3.000 kcal ein Defizit von 160 kcal pro Tag aus. Wird der Eiweißanteil weiter erhöht, nimmt auch das Defizit zu.

Allerdings sollte eine derartige Protein-Fett-Diät nur kurzfristig, d. h. maximal einige Wochen, eingehalten werden, da sie allgemein medizinisch wegen des Mangels an Ballaststoffen und verschiedenen Vitaminen nicht zu empfehlen ist. Zur langfristigen und dauerhaften Gewichtsreduktion ist sie daher nicht gut geeignet.

▪ Die Trennkost

Ohne auf Details der Trennkost einzugehen (im Prinzip handelt es sich um die zeitliche Trennung des Verzehrs von Nahrungsmitteln, die überwiegend Kohlenhydrate, und solchen, die überwiegend Proteine enthalten) kann man feststellen, dass die Trennkost keine physiologisch nachvollziehbare Grundlage hat. Allerdings kann man annehmen, dass sich Anhänger der Trennkost überdurchschnittlich intensiv mit ihrer Ernährung befassen und sich ihre Nahrung bewusst auswählen, was möglicherweise in einer besseren Qualität resultiert. Da die Trennkost insgesamt eine gemischte Kost ist, gibt es gegen sie von ärztlicher Seite, im Gegensatz zu vielen anderen Diäten, keine Bedenken.

▪ Nachhaltiges Abnehmen

Nachhaltiges Abnehmen ist die Umkehrung des langsamen Zunehmens. Ebenso, wie ein geringer, aber regelmäßiger Bilanzüberschuss eine langsame, aber beständige Gewichtszunahme bewirkt, haben geringe, aber langfristig eingehaltene Bilanzdefizite eine langsame, aber anhaltende Gewichtsreduktion zur Folge. Für eine stabile und anhaltende Gewichtsreduktion ist es daher am besten, ein langsames und langfristiges Abnehmen zu planen: Nicht mehr als 1 kg Depotfett pro Monat. Das erfordert ein tägliches Bilanzdefizit von etwa 300 kcal. Um ein derartiges Defizit zu erzielen, reicht es, wenn z. B. 1/2 Liter Fruchtsaft oder zuckerhaltige Limonade pro Tag durch Mineralwasser oder ein Lightgetränk ersetzt wird.

Die Grundlage einer dauerhaften Gewichtsabnahme ist jedenfalls die Änderung jenes gewohnheitsmäßigen Verhaltens, das zum Übergewicht geführt hat. Bei der Änderung von Gewohnheiten handelt es sich nicht um eine zeitlich beschränkte Kur, mit bloßer Unterbrechung des bisherigen Verhaltens, sondern um das Erlernen neuer Verhaltensweisen, die ein Leben lang beibehalten werden können. Daher ist die Wahrscheinlichkeit eines Rückfalles geringer. Es handelt sich um die gezielte Veränderung von Gewohnheiten, die sowohl das Essen als auch das Bewegen betreffen. Das Kalorienzählen ist dabei von durchaus untergeordneter Bedeutung.

Das Initiieren von Gewohnheitsänderungen, die aber tatsächlich nur vom übergewichtigen Betroffenen durchgeführt werden können, ist primär eine pädagogische Aufgabe (also die Aufgabe einer – noch zu definierenden – medizinischen Pädagogik). Bei konsequentem Bemühen dauert es ca. 6–9 Monate, bis aus dem Bemühen tatsächlich eine Gewohnheit geworden ist, d. h. dass dann das Beibehalten dieser Verhaltensweise keine Mühe mehr macht!

Die im Folgenden geschilderten Maßnahmen gelten ganz allgemein für das therapeutische Ziel: „Reduktion des Körperfettanteiles", denn nur dieses und nicht die Reduktion von Muskelmasse oder die Ausscheidung von Körperwasser ist das medizinisch erwünschte Korrelat der Gewichtsreduktion. Diese Maßnahmen sind unabhängig vom Geschlecht, vom Alter und vom konkreten Anlass. Es macht also für die Beratung keinen Unterschied, ob es sich bei dem Ratsuchenden um einen übergewichtigen Gesunden handelt, bei dem die Gewichtsreduktion eine Maßnahme der Prävention ist, oder um Patienten nach Herzinfarkt, mit Diabetes mellitus II oder mit einer chronisch obstruktiven Lungenerkrankung (COPD), wo die Gewichtsreduktion eine Maßnahme eines umfassenden therapeutischen Konzepts ist. Die Beratung umfasst zwei strategische Linien:

– Änderung des Essverhaltens
– Änderung des Bewegungsverhaltens

25.1 · Energiebilanz

■ Änderung des Essverhaltens

Das Essverhalten, das geändert werden soll, betrifft zwei Hauptrichtungen:
a. die Tätigkeit des Essens selbst, also wie man isst. Ziel ist die Verringerung der Menge der Speisen ohne Änderung der Zusammensetzung.
b. die Auswahl der Nahrungsmittel und Zubereitung der Speisen, also was man isst. Ziel ist die Verringerung der Energiedichte (kcal/100 g) der Speisen.

a) Die meisten adipösen Menschen antworten auf die Frage: „Wie oft kauen Sie einen Bissen?" – manchmal erst nach reiflichem Überlegen – mit einer Zahl zwischen 1 und 10, sie sind also sehr schnelle Esser. Das hat die Konsequenz, dass der Magen relativ rasch mit einer ausreichenden Menge an Nahrung gefüllt ist, was durchaus auch so wahrgenommen werden kann. Allerdings stellt sich nicht das Gefühl des Sattseins, des „genug gegessen Habens" ein, denn das hängt keineswegs nur von der Magenfüllung ab. Ein wesentlicher Beitrag zu diesem letzteren Gefühl ist, dass man sich auch eine ausreichend lange Zeit mit der Tätigkeit des Essens befasst hat, inklusive der damit verbundenen sensorischen Wahrnehmungen. Man muss also auch ausreichend lange löffeln, schneiden, kauen, riechen, schmecken u. a. Erst dadurch wird insgesamt auch die „Lust am Essen" gestillt und nicht nur der Hunger. Schnellesser haben daher rasch den physiologischen Bedarf an Nahrungsmitteln aufgenommen, aber noch lange nicht die Lust am Essen gestillt. Daher holt man sich einen Nachschlag oder Nachtisch oder macht sich auf die Suche nach etwas zum Knabbern, was natürlich eine positive Kalorienbilanz fördert.

Eine der wichtigsten Ratschläge, die helfen, die aufgenommene Nahrungsmenge zu reduzieren, ist daher der, das langsame Essen zu erlernen. Besondere zusätzliche Diätempfehlungen sind zunächst dazu nicht erforderlich. Zur praktischen Umsetzung der Empfehlung dienen die folgenden vier Schritte:
1. Jeder (wirklich jeder) Bissen soll 30- bis 40-mal gekaut werden (zu Beginn mitzählen).
2. Während des Kauens soll das Besteck abgelegt und erst wieder aufgenommen werden, wenn geschluckt worden ist.
3. Mit dem Essen aufhören, wenn alle anderen „Normalesser" ihre Mahlzeit beendet haben (bzw. wenn z. B. die Mittagspause zu Ende ist).
4. Kleine Portionen auf den Teller nehmen.

b) Die zweite Hauptrichtung betrifft die Nahrungsmittel. In der Hauptsache geht es darum, Nahrungsmittel und Speisen mit hoher Energiedichte gegen solche mit geringerer zu ersetzen. Da der Nährstoff mit der höchsten Energiedichte das Fett ist, bedeutet das in erster Linie, den Fettkonsum zu reduzieren. Der Anteil der aus Fett stammenden Kalorien am Tagesumsatz des durchschnittlichen Österreichers liegt bei über 40% (Quelle: FAOSTAT zit. nach (Slatner 2015)). Die Empfehlung ist die ersatzlose Streichung eines Teiles des Nahrungsfetts (und keineswegs der isokalorische Ersatz durch Kohlenhydrate).

Es ist auch nicht der Ersatz von ungesundem (tierischen) durch gesundes (pflanzliches) Fett gemeint, sondern tatsächlich das ersatzlose Weglassen (energetisch gibt es zwischen tierischen und pflanzlichen Fetten keinen Unterschied). Es kommt dadurch, sozusagen automatisch, auch zu einer Verminderung des Anteils der aus Fett stammenden Nahrungskalorien. Das Ziel ist es, den aus Fett stammenden Kalorienanteil auf etwa 30% des Tagesenergieumsatzes oder weniger zu reduzieren. Dies ist eine der wichtigsten Maßnahmen zur Kalorienreduktion.

Erreicht wird dies durch Maßnahmen auf zwei Gebieten:
1. die Auswahl der Nahrungsmittel und
2. die Zubereitung der Speisen.

Bei der **Auswahl der Nahrungsmittel** werden die sichtbaren Fette entweder weggeschnitten oder die Nahrungsmittel mit sichtbarem Fett (z. B. Fleisch) sind leicht zu erkennen und werden vermieden. Auch das Streichfett sollte weggelassen werden (energetisch ist es egal, ob Butter oder Margarine verwendet wird). Die unsichtbaren oder versteckten Fette sind solche, die in die Nahrungsmittel hinein verarbeitet werden. Betroffen sind sehr viele von der Nahrungsmittelindustrie hergestellte Fleischwaren, wie Würste oder Aufstriche, aber auch Süßspeisen, wie Kekse, Schokoriegel u. ä. Fett wird deshalb so reichlich verwendet, weil die Geschmacksstoffe und Aromen meist fettlöslich sind und fettarme Produkte nicht so gut schmecken. Die versteckten Fette kann man eigentlich nur vermeiden, indem man derartige Nahrungsmittel generell vermeidet (Empfehlung: frische, möglichst unverarbeitete Produkte der Landwirtschaft konsumieren).

Bei der **Zubereitung der Speisen** müssen Methoden angewandt werden, die mit weniger Fett auskommen. Z. B. klare Suppe statt Cremesuppe, grillen statt panieren u. a.

Und es sollten für das unbedingt notwendige Fett nur pflanzliche Öle verwendet werden, vor allem solche, die reichlich ungesättigte und mehrfach ungesättigte Fettsäuren enthalten, wie z. B. Olivenöl oder Sonnenblumenöl. Es nimmt dann, bei insgesamt geringem Fettkonsum, der Anteil dieser z. T. essenziellen Fettsäuren sozusagen automatisch zu, was ja in verschiedenen Richtlinien empfohlen wird (z. B. Eckel, Jakicic et al. 2014).

Gelingt es durch die Änderung des Essverhaltens – aber ohne zu hungern und ohne eine bestimmte Diät einzuhalten – pro Tag etwa 300 kcal einzusparen (das entspricht in etwa 40 g Butter), so summiert sich das energetisch auf ca. 1 kg Depotfett pro Monat.

In der hier vorgeschlagenen Ernährungsberatung für adipöse Menschen, mit oder ohne chronische Erkrankungen, ist das didaktische Ziel nicht in erster Linie die Wissensvermittlung, z. B. über physiologische Zusammenhänge, sondern die Etablierung der geschilderten Verhaltensänderungen. Wie man aus den Erfahrungen mit Patientenschulungen weiß, wird vermitteltes Wissen rasch wieder vergessen, während einmal etablierte Verhaltensänderungen mit größerer Wahrscheinlichkeit beibehalten werden.

- **Änderung von Bewegungsverhalten**

Das Erreichen geringer täglicher Bilanzdefizite über längere Zeit kann durch regelmäßige körperliche Bewegung auch geringen Umfanges sehr gut unterstützt werden.

Auch hier kann man zwei Beratungslinien unterscheiden:
a. Bewegung in Form von Training
b. Alltagsbewegung

a) Im Allgemeinen wird die Wirkung von Training auf das Abnehmen überschätzt. Beim Laufen kann, wie erwähnt, mit einem Netto-Energieumsatz von 1 kcal/kg/km gerechnet werden. Um 1 kg Depotfett abzubauen, muss also ein Mensch, der inklusive Kleidung 93 kg wiegt, 100 km laufen. Es ist aber glücklicherweise egal, in welchem Zeitraum diese Strecke gelaufen wird. Sie kann durchaus auch auf 5 Wochen aufgeteilt werden. Mit konsequent durchgehaltenen 20 km Joggen pro Woche (das sind etwa 2-mal 1 Stunde), kann dieser Mensch also einen Körperfettabbau von ca. 10 kg pro Jahr erreichen. Allerdings unter einer Bedingung: Er darf in dieser Zeit nicht mehr (muss aber auch nicht weniger) essen als vorher. Für diese Rechnung ist es übrigens gleichgültig, in welchem Intensitätsbereich gelaufen wird und was während des Laufens verbrannt wird; die Empfehlung des sogenannten „Fatburning"-Trainings mit geringer Intensität (= Auslastung der persönlichen $\dot{V}O_{2max}$ in %) beruht auf schlichter Unkenntnis der physiologischen Grundlagen! Entscheidend ist, dass gelaufen wird und dass die Energiebilanz längerfristig negativ ist. Auch wenn während des Trainings ausschließlich Kohlenhydrate verbrannt werden: Wenn die Energiebilanz insgesamt negativ ist, dann muss das Defizit aus den Fettdepots zugeschossen werden. Abgesehen vom zusätzlichen Energieumsatz kommt es nach körperlicher Belastung in der Erholungsphase durch die Regenerationsprozesse zu einer Erhöhung des Ruheumsatzes, was ebenfalls die Gewichtsabnahme begünstigt. Und schließlich wird durch körperliches Training nur der Körperfettanteil reduziert und nicht die Muskelmasse.

Wegen der Erhöhung der Muskelmasse ist auch ein Muskelhypertrophietraining für den Körperfettabbau effektiv (Wieser und Haber 2007), nicht nur wegen des Energieumsatzes während des Trainings, der nur ca. halb so hoch ist wie während eines Ausdauertrainings, sondern weil pro kg zusätzlich gebildeter Muskelmasse pro 24 Stunden rund 15 kcal zusätzlich an Grundumsatz anfallen (dies ist für beide Geschlechter gleich), auch an den Tagen, an denen nicht trainiert wird. Das sind rund 5500 kcal/Jahr.

b) Abgesehen von richtigem Training kann die Energiebilanz aber auch durch körperliche Bewegung im Alltag entlastet werden. Das bedeutet den Verzicht auf mechanische Bewegungshilfen, wie Aufzüge, Rolltreppen, Autos, aber auch die Straßenbahn! Und stattdessen zu Fuß gehen. Die Aufnahme von einer Stunde Gehen und Treppensteigen pro Tag mit 3 MET, anstatt zu sitzen oder ruhig zu stehen, bedeutet ein tägliches Minus von etwa 100 kcal, was sich ca. alle 3 Monate auf 1 kg Depotfett summiert. Joggen und Alltagsbewegung zusammen ergibt einen Fettabbau von 1 kg pro Monat, ohne Änderung der Essgewohnheiten.

Wird sowohl die Änderung des Essverhaltens als auch die Änderung des Bewegungsverhaltens konsequent realisiert, ist – ohne eine spezielle Diät und ohne Hungern – eine Gewichtsreduktion von etwa 2 kg pro Monat möglich. Empfehlungen für radikale Änderungen des Essverhaltens sollten vermieden werden.

Man sollte keine Empfehlungen abgeben, die als Gewohnheit wahrscheinlich nicht den Rest des Lebens eingehalten werden können!

Sind für Wettkämpfe Gewichtslimits zu erbringen, so sollte mit der Gewichtsreduktion rechtzeitig, d. h. Wochen bis Monate vor dem Termin, angefangen werden.

25.1.4 Trainingsumsatz (TRU)

Dies ist der gesamte, zusätzliche, durch Training bedingte Energieumsatz pro Woche, aufgeteilt auf 7 Tage. Der TRU ist grundsätzlich das Gleiche wie der LU. Wir wollen ihn aber zum besseren Verständnis vom LU unterscheiden. Da der LU den normalen Alltag repräsentiert, ist er ziemlich konstant, so lange sich die Lebensumstände nicht ändern, während der TRU eine enorme Variabilität aufweisen kann, sowohl bei Sportlern verschiedener Sportarten als auch bei verschiedenen Sportlern der gleichen Sportart als auch bei ein und demselben Sportler von Zeit zu Zeit. Dieser TRU wird durch mehrere Faktoren maßgeblich beeinflusst.

- **Die maximale aerobe Kapazität ($\dot{V}O_{2max}$)**

Die $\dot{V}O_{2max}$ kann leistungsmedizinisch mit der Spiroergometrie bestimmt werden oder sie kann, bei einfacher Ergometrie, aus der maximalen Wattleistung geschätzt werden (siehe Leistungsdiagnostik Sektion III). Die $\dot{V}O_{2max}$ kann bei Sportlern ein und derselben Sportart im Extremfall um bis zu 100% differieren. Eine seriöse Berechnung des Trainingsumsatzes ist daher ohne Kenntnis der $\dot{V}O_{2max}$ nicht möglich. Je höher die $\dot{V}O_{2max}$ ist, desto höher ist auch die $\dot{V}O_2$ bei gleicher Intensität (z. B. bei gleicher Trainingsherzfrequenz).

- **Die mittlere Trainingsintensität**

Die Intensität ist die $\dot{V}O_2$ während des Trainings in % der $\dot{V}O_{2max}$. Je höher die Intensität ist, desto höher ist daher der TRU bei gleicher $\dot{V}O_{2max}$. Das Training vieler Sportler besteht aber häufig aus Trainingszeiten mit unterschiedlicher Intensität und unterschiedlicher Dauer, die insgesamt die wöchentliche Trainingszeit (WTZ) ergeben. Aus diesen verschiedenen Trainingseinheiten muss eine mittlere Intensität (I_m) bestimmt werden. Dafür wird das gewogene, arithmetische Mittel berechnet.

Die Trainingsintensität beträgt bei Ausdauertraining je nach Trainingsmethode 50 bis 80%. Beim extensiv-aeroben Ausdauertraining, das bei allen Ausdauersportarten mengenmäßig dominiert, liegt die Intensität bei 60–70%.

Beim Krafttraining, z. B. beim Gewichtheben oder im Fitnessstudio, ist die durchschnittliche Intensität über die gesamte Trainingszeit, also inklusive der Pausen zwischen den einzelnen Übungen, etwa 30–40%. Während der Durchführung der einzelnen Übungen kann der Energieumsatz natürlich höher sein, dafür ist er in den Pausen entsprechend geringer. Ähnliches gilt auch für das Tennisspiel, für das im Normalfall ebenfalls eine durchschnittliche Intensität von etwa 30–40% angenommen werden kann.

Eine gute Möglichkeit, die Intensität bei sportlichen Aktivitäten mit unbekannter Intensität einzuschätzen, bietet eine Pulsuhr mit entsprechenden Speichermöglichkeiten, einem Computerinterface und einem Auswertungsprogramm, das die über die Trainingseinheit gemittelte Trainingsherzfrequenz (1/min) zur Verfügung stellt. Die Trainingsintensität einzelner Trainingseinheiten (in %) kann dann mit folgender Formel über die Trainingsherzfrequenz eingeschätzt werden (Karvonen, Kentala et al. 1957):

$$I = [(HF_{Tr} - HF_{Ru})/(Hf_{max} - HF_{Ru})] \times 100\% \qquad \text{Gl. 25.2}$$

I = Intensität
HF_{Tr} = Trainingsherzfrequenz
HF_{Ru} = Ruheherzfrequenz
Hf_{max} = maximale Herzfrequenz

Bei drei verschiedenen Trainingsarten, mit je verschiedener Trainingszeit (Z_1, Z_2, Z_3) und Intensität (I_1, I_2, I_3) errechnet sich die mittlere Intensität (I_m), als das gewogene Mittel, wie folgt:

$$I_m = (Z_1 \times I_1 + Z_2 \times I_2 + Z_3 \times I_3)/WTZ \qquad \text{Gl. 25.3}$$

$$WTZ = Z_1 + Z_2 + Z_3$$

Ein Beispiel:
4 Stunden Ausdauertraining mit einer Intensität von 60%
2 Stunden Regenerationstraining: 40%
2 Stunden Krafttraining: 30%

$$I_m = (4 \times 60 + 2 \times 40 + 2 \times 30)/8 = 47{,}5\% \qquad \text{Gl. 25.4}$$

- **Die wöchentliche Trainingszeit (WTZ)**

Das ist die Summe aller Trainingszeiten mit unterschiedlicher Intensität: z. B. Ausdauertraining, Tennis, Krafttraining. Die WTZ kann auch Belastungen mit einer Intensität unter der Wirksamkeitsgrenze des Ausdauertrainings (50%) enthalten. Solche Belastungen beeinflussen zwar nicht

25.1 · Energiebilanz

die $\dot{V}O_{2max}$, wohl aber den Energieumsatz, da dieser doch um einige MET erhöht wird. Derartige Belastungen (z. B. Regenerationstraining oder Krafttraining) müssen daher in die Berechnung des TRU einbezogen werden.

■ Andere Einflussgrößen

Neben diesen Größen, die unmittelbar in die Berechnung des TRU eingehen, gibt es noch andere Parameter, die den TRU zwar auch direkt beeinflussen, aber in der Formel zur Berechnung des TRU nicht enthalten sind: Diese Größen beeinflussen die $\dot{V}O_{2max}$. Ihr Einfluss ist daher durch die Messung der $\dot{V}O_{2max}$ vollständig berücksichtigt. Diese Größen sind:
— die WNTZ,
— die Körpermaße,
— das Alter,
— das Geschlecht.

■ Die Berechnung des Trainingsumsatzes

Der mittlere TRU in kcal pro Tag kann nun nach folgender Formel berechnet werden:

$$\text{TRU} = \dot{V}O_{2max} \times I_m \times 5 \times 60 \times \text{WTZ}/7 \text{ kcal/Tag} \qquad \text{Gl. 25.5}$$

— $\dot{V}O_{2max}$ ist die mit Spiroergometrie gemessene oder die aus der Ergometrie geschätzte maximale O_2-Aufnahme in Litern.
— I_m bedeutet die mittlere Trainingsintensität, angegeben als eine Fraktion von eins, also z. B. 60 % = 0,60.
— Der Faktor 5 ist die Umrechnung von Litern O_2 in kcal.
— 60 ist die Umrechnung des Kalorienbedarfs pro Minute auf eine Stunde.
— Die WTZ ist die gesamte Trainingszeit pro Woche in Stunden.
— 7 sind die Tage der Woche zur Berechnung des durchschnittlichen täglichen Trainingsumsatzes.

25.1.5 Gesamter Tagesumsatz (TEU) des Sportlers

Der gesamte Tagesumsatz eines Sportlers kann nun aus den einzelnen Teilberechnungen ermittelt werden. Als Basis dient der entsprechende Umsatz für leichte Tätigkeit (oder mittlere Tätigkeit, falls dies zutrifft). Davon muss für jede Stunde der WTZ der Leistungsumsatz für leichte Tätigkeit im Sitzen (1,5 MET) abgezogen werden, da dieser ohnehin angefallen wäre und nicht doppelt berechnet werden soll. Sodann wird nach der oben angegebenen Formel der TRU, basierend auf dem Ergebnis der Ergometrie, zugezählt und so der mittlere tägliche TEU berechnet. Dies sollte bei einer individuellen Beratung stets der Fall sein.

Als Beispiel für eine Berechnung nehmen wir einen Ruderer, 90 kg, mit leichter beruflicher Tätigkeit (beim Tagesumsatz ohne Training wird immer der Mittelwert der oben angegebenen Spannweite angenommen), der pro Woche 8 Stunden Rudern trainiert (WTZ = 8 Stunden, I_m = 60 %, $\dot{V}O_{2max}$ = 6,0 l/min):

$$\text{TRU} = 6{,}0 \times 0{,}6 \times 5 \times 60 \times 8/7 = 1234 \text{ kcal/Tag} \qquad \text{Gl. 25.6}$$

$$\text{TEU} = 33{,}5 \times 90 - 90 \times 1{,}5 \times 8/7 + 1234 = 4095 \text{ kcal/Tag} \qquad \text{Gl. 25.7}$$

8/7 = mittlere tägliche Trainingszeit in Stunden
Produkt 1 in Gl. 25.7 = TEU ohne Training
Produkt 2 in Gl. 25.7 = Abzug des LU für Sitzen für die Trainingszeit
Das Training verursacht einen mittleren Netto-Mehrbedarf pro Tag von 1080 kcal.

Als nächstes Beispiel für eine Berechnung nehmen wir eine Frau, 60 kg, leichte berufliche Tätigkeit, die 3 × 1 Stunde Krafttraining/Woche betreibt. Für die mittlere Intensität beim Krafttraining nehmen wir 30% an (WTZ = 3 Stunden, $\dot{V}O_{2max}$ = 1980 ml, I_m = 30%).

$$TRU = 1{,}98 \times 0{,}3 \times 5 \times 60 \times 3/7 = 76 \text{ kcal/Tag} \qquad \text{Gl. 25.8}$$

$$TEU = 60 \times 30{,}2 - 60 \times 0{,}9 \times 1{,}5 \times 3/7 + 76 = 1853 \text{ kcal} \qquad \text{Gl. 25.9}$$

Der tägliche mittlere Netto-Mehrbedarf durch 3 harte Krafttrainingseinheiten pro Woche beträgt also nur bescheidene 41 kcal.

25.2 Die Bilanzen der energietragenden Nährstoffe

Die Träger des Energiegehaltes der Nahrung sind die drei Nährstoffe
- Eiweiß (Protein),
- Fette,
- Kohlenhydrate.

Jeder dieser drei Nährstoffe hat seine Besonderheiten und erfüllt im Rahmen des Stoffwechsels unterschiedliche Funktionen. Um die Nährstoffe quantitativ erfassen zu können, wird primär angegeben, wie viel Prozent der Kalorien des TEU von jedem Nährstoff beigesteuert werden: Energie% (En%).

Definition des Nährstoffbedarfs

- Der Bedarf an jeglichem Nährstoff nimmt proportional zum TEU zu oder ab.
- Der erste Schritt zur Berechnung jeglichen Nährstoffbedarfs ist daher die Berechnung des TEU.
- Bei stark unterschiedlichen TEU sollte jeglicher Nährstoffbedarf nicht in g oder mg/kg sondern in g oder mg/1000 kcal des TEU angegeben werden.

25.2.1 Proteine

Zunächst, zur Wiederholung, zwei ernährungsphysiologisch wichtige Zahlen zum Eiweiß:
- 1 g Eiweiß ergibt bei vollständiger Verbrennung 4,1 kcal,
- 1 l O_2 erzeugt bei Verbrennung von Eiweiß 4,5 kcal.

■ **Proteine im Stoffwechsel**
Das Eiweiß aus der Nahrung wird in der Regel, mit Ausnahme von Hungerperioden, nicht zur Deckung des Energiebedarfes herangezogen, sondern zum Aufbau von körpereigenem Eiweiß, z. B. von Muskelprotein oder Stoffwechselenzymen.

25.2 · Die Bilanzen der energietragenden Nährstoffe

Dabei handelt es sich meist um einen Ersatz der im normalen Stoffwechsel laufend abgebauten Strukturen (die Kontinuität der Form und der Strukturen eines lebenden Organismus ist immer das Ergebnis von gleichzeitig und gleich stark ablaufenden Abbau- und Aufbauprozessen). Das abgebaute Protein wird oxidativ „entsorgt". Der Anteil am Tages-Energieumsatz kann daher bescheiden sein und beträgt bei gemischter Normalkost 10–12 En%. Bei erhöhter Beanspruchung der Myofibrillen kommt es auch zu einem verstärkten Abbau. Dies ist vor allem bei Sportarten mit erhöhtem Einsatz von Kraft und/oder Schnelligkeit der Fall bzw. bei regelmäßigem Krafttraining. Hier ist für eine ausgewogene Eiweißbilanz ein höherer Proteinanteil notwendig. Bei positiver Eiweißbilanz, z. B. bei Muskelhypertrophietraining, wird zusätzlich Eiweiß in Form von Myofibrillen gebunden. Bei negativer Eiweißbilanz, z. B. bei Muskelschwund, wenn ein Fuß in Gips ist, überwiegt der Eiweißabbau.

Beim Abbau wird das Protein zunächst in die Aminosäuren aufgespalten. Sodann wird von den Aminosäuren die Aminogruppe entfernt und daraus der Harnstoff synthetisiert, ein wesentliches Abbauprodukt des Eiweißes. Die Harnstoffsynthese erfordert Energie, ist also ATP-abhängig. Er wird mit dem Urin ausgeschieden und erlaubt eine Rückrechnung auf die abgebaute Eiweißmenge, also den Umsatz.

- 1 g Harnstoffstickstoff entspricht 7 g abgebautem Protein.
- Dies entspricht ca. 25 g Muskelsubstanz.

Die verbleibenden Kohlenstoffketten werden in den Zitratzyklus eingeschleust und oxidativ abgebaut. Aus den verzweigtkettigen Aminosäuren Leucin, Isoleucin und Valin sowie aus Alanin kann bei Bedarf in der Leber Glukose synthetisiert werden, was als Glukoneogenese bezeichnet wird. Dieser Bedarf ist bei weitgehend entleerten Glykogendepots der Muskulatur gegeben, was bei ungenügender Kohlenhydrataufnahme mit der Nahrung bzw. längstens nach ca. 3 Stunden einer Ausdauerbelastung (auch bei regelmäßiger Kohlenhydrataufnahme) der Fall ist. Die so synthetisierte Glukose dient der Aufrechterhaltung des Blutzuckerspiegels, der Versorgung der Gehirnzellen und der Aufrechterhaltung der Fettsäurenoxidation durch Bereitstellung des für den Fettabbau notwendigen Pyruvats.

■ Die Berechnung des Proteinbedarfs

Eine Determinante des Eiweißumsatzes ist die Höhe der muskulären Beanspruchung.

Eine hohe muskuläre Beanspruchung ist in erster Linie für das Krafttraining typisch, das einen starken Katabolismus muskulärer Strukturen, vor allem der Myofibrillen, verursacht. Das dabei anfallende Protein wird wie geschildert abgebaut. Die Strukturen werden in der Regenerationsphase während der Erholung wieder aufgebaut. Bei wirksamen Krafttrainingsreizen folgt der Regeneration die Überkompensation, in der zusätzlich Protein in den Myofibrillen gebunden wird, was dann eine positive Proteinbilanz zur Folge hat. Eine unabdingbare Voraussetzung sowohl für die Regeneration als auch für die Überkompensation ist eine ausreichende Menge Nahrungsprotein. Da der Proteinkatabolismus mit der Höhe der Muskelspannung zunimmt, soll auch der En%-Anteil aus Protein mit der Intensität der Muskelbeanspruchung zunehmen.

Eine weitere wichtige Größe, die bestimmend für den Proteinbedarf ist, ist der TEU: Auch bei gleichem Prozentsatz der Eiweißkalorien am TEU wächst der Eiweißumsatz mit zunehmendem TEU.

Nach der Höhe der durchschnittlichen Muskelbeanspruchung können Inaktivität und die Sportarten grob in 5 Kategorien eingeteilt werden, denen dann Richtwerte für den optimalen Eiweißanteil in En% zugeordnet werden können (natürlich sind auch alle Zwischenwerte möglich), wie in ◘ Tab. 25.3 dargestellt.

Tab. 25.3 Optimaler Anteil der aus Eiweiß stammenden Kalorien am TEU (En%) bei unterschiedlichen Kategorien körperlicher Aktivität

Untrainierte ohne besondere körperliche Aktivität	10%
Reine Ausdauersportarten und Normalpersonen	12%
Ausdauersportarten mit höherem Kraftanteil: Kurz- und Mittelstrecke, Kampfsport, Sportspiele	15%
Kraftsport	20%
Kraftsport mit forciertem Muskelaufbau	25%

Nun folgen einige exemplarische Beispiele zur Berechnung des täglichen Eiweißbedarfs (E): Ein Mann, 70 kg, leichte berufliche Tätigkeit, kein Training, also ein normaler Bedarf:

$$E = 33{,}5 \times 70 \times 0{,}1 / 4{,}1 = 57 \text{ g oder } 0{,}82 \text{ g/kg oder } 24 \text{ g/1000 kcal} \qquad \text{Gl. 25.10}$$

33,5 = TEU/kg
0,1 = En% Protein
4,1 = kcal/g Protein

Die Angabe „24 g/1000 kcal" gilt für jeden Menschen mit einem Eiweißbedarf von 10 En%, unabhängig von Geschlecht Alter oder Körpergewicht!

Ein anderes Beispiel: Eine Frau, 60 kg, mit leichter beruflicher Tätigkeit, WTZ = 7 Stunden Dauerlauf, I_m = 60%, $\dot{V}O_{2max}$ = 3,94 l/min. Der gewünschte Proteinanteil am TEU ist 12%:

$$TRU = 3{,}94 \times 0{,}6 \times 5 \times 60 \times 7/7 = 709 \text{ kcal/Tag} \qquad \text{Gl. 25.11}$$

$$TEU = 30{,}2 \times 60 - 60 \times 0{,}9 \times 1{,}5 + 709 = 2440 \text{ kcal/Tag} \qquad \text{Gl. 25.12}$$

$$E = 2440 \times 0{,}12/4{,}1 = 71 \text{ g oder } 1{,}2 \text{ g/kg oder } 29 \text{ g/1000 kcal} \qquad \text{Gl. 25.13}$$

Auch hier gilt die Angabe 29 g/1000 kcal für jeden Menschen mit einem Eiweißbedarf von 12 En%!

Bemerkenswert ist, dass die umfangreich Ausdauer trainierende Frau, trotz der niedrigeren Körpermasse und des bescheidenen En% von 12%, dennoch einen höheren absoluten und relativen Eiweißbedarf hat als der nicht trainierende schwerere Mann.

Auch bei umfangreich trainierenden Kraftsportlern mit extremen Zielstellungen erreicht der tägliche Eiweißbedarf höchstens 2,5 g/kgKM. In den meisten Fällen ist er auch bei Kraftsportlern deutlich geringer. Wenn in Arbeiten über Sportlerernährung Angaben von bis zu 3 g/kgKM gemacht werden, so handelt es sich um die Verallgemeinerung der extremen Kostform für ganz wenige Hochleistungssportler, die für die meisten Sporttreibenden nicht zweckmäßig ist.

Auch dazu ein Beispiel: Ein Bodybuilder (oder Gewichtheber) mit 100 kg, leichter beruflicher Tätigkeit und täglich 2 Stunden hartem Krafttraining, also eine WTZ von 14 Stunden, mit einer I_m von 35% und einer $\dot{V}O_{2max}$ von 3,6 l/min. Der gewünschte En% Protein ist 25%:

$$TRU = 3{,}6 \times 0{,}35 \times 5 \times 60 \times 14/7 = 756 \text{ kcal} \qquad \text{Gl. 25.14}$$

$$\text{TEU} = 33{,}5 \times 100 - 100 \times 1{,}5 \times 14/7 + 756 = 3806 \text{ kcal} \qquad \text{Gl. 25.15}$$

$$E = 3806 \times 0{,}25/4{,}1 = 232 \text{ g oder } 2{,}3 \text{ g/kg oder } 61 \text{ g}/1000 \text{ kcal} \qquad \text{Gl. 25.16}$$

Bei weniger umfangreich trainierenden Kraftsportlern, und das ist mit Sicherheit die große Mehrzahl, ist auch der Eiweißbedarf auf Grund des geringeren TEU geringer. Wenn dieser Kraftsportler nur 7 Stunden pro Woche trainiert und 20 En% Protein anstrebt, so reduziert sich der Eiweißbedarf auf 167 g oder 1,7 g/kg, entsprechend 48 g/1000 kcal des TEU.

Als Kontrast dazu nun ein Beispiel über die Berechnung des Proteinbedarfs eines Radrennfahrers: 70 kg, leichte berufliche Tätigkeit, WTZ 20 Stunden, I_m = 50% (mit berücksichtigt sind Rollphasen oder Bergabfahrten mit geringer Intensität), $\dot{V}O_{2max}$ = 5,8 l/min. Der gewünschte En% Protein ist 12%:

$$\text{TRU} = 5{,}8 \times 0{,}5 \times 5 \times 60 \times 20/7 = 2486 \text{ kcal} \qquad \text{Gl. 25.17}$$

$$\text{TEU} = 33{,}5 \times 70 - 70 \times 1{,}5 \times 20/7 + 2486 = 4531 \text{ kcal} \qquad \text{Gl. 25.18}$$

$$E = 4531 \times 0{,}12/4{,}1 = 133 \text{ g oder } 1{,}9 \text{ g/kg oder } 29 \text{ g}/1000 \text{ kcal} \qquad \text{Gl. 25.19}$$

Erstaunlicherweise hat der Radfahrer mit einem Eiweißanteil von nur 12% einen höheren relativen Proteinbedarf pro Tag wie der Kraftsportler mit einem Eiweißanteil von 20% am TEU (allerdings den für 12 En% typischen Anteil von 29 g/1000 kcal). Dies kommt durch den enorm großen Tagesumsatz des Radfahrers zu Stande. Tatsächlich wird der Proteinbedarf von derart umfangreich trainierenden Ausdauersportlern nicht selten unterschätzt.

Dabei muss es sich bei derartigen Sportlern keineswegs nur um Radprofis handeln, sondern es könnte z. B. auch ein 50-jähriger „Hobby"-Sportler sein, der sich auf einen Radmarathon vorbereitet und, wegen fehlender Betreuung, eher zu Fehlern neigt als gut betreute Leistungssportler. Wenn der persönliche Nahrungsschwerpunkt auf Salat, Gemüse, Olivenöl und Weißbrot liegt, dann kann es, bei ausreichender energetischer Versorgung, durchaus zu einem Eiweißdefizit kommen, der den Trainingserfolg gefährden kann.

Die für die Ernährungsberatung zweckmäßigste Angabe des Eiweißbedarfs ist die in g/1000 kcal des TEU. Die folgende ◘ Tab. 25.4 gibt einen Überblick über die verschiedenen En% entsprechenden Mengen.

◘ **Tab. 25.4** Die verschiedenen En% für Protein entsprechenden Mengen in g/1000 kcal

En% Protein	g/1000 kcal
10	24
12	29
15	36
18	43
20	48
25	61

Für die Eiweißbilanz gibt es kein ähnlich einfaches Messinstrument wie die Badezimmerwaage für die Energiebilanz. Für eine individuelle Beratung ist daher die Erstellung einer Bilanz auf der Basis der Kalkulation der Aufnahme mit der Nahrung und des Bedarfs, wie oben geschildert, erforderlich.

Für die Berechnung eines individuellen Nährstoffbedarfs, auch für die im Folgenden zu besprechenden Nährstoffe, insbesondere bei körperlich sehr aktiven Menschen, empfiehlt sich ganz allgemein die folgende Vorgangsweise:
- Kalkulation des TEU
- Zuordnung des gewünschten En%-Anteiles entsprechend der Sportart bzw. der entsprechenden g (oder mg)/1000 kcal
- Kalkulation des Nährstoffbedarfs

Eiweiß in der Ernährung

Das Nahrungseiweiß muss ein ausgewogenes Spektrum an Aminosäuren enthalten, inklusive der 8 essenziellen Aminosäuren, die der Organismus nicht selbst synthetisieren kann und daher auf deren Zufuhr angewiesen ist. Die biologische Wertigkeit von Protein wird danach beurteilt und quantifiziert, wie viel Gramm körpereigenes Protein aus 100 g Nahrungsprotein aufgebaut werden können. Unter diesem Gesichtspunkt ist das hochwertigste Einzelprotein das des Hühnereis mit dem Wert 100. Es folgen Fleisch und Fisch mit ca. 90–95, Milch mit 88 und Käse mit 85. Das hochwertigste pflanzliche Eiweiß ist Soja mit 84. Reis, Kartoffeln und Getreide folgen mit 70 und Mais mit 65. Das bedeutet konkret, dass zur Synthese von 100 g körpereigenem Protein rund 150 g Maisprotein aufgenommen werden müssen, was bei höherem Eiweißbedarf das Nahrungsvolumen deutlich vergrößern würde. Das ausgewogene Aminosäurenspektrum ist auf jeden Fall dann gewährleistet, wenn mindestens 80% des Proteins tierischen Ursprungs ist. Ebenfalls unproblematisch ist eine ovo-laktovegetabile Kost, die zwar auf Fleisch verzichtet, aber Eier und Milch sowie Milchprodukte enthält. Die Mischung von Milch- und Eierprotein einerseits und pflanzlichen Proteinen aus Getreide, Kartoffeln oder Hülsenfrüchten andererseits ergibt biologische Wertigkeiten von 100 und sogar darüber (◘ Tab. 25.5).

Eine rein vegane Kost enthält nur dann alle essenziellen Aminosäuren, wenn verschiedene pflanzliche Nahrungsmittel kombiniert werden, vor allem Getreidearten, wie Weizen, Roggen, Reis, Mais u. a., mit Hülsenfrüchten, wie Erbsen, Linsen oder Bohnen. Die biologische Wertigkeit einer derartigen Mischung ist ebenfalls 100, da jede Gruppe gerade jene essenziellen Aminosäuren enthält, die der anderen fehlen. Umfangreich trainierende Kraftsportler werden aber möglicherweise Schwierigkeiten haben, mit veganer Kost auf die notwendigen Eiweißmengen zu

◘ **Tab. 25.5** Nahrungsmittelkombinationen, deren Protein insgesamt eine biologische Wertigkeit von 100 und darüber aufweist

Proteinkombination	Biologische Wertigkeit
Ei und Kartoffel	138
Ei und Getreide	118
Ei und Bohnen	108
Milch und Getreide	104
Hülsenfrüchte und Getreide	100

bekommen, ohne dass das Nahrungsvolumen zu umfangreich wird. Ausdauersportler können aber recht gut auch vegan zurechtkommen.

Eiweißpulver, meistens auf der Basis von Milch- oder Sojaeiweiß, sind bei einer ausgewogen bilanzierten Kost fast immer entbehrlich. Auch bei Kraftsportlern ist es in der Regel nicht schwierig, den Eiweißbedarf aus dem normalen Nahrungsmittelangebot zu decken. Nur bei sehr umfangreich trainierenden Kraftsportlern mit einem sehr hohen täglichen Eiweißbedarf, kann es nützlich sein, mittels Eiweißpulver das Nahrungsmittelvolumen zu verkleinern, ebenso, zumindest kurzfristig, bei Ausdauersportlern mit ungünstigen Ernährungsgewohnheiten. Längerfristig ist es allerdings besser, den Speiseplan zu adaptieren.

Überschüssig aufgenommenes Eiweiß bewirkt keineswegs auch schon eine positive Bilanz, eine solche kann nur die Folge eines entsprechenden Krafttrainings sein, sondern lediglich eine ausgeglichene Bilanz, allerdings bei höherem Umsatz.

Für Kraftsportler ist es sinnvoll, unmittelbar nach dem Training Eiweiß zu sich zu nehmen, weil zu diesem Zeitpunkt die Proteinsynthetasen, die für die Synthese des Myofibrillenproteins zuständig sind, ihre höchste Aktivität entfalten. Dabei sind Proteine einzelnen Aminosäurenzubereitungen vorzuziehen. Empfehlung: 0,2 g/kg. Gleichzeitig sollte auch Zucker aufgenommen werden. Dies löst einen Anstieg von Insulin aus und das hat, unter anderem, auch eine durchaus erwünschte anabole Wirkung (Tipton und Wolfe 2004). Hier ein Vorschlag für einen einfachen, im Mixer zuzubereitenden Proteinshake: 1/3 l Milch (11 g Protein) und 1 Banane (30 g Zucker).

25.2.2 Fette

Zunächst, zur Wiederholung, zwei ernährungsphysiologisch wichtige Zahlen zum Fett:
- 1 g Fett ergibt bei vollständiger Verbrennung 9,3 kcal.
- 1 l O_2 erzeugt bei Verbrennung von Fett 4,7 kcal.

Fette im Leistungsstoffwechsel

Fett bzw. die Fettsäuren, die Bestandteil des Fettmoleküls sind, sind sozusagen die Basis des Energiestoffwechsels in der Muskulatur. In Ruhe und bei mäßiger körperlicher Belastung erfolgt die notwendige Energiebereitstellung in den Muskelzellen überwiegend durch Oxidation von Fettsäuren. Wie in Sektion I erläutert, beträgt dieser Anteil ca. 80%. Der Rest muss, wegen des biochemisch notwendigen Pyruvats, aus dem Glukoseabbau stammen. Auch bei Belastungen mit einer Intensität von unter 40% kann dieser Anteil von ca. 80% weiter gehalten werden, wie dies bei einer Spiroergometrie durch die Beobachtung des RQ sichtbar gemacht werden kann. Je höher der Energieumsatz, also die Intensität der Tätigkeit wird, desto geringer wird der Energieanteil, der durch Fettverbrennung beigesteuert wird. Bei Belastungen mit einer Intensität über 60–70% schließlich, das entspricht einem Laktatspiegel im Blut von 4 mmol/l und darüber, wird die weitere Mobilisierung von Fettsäuren aus den Fettzellen blockiert, so dass der Nachschub an Azetyl-CoA aus der Betaoxidation ausfällt. Unter diesen Umständen wird dann ausschließlich Glukose glykolytisch und oxidativ abgebaut.

Dauerbelastungen unter 40% Intensität sind typisch für Arbeitsschichten. Eine Intensität über 50% ist typisch für sportliche Ausdauerbelastungen. Bleibt die Intensität unter 60%, so wird immer auch Fett mitoxidiert. Entscheidend, ob Fett und Glukose oder nur Glukose abgebaut wird, ist, im Gegensatz zu einer häufig geäußerten Meinung, nicht die Dauer der Belastung, sondern die Intensität, d. h. das Tempo. Außerdem ist auch von Bedeutung, dass die Belastung, z. B. ein Trainingslauf, sehr langsam und einschleichend begonnen und das Tempo nur langsam gesteigert wird, um einen initialen Laktatanstieg zu Beginn und damit eine sofortige Blockade der Fettsäurenmobilisation aus den Depots zu vermeiden.

Es ist ein besonderes Funktionsmerkmal einer gut ausdauertrainierten Muskelzelle, dass sie auch bei höheren Belastungen immer noch Fett verbrennt, sowohl absolut, d. h. bei höherem Tempo, als auch relativ, d. h. bei höherer Intensität als 70% (Anstieg der anaeroben Schwelle). Dies ist biologisch sehr sinnvoll, da Fett im Organismus praktisch unbegrenzt zur Verfügung steht und einen sehr ökonomischen Energiespeicher mit hoher Energiedichte darstellt. Sowohl Eiweiß als auch die noch zu besprechenden Kohlenhydrate können im Stoffwechsel in Fett umgewandelt werden, wie wachsende Fettpölsterchen bei positiver Energiebilanz belegen.

▪ Berechnung des täglichen Fettbedarfs

Auch für den täglichen Fettbedarf (F) können Kategorien gebildet werden, denen dann Richtwerte für den optimalen En%-Anteil zugeordnet werden können (natürlich sind auch alle Zwischenwerte möglich):
— Kraftsport 35%
— Kraftsport mit sehr hohem TEU 40%
— Alle anderen Sportarten und Nichttrainierende ≤ 30%

Auch die täglich benötigte Fettmenge richtet sich in erster Linie nach dem TEU, der ja durch den TRU maßgeblich beeinflusst wird. Ähnlich wie beim Eiweiß muss also auch hier zunächst der individuelle TEU berechnet werden und dann erst der Fettbedarf pro Tag (F).

Dazu wieder einige Beispiele: Zunächst der schon von der Berechnung des Eiweißbedarfs her bekannte Radfahrer mit einem TEU von 4531 kcal/Tag und einem gewünschten En%-Anteil von 30%:

$$F = 4531 \times 0{,}3/9{,}3 = 146 \text{ g oder } 2{,}0 \text{g/kg oder } 32 \text{g}/1000 \text{ kcal} \qquad \text{Gl. 25.20}$$

Auch beim Fettbedarf ist die Angabe g/1000 kcal immer für einen bestimmten En%-Anteil typisch, unabhängig von Geschlecht, Alter, Tagesenergieumsatz oder Trainingszustand.

Als nächstes der ebenfalls schon bekannte Kraftsportler mit einem TEU von 3806 kcal und einem gewünschten Fettanteil von 35%:

$$F = 3806 \times 0{,}35/9{,}3 = 143 \text{g oder } 1{,}4 \text{g/kg oder } 37 \text{g}/1000 \text{ kcal} \qquad \text{Gl. 25.21}$$

Auch hier zeigt der Vergleich das zunächst unerwartete Ergebnis, dass ein umfangreich trainierender Radfahrer einen absolut und vor allem relativ deutlich höheren Fettbedarf hat als ein erheblich schwerer Kraftsportler, obwohl letzterer einen höheren En%-Anteil hat.

Gelegentlich wird die Meinung geäußert, dass auch Ausdauersportler durchaus einen höheren Fettanteil, insbesondere in Form von Olivenöl und anderen hochwertigen pflanzlichen Ölen, konsumieren können. Dies ist rein ernährungsphysiologisch durchaus richtig, ist aber im Leistungssport dennoch kontraproduktiv: Da das energetische Äquivalent von O_2 bei Abbau von Fett niedriger ist als bei Abbau von Kohlenhydraten, sind Ausdauersportler, die eine fettreiche Diät bevorzugen, in Training und Wettkampf langsamer, als sie es bei gleichem Trainingszustand mit kohlenhydratreicher Kost sein könnten. Handelt es sich nicht um Leistungssport, ist also die Leistung bzw. das Tempo egal, dann ist auch der Fettanteil der Ernährung egal.

Fette in der Ernährung

Der durchschnittliche Anteil der aus der Fettverbrennung stammenden Kalorien in der österreichischen Normalkost beträgt etwa 40% des TEU. Das Problem beim Nahrungsfett ist also weniger die ausreichende Aufnahme als vielmehr die Einschränkung gegenüber der Normalkost. Die Hauptmittel dazu sind das Weglassen oder Wegschneiden von sogenannten sichtbaren Fetten und das Vermeiden von Nahrungsmitteln mit hohem Gehalt an unsichtbaren Fetten, wie fast alle Wurstsorten, Süßigkeiten oder Pommes frites. Eine Senkung des Anteiles der Fettkalorien unter 30% ist diätetisch und küchentechnisch gar nicht so einfach und erfordert eine ziemlich konsequente Fettvermeidung. Für rein aerobe Ausdauersportarten ist es dennoch günstig, den Fettanteil zugunsten der Kohlenhydrate zu senken.

Es ist aber auch zu bedenken, dass Fett in angemessener Menge nicht nur für das normale Funktionieren des Stoffwechsels erforderlich ist, sondern auch für die Aufnahme der nur in Fett löslichen Vitamine. Ein Fettanteil von weniger als 15% der Nahrungskalorien ist daher nicht nur schwierig einzuhalten, sondern aus den erwähnten Gründen auch nicht empfehlenswert.

Das zum Kochen, Braten und Backen unbedingt notwendige Fett sollte grundsätzlich pflanzlichen Ursprungs sein, z. B. Maiskeim-, Oliven- oder Sonnenblumenöl.

Bei ausgewogener Energiebilanz, Normalgewicht und insgesamt angemessenem Fettanteil ist es dann wirklich gleichgültig, ob aufs Brot Butter oder Margarine gestrichen wird (sofern überhaupt ein Streichfett verwendet wird).

25.2.3 Kohlenhydrate (KH)

Auch hier wieder zwei ernährungsphysiologisch wichtige Zahlen zu den Kohlenhydraten:
- 1 g KH ergibt bei vollständiger Verbrennung 4,1 kcal.
- 1 l O_2 erzeugt bei vollständiger Verbrennung von KH 5,0 kcal.

Kohlenhydrate im Leistungsstoffwechsel

Das Kohlenhydrat, das im Muskelstoffwechsel abgebaut wird, ist die Glukose. Sie wird in Form von Glykogen in den Muskelzellen gespeichert, ebenso auch in der Leber. Jede beliebige Zuckerart, z. B. Fruktose, Milchzucker oder Sorbit, muss zuerst in der Leber in Glukose umgewandelt werden, bevor sie vom Körper weiter verwertet werden kann.

Wie schon mehrfach erwähnt, ist der Abbau von Glukose unbedingt erforderlich, damit Fettsäuren verbrannt werden können. Der Organismus ist daher in der Lage, im Bedarfsfall aus bestimmten Aminosäuren oder Glyzerin (das bei der Lipolyse freigesetzt wird) Glukose aufzubauen (die Glukoneogenese). Dies ist aber nicht ausreichend, um für sportliche Ausdauerbelastungen optimale Glukosemengen bereitzustellen. Wenn die körpereigenen Depots für Glykogen weitgehend erschöpft sind, z. B. bei einer Protein-Fett-Diät, oder nach einer mehrstündigen Ausdauerbelastung, nimmt die Ausdauerleistungsfähigkeit daher deutlich ab.

Während also Fett ein sehr ökonomischer Brennstoff im Hinblick auf die Bevorratung ist, sind Kohlenhydrate ökonomischer im Hinblick auf die Nutzung von O_2, da pro Liter O_2 um 6,4% mehr an Kalorien zur Verfügung stehen als bei der Oxidation von Fett und um 11% mehr als beim oxidativen Abbau von Eiweiß. Dies macht die Kohlenhydrate zum Hauptnähr- und -brennstoff bei allen leistungssportlichen Ausdauerbelastungen. Kohlenhydrate sind daher der Leistungsbrennstoff schlechthin. Bei Wettkampfbelastungen, die deutlich länger als 2 Stunden dauern, das ist auch der Marathon für die meisten Hobbyläufer, bzw. beim extensiven Ausdauertraining mit einer Intensität um 60% wird zunehmend auch auf die Fettoxidation zugegriffen, umso mehr, je mehr die Glykogendepots der Muskulatur entleert werden. Die zunehmende Umstellung auf die Fettoxidation ist zwangsläufig mit einer Reduktion der Intensität verbunden.

Ein vollständiges Fehlen von Kohlenhydraten in der Muskelzelle, z. B. bei schwerer Zuckerkrankheit oder bei schwerer körperlicher Erschöpfung, ist auf die Dauer mit dem Leben nicht vereinbar.

- **Die Berechnung des Kohlenhydratbedarfes**

Der Anteil der Kalorien aus Kohlenhydraten am TEU ergibt sich als die Differenz des Eiweißplus Fettanteils auf 100%. Daher ergeben sich für körperlich Inaktive und verschiedene Sportarten die in ◘ Tab. 25.6 aufgelisteten wünschenswerten Anteile:

Für inaktive Menschen errechnet sich, auf gleiche Weise wie schon für Protein und Fett, ein täglicher Bedarf an Kohlenhydraten von 328 g, das sind 4,7 g/kg bzw. 146 g/1000 kcal. Auch das gilt immer, wenn 60 En% an KH gewünscht sind. Für unseren hochtrainierten Radrennfahrer sind 60 En% ebenfalls 146 g/1000 kcal, aber bei einem etwa doppelt so hohem Tagesenergieumsatz summiert sich das auf etwa 9 g/kg, was üblicherweise als kohlenhydratreiche Kost bezeichnet wird. Die Kost des Radrennfahrers ist aber keineswegs „kohlenhydratreicher", wie die Angabe in g/kg suggeriert; sie repräsentiert einfach „mehr vom Gleichen".

Kohlenhydrate sollten überwiegend in Form von Stärke aufgenommen werden, wie sie z. B. in Getreideprodukten, Kartoffeln und daraus hergestellten Lebensmitteln enthalten ist. Reine Glukose ist in größeren Mengen als Nahrungsbestandteil nicht ideal. Glukose wird rasch aus dem Darm resorbiert, gelangt daher rasch ins Blut und bewirkt dort einen starken Blutzuckeranstieg. Ein solcher löst seinerseits eine starke Insulinausschüttung aus, die wieder einen eher raschen Abfall des Blutzuckers zur Folge hat. Kurz vor einem Wettkampf kann daher die Aufnahme von reiner Glukose Müdigkeit auslösen. Werden hingegen komplexe Kohlenhydrate aufgenommen, insbesondere in Form wenig verarbeiteter Nahrungsmittel (Vollkorngetreide, Hülsenfrüchte), so kommt es wegen der notwendigen Verdauung der Nahrungsmittel und Aufspaltung der komplexen Kohlenhydrate zu einem langsamen Anfluten von Glukose ins Blut, mit einem geringen Glukoseanstieg und einer entsprechend geringeren Insulinantwort. Insgesamt bedeutet das einen wesentlich gleichmäßigeren Verlauf des Blutzuckerspiegels. Die unterschiedliche Dynamik des Blutzuckerspiegels nach der Aufnahme gleicher Kohlenhydratmengen mit verschiedenen Nahrungsmitteln wird durch den glykämischen Index beschrieben. Der Blutzuckeranstieg nach dem Verzehr eines bestimmten Nahrungsmittels wird in Prozent des Blutzuckeranstiegs nach dem Verzehr von Glukose angegeben, daher hat Glukose den glykämischen Index 1. Empfehlenswert sind Nahrungsmittel mit niedrigem glykämischen Index.

Eine Ausnahme ist die Empfehlung, nach einem Ausdauertraining etwa 1 g/kgKM Zucker oder Glukose aufzunehmen, das ist in 1/2 l Fruchtsaft enthalten. Unmittelbar nach dem Training

◘ **Tab. 25.6** Wünschenswerte En% für Kohlenhydrate bei verschieden aktiven Gruppen

Normalpersonen	60%
Ausdauersportler	≥ 60%
Sportarten mit Kraft und Ausdauer	55%
Kraftsport	45%
Kraftsport mit forciertem Muskelaufbau	35%

25.2 · Die Bilanzen der energietragenden Nährstoffe

sind die Glykogensynthetasen am aktivsten, so dass die Wiederauffüllung der Depots besonders effizient erfolgt. Dies ist von besonderer Bedeutung, wenn 2-mal am Tag trainiert wird. Und nach dem Training ist eine stärkere Insulinausschüttung als Folge des raschen Glukoseeinstroms erwünscht, weil durch die anabole Wirkung des Insulins die Regeneration und Überkompensation unterstützt wird.

- **Der Ersatz von Kohlenhydraten während Ausdauerbelastung**

Bei Belastungen mit einem Laktat-Steady-State im Blut von 4 mmol/l oder darüber wird die Lipolyse in den Fettzellen blockiert, so dass im Zitratzyklus nur mehr Azetyl-CoA weiter abgebaut werden kann, das aus der Glykolyse stammt. Derartige Belastungen werden unter dem Begriff intensiv-aerobes Ausdauertraining zusammengefasst. Bei sportlicher Tätigkeit stehen in der Arbeitsmuskulatur, je nach Füllungsstand der Depots, ca. 200–400 g Glykogen zur Verfügung, entsprechend etwa 800–1600 kcal. Je nach Trainingszustand, d. h. nach dem möglichen Energieumsatz, reicht das für etwa 60–90 Minuten. Daraus ergibt sich, dass Wettkämpfe bis etwa 60 Minuten Wettkampfdauer auch ohne Aufnahme von Kohlenhydraten während des Wettkampfes ohne Leistungsverlust absolviert werden können. Bei längeren Belastungen neigt der Organismus allerdings dazu, auch bei nur teilweise entleerten Glykogendepots mit dem Rest immer mehr zu geizen – schließlich ist Kohlenhydrat im Organismus, obwohl lebensnotwendig, nur in begrenzter Menge vorhanden. Es tritt Ermüdung auf, die, durch das so erzwungene langsamere Tempo, einen stärkeren Einsatz des Fettabbaus ermöglicht.

Soll also länger als 60 Minuten intensiv belastet werden, so ist ein Ersatz des verbrauchten Glykogens schon während der Belastung erforderlich. Am besten eignet sich dazu eine 6 bis 8%ige, wässrige Zuckerlösung. Derartige Kohlenhydratlösungen sind am magenverträglichsten und die beste Kombination von Wasser- und Zuckeraufnahme pro Zeiteinheit. Das Nadelöhr ist dabei der Magen. Pro Stunde können etwa 700–800 ml einer derartigen Lösung den Magen passieren, bei Geübten bis 1000 ml, also maximal ca. 70 g Kohlenhydrat entsprechend ca. 300 kcal. Ist diese Lösung höher konzentriert, so wird die Magenpassage deutlich verlangsamt, so dass zwar die resorbierte Kohlenhydratmenge pro Stunde zunimmt, die Flüssigkeitsresorption aber abnimmt. Ist die Lösung dünner, dann steigt zwar etwas die Geschwindigkeit der Magenentleerung und die resorbierte Wassermenge, die resorbierte Kohlenhydratmenge pro Stunde wird aber geringer. Mehr als ca. 70 g KH/Stunde scheinen die Leistungsfähigkeit nicht weiter zu verbessern (Coyle 2004).

Die optimale Trinkstrategie ist es, diesen Liter auf 4 oder mehr kleinere Portionen pro Stunde zu verteilen, da dies besser vertragen wird, und bereits nach den ersten 20 Minuten damit zu beginnen. Bei ausreichender Zufuhr während sportlicher Ausdauerbelastungen über 60 Minuten kann der aufgenommene Zucker einen Teil der Fettverbrennung ersetzen, was wegen der sauerstoffsparenden Wirkung der Kohlenhydrate von Vorteil ist. Die großzügige Aufnahme von leicht verfügbaren Kohlenhydraten während intensiver, länger als einer Stunde während der Ausdauerbelastung ist die wichtigste vorbeugende Ernährungsmaßnahme zur Erhaltung der Leistungsfähigkeit. Die individuelle Verträglichkeit und Trinkstrategie sollte bereits im Training durch mehrfache Versuche erprobt werden.

Auch bei Belastungen, die von vornherein extensiv und mehrstündig angelegt sind, vom längeren Waldlauf bis zur Bergwanderung oder Radtour, ist die vordringlichste Ernährungsmaßnahme, neben der Flüssigkeitsaufnahme, die Kohlenhydratzufuhr. Fett ist ja, zumindest für einige Tage, auch bei schlanken Menschen in den subkutanen Depots in ausreichender Menge vorhanden. Auch wenn der Anteil der Kohlenhydrate am Energieumsatz bei derartigen Belastungen geringer ist, kann es über viele Stunden zu einer totalen Kohlenhydratverarmung der

Muskulatur kommen. Das manifestiert sich in einem schweren Erschöpfungszustand, der für ältere Menschen unter Umständen (z. B. in Verbindung mit sehr warmer oder sehr kalter Witterung) sogar lebensgefährlich sein kann. Zu empfehlen sind häufige kurze Pausen mit Nahrungsaufnahme etwa jede Stunde, beginnend nach der ersten Stunde.

- **Das Kohlenhydratladen vor Wettkämpfen in Ausdauerdisziplinen**

Für alle Wettkämpfe in Ausdauerdisziplinen in allen Sportarten ist die Verfügbarkeit von Glukose von Bedeutung. Diese Verfügbarkeit hängt in erster Linie von der Größe der Glykogendepots in der Arbeitsmuskulatur vor dem Start ab. Das gilt insbesondere für alle Wettkämpfe mit mehr als einer Stunde Dauer und da gehören auch die meisten Sportspiele dazu. Bei normalem Glykogengehalt der Muskulatur kann eine hohe Ausdauerleistung etwa eine Stunde aufrechterhalten werden, danach kommt es zu einem deutlichen Abfall der Leistung. Bei höherem Glykogengehalt zu Beginn erfolgt dieser Abfall erst später (1½–2 Stunden) und kann durch Glukoseaufnahme während der Belastung noch bis maximal drei Stunden gestreckt werden. Daher ist der Glykogengehalt der Muskulatur vor dem Wettkampf ein entscheidender Faktor der optimalen Leistungsbereitschaft. Er kann das Wettkampfergebnis unmittelbar beeinflussen, ebenso wie der schon besprochene Ersatz von Kohlenhydraten während des Wettkampfes. Die unmittelbare Wettkampfvorbereitung (UWV) umfasst in etwa die Zeitspanne von 2–3 Wochen, an deren Ende ein Hauptwettkampf angesetzt ist. Sie hat zum Ziel, auf der Grundlage der langfristigen Trainingsvorbereitung optimale körperliche, geistige und seelische Voraussetzungen für den Wettkampf zu schaffen. Dazu gehört auch die Anhebung des Glykogengehaltes der Muskulatur auf ein möglichst hohes Niveau. Dies wird durch eine sinnvolle Kombination von Trainings- und Ernährungsmaßnahmen erreicht, die unter dem Begriff Kohlenhydratladen im Leistungssport bekannt ist. Der Ablauf entspricht in etwa dem folgenden Schema: In einer Zeitspanne von 4–7 Tagen vor dem Wettkampf wird ein Tag mit 60–90 Minuten Ausdauertraining, inklusive intensivem Ausdauertraining, in Verbindung mit kohlenhydratarmer Kost angesetzt. Dies dient der Entleerung der Glykogendepots. Da in der optimalen Dauer des Kohlenhydratladens individuelle Unterschiede bestehen können, ist es zweckmäßig, den optimalen Tag für diese Maßnahme durch systematisches Variieren und Dokumentieren der Ergebnisse herauszufinden.

In den darauffolgenden Tagen bis zum Wettkampf wird der Umfang des Trainings auf 50–60% des gewohnten Pensums reduziert, wobei aber die wettkampfspezifischen Anteile beibehalten werden. Gleichzeitig wird an diesen Tagen eine betont kohlenhydratreiche und fettarme Kost eingehalten (> 60 En% an KH), aber nicht mehr als insgesamt 500–600 g pro Tag. Durch diese Maßnahmen kann der Glykogengehalt der Arbeitsmuskulatur um 100% (von 15 auf 30 g/kg Feuchtgewicht) ansteigen.

Es gibt eine Variante des Kohlenhydratladens, bei der nach dem ersten Tag, an dem die 60 bis 90 Minuten intensiven Ausdauertrainings kombiniert mit kohlenhydratarmer Kost absolviert werden, noch weitere 2–3 Tage mit kohlenhydratarmer Kost eingeschoben werden. Im Experiment ist der Effekt auf den Glykogengehalt der Muskulatur tatsächlich deutlich höher. In der Praxis ist von dieser Variante aber abzuraten. Der Sportler ist hier gezwungen, in einer äußerst sensiblen Phase der Vorbereitung auf einen wichtigen Wettkampf einige Tage unter sehr ungünstigen muskelphysiologischen Bedingungen zu trainieren, was sich insbesondere auf die in diesen Tagen besonders wichtigen wettkampfspezifischen Anteile des Trainings ungünstig auswirkt. Das kann dann durchaus nachteilige Folgen für die Formentwicklung haben. Man muss sich immer vor Augen halten, dass das Ziel der UWV insgesamt ja nicht ein maximaler Glykogengehalt ist, sondern eine maximale sportliche Leistung; daher ist diese Variante, wie gesagt, nicht zu empfehlen. Das gilt übrigens auch für Sportler, z. B. im Rudern, die wegen Gewichtslimits kurz vor dem Wettkampf eine Protein-Fett-Diät zur Gewichtsreduktion einhalten wollen. Wie schon früher betont worden ist, soll mit der Gewichtsreduktion rechtzeitig, d. h. unter Umständen viele Wochen vor dem Wettkampf, begonnen werden. Eine Woche vor dem Wettkampf soll das „Kampfgewicht" schon erreicht sein, um ein optimales Kohlenhydratladen für den Wettkampf zu ermöglichen. Da das Muskelglykogen auch Wasser bindet (3 g pro 1 g Glykogen), muss auch bedacht werden, dass es bei Umstellung von einer Protein-Fett-Diät auf kohlenhydratreiche Kost zu einer Gewichtszunahme bis zu 3 kg kommt.

25.3 Bilanz der nicht energietragenden Nährstoffe

25.3.1 Wasser

Die Kontrolle der Wasserbilanz kann ebenfalls leicht mit einer Waage erfolgen.

Der normale Wasserbedarf beträgt etwa 2,5 bis 3 l täglich. Genauer: 1,5 l/m^2 Körperoberfläche. Neben der in den Speisen enthaltenen Flüssigkeit sollten daher pro Tag noch etwa 1½ l an Getränken konsumiert werden. Eine negative Flüssigkeitsbilanz führt zum Zustand der Dehydratation und verursacht eine Beeinträchtigung der Leistungsfähigkeit. Ein Flüssigkeitsdefizit von nur 2–3% der Körpermasse, das sind etwa 2 l bei 70 kg, verursacht bereits eine spürbare Leistungsverminderung. Verluste von mehr als 5% haben Symptome wie Leistungsunfähigkeit, Schwindel und Kollapsneigung zur Folge und bei einem Flüssigkeitsverlust von mehr als 10% der Körpermasse droht ein Kreislaufschock und Nierenversagen; das ist also vital gefährlich (◘ Tab. 25.7).

Überschüssig aufgenommene Flüssigkeit hingegen wird problemlos über die Nieren ausgeschieden. Bei körperlicher Tätigkeit steigt der Flüssigkeitsumsatz vor allem durch das Schwitzen an. Als Faustregel für die erforderliche Menge gilt:

> Pro Stunde Training 1 l Wasser pro Tag zusätzlich.

Bei Belastungen bis etwa einer Stunde Dauer kann, zumindest bei gemäßigter Außentemperatur, der Flüssigkeitsersatz auch nach der Belastung erfolgen. Hilfreich dazu ist, wenn noch kurz vor Beginn der Belastung 0,25 bis 0,5 l Wasser getrunken wird.

Bei längeren Belastungen und/oder bei höherer Außentemperatur muss Wasser auch während der Belastung ersetzt werden, um den Flüssigkeitsverlust (= Gewichtsverlust) unter 3% des Ausgangsgewichtes zu halten und eine kritische Dehydratation zu vermeiden. Dabei muss aber

◘ **Tab. 25.7** Ausmaß der Dehydratation und Symptome

Flüssigkeitsverlust in % des Körpergewichtes	Abnahme in kg (bei 70 kg)	Symptome
2,5	1,75	Beginnender Leistungsabfall
5	3,5	Totale Erschöpfung
10	7	Benommenheit, Kollaps
15	10,5	Lebensgefahr, Kreislaufschock, Nierenversagen

berücksichtigt werden, dass auf Grund der beschränkten Geschwindigkeit, mit der Wasser aus dem Magen in den Darm weiter transportiert werden kann, die Aufnahme auf ca. 1 l/Stunde limitiert ist. Ist im Wasser auch Glukose enthalten, dann verlangsamt sich die Magenentleerung. Es wird dann weniger Wasser aufgenommen, dafür aber zusätzlich die Glukose, die, wie geschildert, für Ausdauerbelastungen von mehr als einer Stunde Dauer ebenfalls nützlich ist.

Bei starkem Schweißverlust, bei hohen Außentemperaturen, hat aber die Versorgung mit Wasser Priorität, da das Schwitzen für die Thermoregulation, zur Vermeidung des Hitzschlages, von vitaler Bedeutung ist. Unter solchen Bedingungen sollte auf die Glukose verzichtet und nur reines, kaltes Wasser verwendet werden. Reines Wasser deswegen, um die Geschwindigkeit der Magenentleerung zu vergrößern. Und kaltes Wasser deswegen, um bei hohen Temperaturen zusätzlich Wärme abführen zu können. Wenn trotz größtmöglicher Trinkmenge während der Belastung der Gewichtsverlust durch Schwitzen mehr als 2 kg pro Stunde beträgt, dann ist abzusehen, dass nach längstens 2 Stunden eine kritische Dehydratation erreicht sein wird. Unter derartigen Bedingungen sollte aus ärztlicher Sicht auf die Fortsetzung der Belastung verzichtet werden, um nicht eine solche kritische Dehydratation zu provozieren und eventuell sogar einen Hitzschlag zu riskieren.

Wenn der Schweißverlust viele Liter beträgt, dann sollte dem Wasser auch Kochsalz zugesetzt werden, da mit dem Schweiß auch Salz verloren geht (pro 1 l Schweiß ca. 2–3 g). Wenn bei hohem Schweißverlust nur reines Wasser ersetzt wird, kommt es zu einer Verminderung der Konzentration von Natrium im Blut (Hyponatriämie), was ebenfalls zu Symptomen wie Schwindel und Erbrechen führen kann. Eine Hyponatriämie (< 130 mVal/l), mit und ohne Symptome, wurde z. B. bei 30% jener Teilnehmer eines Ultramarathons festgestellt, die das Rennen beendet haben (Montain, Slawka et al. 2001). Die Hyponatriämie verursacht ein Absinken des osmotischen Drucks des Plasmas. Da der osmotische Druck aus vitalen Gründen in engen Grenzen konstant gehalten wird, kommt es über eine Stimulierung der Diurese zu einer verstärkten Harnbildung. Das aufgenommene reine Wasser wird also umgehend wieder ausgeschieden und behebt nicht die Dehydratation! Daher soll, insbesondere bei hoher Außentemperatur und großem Schweißverlust, dem Wasser auch Kochsalz zugesetzt werden (Shirreffs und Maughan 1998; Coyle 2004). Der Richtwert ist:

> **Hypotone Lösung: ein gestrichener Teelöffel Salz (ca. 2–3 g) auf einen Liter Wasser (bei Sportgetränken 40 mmol Natrium/l).**

Eine derartige Lösung (0,3%) ist hypoton. Bei höherer Konzentration, z. B. bei einer isotonen NaCl-Lösung (0,9%), besteht die Gefahr von Durchfällen.

Bei hoher Außentemperatur erhöht sich sowohl der Basisbedarf als auch der Umsatz von Wasser während der Belastung. Bei mehrstündigen Belastungen im Hochsommer bzw. in südlichen Breiten können daher ohne Weiteres Wasserverluste von 6 oder mehr Litern pro Tag zustande kommen, z. B. bei einem Tennisturnier oder bei Wanderungen zu Fuß oder zu Rad.

Besonders sorgfältig muss in Höhen über 3000 m auf die Flüssigkeitsbilanz geachtet werden. Die Höhenluft ist sehr trocken und außerdem steigt mit zunehmender Höhe, abnehmendem Luftdruck und abnehmendem Siedepunkt der Dampfdruck von Wasser an. Daher verdunstet auch der Schweiß rascher, so dass in großen Höhen die Haut, trotz starken Schwitzens, trocken bleiben kann. Das ist zwar nicht unangenehm, führt aber dazu, dass das Ausmaß des Flüssigkeitsverlustes durch Schwitzen leicht unterschätzt wird. Ebenfalls wegen des zunehmenden Dampfdrucks wird auch über die Atmung mehr Wasser abgegeben, das allerdings rund um die Uhr. Starke Wasserdefizite mit Dehydratation können die Folge sein, was eine der Ursachen für das gefürchtete

Höhenödem ist. Wird der Durst mit Fruchtsäften oder zuckerhaltigen Limonaden gelöscht, so müssen pro Liter auch etwa 600 kcal in Rechnung gestellt werden. Auch Alkohol hat Kalorien, und zwar 8 kcal pro 1 g reinen Alkohols. Eine Flasche Bier (0,5 l, 5% Alkohol) enthält somit 200 kcal.

Die Flüssigkeitsbilanz kann ebenfalls zuverlässig mit der Waage kontrolliert werden. Eine unausgeglichene Energiebilanz verursacht langsame Änderungen der Körpermasse, über Tage bis Wochen. Rasche Änderungen innerhalb eines Tages sind auf die Flüssigkeitsbilanz zurückzuführen. Flüssigkeitsdefizite nach Beendigung des Trainings oder des Wettkampfes müssen bis zum nächsten Morgen durch Trinken ausgeglichen sein.

Häufig, z. B. bei mehrtägigen Wanderungen, ist eine Waage nicht verfügbar. Unter diesen Bedingungen kann die Beobachtung der Farbe des Urins ein grober Indikator für eine ausreichende Flüssigkeitszufuhr sein: Der Urin, vor allem der erste Morgenurin, soll stets reichlich und hell (nicht dunkelgelb) sein. Genauer und insbesondere bei mehrtägigen Unternehmungen, wie z. B. Trekken, empfehlenswert, ist die Bestimmung des spezifischen Gewichts des Harns, wofür es Messstreifen gibt: Bei ausreichender Hydratation ist das spezifische Gewicht unter 1020 g/l Harn.

25.3.2 Elektrolyte

Regelmäßige Muskeltätigkeit erhöht den Umsatz an einigen Elektrolyten, vor allem Kochsalz (NaCl), Kalium (K^+), Magnesium (Mg^{++}), Kalzium (Ca^{++}) und Eisen (Fe^{++}).

■ **Kochsalz**

Kochsalz ist ein Hauptelektrolyt des Extrazellulärraums und wird mit dem Schweiß ausgeschieden (2–3 g/l). Bei normalen Temperaturen und mehrmals pro Woche ein bis zwei Stunden sportliche Tätigkeit ist dieser Verlust allerdings kein Problem, das einer besonderen Berücksichtigung in der Ernährung bedarf: Der normale Bedarf an Kochsalz beträgt 5–7 g pro Tag, die durchschnittliche Aufnahme in Österreich 15–30 g, also das 3- bis 6-Fache. Der Salzverlust durch das zusätzliche Schwitzen durch sportliche Tätigkeit ist daher eher erwünscht und ein Beitrag zur Prävention der Hypertonie. Eine Ausnahme ist der massive Schweißverlust von 3 oder mehr Litern pro Tag bei körperlicher Tätigkeit und hoher Außentemperatur. Wie bereits geschildert, ist in diesem Fall zur Aufrechterhaltung der normalen Osmolarität des Plasmas auch ein Ersatz von Kochsalz notwendig, da ansonsten wegen der verstärkten Diurese die Rehydratation behindert wird (Shirreffs, Armstrong et al. 2004). Ein Vorschlag für ein Getränk, das außer für den Flüssigkeitsersatz auch für Glukosenachschub und Kochsalzersatz sorgt, lautet:

> Fruchtsaft und Wasser im Verhältnis 1:1 mischen (ergibt eine 5–7%ige Glukoselösung) + 1 gestrichener Teelöffel Salz (maximal 3 g) pro Liter.

■ **Kalium**

Kalium befindet sich hauptsächlich im intrazellulären Raum, wo seine Konzentration rund 20-mal größer ist als im Plasma (dort ca. 5 mmol/l). Ein leichter Kaliummangel kann daher bei Bestimmung der Plasmakonzentration übersehen werden, da diese durch Austausch mit der viel größeren intrazellulären Menge noch im Normalbereich gehalten werden kann. Genaueren Aufschluss über den Kaliumstatus ergibt eine Messung der intrazellulären Konzentration, z. B. der Erythrozyten. Kalium ist wesentlich für die Aufrechterhaltung der intrazellulären Osmolarität und somit des zellulären Wassergehalts sowie für die Aufrechterhaltung und Wiederherstellung der Membranpotenziale. Es wird bei vermehrter Muskeltätigkeit auch vermehrt in den

Extrazellulärraum freigesetzt und über die Nieren ausgeschieden. Der Verlust über den Schweiß ist vernachlässigbar. Der Kaliumbedarf beträgt 800 mg/1000 kcal des TEU, das sind, bei Inaktiven, 2 g/Tag. Da Kalium vor allem im Fleisch, in Obst und Gemüse enthalten ist, besteht bei gemischter Kost eine ausreichende Bedarfsdeckung auch bei umfangreich Trainierenden.

- **Magnesium**

Etwa 2/3 des gesamten Magnesiums des Körpers ist im Skelett gebunden. Ca. 1/3 befindet sich im Intrazellulärraum, wo die Konzentration rund 10-mal höher ist als im Plasma (dort ca. 1 mmol/l), und nur 1% im Extrazellulärraum (inklusive Plasma). Ähnlich wie beim Kalium ist daher ein leichter Magnesiummangel auch bei einem normalen Plasmaspiegel nicht auszuschließen.

Magnesium ist Co-Enzym bei allen Enzymen, die an Phosphatübertragungen beteiligt sind (ca. 300), also bei der Phosphorylierung von ADP zu ATP ebenso wie an den diversen ATPasen, wie Membran- oder Myofibrillen-ATPase. Magnesiummangel beeinträchtigt daher die körperliche Leistungsfähigkeit durch eine Erhöhung des Energiebedarfs ($\dot{V}O_2$) bei gleicher Leistung (Lukaski und Nielsen 2002).

Ähnlich wie Kalium wird Magnesium bei Muskelaktivität in den Extrazellulärraum freigesetzt und über die Nieren ausgeschieden. Bei körperlicher Belastung nimmt auch der Magnesiumbedarf proportional zum TEU zu: 160 mg/1000 kcal (normal: 400 mg/Tag). Magnesium gehört zu den häufigsten Elementen des Erdmantels und findet sich im Getreide, allerdings nur in der Schale, in grünem Blattgemüse, in Kartoffeln, Bananen, Milch und Milchprodukten, Fleisch und Fisch. Bei einer gemischten Kost aus möglichst unverarbeiteten Produkten ist eine ausreichende Magnesiumversorgung tatsächlich auch kein Problem. Erstaunlicherweise kommt es dennoch bei ca. 1/4 der Bevölkerung westlicher Industriestaaten und rund bei 1/3 der Sportler zu einer ungenügenden Magnesiumaufnahme. So konnte in einem Versuch mit gesunden, untrainierten jungen Männern die ergometrische Leistungsfähigkeit nach einer zusätzlichen 6-wöchigen Gabe von Magnesium signifikant um 3% verbessert werden (Mainer 2005).

Ein Grund für diese knappe Versorgung sind die Ernährungsgewohnheiten mit über 40 En% an – magnesiumfreiem – Fett, ausgemahlenen Getreideprodukten, bei denen die magnesiumhaltige Schale weggeworfen worden ist, und ein hoher Anteil an reinem Zucker (bis zu 20 En%). Eine besondere Beachtung der Magnesiumbilanz und eventuell auch eine Substitution bei hohem Energieumsatz ist daher zu empfehlen (Haber 2004).

- **Kalzium**

Die Hauptmenge des Körperkalziums ist im Mineralanteil des Skeletts gebunden. Die Hauptgefahr bei chronischem Kalziummangel ist daher die Entwicklung einer Osteoporose. Für die Muskeltätigkeit ist Kalzium als intrazellulärer Auslöser der Myofibrillenaktivität notwendig. Der normale Kalziumbedarf ist ca. 450 mg/1000 kcal, im Normalfall also 1000 mg/Tag. Die Hauptkalziumquelle in der Ernährung sind Milch und Käse (ein Glas Milch und eine Portion Käse decken zusammen ca. 2/3 des Tagesbedarfs ab). Eine milchfreie, z. B. vegane Kost ist daher fast immer kalziumarm. Eine pflanzliche Kalziumquelle sind dunkelgrüne Gemüsearten, wie z. B. Spinat oder Broccoli.

- **Eisen**

Einer besonderen Belastung unterliegt der Eisenstoffwechsel bei Ausdauersportlern, da der Trainingseffekt eine Vermehrung des Blutvolumens und damit auch eine Vermehrung der gesamten Hämoglobinmenge beinhaltet. Beim Laufen, wo es zur oftmaligen mechanischen Druckausübung auf die Fußsohlen kommt, können dort gerade passierende Erythrozyten so stark geschädigt werden, dass sie zugrunde gehen. Das aus dem abgebauten Hämoglobin freiwerdende Eisen wird ausgeschieden. Auf diese Weise werden der Eisenumsatz und damit auch der Bedarf erhöht. Insbesondere bei umfangreich trainierenden Langstreckenläuferinnen kann dieser Effekt, in Kombination mit der Menstruation, eventuell auch einer veganen Ernährung, einen Eisenmangel provozieren, der bis zur Eisenmangelanämie führen kann. Da der Hämoglobingehalt des Blutes unmittelbar die $\dot{V}O_{2max}$ beeinflusst, ist eine regelmäßige Kontrolle des Eisenstoffwechsels sinnvoll, um gegebenenfalls auf eine verstärkte Eisenzufuhr achten zu können (Bestimmung des Serum-Ferritins; bei Sportlern > 50 µg/l bzw. Transferrinsättigung > 20%). Der normale Bedarf ist 15 mg/Tag. Natürliche Eisenquellen sind dunkles Fleisch und dunkelgrüne Gemüse (z. B. Spinat oder Broccoli). Die Kombination mit Vitamin-C-haltigen Getränken (z. B. Orangensaft) fördert die Aufnahme von Eisen pflanzlichen Ursprungs, da dieses durch das Vitamin C von der dreiwertigen (Fe^{+++}) in die erheblich besser resorbierbare zweiwertige Form (Fe^{++}) überführt wird.

Eine gewisse Eisenanreicherung der Speisen erfolgt auch durch Kochen in gusseisernem Geschirr. Schließlich kann, z. B. bei manifester Eisenmangelanämie, Eisen auch medikamentös substituiert werden.

25.3.3 Bilanz der Vitamine und Spurenelemente

Auch hier gilt, dass der durch die sportliche Tätigkeit bedingte Mehrbedarf durch die entsprechend erhöhte Nahrungsaufnahme abgedeckt wird, sofern eine gemischte Kost aus frischen Produkten zubereitet wird. Für die Vitamine B_1, B_2 und B_6, C und E kann die Versorgung knapp werden, insbesondere bei „westlicher" Kost oder Sportarten mit Gewichtsproblemen, so dass für sehr stark beanspruchte Sportler (mehr als 10 Stunden gesamte Trainingszeit pro Woche) die zusätzliche Einnahme entsprechender Vitaminpräparate sinnvoll sein kann. Ebenfalls in derartigen Phasen erhöhter Beanspruchung oder der Rekonvaleszenz kann auch die zeitlich auf 4 Wochen beschränkte Einnahme von Vitamin A sinnvoll sein. (Eine ständige zusätzliche Einnahme von Vitamin A ist wegen seiner möglichen Toxizität nicht ratsam.) Die Vitamine der B-Gruppe fungieren z. B. als Coenzyme in vielen Enzymen des Energiestoffwechsels und C und E wirken auch als Antioxidantien, die die bei körperlicher Belastung vermehrt auftretenden freien Sauerstoffradikale neutralisieren. Eine ähnliche Funktion hat auch das Selen.

Aus ernährungsphysiologischer Sicht ist anzumerken, dass die Gabe von Vitaminen und Spurenelementen in natürlicher Form, z. B. in Form von Obst, der Gabe in Tablettenform vorzuziehen ist. Der natürliche Komplex von sehr vielen Substanzen, z. B. der sekundären Pflanzenstoffe, deren Zahl in die Zehntausende geht und die möglicherweise noch gar nicht alle bekannt sind, ist der Gabe von einzelnen Substanzen in hoher Dosierung sicherlich überlegen.

Andererseits spricht auch nichts dagegen, die Ausgewogenheit der Bilanz der Vitamine und Spurenelemente bei hochbelasteten Sportlern durch eine tägliche Tablette zu unterstützen, die möglichst viele Einzelsubstanzen in physiologischer oder mäßig erhöhter Dosierung enthält.

Literatur

Atkins RC (2003) Diät-Revolution. Frankfurt/Main, Fischer
Böttcher H (2004) Thermogenese weißer Adipocyten von normalgewichtigen und adipösen Probanden. 2016, from https://www.uni-hohenheim.de/wwwin140/MITARB/boettcher/thermogenese.htm
Church TS, Thomas DM et al. (2011) Trends over 5 decades in U.S. occupation-related physical activity and their associations with obesity. PLoS One 6, e19657 DOI: 10.1371/journal.pone.0019657

Coyle EF (2004) Fluid and fuel intake during exercise. Food, nutrition and sport performance II; the International Olympic Committee, consensus on sports nutrition. R. J. Maughan, L. M. Burke and E. F. Coyle. London, New York, Routledge, Taylor and Francis Group: 63–91

Eckel RH, Jakicic JM et al. (2014) 2013 AHA/ACC Guideline on Lifestyle Management to Reduce Cardiovascular Risk; A Report of the American College of Cardiology/American Heart Association/Task Force on Practice Guidelines. Circulation; http://circ.ahajournals.org/content/early/2013/11/11/01.cir.0000437740.48606.d1.citation

Haber P (2004) Magnesium update. Acta Med Austriaca 31: 37–39

Haber P, Lercher P (2001) Über den Zusammenhang von Bewegung und Körpergewicht. Collegium publicum 6: 2–3

Karvonen MJ, Kentala E et al. (1957) The effects of training on heart rate. A longitudinal study. Ann Med Exper Fenn 35: 307–315

Lukaski HC, Nielsen FH (2002) Dietary Magnesium Depletion Affects Metabolic Responses during Submaximal Exercise in Postmenopausal Women. J. Nutr. 132: 930–935

Mainer M (2005) Der Einfluss von Magnesiumsupplementation auf die ergometrische Leistungsfähigkeit bei gesunden, untrainierten Männern in der 3. Lebensdekade Diplomarbeit, Universität Wien; Inst. f. Ernährungswissenschaften

Marchart P (2002) Anthropometrisch und altersbezogene Referenzwerte für die Maximalkraft und Kraftausdauer bei Kindern (ab 12 J.), Jugendlichen und Erwachsenen, Universität Wien

Montain SJ, Slawka MN et al. (2001) Hyponatriemia associated with exercise: Risk factors and pathogenesis. Exerc Sport Sci Rev 29: 113–117

Shirreffs SM, Armstrong LE et al. (2004) Fluid and electrolyte needs for preparation and recovery from training and competition. J Sports Sciences 22: 57–63

Shirreffs SM, Maughan RJ (1998) Volume repletion after exercise-induced volume depletion in humans: replacement of water and sodium losses. Am J Physiol 274: F868–F875

Slatner A (2015) Studie sieht veränderte Ernährungsgewohnheiten – Spanien, Australien und Samoa essen besonders fett; https://kurier.at/wirtschaft/fettkonsum-oesterreich-unter-den-top-ten-weltweit/156.945.211.2016

Strasser B, Spreitzer A et al. (2007) Fat loss depends on energy deficit, independently of the method for weight loss. Ann Nutr Metab 51: 428–432

Tipton KD, Wolfe RR (2004) Protein and amino acids for athletes. Food, nutrition and sport performance II; the International Olympic Committee, consensus on sports nutrition. R. J. Maughan, L. M. Burke and E. F. Coyle. London, New York, Routledge, Taylor and Francis Group: 104–129

Wieser M, Haber P (2007) The effects of systematic resistance training in the elderly. Int J Sports Med 28: 59–65

Nahrungsergänzungsstoffe

26.1 Kreatin – 382

26.2 L-Karnitin – 382

26.3 Koffein – 383

Literatur – 383

Es handelt sich dabei um Nahrungsergänzungsstoffe, denen eine leistungsfördernde Wirkung nachgesagt wird und die daher ergogen genannt werden. Sie haben fast alle ein gemeinsames Merkmal: Es gibt keine wissenschaftlich seriösen Publikationen, die die behauptete Wirkung der Leistungssteigerung auch tatsächlich nachweisen. Das Argument „es ist nicht alles messbar" trifft gerade hier nicht zu: Der einzige Zweck der Verwendung von ergogenen Nahrungszusätzen ist die Steigerung der sportlichen Leistung. Und gerade diese ist in vielen Sportarten sehr genau messbar.

Ein ganz anders geartetes Problem mit Nahrungsergänzungsstoffen ist, dass in vielen Fällen die Zusammensetzung nicht bekannt ist. Sogar dann, wenn die Zusammensetzung auf dem Etikett angeführt ist, kann nicht garantiert werden, dass nicht auch Spuren von weiteren Stoffen enthalten sind (die womöglich auf der Dopingliste stehen). Dies muss nicht unbedingt in betrügerischer Absicht geschehen (z. B. um eine behauptete anabole Wirkung vorzutäuschen, die der Nahrungsergänzungsstoff alleine eben nicht hat), sondern kann auch im Produktionsprozess passieren, wenn derartige Nahrungszusatzstoffe mit Maschinen verarbeitet werden, mit denen zuvor wirkliche Medikamente bearbeitet worden sind.

26.1 Kreatin

Kreatin ist ein Teil des Kreatinphosphats, des biochemischen Substrats der alaktazid-anaeroben Ausdauer. Die Einnahme erfolgt mit dem Wunsch, die Menge des Kreatinphosphats und damit die Kapazität dieser Ausdauerform zu erhöhen, was sich in Kraftsportarten sowie Wurf, Stoß, Sprung und Sprint leistungsfördernd auswirken sollte. Allerdings bewirkt eine Einnahme keine Verbesserung der verschiedenen Formen der Maximalkraft, wie des EWM oder der Wurf- oder Stoßleistung. Dies ist verständlich, weil diese Leistungen nicht primär von der Kapazität der alaktazid-anaeroben Ausdauer abhängen, sondern vom Muskelquerschnitt und der intramuskulären Synchronisation und Koordination (Szvetits 2001). Anders verhält es sich bei Disziplinen mit höchstem Krafteinsatz über mehrere Sekunden Dauer, wie z. B. Gewichtheben oder Sprint bis etwa 30 Sekunden Belastungsdauer. Bei derartigen Beanspruchungen ist eine leistungssteigernde Wirkung auch objektiv nachweisbar. Bei länger dauernden Belastungen nimmt die Wirkung rasch ab.

Die Einnahme folgt am zweckmäßigsten nach folgendem Schema: Zunächst werden in einer Ladephase insgesamt ca. 100 g aufgenommen (ca. 10 g/Tag); damit wird eine Sättigung erreicht. Im Weiteren genügen dann 3 g/Tag zur Aufrechterhaltung der Sättigung. Eine Fortsetzung mit höheren Dosen an Kreatin führt zu keiner weiteren Zunahme der Speicher oder der Wirkung.

26.2 L-Karnitin

Ein weiterer, viel beworbener Ergänzungsstoff ist das L-Karnitin. Ihm kommt eine wichtige Funktion beim Transport der Fettsäuren durch die Mitochondrienmembran zu. Davon wird abgeleitet, dass L-Karnitin den oxidativen Fettabbau und damit die extensive aerobe Ausdauer fördert. Es gibt allerdings keine seriösen medizinisch-wissenschaftlichen Untersuchungen, die einen leistungssteigernden Effekt auch tatsächlich belegen. Das ist eigentlich nicht erstaunlich, da der oxidative Fettsäurenabbau nicht durch die Kapazität des durch L-Karnitin gestützten Fettsäurentransportes limitiert wird, sondern durch die Kapazität der oxidativen Enzymsysteme des Zitratzyklus und der Atmungskette. Lediglich vereinzelt berichten Sportärzte, die hochklassige Extremausdauersportler (z. B. Sieger der Tour de France) in Training und Wettkampf betreuen, über günstige Effekte (Neumann, Pfützner et al. 1999). Da allerdings die überwältigende Mehrzahl der Trainierenden, die bei leistungsmedizinisch tätigen Ärzten eine zufriedenstellende Beratung suchen, nicht zur Gruppe der hochklassigen Extremausdauersportler gehören, relativiert sich die Bedeutung wieder.

26.3 Koffein

Eine Übersicht über die Wirkung von Koffein kann in etwa folgendermaßen zusammengefasst werden (Goldstein, Ziegenfuss et al. 2010):
- Koffein ist wirksamer, wenn es als Tablette genommen wird statt im Kaffee.
- Der beste Einnahmezeitpunkt ist ca. 60 Minuten vor der Belastung
- Die optimale Dosierung ist 3–6 mg/kg (3–6 Tassen Espresso). Mehr bringt keine zusätzliche Leistungsförderung.
- Koffein fördert die Leistung vor allem bei hochintensiven Ausdauerbelastungen, z. B. Zeitversuche, aber auch Sportspiele. Das ist aber limitiert auf gut ausdauertrainierte Athleten.
- Die Wirkung auf die Kraftleistungsfähigkeit ist noch unklar,
- Koffein hat keine diuresefördernde Wirkung oder einen anderen negativen Einfluss auf die Flüssigkeitsbilanz

Literatur

Goldstein ER, Ziegenfuss T et al. (2010) International society of sports nutrition position stand: caffeine and performance. J Internat Society Sports Nutrition 7: 5

Neumann G, Pfützner A et al. (1999) Optimiertes Ausdauertraining. Aachen, Meyer und Meyer

Szvetits M (2001) Bewirkt eine Supplementierung mit Kreatinmonohydrat bei regelmässigem Kraftsport eine zusätzliche Leistungssteigerung? Diplomarbeit, Universität Wien; Inst. f. Ernährungswissenschaften

Serviceteil

Stichwortverzeichnis – 386

© Springer-Verlag GmbH Deutschland 2018
P. Haber, *Leitfaden zur medizinischen Trainingsberatung*,
https://doi.org/10.1007/978-3-662-54321-4

Stichwortverzeichnis

6-Minuten-Gehtest 263

A

AAAT (Alaktazid-anaerobes Ausdauertraining) 170
Abbruchkriterium 263
Abnahme 348
Abnehmen 355, 358
Adenosin-Tri-Phosphat 9
Adipokine 83
Adipositas 236
alaktazid-anaerob 29, 121
Alles-oder-Nichts-Gesetz 46
Alltagsbewegung 91
Alter 351
Altersgang 236, 266, 318
Altersmerkmal 318
Anabolismus 16
analytisch 245
Anpassungsbreite 98
Anteil
– nutzbarer 26
Antioxidantien 379
Aporie 104
Äquivalent
– energetisches 7
Armabduktion 175
Armadduktion 175
Arterialisierung 76
Arthritis
– rheumatoide 307
Atemmuskel 79
Atmungskette 12

B

Badezimmerwaage 354
Bankdrücken 254
Bankziehen 254
BDNF (Brain Derived Neurotropic Factor) 82
Belastungshypertonie 269
Betablocker 296
Betaoxidation 13
Bewegungsmangel 69
Bewegungsökonomie 252
Bewegungsverhalten 360
Bizeps 175
Blockperiodisierung 155

Blutumverteilung 64
Blutvolumen 63
Bohr-Effekt 62
Bronchien 76
Brustmuskel 184

C

Calzineurin 37
Cholesterin 303
Controlling 240
Cooper-Test 249, 264
CrossFit 172

D

Dauer 137, 139
Dehydratation 375
Demenz 306
Depolarisation 45
Depotfett 14
Depression 306
Detraining 40
Diät 356
Diffusion 58, 76
Diffusionsgradient 78
Diffusionsstrecke
– mittlere 38
Disstress 103
Dosis-Wirkungs-Beziehung 240

E

EAAT (Extensiv-aerobes Ausdauertraining) 166
Ein-Wiederholungs-Maximum (EWM) 122, 252
Einheit
– motorische 52
EIT (Extensives Intervalltraining) 167
Elefant 222
Elektromyostimulation 48
Endothel 65
Energie% 364
Energiedichte 359
Entspannungstechnik 108
entwicklungsgemäß 336
Entwicklungsgrenze 223

Entwicklungsstadium 336
ergogen 382
Erholungsfähigkeit 102
Erholungszeit 102
Ermüdungsaufstockung 111
Ernährungsfehler 346
Ernährungszustand 350
Erwartungswert
– trainingsabhängiger 133
Erytropoetin 63
Essverhalten 359
Eustress 103
EWM-Faktor 253
Explosivkraft 116
extensiv-aerob 117
Extremausdauersportart 146

F

Fahrtspiel 167
FAKT (Fortlaufend adaptiertes Krafttraining) 140
Faserverteilungsmuster 51
Fastenkur 356
Fatburning 360
Fettabbau 305
Fettbedarf 370
Fettstoffwechseltraining 15
Fibromyalgie 307

G

Ganzkörperworkout 140
Generalplan 144
Geschlecht 350
Gewebeatmung 10
Glukoneogenese 365
Glukoseclearance 304
Glykogen 11
Glykogengehalt 251
Glykolyse 12, 30
Grundlagenausdauer 118, 166, 280
Gummiband 175

H

Harnstoff 365
Häufigkeit 137, 140

Stichwortverzeichnis

Hauptwettkampf 154
Herzfrequenzreserve 136
Herzminutenvolumen 65
Heuschreckengene 222
HIIT (High Intensity Intervall Training) 120, 135
Höheneffekt 63
Homöostase 93
Hormone 97
Hüftstrecker 184
Hypertrophieeffekt 139
Hypertrophietraining 123, 139
Hyponatriämie 376
Hypotonie 303

I

IAAT (Intensiv-aerobes Ausdauertraining) 168
IGF1 (Insulin like Growth Factor) 82
Index
– glykämischer 372
Infektionskrankheit 324
Innervationsverhältnis 52
Insulinsensitivität 304
Intensität 135, 138
intensiv-aerob 119
Intensives Intervalltraining (IIT) 169
Intervalltraining 167
Istwert 239

K

Kalium 377
Kalorimetrie
– indirekte 7, 260
Kalzium 378
Kapillarwachstum 64
Kardiomyoplastie 50
Karvonen-Formel 36
Karzinomerkrankung 307
Katabolismus 16
Katecholamine 97
Klonus 46
Kniestrecker 184
Kochsalz 377
Kohlenhydratbedarf 372
Kohlenhydratladen 374
Kolitis
– ischämische 96
Komplikation 309
Konfliktmanagement 108

Kontraktion
– exzentrische 122
– konzentrische 122
Kontrazeptivum 333
Konvektion 58
Koordination
– intramuskuläre 126
Körpermasse 237, 350
Kraft
– kritische 99
Kraftausdauer 124, 255
Krafttrainingsmaschine 174
Kreatinphospatspaltung 29
Kreatinphosphat 10
Kreislaufzentrum 66
Kurzanamnese 310
Kurzhanteln 174

L

LAAT (Laktazid-anaerobes Ausdauertraining) 169
Laktat-Leistungskurve 249
Laktatanstiegsgeschwindigkeit 30
Laktatkonzentration 251
laktazid-anaerob 30, 121
Laufökonomie 24
Lebensqualität 326
Lebensstandard 324
Lebervergrößerung 82
Leistung
– relative 236
Leistungsfähigkeit 20
Lernfähigkeit
– motorische 339
LF%Ref (Leistungsfähigkeit in% des Referenzwertes) 133
Lipolyse 13

M

Magnesium 378
Makrozyklus 154
Marathon 24, 39
Master 292
Maximalkraft 122, 252
MaxLaSS (Maximales Laktat-Steady State) 27
Menarche 332
Menstruation 233
Menstruationszyklus 106
Mesozyklus 151
MET-Stunde 20
metabolisches Äquivalent 20

metabolisches Syndrom 304
Methode
– kontinuierliche 166
Mikrozyklus 150
Mitochondrienvolumen 35
Morbus Parkinson 306
Mortalität 302
MTT (Medizinische Trainingstherapie) 173
Multiple Sklerose 306
Muskelkater 100
Muskulatur
– quergestreifte 44
Myofibrille 44
Myoglobin 49
Myokine 83

N

Naturgesetz 131
Nervus sympathicus 97
Nervus vagus 97
Netto-Energiebedarf 24
Netto-Laktatanstieg 26
Netto-Laktatproduktion 27
Neurogenese 82
Newton'sche Flüssigkeit 59
Normalwert 239

O

O2-Defizit 23
O2-Sättigung 61
O2-Schuld 25
Oberschenkelhalsbruch 300
Osteoporose 307

P

Pause 101, 108
Periode 152
Pflege 326
Photosynthese 9
Prädiktor 301
Protein-Fett-Diät 357
Proteinbedarf 365
Pubertät 331, 339
Pyruvat 12

Q

Qualifikationszeitraum 159

R

Referenzwert 133, 239
Refraktärzeit 45
Regelkreis 93
Regelung 241
Regenerationsauslöser 101
Reithosentyp 332
Repolarisation 45
Retikulum
– sarkoplasmatisches 44
Risiko 292
Risikofaktor 319
Rückenmuskulatur 184
Rückenschmerzen 307

S

Satz 139
scaling factor 19
Scherrate 59
Schlaf-Wach-Zyklus 100
Schlafdefizit 103
Schnellesser 359
Schreibtischtätigkeit 352
Schubspannung 59
Schule 340
Schulkind 267
Schulterschmerzen 307
Schwäche 301
Schweigepflicht 230
Schwelle
– anaerobe 25
Skiabfahrtslauf 223
Sollwert 239
Spezialergometer 260
Split-Training 141
Sportherz 68
Stammfettsucht 332
Stationstraining 172
steady state 23
STPD (Standard Temperature Pressure Dry) 265
Stressor 94
Subziel 194
Symmorphose 73
Synapse 338

T

Talent 204, 277, 284
Tapering 153
Technik 288
– sportliche 125

Termin 160
Test-Retest 244
Testdauer 264
Testosteron 331
Testprotokoll 264
Teststrecke 248
Tetanus 46
Thermogenese 351
– nahrungsmittelinduzierte 17
Thixotropie 60
Tiefkniebeuge 253
Trainierbarkeit 69
Training 91
– isometrisches 175
– regeneratives 250
Trainingsanpassung 33
Trainingsbradykardie 68
Trainingscontrolling 233
Trainingsdokumentation 233, 278
Trainingseffekt 246
Trainingsherzfrequenz 136
Trainingslager 159
Trainingssteuerung 241
Trainingsweltmeister 288
Trainingszustand 133, 239
Trekkingtour 294
Trennkost 358
Trinkstrategie 373
Trizeps 175

U

Üben 91
Überdistanztraining 169
Überforderungssyndrom 111, 142, 282
Übergangsperiode 154
Überkompensation 150
Übertragung
– positive 119
Übertraining 111, 142, 282
Übungseffekt 245
Uhthoff-Phänomen 306
Umsatz 347
Umweltfaktor 324
Untertraining 142, 281
UWV (Unmittelbare Wettkampfvorbereitung) 153

V

Variabilität
– adaptive 73
– allometrische 72

Variationskoeffizient 244
Veganer 368
VEGF (Vascular Endothelial Growth Factor) 82
Ventilebenenmechanismus 67
Viskosität 59
Vorbereitungsperiode 152
Vorhofflimmern 292

W

Wachstumsakzeleration 341
Wachstumseffekt 245
Wachstumskurve 337
Wettkampfleistung 288
Wettkampfperiode 153
Wiederholungstraining 169
Wingate-Test 29, 260
Wirkungsgrad
– mechanischer 25
WNTZ (Wöchentliche Netto-Trainingszeit) 133
Wunderkind 340

Y

Yo-Yo-Effekt 356

Z

Zeitmanagement 107
Ziel
– sportliches 194
Zirkeltraining 172
Zitratzyklus 12
Zunahme 347
Zunehmen 354
Zwischenziel 194
Zyklusstörung 333

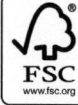

MIX
Papier aus verantwortungsvollen Quellen
Paper from responsible sources
FSC® C105338

If you have any concerns about our products,
you can contact us on
ProductSafety@springernature.com

In case Publisher is established outside the EU,
the EU authorized representative is:
**Springer Nature Customer Service Center GmbH
Europaplatz 3, 69115 Heidelberg, Germany**

Printed by Libri Plureos GmbH
in Hamburg, Germany